《临床药学监护》丛书

国家卫生健康委医院管理研究所药事管理研究部
国家医院药事管理质量控制中心　组织编写

吴永佩　颜青　高申　　　总主编

骨质疏松症
药物治疗的药学监护

主　编　闫峻峰　包明晶
副主编　龙恩武　吴越
编　者（按姓氏笔画排序）

龙恩武　包明晶　边原　刘心霞　闫峻峰
杜姗　李文渊　李洪林　吴越　张敏
陈岷　钟磊　夏伟　谭芳

U0212418

人民卫生出版社

图书在版编目（CIP）数据

骨质疏松症药物治疗的药学监护 / 闫峻峰，包明晶
主编 . —北京：人民卫生出版社，2020
（《临床药学监护》丛书）
ISBN 978-7-117-29220-7

Ⅰ.①骨… Ⅱ.①闫… ②包… Ⅲ.①骨质疏松-临
床药学 Ⅳ.①R681

中国版本图书馆 CIP 数据核字（2019）第 252442 号

人卫智网　www.ipmph.com	医学教育、学术、考试、健康， 购书智慧智能综合服务平台	
人卫官网　www.pmph.com	人卫官方资讯发布平台	

版权所有，侵权必究！

《临床药学监护》丛书

骨质疏松症药物治疗的药学监护

组织编写：国家卫生健康委医院管理研究所药事管理研究部
　　　　　国家医院药事管理质量控制中心
主　　编：闫峻峰　包明晶
出版发行：人民卫生出版社（中继线 010-59780011）
地　　址：北京市朝阳区潘家园南里 19 号
邮　　编：100021
E - mail：pmph @ pmph.com
购书热线：010-59787592　010-59787584　010-65264830
印　　刷：三河市尚艺印装有限公司
经　　销：新华书店
开　　本：710×1000　1/16　印张：25
字　　数：462 千字
版　　次：2020 年 3 月第 1 版　2020 年 3 月第 1 版第 1 次印刷
标准书号：ISBN 978-7-117-29220-7
定　　价：69.00 元

打击盗版举报电话：010-59787491　E-mail：WQ @ pmph.com
质量问题联系电话：010-59787234　E-mail：zhiliang @ pmph.com

《临床药学监护》丛书
编 委 会

总 主 编　吴永佩　颜　青　高　申

副总主编　缪丽燕　王长连

编 委 会（以姓氏笔画为序）：

丁　新　　卜一珊　　万自芬　　王建华

卢晓阳　　包明晶　　冯　欣　　齐晓涟

闫峻峰　　劳海燕　　苏乐群　　杜　光

李　妍　　李喜西　　李智平　　杨　敏

杨婉花　　张　峻　　张　健　　张毕奎

陆　进　　陆方林　　陈　英　　林英忠

罗　莉　　胡　欣　　姜　玲　　高红梅

游一中　　谢　娟　　裘云庆　　翟晓文

樊碧发

《临床药学监护》丛书
分册目录

丛 书 序

第二次世界大战后，欧美各国现代经济和制药工业迅速发展，大量新药被开发、生产并应用于临床。随着药品品种和药品临床使用量的增加，不合理用药现象也逐趋加重，严重的药物毒副作用和过敏反应也不断增多，患者用药风险增加。同时，人类面临的疾病负担愈加严峻，慢性病及其他疾病的药物应用问题更加复杂，合理用药成为人类共同关心的重大民生问题。为充分发挥临床药师在药物治疗和药事管理中的专业技术作用，提升药物治疗水平，促进药物安全、有效、经济、适当的合理使用，西方国家于20世纪中叶前后在高等医药院校设置6年制临床药学专业Pharm D. 课程教育，培养临床型药学专业技术人才。同期，在医院建设临床药师制度，建立药师与医师、护士合作共同参加临床药物治疗，共同为患者临床药物治疗负责，共同防范医疗风险，提高医疗工作质量，保障患者健康的优良工作模式，这在西方国家已成为临床药物治疗常规，并得到社会和医药护理学界的共识。

1997年我们受卫生部委托起草《医疗机构药事管理暂行规定》，经对国内外医院药学技术服务情况调研分析，提出了我国"医院药学部门工作应该转型""药师观念与职责必须转变"和医院药学专业技术服务扩展发展方向，并向卫生部和教育部提出三点具体建议：一是高等医药院校设置临床药学专业教学，培养临床应用型药学专业技术人才；二是在医院建立临床药师制，药师要直接参与临床药物治疗，促进合理用药；三是为提高成品输液质量、保障患者用药安全和保护护理人员免受职业暴露，建议对静脉输液实行由药学部门管理、药学人员负责的集中统一调配与供应模式。卫生部接受了此建议，在2002年1月卫生部公布《医疗机构药事管理暂行规定》，首次规定要在医院"逐步建立临床药师制"。为此，在2005年和2007年卫生部先后启动"临床药师培训基地"和"临床药师制"建设两项试点工作，并于2009年和2010年作了总结，取得了很大的成功，目前临床药师岗位培训制度和临床药师制建设已日趋规范化和常态化。随着临床药学学科的发展和临床药师制体系建设的深化,临床药师队伍迅速成长,专业技术作用逐渐明显,但临床药师普遍深感临床药学专业系统知识的不足,临床用药实践技能的不足。为提升临床药师参加临床药物治疗工作的药学监护能力,我们邀请临床药学专家和临床药师以及临床医学专家共同编写了《临床药学监护》丛书。本丛书将临床药物治疗学理论与药物治疗监护实践相结合,反映各分册临床疾病药物治疗的最新进展,以帮助临床药师在药物治疗实践活动中实施药学监护措施,提升运用临床药学专业知识解决临床用药中实际问题的能力。本丛书主要内容为依据不同疾病的药物治疗方案,设计药学监护措施,明确药学监护重点:对药物治疗方案的评价与正确实施;遴选药品的适宜性和随着疾病治疗的进展调整药物治疗意见;对药物治疗效果的评价;监测与杜绝用药错误;监测与防范药品不良反应;对患者进行用药教育等。

《临床药学监护》丛书的编写与出版,体现了国内外临床药物治疗学和临床实践活动最新发展趋势,反映了国际上临床药学领域的新的药学监护技术。本丛书可满足广大医疗机构药师学习、实践工作的需要,也可作为医疗机构医护人员和高等医药院校学员的参考用书,但撰写一部系统的《临床药学监护》丛书我们尚缺乏经验,不足之处在所难免,希望临床药师和广大读者批评指正,为再版的修订与完善提供条件。

我们衷心感谢为本丛书编写和出版付出辛勤劳动的专家、临床药师和相关人员并向其致以崇高的敬意!

吴永佩 颜 青 高 申

2018 年 3 月

前　言

骨质疏松症是一种以低骨量、骨骼微结构受损和骨骼脆弱为特征的常见疾病，可导致脆性骨折的风险增加。该疾病的发生、发展与增龄相关。随着人口老龄化日趋严重，骨质疏松症已成为我国面临的严重公共健康问题。查阅中华医学会骨质疏松和骨矿盐疾病分会 2017 年发布的《原发性骨质疏松症诊疗指南》和 2018 年发布的《骨质疏松性椎体压缩性骨折诊疗与管理专家共识》，可知中国 50 岁以上人群骨质疏松症患病率女性为 20.7%，男性为 14.4%；60 岁以上人群骨质疏松症患病率明显增高，女性尤为突出。而目前我国 60 岁以上人口已超过 2.1 亿，65 岁以上人口近 1.4 亿，是世界上老年人口绝对数最大的国家。据估算，2006 年我国骨质疏松症患者有近 7 000 万，骨量减少者超过 2 亿人。时至今日，这一数字已较前又有大幅度上升。一项应用模拟模型研究显示，我国 2015 年 50 岁以上人群，新发骨质疏松性椎体压缩性骨折约为 127 万例；2020 年，达到约 149 万例；到 2050 年，则可达到约 300 万例。

骨质疏松症及骨折的医疗和护理，需要投入大量的人力、物力和财力，给家庭和社会均造成了沉重负担。然而，骨质疏松症是可防、可治的，需要广大医务工作者积极干预，尤其是临床药师可在患者教育、药学监护方面发挥重要作用。

本书主要由具有丰富经验的临床药师和临床医师通力合作编写，在编写过程中查阅了大量国内外最新文献，参考了国际和国内有关骨质疏松症防治的指南和建议，在紧跟医学发展步伐的同时，结合临床实践经验，以表格形式总结药物治疗管理服务和药学监护要点，按照确认药物治疗问题、开展患者药物治疗评估、拟定和执行患者监护计划、进行用药疗效随访评估的思路进行章节撰写，体现"以患者为中心"的核心理念，深入浅出，使本书具有很强的指导性和可操作性。本书共有五章，除总论之外，分别从骨质疏松症治疗药物、特殊人群、影响骨代谢药物、骨代谢疾病四个方面详细阐述应如何开展骨质疏松症药物治疗的药学监护,适合临床药师、临床医师以及医药院校研究生及大、中专学生阅读和参考。

由于本书涉及药物和相关疾病众多,加之时间仓促,书中难免有疏漏或不当之处,敬请各位专家、同道予以批评和指正。

编 者

2020 年 2 月

目　　录

第一章 总 论

第一节 骨质疏松症的基本概念与分类

骨质疏松症(osteoporosis, OP)是最常见的骨骼疾病,是一种以骨量低、骨组织微结构损坏,导致骨脆性增加、易发生骨折为特征的全身性骨病。2001年美国国立卫生研究院(National Institutes of Health, NIH)将其定义为以骨强度下降和骨折风险增加为特征的骨骼疾病,提示骨量降低是骨质疏松性骨折的主要危险因素,但还存在其他危险因素。骨质疏松症可发生于任何年龄,但多见于绝经后女性和老年男性。

骨质疏松症分为原发性和继发性两大类。原发性骨质疏松症包括绝经妇女骨质疏松症(Ⅰ型)、老年性骨质疏松症(Ⅱ型)和特发性骨质疏松症(包括青少年型)。绝经妇女骨质疏松症一般发生在女性绝经后5~10年内;老年性骨质疏松症一般指70岁以后发生的骨质疏松;特发性骨质疏松症主要发生在青少年,病因尚未明。继发性骨质疏松症指由任何影响骨代谢的疾病和/或药物及其他明确病因导致的骨质疏松。

第二节 骨质疏松症的危险因素与风险评估

一、骨质疏松症的危险因素

骨质疏松症是一种受多重危险因素影响的复杂疾病,危险因素包括遗传因素和环境因素等多方面。骨折是骨质疏松症的严重后果,也有多种骨骼外的危险因素与骨折相关。因此,临床上需注意识别骨质疏松症及其并发症骨折的危险因素,筛查高危人群,尽早诊断和防治骨质疏松症,减少骨折的发生。

骨质疏松症的危险因素分为不可控因素与可控因素,后者包括不健康生活方式、疾病、药物等(表1-1)。

表1-1 骨质疏松症的主要危险因素

1. 不健康生活方式

体力活动少	过量饮酒	吸烟
饮过多含咖啡因的饮料	营养失衡	蛋白质摄入不足
钙和/或维生素D缺乏	高钠饮食	低体重

2. 内分泌系统疾病

甲状旁腺功能亢进症	垂体前叶功能减退症	早绝经（绝经年龄<40岁）
库欣综合征	性腺功能减退症	1型及2型糖尿病
甲状腺功能亢进症	神经性厌食	雄激素抵抗综合征
高钙尿症		

3. 消化系统疾病或状态

炎性肠病	胃肠道旁路或其他手术	原发性胆汁性肝硬化
胰腺疾病	乳糜泻	吸收不良

4. 血液系统疾病

多发性骨髓瘤	白血病	淋巴瘤
单克隆免疫球蛋白病	血友病	镰状细胞贫血
系统性肥大细胞增多症	地中海贫血	

5. 风湿免疫性疾病

类风湿关节炎	系统性红斑狼疮	强直性脊柱炎
其他风湿免疫性疾病		

6. 神经肌肉疾病

癫痫	卒中	肌萎缩
帕金森病	脊髓损伤	多发性硬化症

7. 其他疾病或状态

慢性代谢性酸中毒	终末期肾脏病	器官移植后
慢性阻塞性肺疾病	充血性心力衰竭	结节病
特发性脊柱侧凸	抑郁	接受肠外营养
淀粉样变	艾滋病	

8. 影响骨代谢的药物		
糖皮质激素	抗癫痫药	芳香化酶抑制剂
促性腺激素释放激素类似物	肿瘤化疗药	质子泵抑制剂
甲状腺激素	噻唑烷二酮类胰岛素增敏剂	抗凝剂肝素
胃黏膜保护用铝剂	选择性 5- 羟色胺再摄取抑制剂	抗病毒药物
环孢素	他克莫司	

（一）不可控因素

不可控因素主要有种族（患骨质疏松症的风险：白色人种高于黄色人种，而黄色人种高于黑色人种）、老龄化、女性绝经、脆性骨折家族史。

（二）可控因素

1. 不健康生活方式　包括体力活动少、吸烟、过量饮酒、过多饮用含咖啡因的饮料、营养失衡、蛋白质摄入不足、钙和 / 或维生素 D 缺乏、高钠饮食、体重过低等。

2. 影响骨代谢的疾病　包括性腺功能减退症等多种内分泌系统疾病、风湿免疫性疾病、胃肠道疾病、血液系统疾病、神经肌肉疾病、慢性肾脏及心肺疾病等。

3. 影响骨代谢的药物　包括糖皮质激素、抗癫痫药、芳香化酶抑制剂、促性腺激素释放激素类似物、抗病毒药物、噻唑烷二酮类药物、质子泵抑制剂和过量甲状腺激素等。

二、骨质疏松症的风险评估

骨质疏松症是受多因素影响的复杂疾病，对个体进行骨质疏松症风险评估，能为疾病早期防治提供有益帮助。临床上评估骨质疏松症风险的方法较多，这里推荐国际骨质疏松基金会（International Osteoporosis Foundation，IOF）骨质疏松症风险一分钟测试题和亚洲人骨质疏松症自我筛查工具（osteoporosis self-assessment tool for Asians，OSTA）作为疾病风险的初筛工具。

（一）IOF 骨质疏松症风险一分钟测试题

IOF 骨质疏松症风险一分钟测试题是根据患者简单病史，从中选择与骨质疏松相关的问题，由患者判断是与否，从而初步筛选出可能具有骨质疏松症风险的患者。该测试题简单快速，易于操作，但仅能用于初步筛查疾病风险，不能用于骨质疏松症的诊断，具体测试题见表 1-2。

表 1-2 IOF 骨质疏松症风险一分钟测试题

	编号	问题	回答
不可控因素	1	父母是否曾被诊断有骨质疏松症或曾在轻摔后骨折?	是□否□
	2	父母中是否有一人驼背?	是□否□
	3	实际年龄是否超过 40 岁?	是□否□
	4	是否成年后因为轻摔发生骨折?	是□否□
	5	是否经常摔倒(去年超过一次),或因身体较虚弱而担心摔倒?	是□否□
	6	40 岁后的身高是否减少 3cm 以上?	是□否□
	7	是否体重过轻,BMI 值少于 19kg/m^2?	是□否□
	8	是否曾服用类固醇激素(例如可的松、泼尼松)连续超过 3 个月(可的松通常用于治疗哮喘、类风湿关节炎和某些炎性疾病)?	是□否□
	9	是否患有类风湿关节炎?	是□否□
	10	是否被诊断出有甲状腺功能亢进症或是甲状旁腺功能亢进症、1 型糖尿病、克罗恩病或乳糜泻等胃肠疾病或营养不良?	是□否□
	11	女士回答:是否在 45 岁或以前就停经?	是□否□
	12	女士回答:除了怀孕、绝经或子宫切除外,是否曾停经超过 12 个月?	是□否□
	13	女士回答:是否 50 岁前切除卵巢又没有服用雌 / 孕激素补充剂?	是□否□
	14	男士回答:是否出现过阳痿、性欲减退或其他雄激素过低的相关症状?	是□否□
可控因素	15	是否经常大量饮酒(每天饮用超过两单位的乙醇,相当于啤酒 500g、葡萄酒 150g 或烈性酒 50g)?	是□否□
	16	是否目前习惯吸烟,或曾经吸烟?	是□否□
	17	每天运动量是否少于 30 分钟(包括做家务、走路和跑步等)?	是□否□
	18	是否不能食用乳制品,又没有服用钙片?	是□否□
	19	每天从事户外活动时间是否少于 10 分钟,又没有服用维生素 D?	是□否□

（二）亚洲人骨质疏松症自我筛查工具

OSTA 基于对亚洲 8 个国家和地区绝经后妇女的研究，收集了多项骨质疏松症的危险因素研究资料，并进行骨密度（bone mineral density, BMD）测定，从中筛选出 11 项与 BMD 显著相关的危险因素，再经多变量回归模型分析，得出能较好体现敏感度和特异度的两项简易筛查指标，即年龄和体重。计算方法如下。

OSTA 指数 = [体重（kg）– 年龄（岁）× 0.2]，结果评定见表 1-3。也可以通过简图（图 1-1）根据年龄和体重进行快速查对评估。

OSTA 主要根据年龄和体重筛查骨质疏松症的风险，但需要指出，OSTA 所选用的指标过少，其特异性不高，需结合其他危险因素进行判断，且仅适用于绝经后妇女。

表 1-3　OSTA 指数评价骨质疏松症风险级别

OSTA 指数	风险级别
>-1	低
-4~-1	中
<-4	高

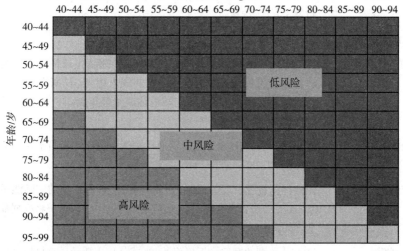

图 1-1　年龄、体重与骨质疏松症风险级别的关系（OSTA）

（三）骨质疏松性骨折的风险预测

世界卫生组织（World Health Organization, WHO）推荐的骨折风险预测工具（fracture risk assessment tool, FRAX®），根据患者的临床危险因素及股骨、颈

骨密度建立模型,用于评估患者未来10年髋部骨折及主要骨质疏松性骨折(椎体、前臂、髋部或肩部)的概率。

FRAX®工具的计算参数主要包括部分临床危险因素和股骨、颈骨密度(表1-4)。FRAX®工具应用中存在的问题与局限包括应用人群、地区和人种差异问题等方面。

表1-4 FRAX®计算依据的主要临床危险因素、骨密度值及结果判断

危险因素	解释
年龄	模型计算的年龄是40~90岁,低于或超过此年龄段,按照40或90岁计算
性别	选择男性或女性
体重	填写单位是kg
身高	填写单位是cm
既往骨折史	指成年期自然发生或轻微外力下发生的骨折,选择是与否
父母髋部骨折史	选择是与否
吸烟	根据患者现在是否吸烟,选择是与否
糖皮质激素	如果患者正在接受糖皮质激素治疗或接受过相当于泼尼松 >5mg/d 超过3个月,选择是
类风湿关节炎	选择是与否
继发性骨质疏松	如果患者具有与骨质疏松症密切关联的疾病,选择是。这些疾病包括1型糖尿病、成骨不全症的成人患者、长期未治疗的甲状腺功能亢进症、性腺功能减退症或绝经年龄 <45 岁、慢性营养不良或吸收不良、慢性肝病
过量饮酒	乙醇摄入量≥3U/d 为过量饮酒。一个单位乙醇相当于 8~10g 乙醇,相当于 285ml 啤酒、120ml 葡萄酒、30ml 烈性酒
骨密度	先选择测量骨密度的仪器,再填写股骨、颈骨密度的实际测量值(g/cm^2),若患者没有测量骨密度,可以不填此项,系统将根据临床危险因素进行计算
结果判断	FRAX®预测的髋部骨折概率≥3% 或任何主要骨质疏松性骨折概率≥20% 时,为骨质疏松性骨折高危患者,建议给予治疗;FRAX®预测的任何主要骨质疏松性骨折概率为 10%~20% 时,为骨质疏松性骨折中风险;FRAX®预测的任何主要骨质疏松性骨折概率 <10%,为骨质疏松性骨折低风险

注:FRAX®.骨折风险预测工具。

1. 应用人群

（1）不需 FRAX® 评估风险者：临床上已诊断骨质疏松症（即骨密度 T 值 ≤−2.5）或已发生脆性骨折者，不必再用 FRAX® 评估骨折风险，应及时开始治疗。

（2）需要 FRAX® 评估风险者：具有一个或多个骨质疏松性骨折临床危险因素，未发生骨折且骨量减少者（骨密度 T 值为 −2.5~−1.0，不含端值），可通过 FRAX® 计算患者未来 10 年发生主要骨质疏松性骨折及髋部骨折的概率。对 FRAX® 评估阈值为骨折高风险者，建议进行骨密度测量，并考虑给予治疗。FRAX® 工具不适于已接受有效抗骨质疏松药治疗的人群。

2. 地区、人种差异问题　FRAX® 的骨折相关危险因素基于来自欧洲、北美、亚洲、大洋洲等多个独立大样本前瞻性人群研究和大样本的荟萃分析，因此有一定的代表性。由于针对我国骨质疏松性骨折发病率及其影响因素的大样本流行病学研究正在进行中，初步研究提示目前 FRAX® 预测结果可能低估了中国人群的骨折风险。

3. 判断是否需要治疗的阈值　建议给予患者治疗的 FRAX® 阈值，尚存争议，有研究认为不同国家、性别、年龄段应有不同的干预阈值。美国指南建议 FRAX® 预测的髋部骨折概率≥3% 或任何主要骨质疏松性骨折概率≥20% 时，为骨质疏松性骨折高危患者，建议给予治疗；而欧洲部分国家建议 FRAX® 预测的髋部骨折概率≥5% 时给予治疗。鉴于 FRAX® 可能低估中国人群的骨折风险，本指南建议 FRAX® 预测的髋部骨折概率≥3% 或任何主要骨质疏松性骨折概率≥20% 时，为骨质疏松性骨折高危患者，建议给予治疗。

4. FRAX® 的其他不足　除 FRAX® 包括的骨折危险因素，还有其他因素也与骨折发生相关。如跌倒是诱发骨折的重要危险因素，但 FRAX® 计算中没有包括跌倒。FRAX® 的危险因素纳入了糖皮质激素使用史，但没有涉及糖皮质激素的治疗剂量及疗程。FRAX® 也没有纳入与骨质疏松症相关的多种其他药物。FRAX® 尽管列入了部分与骨质疏松症相关的疾病，包括类风湿关节炎、糖尿病、成骨不全等，但有待进一步完善。

（四）跌倒及其危险因素

跌倒是骨质疏松性骨折的独立危险因素，跌倒的危险因素包括环境因素和自身因素等，应重视对下列跌倒相关危险因素的评估及干预。

1. 环境因素　包括光线昏暗、路面湿滑、地面障碍物、地毯松动、卫生间未安装扶手等。

2. 自身因素　包括年龄老化、肌少症、视觉异常、感觉迟钝、神经肌肉疾病、缺乏运动、平衡能力差、步态异常、既往跌倒史、维生素 D 不足、营养不良、心脏疾病、直立性低血压、精神和认知疾患、服用相关药物（如安眠药、抗癫痫药及精神疾病治疗药物）等。

第三节 骨质疏松症的临床表现与检查指标

一、临 床 表 现

骨质疏松症初期通常没有明显的临床表现，但随着病情进展，骨量不断丢失，骨微结构破坏，患者会出现骨痛、脊柱变形，甚至发生骨质疏松性骨折等后果。部分患者可没有临床症状，仅在发生骨质疏松性骨折等严重并发症后才被诊断为骨质疏松症。

（一）疼痛

骨质疏松症患者，可出现腰背疼痛或全身骨痛。疼痛通常在翻身时、起坐时及长时间行走后出现，夜间或负重活动时疼痛加重，并可能伴有肌肉痉挛，甚至活动受限。

（二）脊柱变形

严重骨质疏松症患者，因椎体压缩性骨折，可出现身高变矮或驼背等脊柱畸形。多发性胸椎压缩性骨折可导致胸廓畸形，甚至影响心肺功能；严重的腰椎压缩性骨折可能会导致腹部脏器功能异常，引起便秘、腹痛、腹胀、食欲减退等不适。

（三）骨折

骨质疏松性骨折属于脆性骨折，通常指在日常生活中受到轻微外力时发生的骨折。骨折发生的常见部位为椎体（胸、腰椎）、髋部（股骨近端）、前臂远端和肱骨近端，其他部位如肋骨、跖骨、腓骨、骨盆等部位亦可发生骨折。骨质疏松性骨折发生后，再骨折的风险显著增加。

（四）对心理状态及生存质量的影响

骨质疏松症及其相关骨折对患者心理状态的危害常被忽略，主要的心理异常包括恐惧、焦虑、抑郁、自信心丧失等。老年患者自主生活能力下降，以及骨折后缺少与外界接触和交流，均会给患者造成巨大的心理负担。医务人员应关注和重视骨质疏松症患者的心理异常，并给予必要的治疗。

二、辅 助 检 查

骨质疏松症的诊断基于全面的病史采集、体格检查、骨密度测定、影像学检查及必要的生化测定。临床上对原发性骨质疏松症的诊断应包括两方面：确定是否为骨质疏松症和排除继发性骨质疏松症。

骨密度是指单位体积（体积密度）或者是单位面积（面积密度）所含的骨量。骨密度测量方法较多，不同方法在骨质疏松症的诊断、疗效监测以及骨折危险性评估中的作用有所不同。目前临床和科研常用的骨密度测量方法有双能 X 射线吸收法（dual energy X-ray absorptiometry，DXA）、定量计算机断层照相术（quantitative computed tomography，QCT）、外周骨 QCT（peripheral quantitative computed tomography，pQCT）和定量超声（quantitative ultrasound，QUS）等。目前公认的骨质疏松症诊断标准是基于 DXA 测量的结果。我国已经将骨密度检测项目纳入 40 岁以上人群常规体检内容，临床上为诊治骨质疏松症的骨密度测定指征见表 1-5。

表 1-5 骨密度测定的临床指征

符合以下任何一条，建议行骨密度测定

- 女性 65 岁以上和男性 70 岁以上者
- 女性 65 岁以下和男性 70 岁以下，有一个或多个骨质疏松症的危险因素者
- 有脆性骨折史的成年人
- 各种原因引起的性激素水平低下的成年人
- X 线影像已有骨质疏松改变者
- 接受骨质疏松症治疗、进行疗效监测者
- 患有影响骨代谢疾病或有使用影响骨代谢药物史者
- IOF 骨质疏松症一分钟测试题回答结果阳性者
- OSTA 结果 ≤-1 者

注：IOF. 国际骨质疏松基金会；OSTA. 亚洲人骨质疏松症自我筛查工具。

1. **双能 X 射线吸收法** 双能 X 射线吸收法（DXA）是临床和科研最常用的骨密度测量方法，可用于骨质疏松症的诊断、骨折风险性预测和药物疗效评估，也是流行病学研究常用的骨骼评估方法。其主要测量部位是中轴骨，包括：腰椎和股骨近端，如腰椎和股骨近端测量受限，可选择非优势侧桡骨远端 1/3（33%）。DXA 正位腰椎测量感兴趣区包括椎体及其后方的附件结构，故其测量结果受腰椎的退行性改变（如椎体和椎小关节的骨质增生硬化等）和腹主动脉钙化影响。DXA 股骨近端测量感兴趣区分别为股骨颈、大粗隆、全髋和 Wards 三角区的骨密度，其中用于骨质疏松症诊断感兴趣区是股骨颈和全髋。另外，不同 DXA 机器的测量结果如未进行横向质控，不能相互比较。新型 DXA 测量仪所采集的胸腰椎椎体侧位影像，可用于椎体形态评估及其骨折判定（vertebral fracture assessment，VFA）。

2. **定量计算机断层照相术** 定量计算机断层照相术（QCT）是在 CT 设备上，应用已知密度的体模（phantom）和相应的测量分析软件测量骨密度的方法。该方法可分别测量松质骨和密质骨的体积密度，可较早地反映骨质疏松症早期松质骨的丢失状况。QCT 通常测量的是腰椎和 / 或股骨近端的松质骨骨密度。QCT 腰椎测量结果预测绝经后妇女椎体骨折风险的能力类似于

DXA腰椎测量的评估。QCT测量也可用于骨质疏松症药物疗效的观察。

3. 外周骨定量计算机断层照相术 外周骨定量计算机断层照相术（pQCT）测量部位多为桡骨远端和胫骨。该部位测量结果主要反映的是密质骨骨密度，可用于评估绝经后妇女髋部骨折的风险。因目前无诊断标准，尚不能用于骨质疏松症的诊断及临床药物疗效判断。另外，高分辨pQCT除测量骨密度外，还可显示骨微结构及计算骨力学性能参数。

4. 定量超声 定量超声（QUS）测量的主要是感兴趣区（包括软组织、骨组织、骨髓组织）结构对声波的反射和吸收所造成超声信号的衰减结果，通常测量部位为跟骨。QUS测量结果不仅与骨密度有不同程度的相关，还可提供有关骨应力、结构等方面的信息，目前主要用于骨质疏松症风险人群的筛查和骨质疏松性骨折的风险评估。

三、诊 断 标 准

骨质疏松症的诊断主要基于DXA骨密度测量结果和/或脆性骨折。

（一）基于骨密度测定的诊断

DXA测量的骨密度是目前通用的骨质疏松症诊断指标。对绝经后女性、50岁及以上男性，建议参照WHO推荐的诊断标准，基于DXA测量结果（表1-6）：骨密度值低于同种族同性别正常青年人的骨峰值1个标准差及以内属正常；降低1~2.5个标准差为骨量低下（或低骨量）；降低等于和超过2.5个标准差为骨质疏松症；骨密度降低程度符合骨质疏松症诊断标准，同时伴有一处或多处脆性骨折为严重的骨质疏松症。骨密度通常用 T 值（T-Score）表示，T 值 =（实测值 – 同种族同性别正常青年人峰值骨密度）/ 同种族同性别正常青年人峰值骨密度的标准差。基于DXA测量的中轴骨（腰椎1~4、股骨颈或全髋）骨密度或桡骨远端1/3骨密度对骨质疏松症的诊断标准是 T 值≤–2.5。

表 1-6 基于DXA测定骨密度分类标准

分类	T 值
正常	≥–1.0
低骨量	–2.5~–1.0
骨质疏松症	≤–2.5
严重骨质疏松症	≤–2.5，且脆性骨折

注：1. T 值 =（实测值 – 同种族同性别正常青年人峰值骨密度）/ 同种族同性别正常青年人峰值骨密度的标准差。

2. 对儿童、绝经前女性和50岁以下男性骨密度水平的判断，建议用同种族的 Z 值表示，Z 值 =（骨密度测定值 – 同种族同性别同龄人骨密度均值）/ 同种族同性别同龄人骨密度标准差。将 Z 值≤–2.0视为"低于同年龄段预期范围"或低骨量。

（二）基于脆性骨折的诊断

脆性骨折是指受到轻微创伤或日常活动中即可发生的骨折。如髋部或椎体发生脆性骨折，不依赖于骨密度测定，临床上即可诊断骨质疏松症。而在肱骨近端、骨盆或前臂远端发生的脆性骨折，即使骨密度测定显示低骨量（−2.5< T 值 <−1.0），也可诊断为骨质疏松症。基于脆性骨折的骨质疏松症的诊断标准见表1-7。骨质疏松症诊疗流程见图1-2。

表 1-7 基于脆性骨折的骨质疏松症的诊断标准

基于脆性骨折的骨质疏松症的诊断标准（符合以下三条中之一者）
• 髋部或椎体脆性骨折
• DXA 测量的中轴骨骨密度或桡骨远端 1/3 骨密度的 T 值≤−2.5
• 骨密度测量符合低骨量（−2.5<T 值 <−1.0）+肱骨近端、骨盆或前臂远端脆性骨折

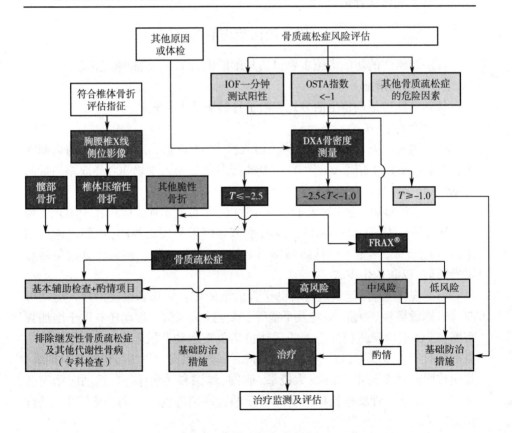

图 1-2 骨质疏松症诊疗流程

第四节 骨质疏松症防治的目的和措施

一、骨质疏松症防治的目的和意义

骨骼强壮是维持人体健康的关键,骨质疏松症的防治应贯穿于生命全过程,骨质疏松性骨折会增加致残率或致死率。因此,骨质疏松症的预防与治疗同等重要。骨质疏松症的主要防治目的包括改善骨骼生长发育,促进成年期达到理想的峰值骨量;维持骨量和骨质量,预防增龄性骨丢失;避免跌倒和骨折。骨质疏松症初级预防:指尚无骨质疏松但具有骨质疏松症的危险因素者,应防止或延缓其发展为骨质疏松症并避免发生第一次骨折;骨质疏松症二级预防和治疗:指已有骨质疏松症或已经发生过脆性骨折,防治目的是避免发生骨折或再次骨折。

二、骨质疏松症防治的措施

骨质疏松症的防治措施主要包括基础措施、药物干预和康复治疗。

（一）基础措施

基础措施包括调整生活方式和给予骨健康基本补充剂。

1. 调整生活方式

（1）加强营养,均衡膳食:建议摄入富含钙、低盐和适量蛋白质的均衡膳食,推荐每日蛋白质摄入量为 0.8~1.0g/kg,并每日摄入牛奶 300ml 或相当量的奶制品。

（2）充足日照:建议每天 11:00-15:00,尽可能多地暴露皮肤于阳光下晒15~30 分钟(取决于日照时间、纬度、季节等因素),每周两次,以促进体内维生素 D 的合成,尽量不涂抹防晒霜,以免影响日照效果。但需注意避免强烈阳光照射,以防灼伤皮肤。

（3）规律运动:建议进行有助于骨健康的体育锻炼和康复治疗。运动可改善机体敏捷性、力量、姿势及平衡等,减少跌倒风险。运动还有助于增加骨密度,适合于骨质疏松症患者的运动包括负重运动及抗阻运动,推荐规律的负重及肌肉力量练习,以减少跌倒和骨折风险。肌肉力量练习包括重量训练,其他抗阻运动及行走、慢跑、太极拳、瑜伽、舞蹈和兵乓球等。运动应循序渐进、持之以恒。骨质疏松症患者开始新的运动训练前应咨询临床医生,进行相关评估。

（4）戒烟;限酒;避免过量饮用咖啡;避免过量饮用碳酸饮料;尽量避免或少用影响骨代谢的药物。

2. 给予骨健康基本补充剂

（1）钙剂：充足的钙摄入对获得理想骨峰值、减缓骨丢失、改善骨矿化和维护骨骼健康有益。《中国居民膳食营养素参考摄入量》（2013年修订版）建议，成人每日钙推荐摄入量为元素钙800mg，50岁及以上人群每日钙推荐摄入量为元素钙1 000~1 200mg。人们应尽可能通过饮食摄入充足的钙，饮食中钙摄入不足时，可给予钙剂补充。营养调查显示我国居民每日膳食约摄入元素钙400mg，故每日尚需补充元素钙500~600mg。钙剂选择需考虑其钙元素含量、安全性和有效性。不同种类钙剂中的元素钙含量不同，其中碳酸钙含钙量高，吸收率高，易溶于胃酸，常见不良反应为上腹不适和便秘等。枸橼酸钙含钙量较低，但水溶性较好，胃肠道不良反应小，且枸橼酸有可能减少肾结石的发生，适用于胃酸缺乏和有肾结石患病风险的患者。高钙血症和高钙尿症时应避免使用钙剂。补充钙剂需适量，超大剂量补充钙剂可能增加肾结石和心血管疾病的患病风险。在骨质疏松症的防治中，钙剂应与其他药物联合使用，目前尚无充分证据表明单纯补钙方法可以替代其他抗骨质疏松药治疗。

（2）维生素D：充足的维生素D可增加肠钙吸收、促进骨骼矿化、保持肌力、改善平衡能力和降低跌倒风险。维生素D不足可导致继发性甲状旁腺功能亢进症，增加骨吸收，从而引起或加重骨质疏松症。同时补充钙剂和维生素D可降低骨质疏松性骨折风险。维生素D不足还会影响其他抗骨质疏松药的疗效。我国维生素D不足状况普遍存在，在2017年对7个省份的调查报告显示：55岁以上女性血清25-OHD平均浓度为18μg/L，61.0%绝经后女性存在维生素D缺乏情况。《中国居民膳食营养素参考摄入量》（2013年修订版）建议，成人推荐维生素D摄入量为400U（10μg）/d；65岁及以上老年人因缺乏日照，以及摄入和吸收障碍，常有维生素D缺乏，推荐摄入量为600U（15μg）/d；可耐受最高摄入量为2 000U（50μg）/d；维生素D用于骨质疏松症防治时，剂量可为800~1 200U/d。对日光暴露不足和老年人等维生素D缺乏的高危人群，建议酌情检测血清25-OHD水平，以了解患者维生素D的营养状态，指导维生素D的补充。有研究建议老年人血清25-OHD水平应达到或高于75nmol/L（30μg/L），以降低跌倒和骨折风险。临床应用维生素D制剂时应注意个体差异和安全性，定期检测血钙和尿钙浓度。不推荐使用活性维生素D纠正维生素D缺乏，不建议1年单次较大剂量补充普通维生素D。

（二）药物干预

有效的抗骨质疏松药可以增加骨密度，改善骨质量，显著降低骨折的发生风险，指南推荐抗骨质疏松药治疗的适应证主要包括三类：①发生椎体脆性骨折（临床或无症状）或髋部脆性骨折者。②DXA骨密度（腰椎、股骨颈、全髋部或桡骨远端 1/3）T 值 ≤-2.5，无论是否有过骨折。③骨量低下者（骨密度：-2.5<T 值 <-1.0），具备以下情况之一：发生过某些部位的脆性骨折（肱骨上段、前臂远端或骨盆）；FRAX® 工具计算出未来 10 年髋部骨折概率 ≥3% 或任何主要骨质疏松性骨折发生概率 ≥20%。

抗骨质疏松药按作用机制可分为骨吸收抑制剂、骨形成促进剂、其他机制类药物及传统中药（表 1-8）。一般患者通常首选具有较广抗骨折谱的药物（如阿仑膦酸钠、唑来膦酸、利塞膦酸钠和地舒单抗等）。低、中度骨折风险者（如年轻的绝经后妇女，骨密度水平较低但无骨折史）首选口服药物治疗。口服不能耐受、禁忌、依从性欠佳及高骨折风险者（如多发椎体骨折或髋部骨折的老年患者、骨密度极低的患者）可考虑使用注射制剂（如唑来膦酸、特立帕肽或地舒单抗等）。仅椎体骨折高风险，而髋部和非椎体骨折风险不高的患者，可考虑选用雌激素或选择性雌激素受体调节剂（selected estrogen receptor modulators，SERMs）。新发骨折伴疼痛的患者可考虑短期使用降钙素。地舒单抗（denosumab）是 NF-κB 受体激活蛋白配体（RANKL）的抑制剂，为单克隆抗体，国外已经广泛使用，在国内已经完成Ⅲ期临床试验，尚未（即将）上市。中药具有改善临床症候等作用，但降低骨质疏松性骨折的证据尚不足。现就经国家药品监督管理部门批准的主要抗骨质疏松药的作用机制和种类介绍如下。

表 1-8 抗骨质疏松药的作用机制与种类主要药物

作用机制	种类
骨吸收抑制剂	双膦酸盐、降钙素、雌激素、选择性雌激素受体调节剂
骨形成促进剂	甲状旁腺激素类似物
其他机制类药物	活性维生素 D 及其类似物、维生素 K_2、锶盐
传统中药	骨碎补总黄酮制剂、淫羊藿苷类制剂、人工虎骨粉制剂

1. 双膦酸盐类 双膦酸盐（bisphosphonates）是焦磷酸盐的稳定类似物，其特征为含有 P-C-P 基团，是目前临床上应用最为广泛的抗骨质疏松药。双膦酸盐与骨骼羟磷灰石的亲和力高，能够特异性结合到骨重建活跃的骨表面，抑制破骨细胞功能，从而抑制骨吸收。不同双膦酸盐抑制骨吸收的效力差别很大，因此临床上不同双膦酸盐药物使用剂量及用法也有所差异。目前用于防治骨质疏松症的双膦酸盐主要包括阿仑膦酸钠（表 1-9）、唑来膦酸（表 1-10）、利塞膦酸钠（表 1-11）、伊班膦酸钠（表 1-12）、依替膦酸二钠（表 1-13）和氯膦酸二钠（表 1-14）等。双膦酸盐类药物总体安全性较好，仍有几点重要的不良反应需要特别关注，详见第二章。

表 1-9 阿仑膦酸钠

阿仑膦酸钠

适应证：国家药品监督管理部门批准治疗绝经妇女骨质疏松症和男性骨质疏松症，有些国家还批准治疗糖皮质激素诱发的骨质疏松症。

疗效：增加骨质疏松症患者腰椎和髋部骨密度，降低发生椎体、非椎体和髋部骨折风险。

用法用量：阿仑膦酸钠片剂，70mg/ 片，口服，每次 1 片，每周 1 次；10mg/ 片，口服，每次 1 片，每日 1 次。阿仑膦酸钠 D_3 片：阿仑膦酸钠 70mg+ 维生素 D_3 2 800U 或 5 600U 的复合片剂，口服，每次 1 片，每周 1 次。空腹服用，用 200~300ml 白水送服，服药后 30 分钟内避免平卧，应保持直立体位（站立或坐立）；此期间应避免进食牛奶、果汁等任何食品和药品。

注意事项：胃及十二指肠溃疡、反流性食管炎者慎用。

禁忌证：导致食管排空延迟的食管疾病，例如食管狭窄或迟缓不能；不能站立或坐立 30 分钟者；对本品任何成分过敏者；肌酐清除率小于 35ml/min 者；妊娠期和哺乳期妇女

表 1-10 唑来膦酸

唑来膦酸

适应证：国家药品监督管理部门批准治疗绝经妇女骨质疏松症，有些国家还批准治疗男性骨质疏松症和糖皮质激素诱发的骨质疏松症。

疗效：增加骨质疏松症患者腰椎和髋部骨密度，降低发生椎体、非椎体和髋部骨折风险。

用法用量：唑来膦酸静脉注射剂，5mg/ 瓶，静脉滴注，每年 1 次。静脉滴注至少 15 分钟以上，药物使用前应充分水化。

注意事项：低钙血症者慎用，严重维生素 D 缺乏者需注意补充足量的维生素 D；患者在首次输注药物后可能出现一过性发热、肌肉关节疼痛等流感样症状，多数在 1~3 天内缓解，严重者可予以非甾体类解热镇痛药对症处理；不建议预防性使用。

禁忌证：对本品或其他双膦酸盐类药物过敏者；肌酐清除率小于 35ml/min 者；妊娠及哺乳期妇女

表 1-11 利塞膦酸钠

利塞膦酸钠

适应证：国家药品监督管理部门批准治疗绝经妇女骨质疏松症和糖皮质激素诱发的骨质疏松症，有些国家还批准治疗男性骨质疏松症。

疗效：增加骨质疏松症患者腰椎和髋部骨密度，降低发生椎体、非椎体和髋部骨折风险。

用法用量：利塞膦酸钠片剂，35mg/ 片，口服，每次 1 片，每周 1 次；5mg/ 片，口服，每次 1 片，每日 1 次。空腹服用，用 200~300ml 白水送服，服药后 30 分钟内避免平卧，应保持直立体位（站立或坐立），此期间应避免进食牛奶、果汁等任何食品和药品。

利塞膦酸钠

注意事项：胃及十二指肠溃疡、反流性食管炎者慎用。

禁忌证：导致食管排空延迟的食管异物，例如食管狭窄或迟缓不能；不能站立或坐立30分钟者；对本品任何成分过敏者；肌酐清除率小于35ml/min者；妊娠及哺乳期妇女

表 1-12 伊班膦酸钠

伊班膦酸钠

适应证：国家药品监督管理部门批准治疗绝经妇女骨质疏松症。

疗效：增加骨质疏松症患者腰椎和髋部骨密度，降低椎体及非椎体骨折的风险。

用法用量：伊班膦酸钠静脉注射剂，1mg/安瓿，静脉滴注，每次2mg，每3个月1次；国外已有伊班膦酸钠口服片剂上市，150mg/片，每月口服1片。静脉滴注药物前注意充分水化，2mg加入250ml 0.9% 氯化钠溶液静脉滴注2小时以上，嘱患者多喝水；口服片剂应空腹服用，用200~300ml白水送服，服药后30分钟内避免平卧，应保持直立体位（站立或坐立），此期间应避免进食牛奶、果汁等任何食品和药品。

注意事项：低钙血症者慎用，严重维生素D缺乏者需注意补充充足的维生素D；患者在首次输注药物后可能出现发热、肌肉疼痛等流感样症状，多数在1~3天内缓解，严重者可予以非甾体类解热镇痛药对症处理。

禁忌证：肌酐清除率小于35ml/min或血肌酐 >442μmol/L（5mg/dl）者；对本品或其他双膦酸盐类药物过敏者；妊娠及哺乳期妇女

表 1-13 依替膦酸二钠

依替膦酸二钠

适应证：国家药品监督管理部门批准治疗绝经妇女骨质疏松症和增龄性骨质疏松症。

疗效：增加骨质疏松症患者腰椎和髋部骨密度，降低椎体骨折的风险。

用法用量：依替膦酸二钠片剂，0.2g/片，口服，每次1片，每日2次。依替膦酸二钠胶囊，0.2g/粒，口服，每次1粒，每日2次。两餐间服用，本品需间断、周期性服药，即服药两周，停药11周，然后再开始第2周期服药，停药期间可补充钙剂及维生素D；服药2小时内，避免食用高钙食品（例如牛奶或奶制品）、含矿物质的维生素、抗酸药。

注意事项：肾功能损害者慎用。

禁忌证：肌酐清除率小于35ml/min者；骨软化者；对本品或其他双膦酸盐类药物过敏者；妊娠及哺乳期妇女

表 1-14 氯膦酸二钠

氯膦酸二钠
适应证:国家药品监督管理部门批准治疗各种类型骨质疏松症。
疗效:增加骨质疏松症患者腰椎和髋部骨密度,降低发生椎体、非椎体骨折的风险。
用法用量:氯膦酸二钠胶囊,200mg/粒,口服,每次 2 或 4 粒,每日 1 或 2 次。空腹服用。服药 1 小时内,避免进食牛奶、食物或含钙和其他二价阳离子的药物。
注意事项:肝肾功能损害者慎用。开始治疗时,可能会出现腹泻,该反应通常是轻度的。
禁忌证:肌酐清除率小于 35ml/min 者;骨软化者;对本品或其他双膦酸盐类药物过敏者;妊娠及哺乳期妇女

2. 降钙素类 降钙素(calcitonin)是一种钙调节激素,能抑制破骨细胞的生物活性,减少破骨细胞数量,减少骨量丢失并增加骨量。降钙素类药物的另一突出特点是能明显缓解骨痛,对骨质疏松症及其骨折引起的骨痛有效。目前应用于临床的降钙素类制剂有两种:鳗鱼降钙素类似物(依降钙素)(表 1-15)和鲑降钙素(表 1-16)。

降钙素总体安全性良好,少数患者使用后出现面部潮红、恶心等不良反应,偶有过敏现象,可按照药品说明书的要求,确定是否做过敏试验。降钙素类制剂应用疗程要视病情及患者的其他条件而定。

2012 年欧洲药品管理局人用药机构委员会通过 Meta 分析发现,长期(6 个月或更长时间)使用鲑降钙素口服或鼻喷剂型与恶性肿瘤风险轻微增加相关,但无法肯定该药物与恶性肿瘤之间的确切关系;鉴于鼻喷剂型鲑降钙素具有潜在增加肿瘤风险的可能,鲑降钙素连续使用时间一般不超过3 个月。

表 1-15 依降钙素

依降钙素
适应证:国家药品监督管理部门批准治疗骨质疏松症和骨质疏松引起的疼痛等。
疗效:增加骨质疏松症患者腰椎和髋部骨密度,降低椎体骨折的风险。
用法用量:依降钙素注射剂,20U/支,肌内注射,每次 20U,每周 1 次。依降钙素注射剂,10U/支,肌内注射,每次 10U,每周 2 次。
注意事项:少数患者注射药物后出现面部潮红、恶心等不良反应,偶有过敏现象,可按照药品说明书的要求,确定是否做过敏试验。
禁忌证:对本品过敏者

表 1-16 鲑降钙素

鲑降钙素

适应证:国家药品监督管理部门批准预防因突然制动引起的急性骨丢失和由于骨质溶解、骨质减少引起的骨痛,其他药物治疗无效的骨质疏松症等。
疗效:增加骨质疏松症患者腰椎和髋部骨密度,降低椎体及非椎体(不包括髋部)骨折风险。
用法用量:鲑降钙素鼻喷剂,2ml(4 400IU)/瓶,鼻喷,每次 200IU,每日或隔日 1 次;鲑降钙素注射剂,50IU/ 支,皮下或肌内注射,每次 50IU 或 100IU,每日 1 次。
注意事项:少数患者使用药物后出现面部潮红、恶心等不良反应,偶有过敏现象,可按照药品说明书的要求确定是否做过敏试验。
禁忌证:对鲑降钙素或本品中任何赋形剂过敏者

3. 绝经激素治疗类药物 绝经激素治疗(menopausal hormone therapy,MHT)(表 1-17)能抑制骨转换,减少骨丢失。临床研究已证明 MHT 包括雌激素补充疗法(estrogentherapy,ET)和雌、孕激素补充疗法(estrogenplusprogestogentherapy,EPT),能减少骨丢失,降低骨质疏松性椎体、非椎体及髋部骨折的风险,是防治绝经妇女骨质疏松症的有效措施。

表 1-17 绝经激素治疗类药物

绝经激素治疗类药物

适应证:用于围绝经期和绝经后女性,特别是有绝经相关症状(如潮热、出汗等)、泌尿生殖道萎缩症状,以及希望预防绝经妇女骨质疏松症的患者。
疗效:增加骨质疏松症患者腰椎和髋部骨密度,降低发生椎体、髋部及非椎体骨折的风险,明显缓解更年期症状。
用法用量:有口服、经皮和阴道用药多种制剂。激素治疗的方案、剂量、制剂选择及治疗期限等,应根据患者个体情况而定。
注意事项:严格掌握实施激素治疗的适应证和禁忌证,绝经早期开始用(60 岁以前或绝经不到 10 年)受益更大。使用最低有效剂量,定期(每年)进行安全性评估,特别是乳腺和子宫。
禁忌证:雌激素依赖性肿瘤(乳腺癌、子宫内膜癌)、血栓性疾病、不明原因阴道出血及活动性肝病和结缔组织病为绝对禁忌证。子宫肌瘤、子宫内膜异位症、有乳腺癌家族史、胆囊疾病和垂体催乳素瘤者酌情慎用

绝经妇女正确使用绝经激素治疗,总体是安全的,以下几点为人们特别关注的问题。

（1）子宫内膜癌：对有子宫的妇女长期只补充雌激素，证实可能增加子宫内膜癌的风险。自20世纪70年代以来，研究表明对有子宫妇女补充雌激素的同时适当补充孕激素，子宫内膜癌的风险不再增加。所以，有子宫的妇女应用雌激素治疗时必须联合应用孕激素。

（2）乳腺癌：乳腺癌的相关因素很多，与绝经激素治疗相关的乳腺癌风险很低，每年小于1/1 000，且应用5年内没有发现乳腺癌风险增加。美国妇女健康倡议（Women's Health Initiative, WHI）研究中，单用雌激素超过7年，乳腺癌风险也没有增加，但雌激素加孕激素组5年后乳腺癌风险有所增加。2016年版《绝经激素治疗的全球共识申明》指出，激素治疗与乳腺癌的关系主要取决于孕激素及其应用时间长短。与合成的孕激素相比，微粒化黄体酮和地屈孕酮与雌二醇联用，乳腺癌的风险更低。乳腺癌是绝经激素治疗的禁忌证。

（3）心血管疾病：绝经激素治疗不用于心血管疾病的预防。无心血管疾病危险因素的女性，60岁以前或绝经不到10年开始激素治疗，可能对其心血管有一定的保护作用；已有心血管损害，或60岁后再开始激素治疗，则没有此保护作用。

（4）血栓：绝经激素治疗轻度增加血栓风险。血栓是激素治疗的禁忌证。非口服雌激素因没有肝脏首关效应，其血栓风险更低。

（5）体重增加：雌激素为非同化激素，常规剂量没有增加体重的作用。只有当大剂量使用时才会引起水钠潴留、体重增加。绝经后激素治疗使用的低剂量一般不会引起水钠潴留。雌激素对血脂代谢和脂肪分布都有一定的有利影响。

鉴于对上述问题的考虑，建议激素补充治疗遵循以下原则：①明确治疗的利与弊；②绝经早期（<60岁或绝经10年之内）开始用，收益更大，风险更小；③应用最低有效剂量；④治疗方案个体化；⑤局部问题局部治疗；⑥坚持定期随访和安全性监测（尤其是乳腺和子宫）；⑦是否继续用药，应根据每位妇女的特点，每年进行利弊评估。

4. 选择性雌激素受体调节剂类　选择性雌激素受体调节剂类（selective estrogen receptor modulators, SERMs）不是雌激素，而是与雌激素受体结合后，在不同靶组织导致受体空间构象发生不同改变，从而在不同组织发挥类似或拮抗雌激素的不同生物效应的药物。如SERMs制剂雷洛昔芬（表1-18）在骨骼与雌激素受体结合，发挥类雌激素的作用，抑制骨吸收，增加骨密度，降低椎体骨折发生的风险；而在乳腺和子宫则发挥拮抗雌激素的作用，因而不刺激乳腺和子宫，有研究表明其能够降低雌激素受体阳性浸润性乳腺癌的发生率。

表 1-18 雷洛昔芬

雷洛昔芬

适应证：国家药品监督管理部门批准的适应证为预防和治疗绝经妇女骨质疏松症。

疗效：降低骨转换至女性绝经前水平，阻止骨丢失，增加骨密度，降低发生椎体骨折的风险。

用法用量：雷洛昔芬片剂，60mg/ 片，口服，每次 60mg，每日 1 次。

注意事项：少数患者服药期间会出现潮热和下肢痉挛症状，潮热症状严重的围绝经期妇女暂时不宜用。

禁忌证：正在或既往患有静脉血栓栓塞性疾病者，包括深静脉血栓、肺栓塞和视网膜静脉血栓者；肝功能减退包括胆汁瘀积，肌酐清除率小于 35ml/min 者；难以解释的子宫出血者，以及有子宫内膜癌症状和体征者；对雷洛昔芬或任何赋形剂成分过敏者

雷洛昔芬药物总体安全性良好。国外研究报告该药轻度增加静脉栓塞的危险性，国内尚未见类似报道。故有静脉栓塞病史及有血栓倾向者，如长期卧床和久坐者禁用。对心血管疾病高风险的绝经后女性的研究显示，雷洛昔芬并不增加冠状动脉疾病和卒中风险。雷洛昔芬不适用于男性骨质疏松症患者。

5. 甲状旁腺激素类似物　甲状旁腺激素类似物（parathyroid hormone analogue，PTHa）是当前促骨形成的代表性药物，国内已上市的特立帕肽（表 1-19）是重组人甲状旁腺激素氨基端 1-34 活性片段（recombinant human parathyroidhormone 1-34，rhPTH1-34）。间断使用小剂量 PTHa 能刺激成骨细胞活性、促进骨形成、增加骨密度、改善骨质量、降低椎体和非椎体骨折的发生风险。

表 1-19　特立帕肽

特立帕肽

适应证：国家药品监督管理部门批准用于有骨折高风险的绝经妇女骨质疏松症的治疗；国外还批准用于男性骨质疏松症和糖皮质激素性骨质疏松症的治疗。

疗效：能有效地治疗绝经后严重的骨质疏松症，提高骨密度，降低椎体和非椎体骨折发生的危险。

用法用量：特立帕肽注射制剂，20μg：80μl，24ml/ 支，20μg/ 次，皮下注射，每日 1 次。

注意事项：少数患者注射特立帕肽后血钙浓度有一过性轻度升高，并在 16~24 小时内回到基线水平。用药期间应监测血钙水平，防止高钙血症的发生；治疗时间不超过 2 年。

禁忌证：并发畸形性骨炎、骨骼疾病放射治疗史、肿瘤骨转移及并发高钙血症者；肌酐清除率小于 35ml/min 者；小于 18 岁的青少年和骨骺未闭合的青少年；对本品过敏者

患者对 rhPTH1-34 的总体耐受性良好。临床常见的不良反应为恶心、肢体疼痛、头痛和眩晕。在动物实验中,大剂量、长时间使用特立帕肽可增加大鼠骨肉瘤的发生率。但该药在美国上市后 7 年骨肉瘤监测研究中,未发现特立帕肽和人骨肉瘤存在因果关系。特立帕肽治疗时间不宜超过 24 个月,停药后应序贯进行抗骨吸收药物治疗,以维持或增加骨密度,持续降低骨折风险。

6. 锶盐 锶(strontium)是人体必需的微量元素之一,参与人体多种生理功能和生化效应。锶的化学结构与钙和镁相似,在正常人体软组织、血液、骨骼和牙齿中存在少量的锶。雷奈酸锶(表 1-20)是合成锶盐,体外试验和临床研究均证实雷奈酸锶可同时作用于成骨细胞和破骨细胞,具有抑制骨吸收和促进骨形成的双重作用,可降低椎体和非椎体骨折的发生风险。

表 1-20 雷奈酸锶

雷奈酸锶
适应证:国家药品监督管理部门批准用于治疗绝经妇女骨质疏松症。
疗效:能显著提高骨密度,改善骨微结构,降低发生椎体和非椎体骨折的风险。
用法用量:雷奈酸锶干混悬剂,2g/ 袋,每日口服一次,每次 2g,睡前服用,最好在进食 2 小时之后服用。
注意事项:不宜与钙和食物同时服用,以免影响药物吸收。
禁忌证:伴有已确诊的缺血性心脏病、外周血管病和 / 或脑血管疾病者,或伴有未控制的高血压者;肌酐清除率 <30ml/min 的重度肾功能损害者

雷奈酸锶的药物总体安全性良好。常见的不良反应包括恶心、腹泻、头痛、皮炎和湿疹,一般在治疗初始时发生,程度较轻,多为暂时性,可耐受。罕见的不良反应为药物疹伴嗜酸性粒细胞增多和系统症状(drug rash with eosinophilia and systemic symptoms, DRESS)。具有高静脉血栓风险的患者,包括既往有静脉血栓病史的患者,以及有药物过敏史者,应慎用雷奈酸锶。同时需要关注的是,该药物可能引起心脑血管严重不良反应。2014 年欧洲药品管理局发布了对雷奈酸锶的评估公告:在保持雷奈酸锶上市许可的情况下限制该药物的使用,雷奈酸锶仅用于无法使用其他获批药物治疗严重骨质疏松症的患者。用药期间应对这些患者进行定期评估,如果患者出现了心脑血管不良反应,例如发生了缺血性心脏病、外周血管病或脑血管疾病,或高血压未得到控制,应停用雷奈酸锶。如患者本身存在某些心脑血管疾病,例如有卒中和心脏病发作史,不得使用本药物。

7. 活性维生素 D 及其类似物 目前国内上市用于治疗骨质疏松症的活性维生素 D 及其类似物(vitamin D analogue)有阿法骨化醇(表 1-21)和骨化三

醇(表 1-22)两种,国外上市的尚有艾迪骨化醇。因不需要肾脏 1α- 羟化酶羟化就有活性,故本类药物命名为活性维生素 D 及其类似物。活性维生素 D 及其类似物更适用于老年人、肾功能减退者以及 1α- 羟化酶缺乏或减少的患者,具有提高骨密度、减少跌倒、降低骨折风险的作用。

表 1-21 阿法骨化醇

阿法骨化醇

适应证:国家药品监督管理部门批准的适应证为绝经后及老年性骨质疏松症等。

疗效:适当剂量的活性维生素 D 能促进骨形成和矿化,并抑制骨吸收。活性维生素 D 对增加骨密度有益,能增加老年人肌肉力量和平衡能力,减少跌倒发生率,降低骨折风险。

用法用量:阿法骨化醇胶囊,0.25μg/ 粒、0.5μg/ 粒或 1.0μg/ 粒,口服,每次 0.25~1.0μg,每日 1 次。

注意事项:治疗期间应注意监测血钙和尿钙,特别是同时补充钙剂者;肾结石患者慎用。

禁忌证:高钙血症者

表 1-22 骨化三醇

骨化三醇

适应证:国家药品监督管理部门批准的适应证为绝经后及老年性骨质疏松症等。

疗效:适当剂量的活性维生素 D 能促进骨形成和矿化,并抑制骨吸收;有研究表明,活性维生素 D 对增加骨密度有益,能增加老年人肌肉力量和平衡能力,降低跌倒风险,进而降低骨折风险。

用法用量:骨化三醇胶囊,0.25μg/ 粒、0.5μg/ 粒,口服,每次 0.25μg,每日 1 次或 2 次;或每次 0.5μg,每日 1 次。

注意事项:治疗期间注意监测血钙和尿钙,特别是同时补充钙剂者;肾结石患者慎用。

禁忌证:高钙血症者

治疗骨质疏松症时,应用上述剂量的活性维生素 D 总体是安全的。长期使用时,应在医师指导下使用,不宜同时补充较大剂量的钙剂,并建议定期检测患者血钙和尿钙水平。在治疗骨质疏松症时,本类药物可与其他抗骨质疏松药联合应用。

8. 维生素 K 类(四烯甲萘醌) 四烯甲萘醌(menatetrenone)(表 1-23)是维生素 K_2 的一种同型物,是 γ- 羧化酶的辅酶,在 γ- 羧基谷氨酸的形成过程中起着重要作用。γ- 羧基谷氨酸是骨钙素发挥正常生理功能所必需的物质,具有提高骨量的作用。

表 1-23 四烯甲萘醌

四烯甲萘醌

适应证:国家药品监督管理部门批准的适应证为提高骨质疏松症患者的骨量。

疗效:促进骨形成,并有一定抑制骨吸收的作用,能够轻度增加骨质疏松症患者的骨量。

用法用量:四烯甲萘醌胶囊,15mg/ 粒,口服,每次 15mg,每日 3 次。

注意事项:主要不良反应包括胃部不适、腹痛、皮肤瘙痒、水肿和转氨酶轻度升高。

禁忌证:服用华法林的患者

9. RANKL 抑制剂 地舒单抗(denosumab)(表 1-24)是一种 NF-κB 受体激活蛋白配体(RANKL)抑制剂,为特异性 RANKL 的完全人源化单克隆抗体,能够抑制 RANKL 与其受体 RANK 的结合,抑制破骨细胞形成,降低其功能并阻止其存活,从而降低骨吸收、增加骨量、改善密质骨或松质骨的强度。现已被 FDA 批准治疗有较高骨折风险的绝经妇女骨质疏松症。

表 1-24 地舒单抗

地舒单抗

适应证:国外批准的适应证为较高骨折风险的绝经妇女骨质疏松症。

疗效:增加骨质疏松症患者腰椎和髋部骨密度,降低椎体、非椎体和髋部骨折风险。

用法用量:地舒单抗注射剂,规格 60mg/ml,每半年使用 60mg,皮下注射。

注意事项:治疗前必须纠正低钙血症,治疗前后需补充充足的钙剂和维生素 D;主要不良反应包括低钙血症、严重感染(膀胱炎、上呼吸道感染、肺炎、皮肤蜂窝织炎等)、皮疹、皮肤瘙痒、肌肉或骨痛等;长期应用可能会过度抑制骨吸收,而出现下颌骨坏死或非典型性股骨骨折。

禁忌证:低钙血症者

(三)康复治疗

针对骨质疏松症的康复治疗主要包括运动疗法、物理因子治疗、作业疗法及康复工程等。

1. 运动疗法 运动疗法简单实用,不仅可增强肌力与肌耐力,改善平衡、协调性与步行能力,还可改善骨密度、维持骨结构,降低跌倒与脆性骨折风险等,发挥综合防治作用。运动疗法需遵循个体化、循序渐进、长期坚持的原则。治疗性运动包括有氧运动(如慢跑、游泳)、抗阻运动(如负重练习）、冲击性运动（如体操、跳绳）、振动运动（如全身振动训练）等。我国传统健身方法太极拳等可增加髋部及腰椎骨密度，增强肌肉力量，改善韧带及肌肉、肌腱的柔韧性，提高本体感觉，加强平衡能力，降低跌倒风险。运动锻炼要注意少做躯干屈曲、旋转动作。骨质疏松性骨折早期应在保证骨折断端稳定性的前提下，加强骨折邻近关节被动运动（如关节屈伸等）及骨折周围肌肉的等长收缩训练等，以预防肺部感染、关节挛缩、肌肉萎缩及废用性骨质疏松；后期应以主动运动、渐进性抗阻运动及平衡协调与核心肌力训练为主。

2. 物理因子治疗　脉冲电磁场、体外冲击波、全身振动、紫外线等物理因子治疗可增加骨量；超短波、微波、经皮神经电刺激、中频脉冲等治疗可减轻疼痛；对骨质疏松性骨折或者骨折延迟愈合可选择低强度脉冲超声波、体外冲击波等治疗以促进骨折愈合。神经肌肉电刺激、针灸等治疗可增强肌力、促进神经修复，改善肢体功能。联合治疗方式与治疗剂量需依据患者病情与自身耐受程度选择。

3. 作业疗法　作业疗法以针对骨质疏松症患者的康复宣教为主，包括指导患者正确的姿势，改变不良生活习惯，提高安全性。作业疗法还可分散患者注意力，减少对疼痛的关注，缓解由骨质疏松症引起的焦虑、抑郁等不利情绪。

4. 康复工程　行动不便者可选用拐杖、助行架等辅助器具，以提高行动能力，减少跌倒发生。此外，人们可进行适当的环境改造如将楼梯改为坡道、浴室增加扶手等，以增加安全性。骨质疏松性骨折患者可配戴矫形器，以缓解疼痛、矫正姿势、预防再次骨折等。

总之，骨质疏松症是慢性病，涉及骨骼、肌肉等多种组织、器官，需要综合防治。在常规药物、手术等治疗的同时，积极、规范、综合的康复治疗除可改善骨强度、降低骨折发生率外，还可促进患者生活、工作能力的恢复。

第五节　骨质疏松症药学监护的基本理论和要点

一、药学监护的基本理论

（一）药学监护的定义

1993 年，美国临床药师协会提出：药学监护（pharmaceutical care，简称PC）是为提高患者的生命质量而提供的与药学有关的直接、负责的监护。药学监护是药学人员提供直接的、负责的、与药物治疗有关的监护，以达到明确的治疗目的,同时改善患者生存质量,主要包括:①治愈疾病;②消除或减轻症状;③阻止或延缓疾病进程;④防止疾病或症状的发生。药学监护还包括3种主要功能:①发现潜在的或实际存在的用药问题;②解决实际发生的用药问题;③防止潜在用药问题的发生。

(二)药学监护的主要内容

1. 把医疗、药学、护理有机地结合在一起,让医生、药师、护士齐心协力,共同承担医疗责任。

2. 既为患者个人服务,又为整个社会国民健康教育服务。

3. 积极参与疾病的预防、检测、治疗和保健。

4. 指导帮助患者和医护人员安全、有效、合理地使用药物。

5. 定期对药物的使用和管理进行科学评估。

根据药学监护的上述内容,医院药师的工作方式将改变,药师不仅仅是要调制药品,而且要与医生、护士一起直接面向患者、参与治疗、指导用药,工作在临床第一线。

二、药学监护要点

(一)药物治疗评估

1. 治疗前的药学评估 具备以下情况之一的骨质疏松症患者,需考虑药物治疗。

(1)骨质疏松症患者(骨密度:$T \leqslant -2.5$),无论是否有过骨折。

(2)骨量低下患者(骨密度:$-2.5 < T < -1.0$)并存在一项以上骨质疏松症的危险因素,无论是否有过骨折。

(3)无骨密度测定条件时,具备以下情况之一者,也需考虑药物治疗:①已发生过脆性骨折;②OSTA 筛查为"高风险";③FRAX® 工具计算出髋部骨折概率≥3%或任何重要的骨质疏松性骨折发生概率≥20%。

2. 治疗过程的药学评估 药物治疗效果的两个决定因素为有效性和安全性。使用一种药物的结果可以通过判断患者体验到的有效性和安全性来显示。药师要负责地去管理患者的药物治疗和获得药物治疗期望的结局。这意味着药师要承担的责任是评估患者所有药物治疗的有效性及安全性并作出判断。

(1)药物治疗方案的有效性评估:如果药物治疗能实现预期的目标,它就是有效的。有效性取决于评估患者对治疗每个适应证的预期目标的反应,在当前的医疗卫生系统中,通常没有明确阐述这些治疗目标。为了评估有效性,必须明确治疗目标。治疗目标是基于:①患者感受到的症状和体征;②潜在疾病相关的异常化验值;③综合体征、症状和化验结果。图 1-3 和图 1-4 介绍了评估患者用药有效性需要的信息。

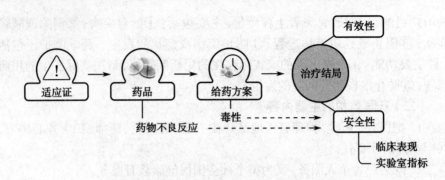

图 1-3 达到治疗目标、确定评估药物治疗的有效性

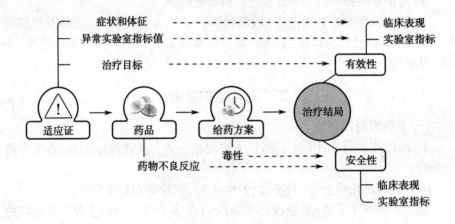

图 1-4 评估药物治疗的有效性指标

通过比较预期的目标与此刻实际的患者状况,药师可以判断药物治疗是否有效。

患者的药物治疗无效时,执业者会考虑两个最常见的原因:"这个药品对患者的病症是错误用药吗?"或"是因为给药剂量太低,而无法产生预期的效果吗?"他们也会考虑"这个问题是由(无效的)药物所致,还是由于缺乏有效的药物联合治疗导致的呢?"

下一个目标是要确定患者是否正在遭受药物治疗继发的安全问题。

(2)药物治疗方案的安全性评估:药物和剂量方案不当可以导致患者发生药物不良反应和/或毒性反应。药物不良反应是按正常用法、用量应用药物预防、诊断或治疗疾病过程中,发生与治疗目的无关的有害反应。毒性反应是给药剂量太高的结果(图 1-5)。

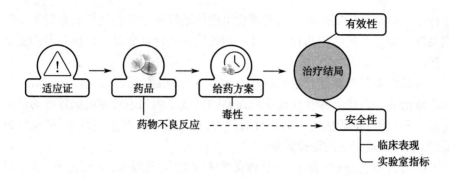

图 1-5　确定药物治疗的安全性的方法

安全性问题需要优先考虑的是："这个患者遭受的不良反应是由正在服用的药物引起的吗？"如果是，药物治疗的安全性需要通过评估临床指标（症状和体征）或化学结果，确定是否与药物治疗的副作用有关。所以接下来考虑的是："不良反应是否与患者服药的剂量有关（或成正比）？"在药物治疗评估中，执业者必须判断非预期的反应是否与剂量有关。如果患者的药物治疗问题与药物的剂量相关，解决方法就是继续使用相同的药物，但是要调整给药剂量或频率服用。由服用过多正确药物引起的多数质量问题是可以预测的，因为这是药物已知药理作用的延伸，一般情况下与剂量相关的问题可以通过调整剂量来解决，而与所用药物剂量无关的反应，则应通过更换另一种药品来解决。

执业者应不断询问："这个安全性问题是药物使用过多导致的吗？"或者"我要通过使用不同的药物来解释这个安全性问题吗？"如果根据药师的临床判断，患者的药物治疗是有效和安全的，那药师就可以马上评估患者对给药方案的依从性了。

（3）患者的依从性（顺应性）评估：药物治疗评估方法的标准思考流程是执业者需要在评估患者依从性之前，作出适应证、有效性和安全性方面的临床判断。

因此，只有在药物治疗被认定临床适应证正确，认为药物治疗可能有效并可以实现治疗目标，药物治疗是安全的、不会或不太可能对患者造成伤害的情况下，才会考虑评估患者是否存在不依从的问题。在药学监护实践中不依从的患者是指一个人不能够或不愿意按医嘱服用有效、安全的合适药物。患者出于个人原因作出是否服用药物的决定。药师的责任是发现这一问题的原因。这样就可以帮助药师完全理解患者的用药体验。

不依从性代表了一个独特的类别，因为它描述的是患者的行动，而非药物治疗的效果或作用。有效的药物治疗是要求按照特定的剂量、特定的频率在特定的时间段服用药物。因此表现出药物治疗不依从性问题的患者需要得到关怀才能改变他的用药行为。确认和解决依从性问题是每位执业者的重要责任。

依从性差是骨质疏松症治疗中普遍存在的问题,提高依从性是防治诸如骨质疏松症等慢性无症状性疾病所面临的挑战。因为患者对疾病危害的认知度低,坚持治疗的积极性不够。时间愈久,患者愈易忽视疾病危害,依从性越低,影响骨质疏松症的治疗效果。

提高骨质疏松症治疗的依从性需要有效的医患沟通,密切监测,及早发现存在的问题。树立有效治疗可降低骨折风险的信念,有助于维持患者良好的依从性;及时告知患者骨转换生化标志物和骨密度结果,并解释其与骨折风险下降相关,可鼓励患者坚持治疗;应用简便的治疗方案也有助于改善依从性。

3. 治疗后的药学评估 防治骨质疏松症的疗效评估应当包括是否能提高骨量和骨质量,重要的是能否降低骨折风险。目前,临床上对抗骨质疏松药的疗效评估和监测内容包括:①疼痛减轻,活动功能和生存质量等改善;②骨密度检测;③骨转换生化指标的检查,至少在骨吸收和骨形成指标中各选一项。使用 DXA 检测 L1~L4 和左侧股骨近端部位的骨密度对了解治疗后的骨量变化、预测骨折发生风险具有重要意义,每年检测 1 次。骨密度变化达到 3% 以上具有临床意义,骨密度没有变化或有轻微下降不能说明药物治疗失败或者药物无效。我们应注意检测的误差等,良好的质量控制和规范操作对 DXA 检测非常重要。其他评估手段如骨转换生化指标的变化等可每半年检测 1 次。此外,骨折是否发生、跌倒次数是否减少、活动功能是否改善等均是药物疗效的评估内容。部分患者使用抗骨质疏松药治疗后,骨密度继续下降或没有变化,此时临床上应特别注意以下可能的原因:①治疗期间体重是否下降;②是否存在其他伴随疾病或者诊断是否有误;③药物是否按要求服用;④补充的钙剂和维生素 D 是否充足;⑤骨密度检测是否标准化。

4. 药物治疗问题的确认

(1) 不必要的药物治疗。常见的引起不必要的药物治疗问题的原因有,①重复治疗:只需单药物治疗,却在使用多种药物治疗;②无适应证存在的用药:目前尚无充分的临床用药指征;③采用非药物治疗更适合:更适宜采用非药物治疗,而不是药物治疗;④使用成瘾性或娱乐性药物:由毒品滥用、酗酒或抽烟引起;⑤治疗可避免的不良反应:正在服用药物治疗由另一药物引起的可避免的不良反应。

常被临床医师认为不必要的药物治疗包括:抗坏血酸(维生素 C)、复合维生素、叶酸、ω-3 脂肪酸、布洛芬。

（2）需要增加的药物治疗。常见的引起需要增加的药物治疗的原因有，①预防性治疗：需要给予预防性药物治疗，以减少产生新疾病的风险；②存在未治疗的病症：一种疾病需要开始药物治疗；③协同增效治疗：一种疾病需要增加药物治疗以获得协同作用或加和作用。需要注意的是，对患有骨质疏松症或其他慢性疾病的患者来说，不用药也会存在药物治疗问题，即需要增加药物治疗。

例如，很多临床研究显示，日常使用维生素 D 和钙剂可以降低骨折的风险，同时也可以减缓或预防妇女的骨质疏松症。而对本身患有骨质疏松症和 / 或脆性骨折和 / 或骨密度多个部位 T 值 >–2.5 的老年患者，应接受维生素 D 和钙补充治疗。对社区老年人或有摔倒史或合并有骨质减少（骨密度多部位 T 值 >–2.5 且 <–1.0），则应补充维生素 D。

（3）无效药物治疗。常见的引起无效药物治疗问题的原因有，①还有更有效的药物：使用的药物不是治疗疾病最有效的药物，需要更换另一药物；②病情对药物耐受或抗药：病情对现有药物耐受，需要更换另一药物；③药物剂型不合适：需要更换成其他剂型；④存在禁忌证：患者为该药物禁忌使用人群；⑤药物不符合此适应证：药物不适用于缓解目前症状。

例如，对低、中度骨折风险者（如年轻的绝经后妇女，骨密度水平较低但无骨折史）首选口服药物治疗。而对口服不能耐受、存在禁忌、依从性欠佳及高骨折风险者（如多发椎体骨折或髋部骨折的老年患者、骨密度极低的患者），口服药物则可能无效，应考虑使用注射制剂如唑来膦酸、特立帕肽或地舒单抗等。

（4）剂量过低或过高。剂量过低的原因有，①无效剂量：给药剂量过低，无法产生预期疗效；②未监测到有效浓度不足：需要临床检查或化验结果以确定给药剂量是否过低；③给药频率不合适：给药时间间隔过大，难以达到有效血药浓度进而难以产生预期疗效；④不正确的服用方法：给药途径或方法不适宜；⑤药物相互作用：药物相互作用使患者体内活性药物浓度减少导致治疗效果欠佳；⑥药品储存不正确：药品储存方法不正确导致药物失效；⑦药物疗程不适宜：药物疗程过短，难于获得预期结果。例如，《中国居民膳食营养素参考摄入量》（2013 年修订版）建议，成人每日钙推荐摄入量为 800mg（元素钙），50 岁及以上人群每日钙推荐摄入量为 1 000~1 200mg，营养调查显示我国居民每日膳食约摄入元素钙 400mg，故尚需补充元素钙 400~600mg/d。又如，充足的维生素 D 可增加肠钙吸收、促进骨骼矿化、保持肌力、改善平衡能力和降低跌倒风险，而在我国维生素 D 不足状况普遍存在。《中国居民膳食营养素参考摄入量》（2013 年修订版）建议，成人推荐维生素 D 摄入量为 400U（10μg）/d；65 岁及以上老年人因缺乏日照，以及摄入和吸收障碍常有维生素 D

缺乏,推荐摄入量为 600U(15μg)/d;可耐受最高摄入量为 2 000U(50μg)/d;维生素 D 用于骨质疏松症防治时,剂量可为 800~1 200U(20~30μg))U/d。对日光暴露不足者和老年人等维生素 D 缺乏的高危人群,建议酌情检测血清 25-OHD 水平,以了解患者维生素 D 的营养状态,指导维生素 D 的补充。

剂量过高的原因有,①剂量过高:给药剂量过高,致毒性反应。②未监测到有效浓度过高:需要临床检查或化验结果以确定给药剂量是否过高。③给药频率过高:给药间隔对患者过短,导致血药浓度过高。④药物治疗的疗程过长:药物治疗的疗程对患者太长。⑤药物相互作用:药物相互作用使患者体内活性药物浓度过高,导致患者中毒。举例:如维生素 D 水平过高可能引起高钙血症和高钙尿。

(5)药物不良反应。①不良结果:药物引起的与剂量无关的不良反应;②不安全的药物:由于患者存在风险因素,需要选择更为安全的药物;③药物相互作用:药物相互作用引起的与剂量无关的不良反应;④给药途径不正确:由给药途径不正确引起的不良反应;⑤过敏反应:药物引起过敏反应;⑥药物加量/减量速度过快:因药物剂量调整速度过快导致的不良反应。

举例:①如部分患者在服用钙剂后出现便秘,可通过增加饮水量、食用富含纤维的食物以及增加体育锻炼等方式减少便秘发生。②由于碳酸钙进入体内与胃酸反应可产生气体,服用碳酸钙的患者可能出现肠胃胀气等胃肠不适反应。③口服双膦酸盐最常见的不良反应有恶心和胃肠道不适、穿孔、出血等,若未正确服药或患者患有禁忌证,则可能出现。

(6)患者不依从。①没有理解药物说明书:患者没有理解如何正确使用药物及其给药剂量;②负担不起药品费用:患者无法负担医师推荐或处方的药物费用;③患者不愿意服药:患者不愿意按照医嘱服用药物治疗;④患者忘记服药:患者忘记服用足量的药物;⑤药品无法获得:药品缺货,患者购买不到;⑥无法吞咽/吞服给药:患者不能按医嘱吞咽/吞服给药。

举例:阿仑膦酸钠的正确服用方法为,服药时间必须为服药当天清晨第一次进食、喝饮料或应用其他药物治疗之前的至少半小时,用白水送服,并且在服药后至少 30 分钟之内和当天第一次进食前,患者应避免躺卧。若患者未遵照正确的服药方法,则可能因为其他饮料(包括矿泉水)、食物和一些药物降低其吸收,从而降低药效。若在就寝时及清早起床前服用,则可能增加发生食管不良反应的危险。

(二)拟定和执行患者监护计划

监护计划的目的是与患者一起确定如何有效地使用药物治疗自己的疾病,包括达成目标所有的必要工作。涉及拟定监护计划的具体工作和职责见表 1-25。

表 1-25 监护计划的拟定

具体工作	职责
建立治疗目标	执业者与患者讨论并达成一致期望的临床治疗终点以及药物治疗的时间期限的意见
解决药物治疗问题 ● 确定适宜的干预措施 ● 达到治疗目标 ● 预防出现新的药物治疗问题	针对患者的药物治疗、患者教育和其他非药物治疗干预措施，考虑其他治疗选择
随访评估的时间表	确定既适合临床治疗，又便利患者的随访评估时间表

第一步，建立治疗目标。对患有骨质疏松症或其他慢性疾病的患者，药物治疗目标主要包括减轻或消除患者的症状和体征、化验结果的正常化以及延缓疾病的进展。如骨质疏松症患者的药物治疗目标为：①预防骨质疏松症的发生，如改善幼年、青少年以及成年早期的骨峰值，降低将来发生骨质疏松症的风险；②一旦发生骨量减少或骨质疏松，首要目标为保持或改善骨量，防止骨折发生；③对已经发生骨质疏松性骨折的患者，治疗目标为降低发生跌倒和再骨折的风险，减轻疼痛和骨变形，提高患者生存质量。

第二步，解决药物治疗问题，包括①确定适宜的干预措施：解决药物治疗问题的干预决策包括药物给药剂量的完整调整方案。这些可能包括开始新的药物治疗、更换药品、调整剂量和 / 或给药间隔、终止药物治疗。例如：对正在服用维生素 D 和钙剂的老年患者，如果是因为维生素 D 和钙的补充剂量不足，发生摔倒或合并有骨质减少（骨密度多部位 T 值 >−2.5 且 <−1.0），则需要增加给药剂量；相反，如果因为维生素 D 水平过高而发生高钙血症，则应该降低给药剂量。②达到治疗目标：在临床实践中，当已经开始或实施一次干预决策时，则认为药物治疗问题已经被解决了。达到治疗目标的干预措施可以包括患者应该接受的新药方案、药物治疗需要的改变、患者个体教育或信息支持、患者转诊到专科医师治疗、正确使用处方药品和非处方药品的指导方法、其他治疗方法、产品和医疗仪器的使用方法。例如：患者接受新的治疗方案（药物种类或剂量改变）、掌握药物正确使用方法（如双膦酸盐的服用方法）、改变治疗方法（变口服药物为康复治疗等）。③预防出现新的治疗问题：当选择适宜的干预措施来解决患者的药物治疗问题后，可以执行另外的干预措施以及个体化的药物治疗，达成治疗目标，改善患者的用药体验。预防药物治疗问题出现的干预措施可能采取的方式有：启动药物治疗、服用维生素、注意饮食、免疫接种、患者教育（直接对患者或患者的看护者）以及代表患者给

处方医师建议。例如,通过对患者进行教育来改善生活方式,提高患者依从性等。

第三步,随访评估的时间表。决定何时与患者会面来确定药物治疗的有效性和安全性就是一个临床决策。大多数课本和指南不能提供安排随访的精确时间表,因为每位患者的情况涉及药物治疗、并发症和危险因素的不同组合。一般来说,应该依据预期显效的最可能的时间点,并以出现不良反应的最可能时间来权衡。另外,还可以根据患者的病情、目前使用的药物、整体健康状况,以及患者管理自己健康状况的能力,来决定每位患者的随访时间。例如,对自述用药体验不好(如胃肠反应严重、服药时间不固定)、情况特殊(如独自在家的老年人、长期服用糖皮质激素)的患者,应采取更为频繁的随访措施。

(三)用药疗效的随访评估

用药疗效的随访评估要求制订出随访计划表,拟定何时监测何种项目,评估药物治疗的疗效,并评估患者是否发生过任何药物相关的不良事件。对骨质疏松症患者,疗效的随访评估计划包括以下三点。

1. 疗效的随访评估的时间　对已经在接受药物治疗的骨质疏松症患者,应该定期(至少一年一次)复查骨密度,对发生骨折风险高的患者(如使用糖皮质激素的患者、移植后患者),则应该适当增加复查频率。

2. 确定是否出现有效的治疗结局　每次进行疗效评估时,应评估患者是否出现骨折相关症状(如骨痛),若出现,则需对治疗有效性进行再次评估。

3. 确定是否出现负面的治疗结局　每次进行随访时,应该评价患者的用药依从性和是否出现药物不耐受的情况,从而保证药物治疗的安全性。

(编写:龙恩武　钟　磊　审阅:闫峻峰　包明晶　夏　伟)

第二章 抗骨质疏松药的药学监护

第一节 骨健康基本补充剂

一、钙 剂

（一）治疗前评估

1. 适应证　用于预防和治疗骨缺乏症,如骨质疏松症等。

2. 禁忌证　高钙血症、高钙尿症、高尿酸血症、对本品过敏者。

3. 慎用情况

（1）心肾功能不全者慎用。

（2）过敏体质者慎用。

4. 常用药物种类、剂型、药效学和药动学特点与比较　不同种类钙剂中的元素钙含量见表 2-1,其中碳酸钙含钙量高,吸收率高,易溶于胃酸,常见不良反应为上腹不适和便秘等。枸橼酸钙含钙量较低,但水溶性较好,胃肠道不良反应小,且枸橼酸有可能减少肾结石的发生,适用于胃酸缺乏和有肾结石风险的患者。

表 2-1　不同钙剂元素钙含量

化学名	元素钙含量 /%	化学名	元素钙含量 /%
碳酸钙	40.00	枸橼酸钙	21.00
磷酸钙	38.76	乳酸钙	18.37
氯化钙	36.00	葡萄糖酸钙	9.30
醋酸钙	25.34	氨基酸螯合钙	~20.00

（二）治疗中监护

1. 安全性监护

（1）不良反应:嗳气、便秘、腹胀、腹痛、腹泻、胃肠胀气、恶心和呕吐等胃肠不适。

（2）过量服用可发生高钙血症,偶尔可发生乳碱综合征,表现为高血钙、碱中毒及肾功能不全(因服用牛奶及碳酸钙或单用碳酸钙过量引起)。

（3）药物相互作用

1）本品不宜与洋地黄类药物合用。

2）大量饮用含酒精和咖啡因的饮料以及大量吸烟,均会抑制钙剂的吸收。

3）大量进食富含纤维素的食物能抑制钙的吸收,因钙与纤维素可结合成不易吸收的化合物。

4）本品与苯妥英钠类及四环素类同服,后二者吸收降低。

5）维生素 D、避孕药、雌激素能增加钙的吸收。

6）本品与噻嗪类利尿药合用时,因增加肾小管对钙的重吸收而易发生高钙血症。

7）本品与含钾药物合用时,应注意可能引起心律失常。

2. 用药教育　充足的钙摄入对获得理想骨峰值、减缓骨丢失、改善骨矿化和维护骨骼健康有益。《中国居民膳食营养素参考摄入量第 2 部分:常量元素(WS/T 587.2—2018)》(表 2-2)建议,成人每日钙推荐摄入量为 800mg(元素钙)。人们应尽可能通过饮食摄入充足的钙,饮食中钙摄入不足时,可给予钙剂补充。营养调查显示我国居民每日膳食约摄入元素钙 400mg,故尚需补充元素钙 500~600mg/d。在骨质疏松症的防治中,钙剂应与其他药物联合使用,目前尚无充分证据表明单纯补钙可以替代其他抗骨质疏松药的治疗。

表 2-2　中国营养学会膳食钙参考摄入量

年龄段	膳食钙参考摄入量 /(mg/d)
<6 个月	200
7~12 个月	250
1~3 岁	600
4~6 岁	800
7~10 岁	1 000
11~13 岁	1 200
14~17 岁	1 000
18~49 岁	800
≥50 岁	1 000
孕早期	800
孕中晚期、哺乳期	1 000

注:引自《中国居民膳食营养素参考摄入量第 2 部分:常量元素(WS/T 587.2—2018)》。

二、维 生 素 D

（一）治疗前评估

1. 适应证 用于预防和治疗维生素 D 缺乏症,如佝偻病等。

2. 禁忌证 维生素 D 增多症,高钙血症,高磷血症伴肾性佝偻病患者禁用。

3. 慎用情况

（1）动脉硬化、心功能不全、高胆固醇血症、高磷血症、对维生素 D 高度敏感及肾功能不全患者。

（2）必须按推荐剂量服用,不可超量服用。

（3）对本品过敏者禁用,过敏体质者慎用。

（二）治疗中监护

1. 安全性监护

（1）不良反应:长期过量服用,可出现中毒,早期表现为骨关节疼痛、肿胀,皮肤瘙痒,口唇干裂,发热,头痛,呕吐,便秘或腹泻,恶心等。

（2）药物相互作用

1）苯巴比妥、苯妥英、扑米酮等可减弱维生素 D 的作用。

2）硫糖铝、氢氧化铝可减少维生素 D 的吸收。

3）正在使用洋地黄类药物的患者,应慎用本品。

4）大剂量钙剂或利尿药（一些降血压药）与本品同用,可能发生高钙血症。

2. 用药教育 充足的维生素 D 可增加肠钙吸收、促进骨骼矿化、保持肌力、改善平衡能力和降低跌倒风险。维生素 D 不足可导致继发性甲状旁腺功能亢进症,增加骨吸收,从而引起或加重骨质疏松症。同时补充钙剂和维生素 D 可降低骨质疏松性骨折风险。维生素 D 不足还会影响其他抗骨质疏松药的疗效。在我国维生素 D 不足状况普遍存在,《中国居民膳食营养素参考摄入量》(2013 年修订版)(表 2-3)建议,成人维生素 D 摄入量为 400U(10μg)/d;可耐受最高摄入量为 2 000U(50μg)/d;维生素 D 用于骨质疏松症的防治时,剂量可为 800~1 200U(20~30μg)/d。对日光暴露不足等维生素 D 缺乏的高危人群,建议酌情检测血清 25-OHD 水平,以了解患者维生素 D 的营养状态,指导维生素 D 的补充。

（三）治疗后监护

临床应用维生素 D 制剂时应注意个体差异和安全性,定期检测血钙和尿钙浓度。不推荐使用活性维生素 D 纠正维生素 D 缺乏,不建议 1 年单次较大剂量补充普通维生素 D。

表2-3 中国营养学会膳食维生素 D 参考摄入量

年龄段	维生素 D 推荐摄入量 /(U/d)
<65 岁	400
≥65 岁	600
妊娠期、哺乳期	400

注：引自《中国居民膳食营养素参考摄入量第4部分：脂溶性维生素（WS/T 578.4—2018）》。

第二节 骨吸收抑制剂

一、双 膦 酸 盐

双膦酸盐是焦磷酸盐的稳定类似物，其特征为含有 P—C—P 基团，目前临床上常用的药物有阿仑膦酸钠、唑来膦酸、利塞膦酸钠、伊班膦酸钠。

（一）治疗前评估

1. 适应证 国家药品监督管理部门批准治疗绝经妇女骨质疏松症，有些国家还批准治疗男性骨质疏松症和糖皮质激素诱发的骨质疏松症。

2. 禁忌证及注意事项 详见第一章。

（二）治疗中及治疗后监护

双膦酸盐类药物总体安全性较好，但以下几点值得关注。

1. 胃肠道不良反应 口服双膦酸盐后少数患者可能发生轻度胃肠道反应，包括上腹疼痛、反酸等症状。故除严格按说明书提示的方法服用外，有活动性胃及十二指肠溃疡、反流性食管炎、功能性食管活动障碍者慎用。若存在肠吸收不良，可能影响双膦酸盐的吸收。

2. 一过性"流感样"症状 首次口服或静脉输注含氮双膦酸盐可出现一过性发热、骨痛和肌痛等类流感样不良反应，多在用药 3 天内明显缓解，症状明显者可用非甾体抗炎药或其他解热镇痛药对症治疗。

3. 肾脏毒性 进入血液的双膦酸盐类药物约 60% 以原型从肾脏排泄，对肾功能异常的患者，应慎用此类药物或酌情减少药物剂量。特别是静脉输注的双膦酸盐类药物，每次给药前应检测肾功能，肌酐清除率 <35ml/min 患者禁用。尽可能使患者水化，静脉输注唑来膦酸的时间应不少于 15 分钟，静脉输注伊班膦酸钠的时间不少于 2 小时。

4. 下颌骨坏死 双膦酸盐相关的下颌骨坏死（osteonecrosis of the jaw，ONJ）罕见，绝大多数（超过 90%）发生于恶性肿瘤患者大剂量注射双膦酸盐以后，以及存在严重口腔疾病的患者，如严重牙周病或多次牙科手术等。ONJ主要见于使用静脉注射双膦酸盐的肿瘤患者，发生率不等，约1%~15%。而在骨质疏松症患者中，ONJ发病率仅为0.001%~0.01%，略高于正常人群（<0.001%）。对患有严重口腔疾病或需要接受牙科手术的患者，不建议使用该类药物。降低ONJ发生风险的措施：在开始抗骨吸收治疗前完成必要的口腔手术，在口腔手术前后使用抗生素，采用抗菌漱口液，拔牙后正确闭合创面，保持良好的口腔卫生。在存在ONJ高风险（伴有糖尿病、牙周病、使用糖皮质激素、免疫缺陷、吸烟等）的患者需要进行复杂侵入性口腔手术时，建议暂停双膦酸盐治疗3~6个月后，再实施口腔手术，术后3个月如无口腔特殊情况，可恢复使用双膦酸盐。

5. 非典型股骨骨折　非典型股骨骨折（atypical femur fracture, AFF）即在低暴力下发生在股骨小转子以下到股骨髁上之间的骨折，AFF可能与长期应用双膦酸盐类药物有关。对长期（3年以上）使用双膦酸盐的患者，一旦出现大腿或者腹股沟部位疼痛，应进行双股骨X线摄片检查，明确是否存在AFF，MRI或核素骨扫描均有助于AFF的确诊。长期（通常3年以上，中位治疗时间7年）使用双膦酸盐的患者中，AFF风险轻微增加，停用双膦酸盐以后，风险随之下降。AFF在使用双膦酸盐患者中绝对风险非常低（3.2~50/10万），一旦发生AFF，应立即停止使用双膦酸盐等抗骨吸收药物。

二、降　钙　素

降钙素（calcitonin）是一种钙调节激素，能抑制破骨细胞的生物活性、减少破骨细胞数量，减少骨量丢失并增加骨量。降钙素类药物的另一突出特点是能明显缓解骨痛，对骨质疏松症及其骨折引起的骨痛有效。目前应用于临床的降钙素类制剂有两种：鳗鱼降钙素类似物（依降钙素）和鲑降钙素。

（一）治疗前评估

1. 适应证　详见第一章。

2. 禁忌证　对该品种或该品种中任何赋形剂过敏者。

（二）治疗中及治疗后监护

降钙素总体安全性良好，少数患者使用后出现面部潮红、恶心等不良反应，偶有过敏现象，可按照药品说明书的要求，确定是否做过敏试验。降钙素类制剂应用疗程要视病情及患者的其他条件而定。

三、雌、孕激素

绝经激素治疗（menopausal hormone therapy, MHT）类药物能抑制骨转换，减少骨丢失。临床研究已证明MHT包括雌激素补充疗法（estrogen therapy,

ET）和雌、孕激素补充疗法（estrogen plus progestogen therapy，EPT），能减少骨丢失，降低骨质疏松性椎体、非椎体及髋部骨折的风险，是防治绝经妇女骨质疏松症的有效措施。

（一）治疗前评估

1. 适应证 用于围绝经期和绝经后妇女，特别是有绝经相关症状（如潮热、出汗等）、泌尿生殖道萎缩症状，以及希望预防绝经妇女骨质疏松症的患者。

2. 禁忌证 雌激素依赖性肿瘤（乳腺癌、子宫内膜癌）、血栓性疾病、不明原因阴道出血及活动性肝病和结缔组织病为绝对禁忌证。子宫肌瘤、子宫内膜异位症、有乳腺癌家族史、胆囊疾病和垂体催乳素瘤者酌情慎用。

（二）治疗中及治疗后监护

绝经妇女正确使用绝经激素治疗，总体是安全的，详见第一章。

四、选择性雌激素受体调节剂

（一）治疗前评估

选择性雌激素受体调节剂类（selective estrogen receptor modulators，SERMs）不是雌激素，而是与雌激素受体结合后，在不同靶组织导致受体空间构象发生不同改变，从而在不同组织发挥类似或拮抗雌激素的不同生物效应的药物。

1. 适应证 国家药品监督管理部门批准的适应证为预防和治疗绝经妇女骨质疏松症。

2. 禁忌证 正在或既往患有静脉血栓栓塞性疾病者，包括深静脉血栓、肺栓塞和视网膜静脉血栓者；肝功能减退包括胆汁瘀积，肌酐清除率小于35ml/min 者；难以解释的子宫出血者，以及有子宫内膜癌症状和体征者；对雷洛昔芬或任何赋形剂成分过敏者。

（二）治疗中及治疗后监护

雷洛昔芬药物总体安全性良好。国外研究报告该药轻度增加静脉栓塞的危险性，国内尚未见类似报道。故有静脉栓塞病史及有血栓倾向者，如长期卧床和久坐者禁用。对心血管疾病高风险的绝经后女性的研究显示，雷洛昔芬并不增加冠状动脉疾病和卒中风险。雷洛昔芬不适用于男性骨质疏松症患者。

第三节 骨形成促进剂

甲状旁腺激素类似物

甲状旁腺激素类似物（parathyroid hormone analogue，PTHa）是当前促骨形成的代表性药物，国内已上市的特立帕肽（表2-4）是重组人甲状旁腺激素氨基端 1-34 活性片段（recombinant human parathyroid hormone 1-34，rhPTH1-34）。间断使用小剂量 PTHa 能刺激成骨细胞活性、促进骨形成、增加骨密度、改善骨质量、降低椎体和非椎体骨折的发生风险。

（一）治疗前评估

表 2-4　甲状旁腺激素类似物特立帕肽

药品名称	适应证	疗效	用法用量	注意事项	禁忌证
特立帕肽	国家药品监督管理部门批准用于有骨折高风险的绝经妇女骨质疏松症的治疗；国外还批准用于男性骨质疏松症和糖皮质激素性骨质疏松症的治疗	能有效地治疗绝经后严重骨质疏松症，提高骨密度，降低椎体和非椎体骨折发生的危险	特立帕肽注射制剂，20μg/次，皮下注射，每日1次	少数患者注射特立帕肽后血钙浓度有一过性轻度升高，并在 16~24 小时内回到基线水平。用药期间应监测血钙水平，防止高钙血症的发生；治疗时间不超过2年	并发畸形性骨炎、骨骼疾病放射治疗史、肿瘤骨转移及并发高钙血症者；肌酐清除率小于35ml/min 者；小于 18 岁的青少年和骨骺未闭合的青少年；对本品过敏者

（二）治疗中及治疗后监护

患者对 rhPTH1-34 的总体耐受性良好。临床常见的不良反应为恶心、肢体疼痛、头痛和眩晕。在动物实验中，大剂量、长时间使用特立帕肽可增加大鼠骨肉瘤的发生率。但该药在美国上市后 7 年骨肉瘤监测研究中，未发现特立帕肽和人骨肉瘤存在因果关系。特立帕肽治疗时间不宜超过 24 个月，停药后应序贯进行抗骨吸收药物治疗，以维持或增加骨密度，持续降低骨折风险。

第四节 其他机制类药物

一、活性维生素 D 及其类似物

（一）概述

1. 维生素 D 的代谢 在人体内，维生素 D 在肝脏微粒体细胞色素 P-450 的作用下，需经两次羟化才能转变为 1, 25-(OH)$_2$D，成为具有生物活性的 D 激素。第一步羟化主要在肝脏完成，维生素 D 通过维生素 D 结合蛋白（vitamin D binding protein, DBP）的运输到达肝脏，在肝细胞内经维生素 D-25 羟化酶（25-hydroxylase，CYP2R1 和 CYP27A1）催化转变，维生素 D 在体内经过两步羟化后形成 1, 25-双羟维生素 D[1, 25-dihydroxyvitamin D, 1, 25-(OH)$_2$D]，后者是体内维生素 D 的主要活性形式并发挥重要的生理作用，又被称为"D 激素"或"活性维生素 D"。近年来，有许多与维生素 D 结构相似且具有活性维生素 D 样作用的化学物质（活性维生素 D 类似物）被不断开发并应用于临床，特别是用于骨质疏松症、佝偻病、慢性肾脏病和皮肤病等疾病的治疗。

2. 活性维生素 D 的作用机制

（1）活性维生素 D 对骨形成的作用：较高剂量的维生素 D 及其类似物，刺激骨形成，具有骨合成作用。活性维生素 D 调节钙结合蛋白，促进肠道对钙的吸收，增加肾小管对钙的重吸收，减少钙从尿中流失，促进肠钙吸收，提高血钙浓度，为钙在骨中沉积、使骨矿化提供原料，对刺激骨形成起了间接的作用。活性维生素 D 还可以直接作用于成骨细胞，调节成骨细胞的分化和发育，保护成骨细胞，延缓衰老。1, 25-(OH)$_2$D 受体在成骨细胞比较集中，1, 25-(OH)$_2$D 能增加成骨细胞转化生长因子 β（TGF-β）的合成及胰岛样生长因子 -1（IGF-1）受体的数量。成骨细胞数量不足和功能缺陷在骨质疏松症中所起的作用较过去设想得更加重要。

（2）活性维生素 D 对骨吸收的作用：临床剂量的活性维生素 D 能直接作用于成骨细胞抑制骨吸收。一方面它通过改变钙内分泌系统来抑制 NF-κB 受体激活蛋白配体（RANKL）的表达；另一方面，它影响骨髓间质干细胞前体分化成成骨细胞，抑制 RANKL 表达。活性维生素 D 还可直接作用于破骨细胞前体，抑制破骨细胞形成。它阻断 RANKL 诱导的破骨细胞分化，抑制破骨细胞形成重要转录因子 c-Fos 表达，刺激破骨细胞生成阻滞剂干扰素的表达。而 Takaha-shi 等发现在体外活性维生素 D 具有与体内相反的效应，可诱导骨吸收。

（3）活性维生素与甲状旁腺的关系：活性维生素 D 可通过增加肠钙吸收间接地抑制甲状旁腺激素（parathyroid hormone，PTH），也可直接抑制甲状旁腺细胞增生，并通过降低 PTHmRNA 合成速率，干扰 PTH 基因转录，抑制 PTH 合成。被维生素 D 诱导的钙敏感受体（CaSR）表达增高可使甲状旁腺细胞对钙离子浓度改变更敏感。Canadillas 等发现钙离子浓度的急剧下降导致 VDR 表达降低，而钙离子水平的升高将导致相反的效应。这反映了 CaSR 和 VDR 对甲状旁腺细胞的交叉调节作用。血清 1,25-$(OH)_2$D 浓度的降低削弱了对 PTH 分泌的正常抑制作用，从而导致继发性甲状旁腺功能亢进症，增加骨的吸收。

（4）活性维生素 D 对骨骼肌的作用：骨骼肌细胞也是活性维生素 D 的靶器官。活性维生素 D 通过 1,25-$(OH)_2$D 受体调控肌肉细胞，诱导神经生长因子合成，以及在肌肉细胞膜水平上通过调节 Ca^{2+} 通道、蛋白激酶 A 及 C 信号转导的非基因途径来影响肌肉的钙代谢。最近一项关于评估补充维生素 D 对肌肉影响的 Meta 分析发现，15 组针对 50 岁及以上人群进行的随机对照研究中，发现其中 7 组的维生素 D 对肌肉力量、身体活动能力有积极作用。骨骼与肌肉组织的功能性关系受到活性维生素 D 的调节。肌肉力量增加可以驱使骨骼力量的增加，反映了骨骼的功能性适应。与步态和平衡问题有关的少肌症和肌无力在某种程度上将导致骨折风险增加。

3. 活性维生素 D 及其类似物的临床应用　活性维生素 D 及其类似物是经过羟基化的维生素 D 类似物，属于骨质疏松症的治疗药物，推荐用于年龄 65 岁以上或血清肌酐清除率小于 60ml/min 者。临床应用的活性维生素 D 及其类似物包括骨化三醇和阿法骨化醇等，见表 2-5。活性维生素 D 能够增加肠钙吸收、减少继发性甲状旁腺功能亢进症，抑制骨吸收，轻度增加患者骨密度、降低跌倒风险、减少椎体或非椎体骨折风险。

（二）治疗前评估

1. 适应证　①骨质疏松症；②肾性骨病（肾病性佝偻病）；③甲状旁腺功能亢进（伴有骨病者）；④甲状旁腺功能减退；⑤营养和吸收障碍引起的佝偻病和骨软化症；⑥假性缺钙（D- 依赖型 I）的佝偻病和骨软化症。

2. 禁忌证　高钙血症、维生素 D 增多症、高磷血症伴肾性佝偻病。

（三）治疗中监护

1. 不良反应　除了引起患有肾损伤的患者出现高血钙、高血磷外，尚无其他不良反应的报道（对进行高钙血症透析的患者应考虑其透析液钙内流的可能性）。但长期大剂量服用或患有肾损伤的患者可能出现恶心、头昏、皮疹、便秘、畏食、呕吐、腹痛等高血钙征象，停药后即可恢复正常。

表2-5　常用药物种类、剂型、药效学和药动学特点与比较

药名	规格	用法用量	药动学
阿法骨化醇 （alfacalcidol）	（1）0.25μg （2）1μg	口服。 （1）骨质疏松症患者：首剂0.5μg/d。 （2）其他指征：首剂成人1μg/d，老年患者0.5μg/d，体重20kg以上的儿童（无肾性骨病者）1μg/d	口服本品1μg后血药峰浓度（C_{max}）为（61.6±13.6）pg/ml，达峰时间平均为8小时（6~16小时）
骨化三醇 （calcitriol）	0.25μg	（1）绝经妇女骨质疏松症：推荐剂量为每次0.25μg，每日2次。服药后分别于第4周、第3个月、第6个月监测血钙和血肌酐浓度，以后每6个月监测一次。 （2）老年患者：老年患者无须特殊剂量，但建议监测血钙和血肌酐浓度。 （3）婴儿及儿童：本品的溶液剂型适用于婴儿和儿童。如同成人一样，应在测定血钙水平的基础上确定每日最佳剂量。2岁以内的儿童，推荐的每日参考剂量按体重给药为0.01~0.1μg/kg	（1）吸收：骨化三醇在肠道内被迅速吸收。口服单剂本品0.25~1.0μg，3~6小时内达血药峰浓度。多次用药后，在7日内血清骨化三醇浓度达到稳态，同给药剂量有关。 （2）分布：在血液转运过程中，骨化三醇和其他维生素D代谢产物同特异血浆蛋白结合。 （3）代谢：骨化三醇在肾脏和肝脏中被特定的细胞色素P-450同工酶——CYP24A1羟基化和氧化。 （4）排泄：血中骨化三醇的清除半衰期为5~8小时。骨化三醇的清除动力学呈线性，高达单剂量165μg，对应于一个非常宽的剂量范围
艾地骨化醇 （eldecalcitol，ED-71）	（1）0.5μg （2）0.75μg	成人口服0.75μg，每日1次	新型维生素D类似物，其与1,25-(OH)$_2$D相比，血清半衰期更长，抑制破骨细胞的活性更强，使骨密度增加的幅度更明显

2. 相互作用　①治疗期间禁止使用药理学剂量的维生素 D 及其衍生物制剂,以避免可能发生的附加作用和高钙血症。②要对患者进行饮食指导,特别是要观察钙的摄入情况并要对含钙制剂的使用进行控制。③与噻唑类利尿药合用会增加高钙血症的危险。对正在进行洋地黄类药物治疗的患者,应谨慎制订维生素 D 类似物的用量,因为这类患者如发生高钙血症可能会诱发心律失常。④在维生素 D 类似物和激素之间存在功能性拮抗的关系。维生素 D 类制剂能促进钙的吸收,而激素类制剂则抑制钙的吸收。⑤含镁药物(如抗酸药)可能导致高镁血症,故长期接受透析的患者使用本品进行治疗时,不能服用这类药物。⑥由于本品影响磷在肠道、肾脏及骨骼内的输送,故应根据血磷浓度(正常值 2~5mg/100ml,或 0.6~1.6mmol/L)调节磷结合性制剂的用量。

3. 治疗中监护　维生素 D 类似物可以增加肠道钙磷吸收,所以应监测血清中的钙磷水平,尤其是对肾功能不全的患者。在服用的过程中,患者应至少每 3 个月进行一次血浆和尿(24 小时收集)钙水平的常规检验。如果患者在服用期间出现高血钙或高尿钙,应迅速停药直至血钙水平恢复正常(大约需1 周时间),然后可以按末次剂量减半给药。当骨骼愈合的生化指标(如血浆中碱性磷酸酯酶水平)趋向正常时,应适当地减少维生素 D 类似物的用量,则可能发生高血钙症,一旦出现高血钙症就应立即中止钙的补充。

二、维生素 K_2 类

(一)概述

天然存在的维生素 K 根据其侧链结构不同分为维生素 K_1 和维生素 K_2(MK-n)。维生素 K_1 为单一化合物,而维生素 K_2 是一系列含有 2- 甲基 -1,4- 萘醌母核及 C3 位带有数量不等的异戊二烯结构单元侧链化合物的统称。

维生素 K_1 主要存在于绿色植物中,在动物肝脏和植物油中也有分布。维生素 K_2 主要是通过人体内肠道细菌合成,少量可以从肉、奶酪和蛋黄等食物中摄取。维生素 K_2 主要的生理活性以 MK-7 与 MK-4 为主,通过低密度脂蛋白(LDL)输送,主要分布在骨、肾、生殖器及血管壁等组织。维生素 K_2 在人体内可直接发挥生理作用,而维生素 K_1 转化为维生素 K_2 是其必需的代谢途径。维生素 K_1 在体内的生物利用率较低,而维生素 K_2 的生物活性高于维生素 K_1,其在体内的生物利用率为维生素 K_1 的 2 倍。

在骨代谢调节过程中,维生素 K_2 能够促进骨形成,抑制骨吸收,促进骨矿化,通过细胞、分子和基因等多个水平的调节,维持骨代谢平衡状态。

1. 维生素 K_2 促进骨形成的作用　维生素 K_2 可以通过多种途径提高成骨细胞活性,促进骨形成。维生素 K_2 是谷氨酸 γ- 羧化酶的辅酶,能够将维生素 K 依赖蛋白——骨钙素（osteocalcin, OC；bone gla protein）和基质 γ-羧化谷氨酸残基蛋白（matrix gamma linolenic acid protein, MGP）中的谷氨酸残基羧化，形成羧基谷氨酸，使蛋白活化，从而具有生理活性。成骨细胞（osteoblast, OB）合成的骨钙素经过羧化后形成 γ-羧化骨钙素，对钙具有独特的亲和力及结合活性，与 I 型胶原蛋白结合形成网络支架，为钙盐沉积提供场所，促进骨矿化。而非羧化骨钙素（ucOC）不能结合钙，研究发现，维生素 K_2 能显著增加 OC 水平、减少 ucOC 的水平，充足的维生素 K_2 可确保血液中钙在骨骼上有效沉积与矿化。MGP 依赖维生素 K_2 进行活化，是机体组织钙化抑制剂，在骨发育和骨代谢调节中起重要作用，可调节软骨代谢，抑制软骨矿化，将人体中的钙带到正确的靶组织器官。研究发现，维生素 K_2 可以通过结合类固醇及异质物受体（steroid and xenobiotic receptor, SXR），上调成骨和细胞外基质相关基因母系蛋白 2（Matn2）、Tsk、分化抗原 CD14 和肌节同源框基因（Msx2）等的表达，增加骨细胞外胶原蛋白聚集；诱导成骨细胞生成，促进成骨细胞活化；抑制 Fas 在 OB 上的表达，抑制 OB 凋亡，维持 OB 数量，促进骨形成。

维生素 K_2 也可通过蛋白激酶 A（phosphorylation of proteinkinase A, PKA）磷酸化途径，诱导成骨细胞 GDF15 和 CTC2 基因的表达，增强 OB 功能，促进骨形成。此外，维生素 K_2 可促进骨髓间充质干细胞（bone marrow stromal cells, BMSC）和成骨前体细胞（MC3T3-E1）碱性磷酸酶（alkaline phosphatase, ALP）、OC 的表达，从而促进骨形成。

2. 维生素 K_2 抑制骨吸收的作用　维生素 K_2 不仅可以促进骨形成，还可通过多种方式抑制破骨细胞活性，减少骨吸收，从而调节骨代谢。维生素 K_2 主要通过以下几种途径抑制骨吸收。①维生素 K_2 可以抑制前列腺素 2（PG_2）的合成和环氧化酶 2（COX-2）的表达，抑制破骨细胞。②抑制破骨细胞上组织蛋白酶 K 的 mRNA 表达，抑制组织蛋白酶溶解骨基质。③抑制破骨细胞分化因子-核因子 κB（NF-κB）的活化，下调 NF-κB 受体激活蛋白配体（RANKL）表达，抑制破骨细胞的形成及破骨细胞介导的骨吸收。④维生素 K_2 可特异性地诱导破骨细胞凋亡。⑤减少骨吸收因子白细胞介素-1（IL-1）、白细胞介素-6（IL-6）等的活化，抑制由 IL-1 所致的 PG_2 的合成、分泌，从而抑制骨吸收。

维生素 K_2 通过促进成骨细胞生成、提高成骨细胞活性及抑制破骨细胞生成、下调破骨细胞活性、促进破骨细胞凋亡的双向作用调节骨代谢，从而达到提高骨密度、增加骨强度、促进骨矿化、维持骨健康的作用，对治疗骨质疏松症及降低骨折风险具有重要作用。

（二）治疗前监护

适应证：维生素 K_2 可提高血中骨钙素水平，减缓骨密度下降，对老年性和绝经妇女骨质疏松症均有效。

（三）治疗中监护

1. 用法用量　临床使用的口服维生素 K_2 制剂为四烯甲萘醌胶囊，每次 15mg，每日 3 次，饭后服用。维生素 K_2 为脂溶性维生素，在小肠内吸收，其吸收依赖于胆盐，故空腹服用吸收差，合并肝胆疾病伴脂肪吸收障碍者口服维生素 K_2 效果不良。

2. 不良反应　维生素 K_2 常见的不良反应为胃肠道反应，一般程度轻微，少数患者出现皮肤瘙痒、水肿和转氨酶暂时性轻度升高。维生素 K_2 不可与华法林合用。

三、锶　　盐

（一）概述

锶盐可同时作用于成骨细胞和破骨细胞，具有抑制骨吸收和促进骨形成的双重作用。临床研究证明，锶盐可提高骨密度，降低椎体及非椎体骨折风险。

第一个机制是调控对破骨细胞分化起关键作用的 OPG 和 RANKL 的表达。成骨细胞及其前体细胞均表达 RANKL，它能够与破骨细胞前体细胞表面的 RANK 结合，激活破骨细胞的胞内信号传导，最终促进破骨细胞的分化；成骨细胞及其前体细胞同时还表达 OPG，它是阻止 RANKL 和其受体 RANK 结合的诱饵受体，从而抑制破骨细胞的分化。体外试验发现，锶能够促进成骨细胞表达 OPG 而抑制其表达 RANKL，这种高表达 OPG 而低表达 RANKL 的成骨细胞可能是锶抑制破骨细胞分化的重要机制。锶调控破骨细胞活性和生命周期的另一个机制可能是对钙感受性受体（CaSR）的激活。这种由 7 次跨膜蛋白组成的细胞外受体 CaSR 是破骨细胞、成骨细胞以及骨细胞所表达的 G 蛋白偶联受体（GPCR）家族的成员。

研究表明，CaSR 是成骨细胞和破骨细胞形成过程中共同存在的生理性调节受体。在非骨组织相关的细胞中，锶可以通过三羟甲基氨基甲烷磷酸肌醇（InsP3）受体以及磷脂酶 C（PLC）的活性调控细胞内的钙离子水平；锶可以导致 GPCR 的激活引发的 InsP3 应答，这提示锶可以活化 PLC。有证据表明，破骨细胞及其前体细胞表达甲状旁腺激素的 CaSR，而且这一受体与锶诱导的破骨细胞凋亡增加有关。目前临床上常用的锶盐有雷奈酸锶，见表 2-6。

（二）治疗前监护

1. 适应证　用于治疗绝经妇女骨质疏松症，可以降低脊椎和髋部骨折的危险。

2. 禁忌证　对本品过敏者禁用。

表2-6 雷奈酸锶的特点

药品	规格	用法用量	药动学
雷奈酸锶	干混悬剂：2g（按照雷奈酸锶无水物计）	将袋中的干混悬剂放在一杯水中混匀后服用，每天一次，一次2g。睡觉前服用，可在服用之后立即躺下。本品可以和牛奶和奶制品相互作用，因此只能用水混合，以确保其正常发挥作用	吸收、分布和血浆蛋白结合率都较低。在动物和人体中都无雷奈酸的积累和代谢现象。吸收的雷奈酸通过肾脏很快就被清除。口服2g雷奈酸锶，吸收后生物利用度大约为25%（范围19%~27%），口服2g后3~5小时血药浓度达到最高，2周治疗后达到稳态。锶与人血清蛋白结合率较低（25%）而与骨组织有高亲和力。锶的清除与时间和剂量相关。锶的半衰期为60小时。锶通过肾脏与胃肠道途径排泄

（三）治疗中监护

1. 不良反应 通常的不良反应是恶心、腹泻、头痛和皮肤刺激。但是，这些作用是轻度或者短暂的，通常不会造成患者中止治疗。如果出现任何的不良反应请咨询医生。其他不良事件通常很少有报道，包括血块、晕厥、记忆障碍，极少出现癫痫发作。

2. 相互作用

（1）如果正在服用含有钙的药品，与本品间隔两小时服用。

（2）如果正在服用抗酸剂（中和胃酸的药品），至少与本品间隔两小时服用。

（3）如果需要口服四环素或者喹诺酮，本品停用。当服用完以上抗生素后可再次服用。

（4）如果正在服用或者最近服用其他药品，遵医嘱。

（5）食物、牛奶或者奶制品可降低雷奈酸锶的吸收。

3. 特殊人群用药 本品仅用于绝经后妇女，因此妊娠及哺乳期妇女禁止服用。患者如果意外服用了本品，应立即停止服用并向医生咨询。儿童禁用，老年人无须调整用量。

欧洲药品管理局药物警戒风险评估委员会对锶盐重新进行了风险-获益评估，由于锶盐治疗增加了心脏疾病以及栓塞、严重皮肤反应等风险，现已对其进行严格的限制使用，即仅限于不适合其他药物治疗的严重骨质疏松症患者，且开始治疗前及治疗期间均需对患者进行心血管疾病风险评估。

第五节 中 药

一、骨碎补总黄酮制剂

（一）概述

骨碎补为水龙骨科植物槲蕨［*Drynaria fortunei*（Kunze）J.Sm.］的干燥根茎，始载于唐《本草拾遗》，历代本草均有记载，为我国传统常用中药。骨碎补味苦、温，归肝、肾经，具有疗伤止痛，补肾强骨之功效，常用于治疗肾虚腰痛、耳鸣耳聋、牙齿松动、跌打闪挫、筋骨折伤等症。现代药理及临床研究表明，骨碎补具有良好的抗炎、促进牙齿生长、防治中毒性耳聋、降血脂等活性，对急性肾衰竭、阿尔茨海默病也具有一定疗效。骨碎补在促进骨折愈合和治疗骨质疏松症方面，由于其历史悠久、疗效确切，吸引了众多学者对其进行研究，现已成为骨质疏松症基础研究领域的一个热点，尤其是骨碎补总黄酮，目前已开发成强骨胶囊，为中药二类新药，在临床上取得了较好的疗效。目前临床上常用的是骨碎补总黄酮（胶囊），见表2-7。

表2-7 骨碎补总黄酮（胶囊）

药品	性状	用法用量
骨碎补总黄酮（胶囊）	本品为胶囊剂，内容物为棕红色至棕褐色的粉末；无臭、微苦、微涩	饭后用温开水送服。1次1粒，一日3次，3个月为1个疗程

（二）治疗前监护

适应证：补肾，强骨，止痛。骨碎补总黄酮制剂用于肾阳虚所致的骨痿，症见骨脆易折，腰背或四肢关节疼痛，畏寒肢冷或抽筋、下肢无力、夜尿频多；原发性骨质疏松症、骨量减少见上述症候者。

（三）治疗中监护

1. 不良反应　偶见口干、便秘，一般不影响继续治疗。

2. 注意事项

（1）忌辛辣、生冷、油腻食物。

（2）感冒发热患者不宜服用。

（3）有高血压、心脏病、肝病、糖尿病、肾病等慢性病且严重者应在医师指导下服用。

（4）妊娠期妇女、哺乳期妇女和儿童慎用。

（5）服药4周症状无缓解，应去医院就诊。

（6）对本品过敏者禁用，过敏体质者慎用。

（7）本品性状发生改变时禁止使用。

二、淫羊藿苷类制剂

（一）概述

淫羊藿又名仙灵脾，性味辛、甘，温，归肝、肾经，具有补肾阳、强筋骨、祛风湿的作用。其抗 PMOP 的有效成分主要为黄酮类物质，如淫羊藿苷、淫羊藿素等。

淫羊藿活性单体主要通过以下几个机制来抗骨质疏松症。

1. **雌激素样作用**　淫羊藿苷可以提高去卵巢雌鼠的子宫指数，恢复子宫内膜厚度，并且提高血清雌二醇含量，显示出明显的雌激素样作用。淫羊藿苷还可以在升高血清雌激素水平的同时，调控去卵巢雌鼠的骨质及相关指标。

2. **促进成骨细胞增殖和分化作用**　淫羊藿苷在体内可以促进激素造成的骨坏死家兔的新骨再生及新血管形成，体外可以促进骨髓间质干细胞的增殖。淫羊藿苷还对低氧造成的成骨细胞的活力下降起到保护作用，同时抑制乳酸脱氢酶的增长，降低活性氧和丙二醛的产生，增加超氧化物歧化酶活力，阻滞细胞周期和抑制凋亡来保护成骨细胞，并且可以通过增加 *RUNX-2*、*OSX* 和 *BMP-2* 基因的表达来实现对成骨细胞分化的保护。除了对成骨细胞分化的促进，淫羊藿苷也可以提高体外培养的大鼠股骨组织中的 ALP 活性、钙盐沉积和相应的细胞因子水平。

3. **抑制破骨细胞活性**　维 A 酸能够激活破骨细胞的分化、增殖，促进骨吸收，造成骨质疏松。淫羊藿苷可以提高维 A 酸所致骨质疏松大鼠血清中 Ca^{2+}、P^{3+} 浓度，升高骨中 Ca^{2+}、P^{3+}、羟脯氨酸（Hyp）含量，升高骨密度、湿重、干重，增加骨中最大弯曲力、抗弯强度、断裂挠度、弹性段终点荷，提示淫羊藿苷对维 A 酸致大鼠骨质疏松有一定的防治作用。

4. **抗氧化作用**　淫羊藿苷可以抑制成骨细胞中乳酸脱氢酶的增长，降低活性氧和丙二醛的产生，增加超氧化物歧化酶活力，修复由于活性氧造成的成骨细胞损伤。

临床上常用淫羊藿制剂见表 2-8。

表 2-8　临床上常用淫羊藿制剂的特点

	用法用量	成分
淫羊藿总黄酮胶囊	口服，一次 2 粒，一日 3 次，饭后温开水送服，疗程 24 周	淫羊藿总黄酮
复方淫羊藿口服液	口服，每次 10ml，一日 2~3 次。饭前服用	淫羊藿、熟地黄、山药、枸杞子、山茱萸、杜仲、肉桂、甘草

（二）治疗前监护

1. 适应证　温阳补肾,强健筋骨。本品用于原发性骨质疏松症,肾阳虚症,症见腰脊疼痛,腰膝酸软,形寒肢冷,下肢无力,夜尿频多,舌淡,苔薄白。

2. 禁忌证

（1）感冒、阴虚阳亢者禁用。

（2）对本品处方成分过敏者禁用。

（3）儿童、妊娠期妇女禁用;外感发热、实热、湿热、阳亢者禁服;高血压患者禁服。

（三）治疗中监护

1. 不良反应

（1）少数患者出现口干、轻度皮疹、口疮、咽痛、燥热、耳鸣、心悸、小便黄或小便赤痛等,必要时停药,并及时去医院就诊。

（2）少数患者出现便秘、腹泻、腹痛、胃部不适等胃肠道反应。

2. 注意事项

（1）现有临床试验安全性研究资料仅支持24周的疗程。

（2）目前尚无妊娠期和哺乳期妇女及儿童用药的经验。

（3）本品长期服用期间建议定期到医院复诊,定期进行血液生化指标的检测及心电图的检察。既往有窦性心动过缓病史者慎用。

（4）少数患者出现轻度盗汗、头晕,尚无法确定与药物的关系。

（5）少数患者用药期间发生了上呼吸道感染,尚无法确定与药物的关系。

（6）过敏体质者慎用。

（7）忌辛辣、生冷、油腻食物。

三、人工虎骨粉制剂

（一）概述

为了履行国际公约,国务院于1993年5月发布了《关于禁止犀牛角和虎骨贸易的通知》,全面禁止了虎骨的贸易并取消了虎骨的用药标准,将虎骨从《中国药典》中删除,禁止使用天然虎骨及虎骨组成的制剂。目前临床上使用的主要是人工虎骨粉制剂,又名金天格胶囊。人们采用其他非保护动物骨骼与天然虎骨进行对照分析研究,通过合理对比,研发出与天然虎骨指纹图谱几乎相同的人工虎骨。作为新一代虎骨代替品,金天格胶囊应用仿生学原理,研究指标涉及蛋白含量、微量元素、等电点、运动黏度、旋光度等多个方面。它含有必需的生物来源骨胶原蛋白、骨肽、成骨元素,骨形成所必需的有机钙、磷,微量元素锶、镁、锌、铁、铜、锰等。现代研究发现,人工虎骨粉也具有明显的抗炎、镇痛、抗骨质疏松等作用。

（二）治疗前监护

适应证：本品具有健骨作用，用于腰背疼痛，腰膝酸软，下肢痿弱，步履艰难等症状的改善。

（三）治疗中监护

1. 不良反应　偶见个别患者服药后出现口干。
2. 注意事项　服药期间多饮水。

第六节　抗骨质疏松药的研究进展

早期，世界卫生组织将骨质疏松症定义为骨密度降低和骨微观结构破坏，脆性增加，易发生低能量性骨折。随后，基于骨密度定义的逐步建立，骨质疏松症则被定义为骨强度降低、骨折风险增加的一系列全身性骨骼改变。骨质疏松症为全身性骨病，使患者骨脆性增加，骨折发生概率显著提升，其中以髋部骨折最为常见，尤其在中老年人中发生率更高，已经成为老年性疾病的一种。骨质疏松症患者的病理状况会对骨折愈合效果产生影响，因此，给予患者有效的抗骨质疏松药治疗，调节骨吸收和骨组织代谢，具有重要意义。

临床上对骨质疏松症患者的主要治疗方案为维生素 D、钙剂联合抗骨质疏松药进行治疗，抗骨质疏松药主要包括雌激素、双膦酸盐类、甲状旁腺激素类似物，以及雷洛昔芬等。

一、骨吸收抑制剂

（一）双膦酸盐类药物

临床上具有代表性的双膦酸盐类药物主要有利塞膦酸钠、唑来膦酸钠以及阿仑膦酸钠等，可对骨吸收进行有效的抑制，是临床上对骨质疏松症治疗最典型的一类药物。患者在服用药物后，会在其骨骼中沉积，并在骨羟基磷灰石表面紧密吸附，选择性地聚积在患者的破骨细胞周围。与此同时，双膦酸盐类药物可对患者的破骨细胞活性、骨质吸收进行有效的抑制，增强患者的骨质量，可在很大程度上减少患者骨折的可能性。

第 1 代双膦酸盐类药物中以羟乙膦酸钠为代表，其中并不含有双膦酸盐，药物结合力、药物活性均较弱，在治疗时可对骨形成进行干扰、对骨钙化进行抑制，容易诱发患者骨折、骨软化的发生，并引起患者的胃肠道不良反应；第 2 代双膦酸盐类药物，临床具有代表性的主要有阿仑膦酸钠、帕米膦酸钠，同羟乙膦酸钠相比，其结合力与活性均明显增加，可减少对钙化作用的干扰，具有较强的选择性；第 3 代双膦酸盐中有杂环结构，其代表性药物为唑来膦酸与利塞膦酸钠，具有使用剂量低、方便使用以及药效强等特点。临床上,已将双膦酸盐类药物广泛应用于对继发性骨质疏松症与原发性骨质疏松症的治疗中,同时该类药物对骨质疏松性骨折的临床治疗、预防的效果也良好。

(二)选择性雌激素受体调节剂

选择性雌激素受体调节剂通过选择性结合不同部位的雌激素受体,产生类雌激素样或抗雌激素样的作用,其能够选择性地防止骨量下降,增强骨密度,降低血液胆固醇含量,并且无雌激素引起子宫内膜癌的不良反应,非常适合于不耐受雌激素替代治疗或双膦酸盐治疗的妇女应用。但由选择性雌激素受体调节剂引起的血栓栓塞也有见报道。其适用范围受到限制。主要代表药物有雷洛昔芬和巴多昔芬。

雷洛昔芬是目前最常用的选择性雌激素受体调节剂,也是第一个被 FDA 批准用于预防和治疗绝经妇女骨质疏松症的该类药物,其选择性主要体现于该药在骨、脂肪和脑组织中表现出的雌激素样作用,而对乳腺和子宫表现为抗雌激素作用。研究表明,雷洛昔芬不仅可以降低腰椎骨折的发生率,并且还有降低浸润性乳腺癌风险的作用,但雷洛昔芬无法明显降低非椎体骨折的危险性。巴多昔芬为第二代选择性雌激素受体调节剂,其药理作用主要是竞争性拮抗雌激素与雌激素受体结合。

(三)降钙素

降钙素是一种由 32 个氨基酸组成的内源性多肽激素,可以与破骨细胞表面降钙素受体结合,具有部分抑制破骨细胞活性的作用,短效抑制破骨细胞活性,长效则抑制破骨细胞增殖。另外,降钙素还能作用于中枢神经特异性受体,升高内啡肽水平,阻止钙离子内流,抑制前列腺素的合成,对缓解骨质疏松症引起的全身疼痛有明显效果。目前临床上常用的降钙素主要有人源、猪源、鲑鱼源、鳗鱼源,剂型可分为注射剂和鼻喷剂。降钙素可以升高 β- 内啡肽的水平,有效治疗骨质疏松性疼痛,增加骨密度,降低骨折发生率。长期使用降钙素会出现逃逸现象,引发低钙血症和甲状腺功能亢进症,因此,长期使用降钙素的患者需要补充钙剂和维生素 D。此外,长期应用降钙素可能会出现皮肤潮红、恶心、呕吐等不良反应。

二、骨健康基本补充剂

骨组织矿化过程中,钙质是必不可少的元素,而饮食中钙质摄入不足,患者骨量会减少,钙质摄入过多又不利于磷的吸收,因此,调节患者钙磷吸收,被认为是骨质疏松症治疗的基础。其中,代表性的药物为钙剂以及维生素 D。

(一)钙剂

补充钙剂是任何骨质疏松症治疗中必不可少的前提条件,其能够纠正骨吸收和骨形成过程中的负钙平衡，是骨量提高的物质基础。目前，中老年人每天摄入元素钙的推荐值为 1 000mg。目前主要应用的钙剂有碳酸钙、乳酸钙、柠檬酸钙和葡萄糖酸钙、活性钙以及氨基酸螯合钙等。其主要不良反应为轻微的胃肠道刺激症状和便秘等。

（二）维生素 D

维生素 D 在调节钙磷代谢、促进钙质在肠道内的吸收上，均具有突出作用，临床上常与钙剂同时应用。维生素 D 可以促进肠道的钙吸收和尿钙的重吸收，参与钙磷调节，促进钙在骨基质的沉淀。此外，维生素 D 还可以调节神经-肌肉组织的协调性。然而，维生素 D 对骨的影响是双向的，过量的维生素 D 会引起骨吸收的增加，还有可能引起肾结石。长期大量服用维生素 D 也会导致中毒。常用药物为骨化三醇及阿法骨化醇等。

（三）解偶联剂

解偶联剂治疗骨质疏松症主要是锶盐，锶盐的代表药物为雷奈酸锶，其作为一种双重作用的骨形成剂，通过增强成骨细胞前体细胞的增殖和分化，促进骨形成，同时也具有抑制破骨细胞活性和诱导破骨细胞凋亡的作用，从而使骨交换达到平衡。研究表明，经雷奈酸锶治疗的患者脊椎和髋部骨密度明显增加，骨折发生率明显降低。其主要不良反应为胃肠道反应。

（四）中药单体及中药活性成分

中药在治疗 OP 时的作用机制，都是从中医的辨证论治出发，以"肾藏精，主骨生髓，其充在骨""脾为后天之本，气血生化之源""肝藏血，主筋，司运动"等理论为基础，通过调节人体内各个器官脏腑来对 OP 进行调理。目前中药抗 OP 机制的研究仍然主要涉及以下几方面：对骨生长因子的调控；提高骨中钙、磷、胶原含量；对体内微循环微量元素平衡的影响；类似性激素样作用及改善生物力学性能等。

已有许多文献报道，中药单体及中药活性成分对骨质疏松症有良好的疗效，近些年研究取得较大进展的主要包括淫羊藿苷、蛇床子、三子丸、仙茅苷、山奈苷等。通过调节 OPG/RANKL/RANK、雌激素、组织蛋白酶 K 等靶点，能够有效提高骨密度，增加碱性磷酸酶、血钙、血磷等含量，改善骨组织形态学。

（编写：陈　岷　李洪林　审阅：闫峻峰　包明晶　夏　伟）

参 考 文 献

［1］中华医学会骨质疏松和骨矿盐疾病分会.原发性骨质疏松症诊疗指南（2017）［J］.中华骨质疏松和骨矿盐疾病杂志，2017，10（5）：413-444.

［2］中国营养学会．中国居民膳食营养素参考摄入量速查手册［M］.北京：中国标准出版社，2014.

［3］COSMAN F, DE BEUR S J, LEBOFF M S, et al. Clinician's guide to prevention and treatment of osteoporosis［J］. Osteoporosis International, 2014, 25（10）: 2359-2381.

［4］吴海洋，索欢，王平．绝经后骨质疏松症的临床中药治疗进展［J］.中国骨质疏松杂志，2015, 21（2）: 241-244.

［5］夏维波，章振林，林华，等．维生素 D 及其类似物临床应用共识［J］.中华骨质疏松和骨矿盐疾病杂志，2018, 11（1）: 1-19.

［6］骨质疏松性骨折患者抗骨质疏松治疗与管理专家共识［J］.中华骨质疏松和骨矿盐疾病杂志，2015, 8（3）: 189-195.

第三章　特殊人群骨质疏松症药物治疗的药学监护

第一节　儿童和青少年时期骨质疏松症

一、概　述

儿童和青少年时期发生的骨质疏松症并不常见,可继发于不同的疾病(见表3-1),对继发性骨质疏松症的相关监护要点,本书将于相应章节详述(见第四、五章)。当继发性因素被排除之后,成骨不全症(osteoporosis imperfecta,OI)是儿童原发性骨质疏松症中最常见的形式,目前在线人类孟德尔遗传数据库(Online Mendelian Inheritance of Man, OMIM)已经确定了17种基因型的成骨不全类型(见表3-2)。此外,其他一些遗传性疾病也与骨质疏松症及骨脆性相关,在临床表现上与成骨不全症存在重叠(见表3-3)。剩下部分患者发病原因仍不明确,这一部分病因不明的疾病被命名为特发性青少年骨质疏松症(idiopathic juvenile osteoporosis, IJO)。

表3-1　儿童和青少年时期骨质疏松症的继发性因素

慢性疾病	神经肌肉疾病	内分泌失调	遗传性疾病	药物治疗
恶性肿瘤(白血病、淋巴瘤)	脑瘫	库欣综合征	特纳综合征	糖皮质激素
风湿性疾病(青少年特发性关节炎、系统性红斑狼疮、青少年皮肌炎等)	雷特综合征 杜氏肌营养不良症,其他肌病	生长激素缺乏症 甲状腺功能亢进症 性腺功能减退症、神经性厌食症、女运动员	克兰费尔特综合征 赖氨酸蛋白不耐受 糖原贮积病	甲氨蝶呤 环孢素 肝素 放射治疗 GnRH激动剂
囊性纤维化 炎症性肠病 肾病 器官移植	脊柱裂 脊柱肌肉萎缩与长期制动有关的其他疾病	全垂体功能减退 1型糖尿病	半乳糖血症	醋酸甲羟孕酮(长期使用) 抗惊厥药(苯妥英钠、苯巴比妥、卡马西平)

慢性疾病	神经肌肉疾病	内分泌失调	遗传性疾病	药物治疗
肝胆疾病(胆汁淤积型)			高胱氨酸尿症	
先天性心脏病导致的发绀			戈谢病	
地中海贫血				
吸收不良综合征				
乳糜泻				
大疱性表皮松解症				

　　成骨不全症是一种主要侵犯骨骼系统的罕见的先天性结缔组织疾病,常被称为"脆骨病",亦可累及眼、耳、皮肤等,其特征为易骨折、关节松弛、牙质发育不全、蓝巩膜、耳聋。OI 有常染色体显性遗传与常染色体隐性遗传两种遗传方式,多数的 OI 患者是常染色体显性遗传,以 I 型胶原蛋白结构基因 *COL1A1*、*COL1A2* 突变为主,非 I 型胶原蛋白突变的常染色体隐性遗传的成骨不全患者数量少,但致病基因种类多,机制较为繁复,主要是前胶原蛋白的合成代谢异常所致。

　　OI 无根治方法,故产前诊断预防患儿出生尤为重要。产前超声检查尤其是 22~26 周的四维系统 B 超可以较准确观察到胎儿骨骼系统的畸形。而对有家族史或者产前超声异常的高风险人群,可通过 PCR 扩增及 DNA 测序、高通量基因测序、高分辨溶解曲线分析检测致病基因,提高阳性诊断。

　　OI 的治疗需多项学科的优化协同,畸形严重者可采取措施矫正畸形,改善负重力线,联合药物治疗可减轻疼痛、降低骨折风险。目前双膦酸盐在 OI 药物治疗中起主导地位。甲状旁腺激素氨基端片段、抗硬化蛋白抗体等药物,有望增加骨密度、改善骨微结构且降低骨折风险。基因治疗、干细胞移植是新型治疗手段,但应用于临床还需要进一步研究。

　　IJO 是一种罕见的病因不明的主要表现为骨质疏松的疾病,发生于既往身体健康、青春期发育前的儿童,主要影响 8~14 岁儿童,男女之间发病无差异,多数病例报告显示 IJO 无家族遗传史。该病常急性起病,通常病程 2~4 年,在发病期间会出现生长停止和多发骨折,中轴骨和四肢骨均可受累。现有研究认为其可能的发病原因包括:骨形成和骨吸收平衡被打破、青春期生长突增和骨量增加、骨代谢调节因素失常、胶原合成异常。IJO 通常是一种自限性疾病,几乎所有患者在青春期之后均会出现自然缓解,其原因可能与青春期生

表3-2 成骨不全症分类和2010年修订版遗传性骨骼疾病的病理学分类

MIM成骨不全类型	表型/MIM号	遗传性	基因	基因/MIM号	染色体位置	编码蛋白质	疾病类型	临床表现
I	#166200	AD	COL1A1	120150	17q21.33	胶原蛋白I型α1链	1型:蓝巩膜不变形	身高正常或近乎正常,听力下降,传导性耳聋,蓝巩膜,多数患者牙齿正常,极少数牙本质发育不全,轻度骨质疏松,骨折次数较少,轻微或无骨畸形,多存在家族史
II	#166210 #166210	AD AD	COL1A1 COL1A2	120150 120160	17q21.33 7q21.3	胶原蛋白I型α1链 胶原蛋白I型α2链	2型:围生期致死	短肢,出生时体重低,蓝巩膜,串珠状肋骨,出生时或宫内骨折,颅盖骨软且缺失矿化,青蛙腿,扁平髋白及髂骨翼,早产,一般围生期死亡
III	#166210 #166210	AD AD	COL1A1 COL1A2	120150 120160	17q21.33 7q21.3	胶原蛋白I型α1链 胶原蛋白I型α2链	3型:逐渐变形	身材矮小,三角脸,前额突出,小颌畸形,听力下降,出生时多蓝巩膜,随着年龄增大而变正常,牙本质发育不全,严重的周身性骨质疏松,有爆米花样骨骺板,颅底塌陷,出生时存在多次骨折,由于多次骨折致使四肢畸形,脊柱侧弯或后凸

续表

MIM成骨不全类型	表型/MIM号	遗传性	基因	基因/MIM号	染色体位置	编码蛋白质	疾病类型	临床表现
IV	#166210 #166210	AD AD	COL1A1 COL1A2	120150 120160	17q21.33 7q21.3	胶原蛋白I型α1链 胶原蛋白I型α2链	4型：中等程度严重，巩膜正常	身材较矮，听力下降，巩膜正常或是灰色、蓝色，牙本质发育不全，脊柱侧弯或后凸，双凹扁平椎体，由于多次骨折而使四肢弯曲。首次骨折可以发生在宫内，分娩期以及新生儿期，经常在新生儿期被发现
V	#610967	AD	IFITM5	610967	11p15.5	干扰素诱导的跨膜蛋白5	5型：骨间膜钙化	身高正常或矮小，无蓝巩膜，前臂旋内、旋外功能受限，增生性骨痂，骨间膜钙化，毗邻生长板两端（股骨近端、胫骨近端、桡骨近端）存在干骺端骨
VI	#613982	AR	SERPINF1	172860	17p13.3	丝氨酸蛋白酶抑制剂cladeF成员1	3型：逐渐变形	身材矮小，有或无蓝巩膜或灰巩膜，牙齿正常，儿童早发性骨折，一般无宫内骨折，类骨质含量高，矿化缺陷，骨板呈鱼鳞状
VII	#610682	AR	CRTAP	605497	3p22.3	软骨相关蛋白	2型：围生期致死 3型：逐渐变形 4型：中等程度严重，巩膜正常	身材矮小，眼球突出，蓝巩膜，无牙本质发育不全，中等到严重的骨骼脆性，骨质疏松，脊柱侧弯，髋内翻，囟门内陷，出生时多次骨折，多发性肋骨骨折，在婴儿期由于继发呼吸功能不全/肺炎而死亡，部分患者与II型相似

续表

MIM成骨不全类型	表型/MIM号	遗传性	基因	基因/MIM号	染色体位置	编码蛋白质	疾病类型	临床表现
VIII	#610915	AR	P3H1 (LEPRE1)	610339	1p34.2	脯氨酰3-羟化酶1	2型：围生期致死 3型：逐渐变形	身材矮小，上下身比例失调，手相对前臂较长，指骨长，掌骨短，无蓝巩膜，眼球突出，无牙本质发育不全，桶状胸，严重骨质疏松，出生时多发性骨折，脊柱侧弯，后凸，与II、III型相似，严重身体畸形，严重骨骼矿化缺陷，干骺端呈爆米花样，骨基质排列紊乱，中枢神经系统发育迟缓
IX	#259440	AR	PPIB	123841	15q22.31	亲环素B	2型：围生期致死 3型：逐渐变形 4型：中等程度严重，巩膜正常	与II、III型类似，灰巩膜或正常，无牙本质发育不全，听力视力正常，运动能力正常，无肋骨骨折，骨短且弯曲，无近端肢体短小表型，头大，前囟大，脊柱后凸，手指和髋关节活动幅度大
X	#613848	AR	SERPINH1	600943	11q13.5	丝氨酸蛋白酶抑制剂clade H成员1	3型：逐渐变形	身材矮小，大头畸形，三角脸，蓝巩膜，牙本质发育不全，小颌畸形，骨折频繁，出生时存在多次宫内骨折，周身性骨质疏松，脊柱侧弯，四肢相对短，长骨弯曲，膝外翻，周身性关节松弛，该患儿显示渐进性的病情加重

续表

MIM成骨不全类型	表型/MIM号	遗传性	基因	基因/MIM号	染色体位置	编码蛋白质	疾病类型	临床表现
XI	#610968	AR	FKBP10	607063	17q21.2	FK506结合蛋白10	3型:逐渐变形	身高正常或矮小,巩膜正常或依稀蓝色,一般无牙本质发育不全,中度到重度骨脆性,脊柱侧弯,髋内翻,"鱼鳞状"板层骨,类骨质增加,类骨质严重或中等程度畸形,干骺端球状,渐进性表皮松解,伴有大疱性表皮松解,多发关节挛缩可伴发或是缺少
XII	#613849	AR	SP7	606633	12q13.13	特异性蛋白7	4型:中等程度严重,巩膜正常	身材矮小,面部不对称,听力正常,无巩膜,小口畸形,小颌畸形,腭弓高,牙萌出晚,无牙本质发育不全,多发骨折,周身性骨质疏松,轻度骨畸形,脊柱轻微侧弯,运动迟缓
XIII	#614856	AR	BMP1	112264	8p21.3	骨形态发生蛋白1	3型:逐渐变形	身材矮小,三角脸,无听力障碍,浓蓝巩膜,牙本质发育不全,鸡胸,产前骨折,脊柱侧后凸畸形,Sillence III型或IV型,尺桡骨,肱骨成角畸形,膝关节活动受限,肘与腕关节以及指关节过伸,手指纤细,掌骨相对较短(蜘蛛状指/趾),缺少骨骼塑形

续表

MIM成骨不全类型	表型/MIM号	遗传性	基因	基因/MIM号	染色体位置	编码蛋白质	疾病类型	临床表现
X IV	#615066	AR	TMEM38B	611236	9q31.2	跨膜蛋白38B	3型：逐渐变形	轻度或中度身材矮小，牙齿、听力与巩膜正常，骨折与骨质疏松严重程度不等，肌张力下降
X V	#615220	AR	WNT1	164820	12q13.12	无翅型MMTV整合位点家族成员1	3型：逐渐变形	身材矮小，正常或淡蓝巩膜，牙本质发育不全，部分患者有自闭症状，智力发育障碍等症状，质骨异常，上肢或下肢过长，肌张力下降
X VI	#616229	AR	Deletion in CREB3L1	616215	11p11.2	老星形胶质细胞特异性诱导物质	2型：围生期致死	头骨：软质骨，大囟门四肢：手风琴般的管状骨骼扩大的外观，长骨的弯曲
X VII	#616507	AR	SPARC	182120	5q33.1	骨粘连蛋白	4型：中等程度严重，巩膜正常	脊柱：颈椎间盘突出，脊柱侧弯：关节过度松弛

注：AD. 常染色体显性遗传；AR. 常染色体隐性遗传。

表 3-3 导致原发性骨质疏松症，与成骨不全症临床特征存在重叠的其他病因

疾病	表型 / MIM 号	遗传性	基因	基因 / MIM 号	染色体位置	编码蛋白质	骨骼表现
布鲁克综合征 1 型	#259450	AR	*FKBP10*	607063	17q21.2	FK506 结合蛋白 10	先天性关节挛缩（膝盖、踝关节、髋关节、肘关节），关节松弛（手指和手腕） 脊柱：脊柱后凸，脊柱侧凸，扁平椎体，椎体楔形 骨盆：髋臼突出，髋内翻（coxa vara）
布鲁克综合征 2 型	#609220	AR	*PLOD2*	601865	3q24	赖氨酰羟化酶 2	先天性关节挛缩 头骨：蛀骨 脊椎：扁平状 四肢：股骨弯曲
骨质疏松 - 假性神经胶质瘤综合征	#259770	AR	*LRP5*	603506	11q13.2	低密度脂蛋白受体相关蛋白 5	颅骨：眼内钙化 脊柱：脊柱后凸，脊椎扁平 四肢：关节松弛，骨干狭窄，干骺端宽大，长骨畸形
家族性质骨圆环病变	#126550	AD	—	—	—	—	颅骨：骨质增生或硬化病变
特发性幼年骨质疏松症	259750	—	a	—	—	—	骨骼脆性

续表

疾病	表型/MIM号	遗传性	基因	基因/MIM号	染色体位置	编码蛋白质	骨骼表现
科尔-卡彭特综合征1型	#112240	AD	P4HB	176790	17q25.3	前胶原-脯氨酸,2-氧代戊二酸-4-双加氧酶,β亚单位	颅骨:软颅骨,额骨和冠状骨,颅缝早闭;脊柱:脊柱侧凸;骨盆:经腹活检时小梁体积和骨形成减少;四肢:长骨明显畸形,股骨远端和胫骨近端有"爆米花骨骺"
科尔-卡彭特综合征2型	#616294	AR	SEC24D	607186	4q26	SEC24相关基因家族,成员D	颅骨:出生时的膨出,宏颅,颅骨腐蚀,颅骨化缺陷,颅缝粘连,蛀骨;脊柱:扁平椎骨,胸椎后凸;骨盆:髋臼顶部发育不良,髂骨翼高而窄;四肢:长骨畸形
颌间发育不良	#166260	AD	ANO5	608662	11p14.3	ANO 5	颅骨:牙骨质-骨病变(上颌骨和下颌骨),颌骨病变在纤维基质组织中显示成纤维细胞;四肢:长骨弯曲,骨干皮质硬化
骨软骨瘤	#231070	AR	GORAB	607983	1q24.2	Rab6-interacting golgin	脊柱:进行性脊柱后凸,椎体塌陷;四肢:长骨头的弯曲

续表

疾病	表型/MIM号	遗传性	基因	基因/MIM号	染色体位置	编码蛋白质	骨骼表现
X连锁骨质疏松症	#300910	XL	PLS3	300131	Xq23	网质3	脊椎：脊椎压缩性骨折 骨盆：骨盆骨折 四肢：肘关节和膝关节过度活动
哈吉杜-切尼综合征	#102500	AD	NOTCH2	600275	1p12	NOTCH, drosophila, homolog of 2	头骨：深头，址囟，小下颌骨 脊椎：狭窄的椎同隙，双凹椎骨，驼背，颈椎不稳，脊椎塌陷 四肢：关节松池，膝外翻，桡骨头脱位
脊柱-视力发育不良综合征	#605822	AR	XYLT2	608125	17q21.33	木糖基转移酶2	头骨：软颅骨 脊椎：全身椎体扁平，椎体压缩性骨折 四肢：长骨畸形
婴儿型低磷酸酯酶症	#241500	AR	ALPL	171760	1p36.12	碱性磷酸酶	头骨：软颅骨，大囟门，颅缝早闭 脊椎：椎骨裂，扁平状 四肢：长骨的骨质疏松，弯曲和缩短，尺骨和腓骨中段的"骨刺"，干骺端翘弯

注：AD.常染色体显性遗传；AR.常染色体隐性遗传；XL.X-linked。a.在WNT1和LRP5基因中发现了导致青少年骨质疏松症的杂合，失活突变。

长激素和性激素明显升高对骨密度的增加有正性作用相关。因此,大部分临床表现轻、仅有骨质疏松、未发生严重骨折的患者预后较好,进入青春期后疼痛症状消失,步态正常,骨密度亦可逐渐恢复正常;但少数患者临床表现重,轻微的损伤即导致身体多发骨折,这类患者可出现脊柱和肋骨的畸形等永久性残疾,预后较差。此外,IJO还影响患者腰椎和手指峰值骨量的达标。因此,早期发现和确诊特发性青少年骨质疏松症对该病的预后有着非常重要的意义。

IJO治疗的重点是支具保护、防止骨折和畸形发生直至疾病自然缓解。对预期可自发缓解的IJO患者应立即采取支持性疗法,包括非承重状态、挂拐步行(配合矫形装置)以及物理疗法(包括:局部抗重力锻炼、抗阻力等张运动训练、水疗法)。性激素被禁止使用是因为可能导致生长发育期骨骺早闭合。药物治疗对IJO患者的效果评价目前仍存在争议和分歧。一些IJO患者在青春期并不出现疾病的完全缓解,这类患者应接受药物治疗以提高骨量,减少骨折的发生率和阻止永久性残疾的发生。

IJO与OI的鉴别诊断要点详见表3-4。

表3-4 特发性青少年骨质疏松症(IJO)和成骨不全症(OI)的鉴别诊断

特点	IJO	OI
家族史	阴性	常常阳性
起病年龄	青春期前2~3年	出生或出生后不久;但一些患者确诊可能延迟至儿童期
持续时间	1~5年	终身(永久)
临床表现	上半身与下半身比例<1.0	身高变矮,骨骼细长且薄
	白色巩膜	蓝色巩膜
	牙齿发育正常	牙本质发育不全
	不累及关节	关节高度松弛
	干骺端骨折	长骨骨折
	异常步态	异常步态(臀部力量弱)
	脊柱后凸侧弯、鸡胸	多发畸形和挛缩
		脊柱后凸侧弯、胸廓变形
		50%患者纤维组织发育不全
		伴有疝气、耳聋

续表

特点	IJO	OI
生长速率	正常	正常或降低
钙平衡	在急性期可能是负平衡	正平衡
放射学表现	脊柱楔形压缩性骨折	脊柱压缩性骨折
	干骺端骨折	通常骨干和膨隆骨折；干骺端骨折罕见
	新生骨骨质疏松	头盖骨形成沃姆骨；牛背肋缘
	长骨宽度正常，骨皮质层变薄	长骨宽度变窄皮，骨质层变薄
结缔组织	不累及，I型胶原正常	绝大多数是胶原合成数量上存在缺陷，异常的I型胶原占比>85%

二、钙和维生素 D 对儿童和青少年骨健康的作用

儿童期和青春期早期是骨密度增加最快的阶段。儿童和青少年时期峰值骨量增加 10%，可使骨质疏松性骨折的发病危险性降低 50%。骨发育成熟期达到的峰值骨量和成年后骨质丢失速率是影响骨质疏松症发病危险性的两个主要因素。使生长发育期的峰值骨量达到最大值，有利于预防和缓解成年后骨质疏松症的发生。

（一）中国儿童钙和维生素 D 营养状况

中国疾病预防控制中心营养与健康研究所发布的 2010—2012 年中国儿童和青少年维生素 D 营养状况研究显示，经采用多阶段分层与人口成比例的整群随机抽样方法抽样，调查我国 75 个城市和 75 个农村地区的儿童，结果发现 2010—2012 年中国儿童维生素 D 水平为（20.48 ± 8.44）ng/ml，城市为（20.57 ± 8.40）ng/ml，农村为（20.38 ± 8.49）ng/ml。中国儿童维生素 D 缺乏严重，维生素 D 缺乏率（包括缺乏与严重缺乏）高达 53.22%，其中城市缺乏率达到 53.78%，显著高于农村的缺乏率 52.58%；女性缺乏率为 56.44%，显著高于男性的 50.05%。

有关中国儿童和青少年膳食钙摄入，比较具有权威性的数据是 2002 年"中国居民营养与健康状况调查数据"。在这一调查中，研究者采用 24 小时回顾性食物记录，连续调查 3 天，并利用《中国食物成分表》，计算获得我国不同年龄人群钙膳食摄入。该调查在我国 31 个省 132 个县中选取 23 470 户城乡居民，调查人数达到 68 962 名，其中 2~5 岁儿童 3 041 名，5~17 岁儿童和青少年 12 527 名。调查结果发现，2~17 岁儿童和青少年钙摄入量随年龄增长而增加，男性从 234mg/d 增至 376mg/d，女性从 230mg/d 增至 343mg/d，男性略

多于女性，但总体处于低水平，城市儿童钙摄入量高于农村同年龄儿童；同时该调查发现，中国居民钙的主要来源是蔬菜、豆类及其制品，分别占总钙量的35.2%和13.9%；而来源于奶及其制品的钙仅占总钙量的4.3%；其中，城市居民来源于蔬菜的钙占总量的30.1%，低于农村居民的37.3%；而城市居民来源于奶及其制品的钙占总量的10.3%，高于农村居民的2.0%。该调查没有具体公布不同年龄儿童和青少年钙的来源。但从总体数据来看，来自奶及其制品的钙摄入有极大的提升空间。

（二）钙和维生素 D 推荐摄入量

1. 维生素 D 摄入推荐

（1）中国优生科学协会小儿营养专业委员会和全国佝偻病防治科研协作组提出"维生素 D 缺乏性佝偻病防治建议"：①婴儿出生后应该尽早开始补充维生素 D 400~800U/d（10~20μg/d，维生素 D 1μg=40U），不同地区，不同季节可适当调整剂量。一般可不加服钙剂，但对有低钙抽搐史或以淀粉为主食者补给适量的钙剂是必要的。早产儿、低出生体重儿、双胎儿生后即应补充维生素 D 800~1 000U/d，连用 3 个月后改为 400~800U/d。②妊娠后 3 个月可补充维生素 D 800~1 000U/d，同时服用钙剂。

（2）美国儿科学会指南推荐：①自出生数日后，新生儿需补充维生素 D 400U/d，一直持续至儿童、青少年阶段；②任何母乳喂养的婴儿，无论其是否添加配方奶粉，均需补充维生素 D 400U/d；③非母乳喂养婴儿，如每日摄入维生素 D 强化配方奶不足 1 000ml 应该补充维生素 D，因为婴儿必须每日摄入 1 000ml 强化维生素 D 的配方奶粉才能摄入维生素 D 400U/d，而婴儿摄入如此大量的配方奶粉几乎是不现实的；④妊娠期妇女最后 3 个月至少补充维生素 D 400U/d。

（3）中国营养学会、世界卫生组织以及《美国居民膳食指南（2015—2020）》对维生素 D 摄入的推荐量见表 3-5。

2. 钙摄入推荐　　当维生素 D 水平保持适宜时，青春期前儿童每日摄入500ml 牛奶或相当量的奶制品大致可满足钙的需要。而青春期少年则需要每日摄入 750ml 牛奶，才能满足其快速生长对钙的需要。大豆制品、绿色蔬菜，以及钙强化的食品可作为钙的补充来源。

钙补充剂量以补足食物摄入不足部分为宜。只有在无法从食物中摄入足量钙时，才适量使用钙补充剂。儿童钙缺乏并伴有维生素 D 缺乏高危因素时，应同时补充维生素 D。此外，儿童钙缺乏还常与其他微量营养素，如镁、磷、维生素 A、维生素 C、维生素 K 缺乏等并存，在补充钙的同时应注意补充其他相关微量营养素。

表 3-5　中国营养学会《中国居民膳食营养素参考摄入量》、世界卫生组织以及《美国居民膳食指南（2015—2020）》儿童维生素 D 及钙膳食每日推荐摄入量

年龄	中国营养学会（2018）		年龄	世界卫生组织（2004）		年龄	《美国居民膳食指南（2015—2020）》	
	维生素 D/μg	钙 /mg		维生素 D/μg	钙 /mg		维生素 D/μg	钙 /mg
≤6 月龄	10	200	≤6 月龄	5	300	≤6 月龄	—	—
6~12 月龄	10	250	6~12 月龄	5	400	6~12 月龄	—	—
1~4 岁	10	600	1~3 岁	5	500	1~3 岁	15	700
4~7 岁	10	800	3~6 岁	5	600	4~8 岁	15	1 000
7~11 岁	10	1 000	6~9 岁	5	700	9~13 岁	15	1 300
11~14 岁	10	1 200	9~14 岁	5	1 300	14~18 岁	15	1 300
14~18 岁	10	1 000	14~18 岁	5	1 300			

注：年龄的区间表示，不含区间最低值，含区间最高值。如"6~12 月龄"，不包含 6 月龄儿童，但包含 12 月龄儿童。

三、药物治疗原则

儿童和青少年处于生长发育阶段，骨质疏松所致骨折、骨骼畸形等病理改变将对其生活质量造成巨大影响。同时由于儿童和青少年的很多脏器发育尚不完全，药物在其体内的药动学特点与成人相比存在差异，因此在药物治疗方面应注意以下原则。

（一）明确诊断，严格把握抗骨质疏松药治疗的适应证

因为特发性青少年骨质疏松症是自限性疾病，患者进入青春期后疾病可以自然缓解，因此大部分临床表现轻、仅有骨质疏松未发生严重骨折的患者预后较好，进入青春期后疼痛症状消失，步态正常，骨密度亦可逐渐恢复正常。对这类患者，治疗的重点为支具保护、防止骨折，可以不用抗骨质疏松药治疗。

（二）抗骨质疏松药推荐

一线治疗药物为双膦酸盐类（bisphosphonates，BPT），对 IJO 及 OI 患者其均是缓解骨痛症状、改善骨量累积、预防骨折的主要药物。但最佳药物选择、最佳给药途径、剂量范围、给药间隔、治疗持续时间以及长期效果和安全性尚

不明确,尚需进一步研究证实。因此应根据患者具体情况选药。目前这类药物中证据最充分的是帕米膦酸二钠。而唑来膦酸作用强、代谢率低、用药量少、不良反应发生率低,有望成为最佳药物选择。双膦酸盐类在儿童和青少年中已知的使用方法详见表3-6。

表3-6　双膦酸盐类在儿童和青少年中已知的使用方法

药品名称	给药途径	用法用量	持续时间	治疗效果
帕米膦酸二钠	静脉	①帕米膦酸二钠:静脉输注,10mg/(m^2·d),连用3日,每3个月1次,持续一年 ②帕米膦酸二钠:静脉输注,每2~4个月给药一次,每次连续3日,剂量为0.5~1mg/(kg·d),具体取决于年龄,每次输注时间3~4小时,药物累计剂量为每年9mg/kg ③帕米膦酸二钠:静脉输注,1.5mg/(kg·d),输注1日,间隔周期3个月,疗程1年 ④帕米膦酸二钠:药物累计剂量为每年9~12mg/kg,分3~4次给药	1年;3年;4年	大多数研究显示,治疗组患者骨密度增加,骨折率降低,功能能力、活动度、离床活动和疼痛均得到改善,且骨折愈合和生长速率未受负面影响。尽管如此,仅对临床益处可能超过长期风险的患者(即有长骨畸形、椎体压缩性骨折,以及每年至少骨折3次的患者)使用此药,因该药长期作用尚不明确
唑来膦酸	静脉	唑来膦酸:0.025~0.05mg/(kg·d),连用2日,每3~4个月1次,持续一年治疗间隔周期为每6个月1次	1~3年	与帕米膦酸二钠相比,唑来膦酸是第3代磷酸盐,有活性强、静注时间短(15~30分钟)的优势,临床研究表明其能改善骨质疏松症状和骨密度,有效性和安全性与帕米膦酸钠相似或更优

续表

药品名称	给药途径	用法用量	持续时间	治疗效果
利塞膦酸钠	口服	利塞膦酸钠：口服，每周 0.2mg/kg、1mg/kg 或 2mg/kg，治疗 2 年 利塞膦酸钠：口服，体重为 10~30kg 时的剂量为 2.5mg/d，体重大于 30kg 时的剂量为 5mg/d，治疗 1 年	1~2 年	随着利塞膦酸钠剂量增加，骨密度增加，长骨弓状畸形减少。与治疗之前的 2 年相比，高剂量组患者在治疗期间的骨折发生率均显著下降，但是 3 组之间没有差异。 与安慰剂组相比，利塞膦酸钠组患者骨密度显著增加，非椎骨骨折发生率显著下降，不良事件发生率相似
阿仑膦酸钠	口服	阿仑膦酸钠：口服，体重小于 40kg 时的剂量为 5mg/d，体重大于 40kg 时的剂量为 10mg/d，治疗 2 年	2 年	治疗 2 年后，阿仑膦酸钠组的腰椎骨密度增加显著高于安慰剂组（分别增加 51% vs 12%）。然而，两组的生长速度、长骨骨折率、骨痛和儿童失能评分没有显著差异。阿仑膦酸钠的安全性和耐受性较好，与安慰剂等同。尚需更长期的数据来充分评估骨安全性和疗效

关于给药途径选择，目前尚无在 OI 儿童中直接比较静脉 BPT 和口服 BPT 的数据。一项小型随机试验在 OI 儿童患者中比较了口服阿仑膦酸钠和静脉帕米膦酸二钠，其发现两组患者的骨密度增加程度相近。不过还是有许多临床医生认为和口服药物相比，静脉帕米膦酸二钠对骨痛的效果更好，降低骨折风险的能力可能也更强。

（三）用药过程中需严密监护病情变化及治疗反应。详见儿童和青少年骨质疏松症的"药学监护要点"。

四、药学监护要点

（一）治疗前的药学评估

1. 疾病严重程度评估 是否明确诊断，例如根据 OI 的分型即可判断其严重程度：Ⅰ型症状表现轻或无畸形；Ⅱ型严重，患儿通常在围生期即死亡等，详见表 3-2。IJO 患者是否出现了骨折和畸形等。

2. 患者每日钙和维生素 D 的摄入量评估 是否达到相应年龄所需的摄入要求。如果膳食摄取不足，则应注意需在开始双膦酸盐类药物治疗前进行补充。同时应在开始治疗前评估钙稳态指标（如：钙、磷、PTH）和肾功能，开始治疗后每 6~12 个月评估一次。每次静脉输注双膦酸盐类前也应评估钙水平，以确保患者没有低钙血症。

3. 基本情况评估 包括患者年龄、现病史、既往史、家族史、既往药物治疗和疗效等信息。同时应详细了解患者及家属生活方式，如饮食、运动情况等，重点关注患者既往用药史，掌握患者用药经验及依从性，以便有针对性地进行药学监护及宣教。

4. 肾功能评估 儿童特别是新生儿肾功能发育未成熟，而进入血液的双膦酸盐类药物约 60% 以原型从肾脏排泄，因此用药前，特别是静脉输注给药前应检测患儿肾功能，肌酐清除率 <35ml/min 患者禁用。

（二）治疗过程的药学评估

根据使用药物的种类和患者个体情况对药物治疗的有效性、安全性和依从性进行评估，并根据评估结果调整用药或者停止用药。

1. 药物治疗方案的有效性评估

（1）对 OI 患者，BPT 并不能从根本上修复其Ⅰ型胶原分泌与合成基因缺陷，因此并不能真正治愈 OI，而只能作为恢复性训练、理疗及外科矫形术的一种补充手段。应监测患者骨密度、骨折或畸形发生情况、疼痛改善情况、运动功能、骨折愈合速度、生长速度等，评估患者疗效及不良反应，并根据患者具体情况调整用药。

（2）对 IJO 患者，因其本身具有自限性，药物治疗过程中患者逐渐进入青春发育期，几乎所有患者均会出现自然缓解，所以药物治疗的疗效难以判断。但仍可通过监测骨密度、骨痛症状来进行评估。

2. 药物治疗方案的安全性评估

（1）不良反应的监测与处理：除外监测双膦酸盐类药物较常见的胃肠道不良反应及"流感样"症状外，近来有学者对成长中的儿童长期用药的影响及安全性提出担忧，认为长期使用双膦酸盐与青少年的非典型股骨骨折（atypical femur fracture, AFF）相关，其可能机制是双膦酸盐对骨重塑的抑制作用，导致非愈合性微裂纹，最终致全骨折。因此对长期（3 年以上）使用双膦酸盐的患者，一旦出现大腿或者腹股沟部位疼痛，应进行双股骨 X 线摄片检查，明确是否存在 AFF，MRI 或核素骨扫描均有助于 AFF 的确诊，一旦发生 AFF，应立即停止使用双膦酸盐等抗骨吸收药物。

因双膦酸盐类药物存在一定肾脏毒性，因此用药过程中需定期检测肾功能，肌酐清除率 <35ml/min 患者禁用。并且给药前和治疗过程中应尽可能使患者充分水化，静脉输注唑来膦酸的时间应不少于 15 分钟，静脉输注帕米膦酸二钠的时间应不少于 3~4 小时。

关于帕米膦酸二钠用于治疗 OI 患者可能的不良反应，曾有报道发生 2 岁以下儿童呼吸窘迫，因此，应注意监测。葡萄膜炎的不良反应在停用药物后可不经处理自行消失。

（2）儿童用药相互作用与成人类似。

3. 患者依从性（顺应性）评估　在药学监护实践中，不依从的患者是指一个人不能够或不愿意按医嘱使用有效、安全的合适药物。为保障患者的依从性，应对患者进行充分的用药教育，并消除患者用药疑虑。

（1）明确治疗目标：告知患者治疗预期目标，对治疗结果有较清晰的掌握。

（2）对 OI 患者进行初级保健教育，除外常规保健和免疫，应特别关注下列检查和健康监督：生长情况和头围；听力检查（9 个月大时开始正式听力检查，之后定期检查）；每 2~3 年进行一次视力筛查，并根据临床表现转诊至眼科专家处；发育监测，3 岁以下患者接受早期干预治疗，3 岁以上患者可根据需要进行理疗（physical therapy，PT）和技能训练（occupational therapy，OT）。理疗专家可协助设计身体活动计划，以确保患儿适当活动而不致发生挛缩和骨丢失，同时最大程度地降低骨折风险。技能训练专家可解决上肢或下肢畸形导致的日常活动能力受损；若无禁忌证，应考虑接种肺炎球菌疫苗和流行性感冒疫苗；有牙本质发育不全指征时转诊至牙科；帮助患者开始幼儿园和学校生活，但骨折风险和日常活动的实施（如上学）可能难以平衡。患者应该避免接触性运动，其他活动需根据疾病严重程度进行限制。青春期患者的社会心理问题可能格外麻烦，他们特别关注外貌、性发育和同伴接纳，慢性疾病和肢体残疾也可能影响在校表现，应接受相应心理干预。

（3）并发症监测：告知患者应定期监测潜在并发症（如听力损失、骨质疏松加重），以便尽快开始适当干预。建议采用听力测试来评估传导性和感音神经性听力损失、使用双能 X 射线吸收法（DXA）来评估骨密度，以及肺量计检查来监测继发于肋骨和椎骨骨折的限制性损害，尤其是中至重度的 OI 患者，以上检测每 2 年一次（或按临床指征更频繁地实施）。一项回顾性研究纳入了完成调查问卷的 OI 患者，其发现骨密度与疾病严重程度（功能结局、骨折率和手术率）有关。检测到异常时应进行适当的转诊和 / 或开始药物治疗。

有Ⅲ型致畸性 OI 或其他中至重度 OI 类型的患者应每年接受 1 次肺量计检查,并每 2 年接受 1 次心电图检查和超声心动图检查(以检测主动脉根扩张和瓣膜功能不全)。

颅底畸形可能导致颅底凹陷。因此,应该根据症状和行为改变进行神经系统检查和头颅评估,尤其是Ⅲ型 OI 患者和有相似表型的其他类型(Ⅶ~Ⅸ型)OI 患者。

诊断时应该进行骨骼 X 线摄影检查,之后每 1~2 年检查 1 次(或按临床指征更频繁地实施),该检查应该结合骨科建议。

(4)其他试验性治疗:其他试验性治疗包括生长激素治疗、细胞替代治疗、基因治疗等,应让患者了解疾病最新治疗进展。

(5)告知疾病预后:IJO 患者进入青春期后疾病可自然缓解,大部分患者预后良好;仅少数临床表现重、轻微损伤即导致身体多发骨折,这类患者可出现脊柱和肋骨的畸形等永久性残疾,预后较差。OI 的预后取决于疾病类型。轻型(Ⅰ型)OI 患者通常有一些儿童期骨折,没有长骨畸形,且期望寿命正常。中至重型(Ⅲ~Ⅸ型)OI 患者的儿童期和成年期早死风险均高于一般人群。在有中重度 OI 患者亚群中,寿命缩短可能与不活动和胸部畸形有关。这些问题增加了严重肺部感染和随后丧失肺功能的风险。

(三)治疗后的药学评估

接受 BPT 治疗的儿童应该每年(或按临床指征更频繁地实施)进行一次骨密度评估以及长骨和脊柱的放射学评估,以确定治疗对椎骨几何结构、长骨骨折和骨量改变的效果。

(四)拟定和执行患者监护计划,阶段性评估药物治疗结局状态。疗效随访评估内容将记录于药学监护表。

第二节　绝经妇女骨质疏松症

一、绝经后妇女的生理特点和一般用药原则

(一)绝经生理

绝经是一个在进化中被忽略的状态,是现代人类寿命逐渐延长的产物。绝经的本质是卵巢中的卵泡完全或接近完全耗竭引起的卵巢功能衰竭。卵巢功能从育龄期的鼎盛状态到绝经后的衰竭状态是一个渐进的复杂的过程。

1. 围绝经相关内分泌变化

(1)孕激素:绝经过渡期最早出现的变化是排卵功能障碍,孕激素的相对不足和缺乏是最早出现的激素变化。

（2）雌激素：由于卵泡数目的继续减少直至耗竭，卵巢功能进一步衰退，雌激素水平从波动的不稳定状态渐渐继续下降，通常在绝经后的数年内达到稳定的低水平，然后基本稳定。女性体内的雌激素在绝经前以雌二醇为主，绝经后变成以雌酮为主，由雄烯二酮与睾酮在脂肪、肝脏、肾脏、脑等非内分泌腺部位芳香化后产生。雌激素的下降并非线性，甚至在绝经过渡期的某些时候还可能存在雌激素水平相对过高的情况。

（3）促性腺激素：包括促卵泡激素（FSH）和黄体生成素（LH）。围绝经期FSH水平升高，呈波动型，LH仍可在正常范围。绝经后垂体释放FSH和LH增加，FSH升高较LH更显著，FSH/LH>1，绝经后1~3年达最高水平，约持续10年，然后下降，但绝经30年后仍高于育龄妇女。

（4）雄激素：绝经后雄激素来源于卵巢间质细胞及肾上腺，总体雄激素水平下降。

2. 绝经相关症状

（1）月经改变：月经周期模式异常，变化为无排卵月经和生育力下降，在绝经过程中月经改变多种多样，个体差异大。具体有以下表现。

1）月经稀发，经期缩短，月经量减少，以后逐渐停止。

2）月经周期不规律，或月经频发，或月经稀发，严重者可出现无排卵性功能失调性子宫出血，进而贫血。

3）月经突然停止，以后不再来潮。

（2）血管舒缩症状：即出现潮红、潮热、出汗等血管舒缩功能失调的症状。潮热指患者突然感到上半身发热，特别是脸、颈及胸部阵阵发热，是围绝经的标志性症状，但其发生的病理生理尚不十分清楚。关于潮热的发作频率，有些人偶尔发作、时间短促，一般一次发作可持续数秒至数分钟。严重者频繁发作，每天发作几十次，持续十几分钟。

（3）神经、精神症状：包括心悸、睡眠障碍、皮肤感觉异常等自主神经系统不稳定症状，激动易怒、焦虑、情绪低落、情绪波动等精神心理症状，此外还可能出现记忆和认知能力下降等。

（4）泌尿生殖道症状：由于雌激素水平降低或缺乏可出现阴道干涩、性交困难、反复阴道炎、泌尿系统感染、尿失禁等泌尿生殖道症状。

（5）心血管系统症状及心血管疾病：围绝经期妇女常出现血压波动、心悸、心律不齐、假性心绞痛等。随着绝经年限增长，血压日益升高，冠心病发生率显著增加。

（6）骨量减少、骨质疏松：在绝经后的前5年内，雌激素下降最快，骨丢失最多。骨质疏松症的临床症状包括背痛、身材矮缩、活动能力降低，脊椎骨、肱骨、股骨上端、桡骨远端和肋骨骨折等。

（7）躯体症状：涉及多个系统，骨关节痛、肌肉痛是最常见的躯体症状。

可能与大脑皮质功能异常有关。

（8）其他症状：包括皮肤皱纹、瘙痒、毛发脱落、乳房下垂、体重增加、腹型肥胖等，与雌激素水平下降有关。

（二）雌激素缺乏在骨质疏松症发病中的作用

正常的雌激素水平保护骨免受骨转换增高的骨负平衡的影响。雌激素缺乏是绝经后妇女骨丢失的重要原因，在绝经后妇女，骨丢失速率与骨折风险呈显著相关。

绝经后妇女骨丢失加速的机制，一方面是因为当妇女进入围绝经期，卵巢功能逐渐减退至停止，雌二醇水平突然下降，骨重建单位的激活频率，即骨表面新的基本多细胞单位（BMUs）形成的速度增加了数倍，在骨质疏松症妇女中达到最高值。另一方面，在每个BMU中，破骨细胞的骨吸收活动和成骨细胞的骨形成活动之间出现失衡，后者不能匹配前者而使骨丢失增加。同时雌激素的缺乏还可促进骨细胞凋亡，详见图3-1。

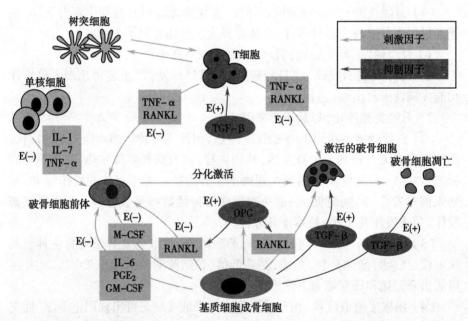

GM-CSF—粒细胞巨噬细胞集落刺激因子；OPG—护骨因子；PGE$_2$—前列腺素E$_2$；TGF—转化生长因素。

图 3-1　雌激素及其缺乏对骨细胞的作用

注：图3-1显示雌激素（及雌激素缺乏）调节骨髓中的细胞因子的产生，影响到免疫细胞和骨细胞间的复杂对话。正常情况下，雌激素抑制破骨细胞的生成，并直接作用于破骨细胞和/或T淋巴细胞来源的细胞因子的产生，这些细胞因子包括巨噬细胞集落刺激因子（M-CSF）、NF-κB受体激活蛋白配体（RANKL）和其他破骨性细胞因子[如白细胞介素-6（IL-6）]、肿瘤坏死因子-α（TNF-α）的产生。雌激素还促进TGF-β对破骨细胞和T细胞的抑制作用。

（三）钙和维生素 D 对绝经后骨健康的作用

营养因素在骨质疏松症发病中也发挥着相当重要的作用。维生素 D 不足的定义为 25-OHD 低于 75mmol/L（30ng/ml），发病原因是日照过少和 / 或皮肤合成过少。60%~90% 的绝经后妇女存在维生素 D 不足。

25-OHD 低于 20~30ng/ml 时常导致继发性甲状旁腺功能亢进症，可因低钙摄入而加剧（<800mg/d），主要导致骨皮质丢失。钙、维生素 D 和蛋白质的缺乏在髋部骨折的发生中尤为重要，并有证据显示每天补充维生素 D 800U 可减少 20%~30% 的摔倒风险以及髋部等非椎体骨折的发病率。治疗（或预防）骨质疏松症的最佳饮食包括摄入充分的热量（以免营养不良）、钙和维生素 D，详见图 3-2、图 3-3、图 3-4。

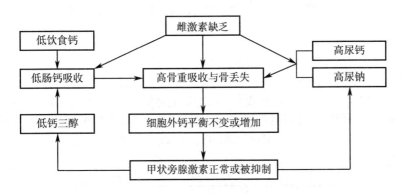

图 3-2　饮食因素对早期绝经后骨丢失的作用

注：膳食钙摄入低是与绝经后骨丢失相关的因素之一。作为首要因素的雌激素缺乏可致细胞外钙浓度增加，并抑制肾钙重吸收和肠钙吸收，这种作用由甲状旁腺激素（PTH）和骨化三醇（维生素 D 主要的活性代谢物）所介导。因此骨丢失本身是低肠钙吸收和高肾钙排泄的主要原因。在某些条件下，低饮食钙或高尿钙可使骨丢失进一步恶化。

钙是骨形成的原料，为保证骨骼健康需摄入足够的钙，美国《AACE/ACE 临床指南：绝经后骨质疏松症的诊断和治疗》与《NOF 临床指南：骨质疏松症的预防和治疗》均推荐 ≥50 岁女性钙的摄入需 ≥1 200mg/d，如饮食中钙摄入不足需使用钙剂替代（B 级；BEL2），仅膳食摄入即可获得充足钙质（约 1 200mg/d）的绝经后女性不需要使用钙补充剂。膳食钙摄入量不足的女性应在进餐时以分次剂量补充钙元素（通常 500~1 000mg/d），以使摄入的总钙量（膳食加补充剂）达到大约 1 200mg/d。而我国《原发性骨质疏松症诊疗指南》（2017）及《中国居民膳食营养素参考摄入量第 2 部分：常量元素（WS/T 587.2—2018）》则推荐成人每日钙推荐摄入量为 800mg（元素钙），50 岁及以上人群每日钙推荐摄入量为 1 000mg。尽可能通过饮食摄入充足的钙，饮食

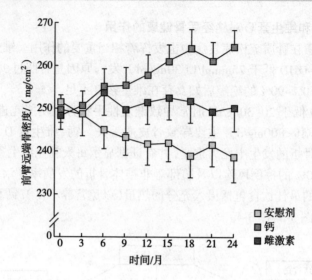

图3-3　绝经后妇女的钙和雌激素替代

注:膳食钙摄入低是与绝经后骨丢失相关的因素之一。作为首要因素的雌激素缺乏可致细胞外钙浓度增加,并抑制肾钙重吸收和肠钙吸收,这种作用由甲状旁腺激素(PTH)和骨化三醇(主要的活性维生素 D 代谢物)所介导。因此骨丢失本身是低肠钙吸收和高肾钙排泄的主要原因。在某些条件下,低饮食钙或高尿钙可使骨丢失进一步恶化。

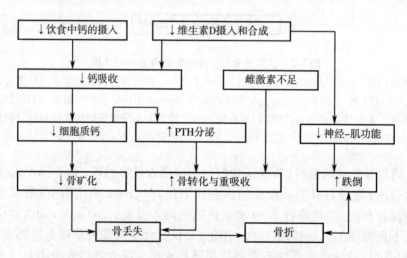

图3-4　维生素 D 在绝经妇女骨质疏松症中的作用

注:通过增加肠钙吸收,维生素 D 在维持血钙稳定和骨矿化中发挥重要作用。由于日照不足和年龄的共同作用,骨质疏松症妇女中维生素 D 合成低下很常见,可导致继发性甲状旁腺功能亢进症,甲状旁腺功能亢进症又可被低钙摄入(低于 800mg/d)所加重。维生素 D 不足也导致肌肉的衰弱,减弱行走及平衡能力,增加跌倒和骨折风险。反之,每天补充 800U 维生素 D 可降低跌倒及骨折发生率 15%~25%,对福利机构中的老年人尤为有效。

中钙摄入不足时,可给予钙剂补充。营养调查显示我国居民每日膳食约摄入元素钙400mg,故尚需补充元素钙约500~600mg/d。饮食中钙的含量详见表3-7。

表3-7　饮食中钙的含量对照表

食物	钙/mg
牛奶[脱脂,2%或全脂,240ml(8oz)]	300
酸奶[168g(6oz)]	250
橙汁[含钙,240ml(8oz)]	300
豆腐加钙(113g)	435
奶酪[28g(1oz)]	195~335(硬奶酪=高钙)
干酪(113g)	130
冰淇淋或冷冻酸奶(113g)	100
豆浆[240ml(8oz)]	300
豆(113g)	60~80
深绿色蔬菜(113g)	50~135
杏仁(24粒)	70
橙子(1个)	60

国外指南推荐女性还应该每日摄取总量800U的维生素D。如果存在吸收不良或因同时接受抗癫痫药治疗导致的维生素D代谢迅速,则需要摄入更高剂量维生素D。多数骨质疏松的绝经后女性需要补充维生素D,因为仅靠膳食难以达到摄入目标。

加拿大《SOGC临床实践指南:更年期骨质疏松症(No.312)》建议绝经后妇女每日补充800~2 000U的维生素D。虽然仅补充钙和维生素D不足以预防骨质疏松症患者的骨折;但它是抗吸收和合成代谢治疗药物干预的重要辅助手段。(I-B)

美国临床内分泌医师协会与美国内分泌协会(AACE/ACE)的指南推荐对存在维生素D缺乏的高危因素,尤其是骨质疏松症患者应检测25-羟基维生素D(25-OHD)水平(B级;BEL2);骨质疏松症患者应维持25-OHD ≥ 30μg/L的水平在推荐范围(30~50μg/L)(B级;BEL3);必要时可进行维生素D替代,通常需1 000~2 000U/d的摄入量以维持维生素D在合理的水平(C级;BEL4),具有肥胖、吸收不良、器官移植后、高龄等因素的个体可能需要更高的补充剂量(A级;BEL1)。目前,关于维生素D的合理水平尚存在争议,AACE/ACE指南对其推荐证据级别也不高,但包括NOF在内的学术组织均建议血清维生素D水平应 ≥ 30μg/L。

《中国居民膳食营养素参考摄入量》(2013年修订版)中,成人的推荐维生素D摄入量为400U(10μg)/d;65岁及以上老年人因缺乏日照以及摄入和吸收障碍常有维生素D缺乏,推荐摄入量为600U(15μg)/d;可耐受最高摄入量为2 000IU(50μg)/d;维生素D用于骨质疏松症防治时,剂量可为800~1 200U/d。对日光暴露不足和老年人等维生素D缺乏的高危人群,建议酌情检测血清25-OHD水平,以了解患者维生素D的营养状态,指导维生素D的补充。有研究建议老年人血清25-OHD水平应达到或高于75nmol/L(30μg/L),以降低跌倒和骨折风险。临床应用维生素D制剂时应注意个体差异和安全性,定期检测血钙和尿钙浓度。不推荐使用活性维生素D纠正维生素D缺乏,不建议1年单次较大剂量普通维生素D的补充。

充足的钙和维生素D是保证抗骨质疏松药充分发挥疗效的前提。饮食中维生素D含量情况见表3-8。

表3-8　饮食中维生素D的含量对照表

食物	维生素D/U
鳕鱼肝油,15ml(1汤匙)	1 360
三文鱼(红大马哈鱼),煮熟,85g(3oz)	794
暴露在紫外线下以增加维生素D含量的蘑菇,85g(3oz)(尚未普遍提供)	400
煮熟的鲭鱼,85g(3oz)	388
吞拿鱼罐头,去除水分,85g(3oz)	154
牛奶,脱脂,减脂和全脂,维生素D强化,240ml(18oz)	115~124
维生素D强化的橙汁,240ml(8oz)(查看产品标签,因添加的维生素D的量可变)	100
酸奶,含有20%的DV强化维生素D,180ml(6oz)	80
人造黄油,强化,15g(1汤匙)	60
沙丁鱼油罐头,2个沙丁鱼	46
肝脏,牛肉,煮熟,100g(3.5oz)	46
即食谷物,含有10%的DV强化维生素D,227g(6~8oz)	40
鸡蛋,1个整体(维生素D存在于蛋黄中)	25
瑞士干酪,29g(1oz)	6

注:在美国,基于每日2 000卡路里的能量摄入量,参考值在食品标签上列为DV的百分比,表示为%DV(DV.日剂量;%.百分比)。

(四)绝经妇女骨质疏松症的一般治疗原则

绝经妇女骨质疏松症的治疗包括生活方式调整和药物治疗。

1. 生活方式调整措施　包括摄入足够的钙和维生素D、锻炼、戒烟、跌倒预防咨询和避免大量饮酒以及尽可能避免使用增加骨丢失的药物,例如糖皮质激素。

2. 药物治疗流程(图 3-5)

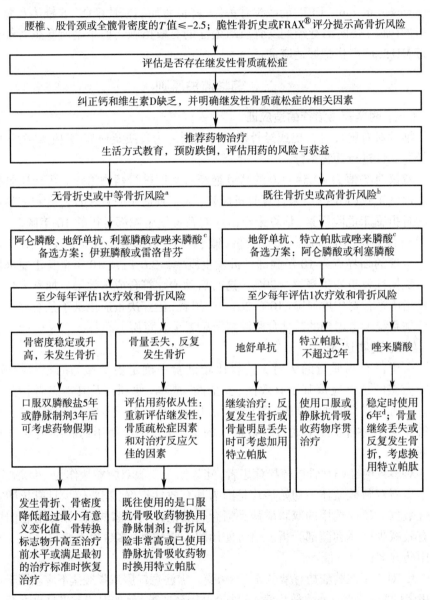

a. 各个国家根据自己的数据划定不同的阈值;b. 高骨折风险的因素包括高龄、衰弱、使用糖皮质激素、极低 T 值或高跌倒风险;c. 药物按英文首字母的顺序排列;d. 假期中间可使用特立帕肽或雷洛昔芬。

图 3-5 AACE/ACE 推荐绝经妇女骨质疏松症治疗流程

3. 严格把握激素补充治疗的适应证　绝经激素治疗（menopausal hormone therapy，MHT）类药物能抑制骨转换，减少骨丢失。临床研究已证明 MHT 包括雌激素补充疗法（estrogen therapy，ET）和雌、孕激素补充疗法（estrogen plus progestogen therapy，EPT）能减少骨丢失，降低骨质疏松性椎体、非椎体及髋部骨折的风险，是防治绝经妇女骨质疏松症的有效措施。但不是所有患者都能进行 MHT，应严格把握适应证。

二、药学监护原则

（一）明确药物治疗的适应证

推荐对有脆性骨折史或经骨密度检测判定为骨质疏松症（T 值≤−2.5）的绝经后女性进行药物治疗。

建议对 T 值为 −2.5~−1.0 的高危绝经后女性进行药物治疗。可使用骨折风险评估工具（FRAX®）来计算骨折风险，该工具运用股骨颈骨密度和容易获知的骨折临床危险因素，估算未经治疗的患者发生髋部骨折的 10 年概率，或发生全身主要部位骨质疏松性骨折（髋、脊柱、肩部或腕部骨折）的 10 年概率。合理的临界点为 10 年髋部骨折发生概率≥3.0%，或 10 年全身主要部位骨质疏松性骨折发生概率≥20%。这时启动治疗符合成本效果。加拿大骨质疏松指南推荐对中度风险（10%~20%）的患者，治疗决策应该基于是否存在风险评估系统未考虑到的其他危险因素及患者个人意愿。

（二）药物选择

由于没有高质量的头对头药物比较试验来确定各个药物的相对疗效，治疗方案的选择应该基于有效性、安全性、成本、便利性及其他患者相关因素。所有接受药物治疗的患者在开始治疗前，都应有正常的血清钙和 25- 羟基维生素 D 水平，如果通过膳食摄入的量不足，则应使用钙和维生素 D 补充剂。

对多数绝经妇女骨质疏松症患者，建议给予口服双膦酸盐作为一线治疗。首推口服双膦酸盐作为初始治疗是因为其有效性较好、花费较少且有长期安全性数据。建议选用的双膦酸盐是阿仑膦酸钠或利塞膦酸盐，原因是它们可以有效减少椎体和髋部骨折。最常使用阿仑膦酸钠，多数患者觉得一周 1 次的用药方案比较方便。

1. 对口服双膦酸盐有禁忌证 / 不耐受　需注意口服双膦酸盐不应该用于下列患者的初始治疗：有食管疾病；无法遵循用药要求，例如保持上半身直立至少 30~60 分钟；有慢性肾脏病（chronic kidney disease，CKD），即 eGFR<30ml/min 的患者。胃肠道行外科吻合的某些类型减肥手术（例如 Roux-en-Y 胃旁路术）之后，也应避免口服双膦酸盐。

对禁忌使用或不耐受口服双膦酸盐的患者,初始治疗的替代方案包括:静脉给予双膦酸盐(禁忌证为 CKD 者除外)、地舒单抗、特立帕肽/阿巴洛肽(除 CKD 患者外)以及选择性雌激素受体调节剂(selective estrogen receptor modulator, SERM)。初始药物的选择取决于禁忌证/不耐受的性质、骨质疏松症严重程度以及随后的骨折风险。

(1)有胃肠道疾病或难以遵循用药要求的患者:对存在食管疾病、胃肠道不耐受、有 Roux-en-Y 胃旁路手术史或无法遵循口服双膦酸盐用药要求的患者,包括无法保持上半身直立 30~60 分钟和/或无法吞服药片的患者,建议静脉给予双膦酸盐。静脉用药中首推唑来膦酸,研究已表明其能减少椎体和髋部骨折。目前也有静脉用伊班膦酸;然而,尚无静脉用伊班膦酸预防骨折的直接数据。

对骨折风险较高的女性(例如年龄较大的患者),如果难以遵循口服双膦酸盐给药要求,或因顾虑副作用(例如急性期反应)而不愿接受静脉用双膦酸盐或存在肾功能受损,则可使用地舒单抗来代替静脉用唑来膦酸。但是新的研究数据使人们担心停用地舒单抗后椎体骨折风险升高。如果停用地舒单抗,建议给予另一种治疗(通常是双膦酸盐),以防止迅速发生骨丢失和椎体骨折。

特立帕肽[或阿巴洛肽(abaloparatide)]很少用作初始治疗,但对重度骨质疏松症(T 值在 -3.5 或以下,即使无骨折;或者 T 值在 -2.5 或以下,且有脆性骨折)的绝经后女性,或者最初接受口服双膦酸盐治疗但不能耐受的患者,可用特立帕肽(或阿巴洛肽)来代替静脉用唑来膦酸。

(2)有慢性肾脏病的患者:对伴有 eGFR<30ml/min 的 CKD 的患者,通常不应使用口服和静脉用双膦酸盐。很少有数据针对肾功能下降的患者评估骨折预防效果和长期不良反应。口服双膦酸盐和地舒单抗在该人群中的使用均已有研究。然而,只有代谢性骨病专科医生才能考虑对 eGFR<30ml/min 的患者使用双膦酸盐,并且使用前还需要先通过生化检查和/或骨活检(对 eGFR<15ml/min 的患者)排除肾性骨营养不良。

2. 对任何双膦酸盐有禁忌证/不耐受 对不能接受或不能耐受口服和静脉用双膦酸盐的患者,其他选择包括合成代谢类药物(例如特立帕肽和阿巴洛肽)、地舒单抗或 SERMs。对重度骨质疏松症(T 值在 -3.5 或以下,即使无骨折;或者 T 值在 -2.5 或以下,且有脆性骨折)的绝经后女性,推荐选择特立帕肽。特立帕肽必须每日皮下注射,而地舒单抗每 6 个月注射 1 次。一些重度骨质疏松症患者采用以下方法可能有益:最初使用特立帕肽治疗(最多 2 年),随后使用地舒单抗治疗,以保持特立帕肽带来的骨密度增加。

对不符合重度骨质疏松症标准但已发生过脆性骨折的患者,合理选择是地舒单抗(而非特立帕肽),尤其是伴有肾功能受损的患者。然而,由于新出现了关于停用地舒单抗后椎体骨折风险升高的担忧,在开始使用地舒单抗之前,应与患者讨论地舒单抗无限期用药的需求。

因为雷洛昔芬的抗骨吸收作用较双膦酸盐弱,临床上仅将雷洛昔芬用于无脆性骨折病史,且不耐受任何双膦酸盐或浸润性乳腺癌风险增加的绝经妇女骨质疏松症患者。

3. 重度骨质疏松症 特立帕肽是重组甲状旁腺激素(parathyroid hormone,PTH),阿巴洛肽是一种 PTH 相关蛋白(parathyroid hormone-related protein,PTHrP)类似物,这两种合成代谢类药物可以增加骨密度并降低骨折风险。对重度骨质疏松症(T 值在 −3.5 或以下,即使无骨折;或者 T 值为 −2.5 或以下,且有脆性骨折)患者,Up To Date 的一些专家偏好使用合成代谢类药物进行初始治疗,而另一些 Up To Date 专家偏好使用双膦酸盐进行初始治疗,这是考虑到合成代谢类药物治疗花费较高、需皮下给药和长期安全性顾虑。一项双盲双安慰剂对照试验比较了特立帕肽与利塞膦酸盐分别用于 680 例重度骨质疏松症(既存骨折平均 2.7 处)的绝经后女性(平均年龄 72.1 岁),结果显示特立帕肽组新发放射影像学椎体骨折数量更少(5.4% vs 12%),且所有部位临床骨折更少(4.8% vs 9.8%)。非椎体骨折发病率无差异。多数女性曾用过至少 1 种抗骨质疏松药(先前使用双膦酸盐的中位持续时间为 3.6 年)。

如果选用合成代谢类药物治疗,鉴于特立帕肽有长期的安全性追踪记录,优选特立帕肽。阿巴洛肽是替代选择。然而,阿巴洛肽的使用经验较少,长期安全性不明。由于特立帕肽 / 阿巴洛肽治疗时间限制为不超过 18~24 个月,所以最初接受合成代谢类药物治疗的重度骨质疏松症患者在停药后,通常还要接受抗骨吸收药物治疗(优选双膦酸盐),以保持使用特立帕肽 / 阿巴洛肽取得的骨密度增加。对不能耐受口服或静脉用双膦酸盐的女性,在特立帕肽 / 阿巴洛肽治疗后可选择地舒单抗或雷洛昔芬。尚未充分确定在停止 PTH 治疗后使用抗骨吸收治疗能否持续降低骨折风险。

(三)治疗反应监测

监测治疗反应的重要性在于识别可能需要调整治疗方案的患者(多达 1/6 使用阿仑膦酸钠的女性仍继续发生骨丢失)。目前对最佳监测方法尚未达成共识。通常用连续双能 X 射线吸收法(dual energy X-ray absorptiometry,DXA)测量评估骨密度反应,但双膦酸盐减少骨折的效果大部分无法通过 DXA 测得。骨转换标志物不常使用,但在特定情况下可能有所帮助。相关指南对治疗反应监测的推荐见表 3-9。

表 3-9　相关指南对治疗反应监测的推荐

指南制定者	监测方法
国际临床骨密度测量学会（ISCD）	推荐当骨密度预期改变达到或超过最小有意义改变（least significant change，LSC）时进行骨密度随访检测（脊柱和髋部行 DXA），通常在开始或改变治疗后 1~2 年进行；一旦确定治疗效果，检测时间间隔可相应延长。在存在快速骨丢失相关的情况时，例如糖皮质激素治疗，检测应更频繁
美国国家骨质疏松基金会（NOF）	推荐在开始治疗后 1~2 年复查骨密度（对脊柱或髋部行 DXA），并在此后每 2 年复查 1 次，某些特定临床情况下需要更频繁复查
美国临床内分泌医师学会（AACE）	推荐每 1~2 年复查 1 次腰椎和全髋 DXA，直至达到稳定状态，此后每 2 年或更长时间进行检测
北美绝经协会（NAMS）	推荐在开始治疗后 1~2 年复查 DXA，如果骨密度稳定，此后可降低复查频率
美国医师协会（ACP）	推荐不要在治疗期间监测，因为许多接受抗骨吸收治疗的女性即使骨密度未增加，骨折也会减少
中华医学会骨质疏松和骨矿盐疾病分会	推荐在药物首次治疗或改变治疗后每年、效果稳定后每 1~2 年重复骨密度测量，以监测疗效

1. 骨密度稳定或增高表明治疗有效　只有骨密度的改变大于检测仪的 LSC 时才能认为有意义。一些研究提示治疗期间骨密度改变与骨折风险下降有关，但并非所有研究都得出此结论。一项研究显示，骨密度增加者的骨折减少最显著，而即使是骨密度稳定者的骨折也少于骨密度下降者。一篇纳入 12 项临床试验的 Meta 分析得出结论认为，脊柱骨密度的改善可使骨折风险发生可预测的小幅度降低。

2. 治疗期间骨密度下降或骨折　若发现治疗后的患者骨密度降低超过 LSC 或有新发骨折，则应进一步评估促发因素，可能包括治疗依从性差、胃肠吸收不足、钙和维生素 D 摄入不足或者发生不利于骨骼的疾病 / 障碍。应核实钙和维生素 D 的补充情况，并对骨丢失的继发性原因进行一些评估。

如果患者其他方面状况良好，并正确使用药物和补充剂，此时正确的做法尚有争议。一些临床医生认为骨密度减少确实反映了治疗失败，应考虑调整骨质疏松症的初始治疗方案。其他临床医生则认为骨密度下降不一定说明治疗不充分，而可能归因于测量误差。他们会在 1 年后复测骨密度，只有再次确认下降才采取措施。目前支持这两种举措的临床试验数据都很少。在此情形下，推荐以下做法。

（1）骨密度下降

1）当骨密度改变幅度小于 5%、患者已正确使用药物且无可识别的促成因素时，建议继续采用相同治疗并在 2 年后复查骨密度。

2）当骨密度降幅≥5% 时，推荐将口服双膦酸盐换为静脉用双膦酸盐（常为唑来膦酸）。如果治疗无效与吸收较差有关，换为静脉用剂型应当能够产生更好效果。也可以改用地舒单抗或特立帕肽（或阿巴洛肽）。

（2）使用双膦酸盐期间发生骨折：对重度骨质疏松症（T 值 <-2.5 且至少有 1 处脆性骨折）患者，如果双膦酸盐治疗 1 年后仍继续发生骨折，换为合成代谢类药物是良好选择。特立帕肽可以有效增加曾用双膦酸盐治疗女性的骨密度，但其改善程度可能低于从未使用双膦酸盐的女性。

对其他治疗无反应的患者以及肾功能受损患者的替代选择是地舒单抗。然而，如果没有禁忌证，以下做法可能有益：先使用特立帕肽（最多 2 年），随后使用地舒单抗治疗，以保持特立帕肽带来的骨密度增加。然而，由于新出现了关于停用地舒单抗后椎体骨折风险升高的担忧，在开始使用地舒单抗之前，应与患者讨论地舒单抗无限期用药的需求。

3. 治疗持续时间

（1）双膦酸盐类

1）若患者已持续使用双膦酸盐类药物治疗 5 年但骨折风险较高（既往骨折史、年龄较大、虚弱及跌倒风险高等），建议继续治疗（Grade 2B）。目前尚未证实该群体停止治疗后尚有残留收益。此外，持续治疗的收益很可能超过发生颌骨骨坏死（ONJ）或非典型股骨骨折（极罕见的并发症）的风险。

2）对已使用阿仑膦酸盐或利塞膦酸盐持续治疗 5 年、骨矿密度（骨密度）稳定、无既往椎骨骨折史且近期骨折风险较低的患者，建议停止药物治疗（Grade 2C），而后监测骨密度。若至少 2 次（相隔至少 2 年）连续的双能 X 射线吸收法（DXA）测定示骨密度下降，则应恢复药物治疗。

3）对已持续接受唑来膦酸（ZA）治疗（一年 1 次）3 年、骨密度稳定、无既往椎骨骨折史且近期骨折风险较低的患者，临床上建议停药（Grade 2C），而后监测骨密度。若至少 2 次（相隔至少 2 年）连续双能 X 射线吸收法（DXA）测定提示骨密度下降，则应恢复用药。

（2）地舒单抗：地舒单抗对骨密度和骨重建的影响会在停药后逆转，停用地舒单抗会在相对较短时间内导致骨丢失，而停用双膦酸盐不会立即导致骨丢失。

与双膦酸盐治疗者不同的是，在给定的治疗期之后，地舒单抗治疗者不应有"药物假期"（drug holiday）。在开始地舒单抗治疗前，应与患者讨论无限期治疗的需求。然而，由于担忧花费或潜在不良反应，如果骨密度显著升高及 T 值表明骨质减少，一些临床医生可能选择在地舒单抗长期治疗后停药。

在这种情况下,或者因不良反应或缺乏疗效而停用地舒单抗时,临床上通常换为另一种药物,例如双膦酸盐或特立帕肽。

有关地舒单抗治疗的最佳持续时间或与其他骨质疏松症治疗药物序贯治疗的数据很少。FREEDOM扩展试验显示,持续使用地舒单抗10年,骨密度仍维持增长。

(3)选择性雌激素受体调节剂(SERM):对雷洛昔芬耐受良好且反应良好(骨密度改善或稳定)的女性,建议不要停止治疗。来自临床试验的安全性和有效性数据持续了8年,因此,一些临床医生更愿意在使用雷洛昔芬治疗8年后停用该药物,并改用另一种抗骨质疏松药。

与双膦酸盐类药物不同,SERM在骨骼中的作用持续时间不持久,停止治疗后对骨密度没有残留益处。一项试验显示,完成5年雷洛昔芬治疗疗程的女性在停用雷洛昔芬后1年,出现腰椎和股骨颈骨密度显著下降(分别下降2.4%和3.0%)。骨丢失率与安慰剂治疗患者相近。

(4)甲状旁腺激素类似物(PTHa):关于PTH预防骨折效果的试验仅持续了18~21个月,分别为甲状旁腺激素治疗骨质疏松试验(treatment of osteoporosis with parathyroid hormone,TOP)和骨折预防试验(fracture prevention trial,FPT)。鉴于使用2年后仍缺乏疗效证据、费用昂贵及可能有致癌风险,PTH治疗应仅用于受累最严重的患者,且治疗时间不超过2年。这使得在停用特立帕肽后选择何种治疗方面,有很大的不确定性。

停止PTH治疗后,通常为患者继续开具抗骨质吸收类药物,优选双膦酸盐。旨在维持或提高单用PTH所获得的骨密度增加。不能耐受口服或静脉给予双膦酸盐者,也可选用地舒单抗(用于女性或男性)或雷洛昔芬(用于女性)。

三、药学监护要点

绝经后妇女使用其他抗骨质疏松药的药学监护要点无特殊,详见本书第二章。本节主要讨论绝经激素替代治疗(menopause hormone therapy,MHT)的药学监护要点。

(一)治疗前的药学评估

1. 绝经症状评估 进行绝经相关症状及泌尿生殖道相关症状评估,判断激素补充适应证。目前临床常用改良的Kupperman症状评分表。

2. 骨质疏松症风险评估 IOF骨质疏松症风险一分钟测试题和亚洲人骨质疏松症自我筛查工具(OSTA)详见总论第二节。

3. 基本情况评估 基本情况评估包括患者年龄、现病史、既往病史、家族史、月经及个人婚育史、用药史等信息,主要为风险评估。评估患者激素补充治疗(hormone replacement therapy,HRT)禁忌证及慎用情况,具体见表3-10。

同时应详细了解患者生活方式,如饮食、运动情况等,重点关注患者既往用药史,掌握患者用药经验及依从性,以便有针对性地进行药学监护及宣教。

应注意MHT有"窗口期"理论,即对绝经早期有症状的中年妇女进行MHT,会形成一个对骨骼、心血管和神经系统的长期保护作用的时间段。一般为绝经10年之内或60岁以前。对仅以预防骨折为目的,既往未用MHT且年龄≥60岁的妇女,不推荐开始使用MHT。

MHT的适应证、禁忌证和慎用情况见表3-10。

表3-10　MHT的适应证、禁忌证和慎用情况

适应证	禁忌证	慎用情况
(1)绝经相关症状(A级证据):月经紊乱、潮热、多汗、睡眠障碍、疲倦、情绪障碍如易激动、烦躁、焦虑、紧张或情绪低落等。 (2)泌尿生殖道萎缩的相关症状(A级证据):阴道干涩、疼痛、性交痛、反复发作的阴道炎、排尿困难、反复泌尿系统感染、夜尿多、尿频和尿急。 (3)低骨量及骨质疏松症(A级证据):包括有骨质疏松症的危险因素及绝经妇女骨质疏松症	已知或可疑妊娠;原因不明的阴道出血;已知或可疑患有乳腺癌;已知或可疑患有性激素依赖性恶性肿瘤;患有活动性静脉或动脉血栓栓塞性疾病(最近6个月内);严重的肝、肾功能障碍;血卟啉症、耳硬化症;已知患有脑膜瘤(禁用孕激素)	慎用情况并非禁忌证,是可以应用MHT的,但是在应用之前和应用过程中,应该咨询相应专业的医师,共同确定应用MHT的时机和方式,同时采取比常规随诊更为严密的措施,监测病情的进展。慎用情况包括子宫肌瘤、子宫内膜异位症、子宫内膜增生史、尚未控制的糖尿病及严重的高血压、有血栓形成倾向、胆囊疾病、癫痫、偏头痛、哮喘、高催乳素血症、系统性红斑狼疮、乳腺良性疾病、乳腺癌家族史

(二)治疗过程的药学评估

MHT治疗过程中,应对患者药物治疗的有效性、安全性、依从性进行评估,并根据评估结果调整用药或者停止用药。如图3-6所示。

1. 药物治疗方案的有效性评估　运用改良的Kupperman症状评分表评估症状改善情况。在MHT开始的第一年,于启动后第一个月、第三个月评估患者疗效、不良反应及依从性,并根据患者具体情况调整用药及剂量。患者使用MHT一年及之后的每年至少随诊1次,均需启动MHT治疗前的所有检查。复查后根据所有检查结果,重新评估该患者MHT的禁忌证和慎用情况,评估其个人在MHT中的风险与获益。而后根据患者的具体情况,酌情调整用药,确定次年的MHT用药方案,同时鼓励患者长期坚持MHT,以期长远生命获益。

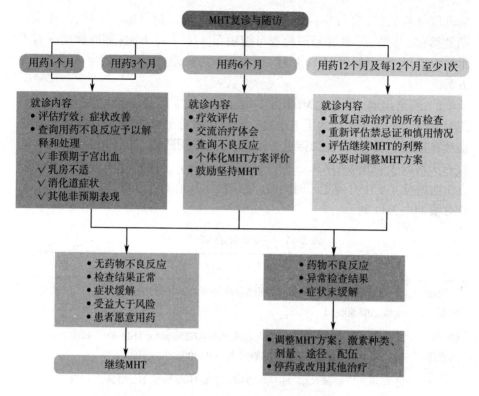

图 3-6 MHT 治疗过程中的药学评估

虽然抗骨质疏松药的长期抗骨折效果是否取决于其增加和维持骨密度的能力仍存有争议,但目前连续检测骨密度已成为临床实践中监测疗效的重要手段。美国国家骨质疏松基金会(National Osteoporosis Foundation, NOF)和国际临床骨密度测量学会(International Society for Clinical Densitometry, ISCD)均推荐骨密度测量为治疗的常规监测指标。NOF 建议应每两年进行一次重复测量骨密度,而 ISCD 提倡首次随访测定应在启动治疗或改变治疗后 1 年进行。中华医学会骨质疏松和骨矿盐疾病分会指南推荐在药物首次治疗或改变治疗后每年、效果稳定后每 1~2 年重复骨密度测量来监测疗效。

2. 药物治疗方案的安全性评估

(1)不良反应的监测与处理:MHT 相关副作用主要出现在开始 MHT 的 3 个月内。

1)乳房胀痛:初始 MHT 3 个月内出现乳房胀痛相对常见,患者可感觉乳房轻中度胀痛,应向患者解释,症状在继续 MHT 后可逐渐减弱。年度乳腺检查结果若有乳腺增生,向患者解释属非病理性改变;若为乳腺结节,建议到乳腺外科就诊,进行专科处理。乳腺结节的患者排除恶性疾病后,建议定期随诊,加强监测,乳腺超声检查可缩短至 4~6 个月 1 次;如乳腺情况有手术治疗指征,建议暂停 MHT 治疗,手术后参考病理诊断结果确定下一步治疗方案。

2)阴道出血:规范化 MHT 并不增加子宫内膜病变的发生率,但 MHT 启用后有时会出现非预期的阴道出血。非预期阴道出血处理时,如点滴出血可继续在用药中观察;出血如接近月经量,可先停用药物,待出血结束后行 B 超检查子宫内膜,如检查结果正常,内膜厚度 <5mm,可继续使用 MHT;少量频发出血持续 4~6 个月或更长时间时,建议换用其他治疗方案,可选择的推荐治疗方案如表 3-11 所示。

表 3-11　可供选择的 MHT 方案

	治疗方案	给药途径
单用雌激素	口服戊酸雌二醇 0.5~2mg/d 或结合雌激素 0.3~0.625mg/d;经皮雌二醇 50μg/d	口服 / 透皮
雌、孕激素序贯治疗	戊酸雌二醇 1~2mg/d 或结合雌激素 0.3~0.625mg/d×21d+ 地屈孕酮 10mg/d 或微粒化黄体酮胶丸 100~300mg/d×10d	口服
	复合制剂戊酸雌二醇 2mg/d×21d+ 醋酸环丙孕酮 1mg/d×10d	口服
	复合制剂雌二醇 2mg/d×28d+ 地屈孕酮 10mg/d×14d;雌二醇 1mg/d×28d+ 地屈孕酮 10mg/d×14d	口服
	半水合雌二醇贴(1/2~1)贴 /7d 或雌二醇凝胶 1.25g/d×28d+ 地屈孕酮片 10mg/d×14d	透皮
雌、孕激素连续联合治疗	复合制剂雌二醇 1mg/d×28d+ 屈螺酮 2mg/d×28d	口服
	口服戊酸雌二醇 0.5~1.5mg/d 或结合雌激素 0.3~0.45mg/d 或半水合雌二醇贴(1/2~1)贴 /7d 或雌二醇凝胶 1.25g/d×28d+ 地屈孕酮 10mg/d 或微粒化黄体酮胶丸 100mg/d×28d	口服 / 透皮
	替勃龙(1.25~2.5mg/d)	口服
阴道局部用药	雌三醇乳膏 1mg/g,一日 0.5g	经阴道(每日 1 次,连续使用 2 周,症状缓解后,改为每周用药 2~3 次)
	结合雌激素乳膏 0.625mg/g,一日 0.5~2g	
	普罗雌烯阴道片 / 胶囊 10mg/ 片,一日 1 片	
	氯喹那多 - 普罗雌烯阴道片(每片含普罗雌烯 10mg,氯喹那多 200mg),一日 1 片	

3）消化道症状：有少部分患者在 MHT 后出现较轻微的消化道症状，症状可在短期内缓解；如消化道症状存在时间较长，可更换 MHT 方案。

（2）慎用情况的监护：MHT 的慎用情况是指绝经期女性有 MHT 的适应证，同时又合并某些性激素影响性疾病，是否可以启用 MHT，应当根据其具体病情来判定。慎用情况并不是禁忌证，目前尚无充足的循证医学证据证实可用或禁用，在进一步观察和研究后或可获得充足证据，可能转化为 MHT 的非禁忌证或禁忌证。

1）子宫肌瘤：围绝经期女性子宫肌瘤发病率高于女性平均发病率，符合手术指征者应进行手术治疗。鉴于肌瘤体积越小，其增长的风险越小，肌瘤直径 <3cm 者，MHT 可以常规使用；肌瘤直径在 3~5cm 者，应加强随访。

2）子宫内膜异位症：MHT 原则上尽量采用雌、孕激素连续联合方案。对因子宫内膜异位症切除子宫的患者，建议在 MHT 用药早期（2 年左右）仍采用添加孕激素的连续联合方案。

3）子宫内膜增生：未治疗的子宫内膜增生应先治疗至内膜完全逆转；对保留子宫的患者，选择雌、孕激素联合方案安全性更好；建议子宫内膜不典型增生者先行子宫全切除术，术后患者的 MHT 是否需联合孕激素无明确证据。以上情况均需谨慎评价使用 MHT 的指征，应用 MHT 应密切随访，必要时行诊刮术并行内膜病理检查。

4）糖尿病：MHT 有助于血糖控制。在药物方面宜选用对代谢影响较小的孕激素制剂。

5）高血压：长期、严重高血压患者应排查既有的心血管病变。MHT 宜选用无水钠潴留副作用或此副作用较小的孕激素。中度以上高血压患者需进行正规降血压治疗。

6）胆囊疾病：服用雌激素可增加胆囊疾病发病率和手术风险，须向患者充分解释。经皮雌激素应用对患胆囊疾病女性可能更安全。

7）系统性红斑狼疮：系统性红斑狼疮的女性患者出现卵巢早衰、血管舒缩症状和骨质疏松的情况比健康女性严重，在启用 MHT 前需评价既有心血管病变，密切监测高危因素，充分知情同意。MHT 不宜用于狼疮疾病活动期或有血栓栓塞病史的系统性红斑狼疮患者。

8）血栓形成倾向：使用经皮雌激素 MHT 与口服途径相比血栓栓塞性疾病风险较低。

9）癫痫：绝经本身或使用 MHT 可能影响癫痫的发作，需密切观察，必要时调整抗癫痫药的用量；开始 MHT 前需使患者充分知情同意，选择最低有效剂量的 MHT。

10）哮喘：围绝经期可能是哮喘发作的相对危险期，使用连续联合方案或经皮激素补充等安全性更高,并需密切随访用药期间患者哮喘发作情况。

（3）可能的药物相互作用

1）因雌二醇部分经 CYP3A4 代谢,故 CYP3A4 酶抑制剂（如红霉素、克拉霉素、伊曲康唑等）可使雌激素浓度升高,导致不良反应增加。CYP3A4 酶诱导剂（如卡马西平、苯巴比妥、利福平等）可使雌激素代谢加快从而减弱雌激素疗效。

2）与对乙酰氨基酚合用可增加雌二醇的生物利用度。

3）雌二醇和钙剂同用,可增加钙的吸收。

4）大剂量雌二醇可加重三环类抗抑郁药的不良反应,同时降低其疗效。

5）与青霉素、四环素合用可使雌二醇浓度降低。

6）雌二醇可降低抗凝药、降糖药的疗效,如必须合用,需调整抗凝药或降糖药的剂量。

7）雌二醇可降低抗高血压药、他莫昔芬的药物疗效。

3. 患者依从性(顺应性)评估 为了保证患者的依从性,消除患者用药疑虑,对患者的用药教育包括如下内容。

（1）患者教育

1）服药方法:雌激素、孕激素的吸收均不受进食影响,可在一天中的任何固定时间服药。如果忘记服药,忘记的药片应在 24 小时内服用,以避免发生撤退性出血。鉴于患者同时服用钙剂,可告知患者于睡前设定闹钟,将雌、孕激素类药物与钙剂同服,一方面有利于按时服药,另一方面同服雌激素可增加钙剂吸收。服用药物后,可能出现乳房胀痛、头痛、恶心、腹痛、皮疹、瘙痒、体重增加或减轻等不良反应,通常不影响继续治疗。但若出现单侧腿肿胀或沿腿部静脉肿胀、腿部疼痛、皮温上升、突发气短或呼吸急促、突发咳嗽伴出血、严重头晕或头痛、视力改变、胆汁淤积性黄疸或胆汁淤积性瘙痒、意识障碍等,患者要警惕严重不良反应的发生,及时停药就医。

2）服药依从性差的后果:为了进一步增加患者的依从性,应告知患者不规律服药的后果。叮嘱患者若间断服用雌、孕激素复合片,不但不能保证治疗效果,还可能发生阴道异常出血。

（2）患者关心的常见问题

1）心血管系统:①心血管系统疾病是老年妇女常见的死亡原因之一。绝经后妇女糖尿病、高血压、冠心病的发生率随绝经年限的延长快速上升。绝经成为绝经后妇女心血管疾病的独立危险因素。②绝大多数临床前研究和观察性研究支持围绝经期开始的 MHT 可以降低心血管疾病的风险。MHT 通过改善血管功能、血压、胰岛素抵抗、脂蛋白谱,从而改善冠心病的危险因素,能够明显降低 2 型糖尿病和心血管疾病的风险。③在 45 岁以前自然绝经或人工绝经的妇女,患冠心病的风险更大。对早绝经的妇女,MHT 有维护心血管健康的作用。④对年龄 <60 岁且无心血管疾病的近期绝经的妇女(处于"窗口期"),开始 MHT 不会引起早期危害,并能够降低心血管疾病的发生率和死亡率。年龄 ≥60 岁的妇女是否继续 MHT 可以根据总体的获益 - 风险分析决定,没有证据对 MHT 的继续使用设定年限。⑤不推荐仅仅为预防冠心病使用 MHT。健康的生活方式对心血管疾病的预防有很大的帮助,包括:戒烟、限酒、饮食控制、减轻体重等。⑥单纯雌激素补充治疗可能对冠状动脉有更多的益处。如需要加用孕激素保护子宫内膜,屈螺酮、地屈孕酮、天然孕酮与其他种类的孕激素相比,对心血管的副作用更少,相对更安全。⑦有静脉血栓栓塞史的妇女应慎用口服 MHT。有潜在或已证实静脉栓塞和卒中危险因素的妇女,在应用 MHT 前应进行个体化咨询。对这些妇女,应选择非口服途径的 MHT。

2)肿瘤:MHT 与乳腺癌发生的关系是雌激素和 / 或孕激素补充治疗 5 年内,不会增加患者终生乳腺癌的发生风险;现有的循证医学证据表明,MHT>5 年者,乳腺癌的发生风险是不确定的,不同文献报道的结果并不一致,即使危险增加,也是很小的(小于每年 0.1%),这种危险性的增加比率小于其他危险因素(如肥胖和每日饮酒超过 2 个标准饮量)的影响。使用不同种类和不同途径给予雌、孕激素,可能对乳腺癌的发生风险有不同影响。现有的数据提示,天然或某些合成孕激素(如微粒化的黄体酮和地屈孕酮)可能不增加乳腺癌的发生风险;WHI 的数据显示,单用雌激素达 7 年,不会增加乳腺癌的发生危险,甚至稍有下降。但目前的证据表明,乳腺癌仍然是 MHT 的禁忌证。

对其他妇科肿瘤,MHT 是否增加卵巢上皮性癌和子宫颈腺癌发生的风险目前有争议;MHT 中规范应用孕激素不增加子宫内膜癌发生的风险。

3)认知功能:认知功能包括学习、记忆、语言、注意力、再认识、逻辑推理、解决问题的能力,以及其他高级智能及精确运动功能等多个方面。循证医学证据支持 MHT 对认知功能的影响可能存在治疗窗口期。在近绝经及绝经早期开始应用雌激素可降低妇女认知功能下降或痴呆的风险;窗口期后首次应用 MHT,可增加妇女罹患阿尔茨海默病的风险,且不能改善认知能力的衰退。除雌激素外,阿尔茨海默病尚与多种因素有关,如年龄、绝经状态、文化程度,以及吸烟和 ApoE 基因型等。雌激素可改善围绝经期妇女轻度抑郁症状,对伴有重度抑郁症状者需同时服用抗抑郁药物等精神类药物协同治疗。

4)皮肤:MHT 对延缓皮肤老化有益处。

5)肥胖:绝经本身是妇女体重增加和出现腹型肥胖的原因。目前认为,绝经后妇女使用MHT不增加体重。

（三）治疗后的药学评估

患者的MHT治疗告一段落后，再次评估患者MHT治疗的有效性和安全性。采用改良的Kupperman症状评分表评估患者绝经症状改善情况，预期评分<6分。

根据现有的循证医学证据，没有必要对MHT持续时间进行限制，只要评估受益大于危险，即可继续给予MHT。

（四）拟定和执行患者监护计划，阶段性评估药物治疗结局状态。疗效随访评估内容将记录于药学监护表。

第三节　妊娠及哺乳相关骨质疏松症

一、妊娠及哺乳对骨代谢的影响

人的骨密度在20~30岁达到骨量峰值，而此时绝大多数妇女正值妊娠期及哺乳期，是生育年龄妇女体内激素环境变化最大的两个时期。在这种起伏波动的激素环境中，发生着钙从母体到胎儿、婴儿的转运和再分布。这些生殖活动带来的骨矿消耗可能会影响到绝经前骨量的积累和围绝经期的骨丢失。妊娠期、哺乳期妇女，钙代谢除维持自身平衡外，尚需满足胎儿、婴儿生长发育的需要。

（一）妊娠期妇女体内钙代谢调节

妊娠期，尤其妊娠晚期，由于胎儿骨骼的迅速发育，从母体吸收钙逐渐增加，从而促使母体产生一系列变化以调节钙代谢，肠道对钙吸收增加，循环中$1,25\text{-}(OH)_2D$的增加，促进母体肠道对钙的吸收显著增加。妊娠期钙吸收后的分布途径主要包括以下三种。

1. 骨钙稳态的调节　血清中降钙素的升高有利于保护母体骨骼以防过度钙吸收。早期的研究表明在妊娠期血清甲状旁腺激素（PTH）升高，最近的纵向研究表明血清完整PTH浓度在妊娠期无升高，与非妊娠期相比降低或无显著改变。

2. 母体与胎儿之间钙的调节　研究表明，胎儿生长发育需要母体供给大量钙质，如果母体钙供给不足，体内钙缺乏，再加上维生素D的不足，血钙水平必然降低，继发性甲状腺功能亢进症，动员骨钙，使骨吸收增多，以满足胎儿需要和维持母体血钙的生理水平；另外，妊娠期妇女本身成骨功能降低，保证血钙的正常水平。血清PTHrP水平升高，其作用可能与胚胎分化、维持母体和胎儿间钙传递、促进胎儿骨骼发育、发动分娩及泌乳有关，但是其来源不清楚。胎儿低血钙与母体低血钙、低 PTH、低 $1,25\text{-}(OH)_2D$ 及高降钙素浓度有关。母体低甲状旁腺功能状态可使胎儿甲状旁腺出现应激反应导致新生儿高钙血症。母体高甲状旁腺功能状态可造成胎儿血浆甲状旁腺激素升高，使胎儿骨吸收增加。近几年研究表明，妊娠期母体血清白蛋白的下降及钙结合蛋白的减少使血清总钙下降，而具有生理活性的血清离子钙浓度无显著性改变。这反映了母体的适应性变化。

3. 尿钙的排出增加，反映了钙吸收的增加及妊娠期血容量扩大后肾小球滤过率的增加。

（二）哺乳期妇女体内钙代谢

哺乳期肠道钙吸收比妊娠期降低，尿钙的排出比妊娠期及非妊娠期都显著降低。

1. 骨钙稳态的维持及调节　大量资料表明，哺乳期的钙源丢失大于骨吸收增加。哺乳 6 个月骨矿物质丢失超过 7%，骨丢失率比绝经后还高，这种骨丢失甚至可以导致罕见的骨折。哺乳期骨钙释放入血不一定完全受钙调激素的调节，血清中 PTH、$1,25\text{-}(OH)_2D$ 浓度与非妊娠期没有不同。低雌激素高PTHrP 浓度及催乳素可能对增加骨吸收起到一定作用。

2. 乳汁中钙的调节　近来动物模型研究表明某些细胞因子增加，可使破骨细胞活性增加。例如在低雌激素情况下可以诱导 IL-6 生成增加，使破骨细胞活性增加、成骨细胞活性降低，雌激素降低所诱导的骨吸收增加，保证了产妇在饮食钙不足的情况下乳汁中钙的浓度，以满足婴幼儿对钙的需求。哺乳期骨丢失与绝经后骨丢失不同，哺乳期骨丢失是短暂的。哺乳停止后，随着月经复潮，肠道钙吸收的增加，尿钙排出减少，丢失的骨量在产后一年内可恢复，即使在此期再次妊娠。研究表明补充钙剂在哺乳期对乳汁钙浓度及骨矿物质无影响，仅见尿钙排出增加。

3. 尿钙的重吸收确实对满足哺乳期钙的需要起了很大作用。

（三）妊娠期及哺乳期维生素 D 对胎儿及婴儿骨骼系统发育的影响

有关妊娠期及哺乳期母体内维生素 D 水平的研究，近年来备受关注，并有研究指出维生素 D 可能影响胎儿骨骼系统以及其他系统的生长发育，这种影响可能持续至新生儿及以后的生长发育。对妊娠期及哺乳期补充维生素 D 对妊娠期妇女、胎儿和新生儿的益处和 / 或不良影响，目前尚未见相关报道。一项研究对一组妊娠晚期妇女测定体内维生素 D 水平，其中 78%（466）新生儿出生时测定维生素 D 水平，74% 的新生儿 9 个月时再次测定血维生素 D 浓度，其中 30%（178）9 岁时再次测定体内血维生素 D 浓度，结果显示母体血维生素 D 浓度大于 75nmol/L 时则不会影响新生儿出生时体重、神经系统以及心血管系统的发育。其远期影响有待进一步研究。另一项研究显示母体维生素

D缺乏将会增加分娩低出生体重儿及新生儿维生素缺乏病发生的风险,并增加妊娠期妇女子痫前期的发生率,上述研究使得在妊娠开始就监测母体维生素D并按需补充及调节维生素D成为必要。

（四）妊娠对骨量的影响

人骨钙储备从胚胎期就已经开始,一般到30岁以前完成骨钙的储备,通常25岁以后的成熟妇女骨密度已达峰值,妊娠对骨量的影响并不明显。但对年轻的未达峰值骨密度的妇女,妊娠期由于母婴同时生长发育会影响骨密度。

Sahin(2015年)研究表明27岁前首次妊娠的妇女绝经后患骨质疏松症的风险更高;两次妊娠之间间隔时间(IPI)缩短同样会对骨密度产生不利影响。其中,IPI在12个月之内的女性患骨质疏松症的风险最高。妊娠期从母亲到婴儿实现肠道钙吸收的平衡和钙转换。妊娠早期骨吸收评价指标增加,妊娠晚期骨形成评价指标增加,表明骨转换大量增加。骨量重新分配,主要皮质区的骨膜和骨内膜增加,总平衡接近0。妊娠可以刺激骨内膜内生骨,增加长骨骨皮质厚度。研究指出妊娠或哺乳可以增加股骨骨膜和骨内膜内生骨,许多长骨可能均有此现象,这可能解释新生儿出生时钙需求量增加,骨吸收导致骨小梁变化,且骨膜位置可能是哺乳期钙储存库。近年来国外一项入选超过600例女性的研究显示,推迟女性妊娠直至其最大骨量基本恢复,似乎对骨骼具有保护作用。妊娠期,母体除维持自身营养外还要满足胎儿生长发育的需要,如果膳食结构不合理或偏食,不仅不能满足自身对营养物质的需求,还会引起骨营养不足,到妊娠末期及分娩期骨钙将丢失8%~10%,使自身骨钙减少;妊娠期肾上腺皮质激素分泌增加,妨碍钙的吸收;妊娠晚期胎头入盆后压迫闭孔神经,机械性压迫导致局部神经营养障碍,髋骨等易出现骨质疏松症;妊娠期妇女由于户外运动、日光照射减少,使维生素D生成减少,致骨形成不足;妊娠期妇女往往生化及内分泌发生改变,从而导致骨代谢异常。妊娠相关的骨质疏松症可能与维生素D缺乏,低钙饮食和PTH浓度升高,妊娠期长期缺乏户外适当活动,使用皮质类固醇类激素、镇静药物以及抑制宫缩的药物以及一些不确定的病理因素有关,妊娠本身不是低骨量或骨折的危险因素。妊娠期骨折可能与妊娠期前存在低骨密度、妊娠后骨吸收增加有关,当钙储备不足,将会对妊娠近期及远期造成影响,因此,根据妊娠期母体骨钙代谢特点,目前推荐钙与维生素从妊娠开始就应该补充,事实上,绝大多数妊娠期妇女在妊娠期不会发生骨质疏松性骨折,这与她们自身体内各种骨钙代谢的调节及代偿机制有关。产次与骨量的关系很难确定。理论上讲,由于妊娠对钙的需求增加会使骨量减少。另一方面妊娠后期雌激素水平上升及体重增加又都利于骨量的增加。We(2018年)研究表明,骨量与产次呈负相关,尤其是妊娠大于4次。但也有一些研究未能发现这种关系以及多产妇与未产妇之间骨密度的差别。有研究显示产次与将来骨质疏松性骨折的发生没有关系，产次不能作为预示将来骨折发生的风险因素。近年来几项研究显示，多次妊娠的女性的骨丢失少于未曾妊娠过的女性。

（五）哺乳对骨量的影响

多年来骨量与哺乳的研究结果不一致。哺乳期钙从骨中的动员比妊娠期多，其程度取决于乳量的多少和哺乳期限的长短。一些横断面研究表明，哺乳与骨密度呈正相关，没有增加骨折的风险性。哺乳 3 个月与骨丢失无显著相关，丢失的 2% 股骨干或脊柱骨矿物质在产后 6 个月完全恢复。长期哺乳既不降低腰椎或桡骨骨矿物质，也不减少骨量。近年有研究表明妊娠的次数和哺乳期的长短对骨密度无影响，Peter 博士发现，哺乳女性的骨质疏松发生率（8%）显著低于非哺乳女性（19%），在哺乳女性组中，首次妊娠年龄 <27 岁的女性骨质疏松发生率显著高于首次妊娠年龄 >27 岁的女性（11% vs 5%）。在首次妊娠年龄至少为 27 岁的女性中，未哺乳女性的骨质疏松发生率显著高于哺乳女性（25% vs 5%）。首次妊娠年龄至少为 27 岁的哺乳女性骨质疏松发生率显著低于首次妊娠年龄 <27 岁的未哺乳女性（5% vs 16%）。另有纵向研究表明哺乳超过 6 个月与骨丢失显著相关，哺乳超过 1 年的妇女骨丢失明显大于 6~9 个月哺乳者。近年来一项国外研究通过对年轻初产妇产后早期阶段与非妊娠期年轻女性采取定量超声测定骨密度发现，前者骨密度明显下降，骨标志物明显升高，由于未进行远期随访及跟踪，其对远期骨量的影响尚有待进一步研究。与妊娠期相比肾脏钙的重吸收增加，而肠道对钙质的吸收并无增加。催乳素水平升高，PTH 和维生素 D 水平无改变，下丘脑 - 垂体 - 性腺轴受抑制影响了卵巢甾体激素的合成，低雌激素可导致骨量减少，认为哺乳增加骨吸收。文献中哺乳与骨量间的关系表现不一致的原因可能是骨密度测量方法不一致、观测时间不同，测量的骨骼区域不同、样本大小不同以及样本的选择不同。

二、妊娠及哺乳相关骨质疏松症概述

妊娠及哺乳相关骨质疏松症（pregnancy and lactation associated osteoporosis，PLO）是一种罕见疾病，常在第一次妊娠的晚期（第三期）或产后早期（也可以直到产后 18 个月）出现腰背部或髋部的疼痛和骨折，以椎骨骨折最为常见，表现为身高降低。其病因目前尚不清楚，亦无特别的治疗方法，一般会在产后尤其是停止哺乳后骨密度得到缓慢的改善。

自首例 PLO 病例于 1955 年报道以来，到 2012 年止，大约有 130 例报道。由于在妊娠期不便于行侵入性或放射性检查，导致目前对该病知之甚少。鉴于缺乏妊娠前及妊娠期骨密度方面的数据，对妊娠后期或分娩后发生的低骨量及骨质疏松的原因,常难以确定是由此前骨脆性增加导致骨结构破坏所致,还是妊娠本身导致了骨质丢失所致。

PLO 的病因可能与遗传、妊娠和哺乳等多种因素有关。

（一）妊娠及哺乳相关骨质疏松症的发生与遗传有关

有观察表明,PLO 患者的后代会在青少年期出现低骨量,但是并不是每个小孩的骨量都降低。此外,Dunne 等研究发现,PLO 患者的母亲中骨折患病率也增高。该项研究对 PLO 组和对照组的母亲进行年龄、身高、体重及钙摄入量的配对,结果发现 PLO 组患者母亲发生骨折的比例明显高于对照组的母亲,但是,骨折发生率在其两组父亲之间没有差异。另外一项研究发现,在 5 例患者的 15 位一级亲属中骨密度测定表明 53% 的亲属存在有骨质疏松症,而在 5 个家庭 20 位健康人群中骨质疏松症的发生率为 15%。因此,在 PLO 患者中存在有遗传性的低峰骨量。妊娠和哺乳会造成骨矿代谢的异常,是该病发生的危险因素。

（二）妊娠及哺乳相关骨质疏松症的发生可能与妊娠前所存在的骨质疏松或骨量减少有关,而妊娠或哺乳只是加重了骨量的减少

以上的推测是基于以下的假设:如果在妊娠之前就已经有骨的脆性增加（骨量减少）,在妊娠后骨量就不能恢复,但如果是由于妊娠造成了骨质的丢失,则妊娠后骨量可以恢复到正常。有研究显示,患者脊柱和髋部的骨密度在妊娠期均降低,而在分娩后均有不同程度的恢复,但是有相当一部分患者的骨密度未达到正常。尽管此项研究表明在正常妊娠的个体中停止哺乳会改善骨量,但同时也发现在分娩后,人工喂养和哺乳（3~6 个月）者骨密度的变化是类似的。这说明分娩后骨密度的变化并不完全是由哺乳所致。这项研究表明:不论是以腰背痛还是以髋关节痛为起始症状的患者,都具有腰椎和髋关节骨密度下降;分娩后出现骨密度不能完全恢复正常,说明在妊娠前就可能存在有骨量减少;产后骨密度的改变与是否哺乳没有明显关联。

（三）妊娠及哺乳相关骨质疏松症的发生与妊娠期及哺乳期 PTHrP(PTH 相关蛋白)水平的升高有关

PTHrP 也可能在 PLO 发病中发挥一定作用。PTHrP 的水平在哺乳期存在变化。研究发现在哺乳期的女性中,母乳喂养者 PTHrP 水平在 50% 的个体中可以检测到,而在人工喂养者中仅有 <6% 的个体可以检测到;此外,该项研究发现 PTHrP 水平与催乳素及骨密度呈负相关。据 Reid 等报道,31 岁的哺乳期妇女在第一次分娩后 1~2 个月出现椎体骨折,患者的血钙升高（2.99mmol/L）,尿钙的排出增加,而 PTH 和 $1,25-(OH)_2D$ 水平下降,PTHrP 水平升高;在停止哺乳后 2 周,血液指标均恢复正常,而 PTHrP 水平则缓慢下降。这说明了停止哺乳在该病患者中的重要性以及 PTHrP 可能的作用。

（四）其他因素

Butscheidt 等最近对 7 例 PLO 患者进行基因分析，发现基因 LRP5、COL1A1 和 COL1A2 存在新突变与 PLO 相关，表明以前未被确认的单基因骨病在 PLO 中发挥重要作用。此外，有研究提示，低体重、吸烟及既往骨折史也可能是 PLO 发生的危险因素。妊娠期使用肝素、卧床休息或长期呕吐也会促进 PLO 的发生。

三、药学监护要点

目前尚无针对 PLO 的特殊治疗方法，现有治疗包括停止哺乳以减少母体钙的丢失、补充钙和维生素 D，以及在此基础上采用抗骨质疏松的药物治疗，这些药物包括双膦酸盐、降钙素、雷奈酸锶和特立帕肽，但这些药物的应用都是一些个案报道，还缺乏系统研究。此外，要注意避免过重的负荷造成骨折，特别是在用力分娩时。

（一）妊娠期及哺乳期妇女钙和维生素 D 摄入推荐

中国居民营养与健康状况调查数据显示，各年龄组的钙摄入量均较低，大多数人的摄入水平只达到适宜摄入量的 20%~60%，达到适宜摄入量的人群不足 5%。此外有资料显示，国内 75% 妇女钙摄入严重不足，仅为妊娠期妇女日钙推荐量的一半。妊娠期及哺乳期妇女充足的钙和维生素 D 摄入是维持母儿健康所必需的，保证其充分摄入是防治骨质疏松症的基础。我国营养学会推荐妊娠期及哺乳期妇女钙和维生素 D 每日参考摄入量如表 3-12 所示。

表 3-12 中国营养学会妊娠期及哺乳期维生素 D 和钙膳食每日推荐摄入量

不同时期	维生素 D/μg	钙 /mg
妊娠早期	10	800
妊娠中期	10	1 000
妊娠晚期	10	1 000
哺乳期	10	1 000

（二）常用抗骨质疏松药妊娠期及哺乳期安全分级

1. 美国 FDA 制定的妊娠期用药安全分级方法因简便客观，一目了然，为世界各国医务工作者广泛使用。因 A、B、C、D、X 分级过于简化，对药物的风险评定过于简单，且可能造成混淆，无法有效且完整涵括妊娠、分娩、哺乳各时期的药物风险变化，此外，此分级无法指出药物对女性与男性生殖系统潜在的风险，因此，目前其已被美国 FDA 放弃使用，但其仍具有一定参考性，详见表 3-13。

表 3-13 FDA 妊娠期用药安全分级

分类	详细内容
A 类	妊娠初三个月用药,经临床对照观察未发现药物对胎儿有损害,亦未发现在随后的妊娠期间对胎儿有损害,如甲状腺球蛋白等。
B 类	动物生殖实验未显示对胎仔有危害,但尚缺乏临床对照观察资料,或者动物生殖实验中观察到对胎仔有损害,但尚未在妊娠早期临床试验中得到证实,如青霉素、磺胺类药、丙磺舒等。
C 类	在动物的研究中证实对胎儿有副反应(致畸或使胚胎致死或其他),但在妇女中无对照组或在妇女和动物研究中无可以利用的资料。药物仅在权衡对胎儿的利大于弊时给予,如氯霉素、异丙肾上腺素、吡嗪酰胺等。
D 类	对人类胎儿的危险有肯定的证据,但尽管有害,对孕妇需肯定其有利,方予应用(如对生命垂危或疾病严重而无法应用较安全的药物或药物无效),如四环素类、苯妥英钠、氯磺丙脲等。
X 类	动物或人的研究中已证实可使胎儿异常,或基于人类的经验知其对胎儿有危险,对人或对两者均有害,而且该药物对孕妇的应用,其危险明显地大于任何有益之处。该药禁用于已妊娠或将妊娠的妇女。如己烯雌酚、沙利度胺、利巴韦林等。

2. 哺乳期应用最广泛的药物安全分级是美国 Hale 博士的五分类法。

(1)最安全(L1):大量哺乳期母亲服药后没有观察到对婴儿的副作用会增加。在哺乳期妇女的对照研究中没有证实对婴儿有危险,对母乳婴儿的可能危害很少或者婴儿口服该药物后不能吸收利用。

(2)较安全(L2):有限数量的哺乳期母亲用药研究证据显示药物对婴儿的副作用没有增加,和/或哺乳期母亲使用药物后能证实危险性的证据很少。

(3)中等安全(L3):没有在哺乳期妇女中进行对照研究,但母乳婴儿出现不良反应的可能性存在;或者对照研究显示仅有轻微的非致命性副作用发生。本类药物只有在评估对婴儿的利大于弊后方可使用(没有研究数据发表的新药自动划分至该级别,不管其安全与否)。

(4)可能危险(L4):有对母乳喂养的婴儿或者对乳汁危害性的明确证据,但哺乳母亲用药后的益处大于对婴儿的危害(例如,母亲处在危及生命或严重疾病的情况下,而更安全的药物不能使用或无效时)。

(5)禁忌(L5):对哺乳期母亲的研究已经证实药物对婴儿有明确的风险,或者药物存在对婴儿产生明显损害的高危因素。哺乳期妇女使用该类药物对婴儿的风险明显大于继续哺乳的益处,该类药物禁用于哺乳期妇女。

3. 本章节还参考了国外广泛使用的两本妊娠期及哺乳期用药指南,分别是 *Drugs in Pregnancy and Lactation*(10th edition)和 *Drugs during Pregnancy and*

Lactation(3rd Edition)，其中 *Drugs in Pregnancy and Lactation*(10th edition)关于妊娠期及哺乳期妇女用药建议的释义如下。

（1）妊娠期用药建议的释义

1）适用：该药物本身、同类药物或具有相似作用机制药物的人类妊娠资料足以证明，妊娠期使用对胚胎/胎儿的风险极低或无风险。动物资料无相关性。

2）可能适用——无人类资料/人类资料有限：无人类资料或人类资料有限，但该药物的特性提示其不会对胚胎/胎儿造成极大风险。例如：同类药物、具有相似机制的药物适用或者该药物血药浓度不高。动物资料提示无相关性。

3）适用——母亲获益 >> 胚胎/胎儿风险：无人类资料或人类资料有限，但母亲用药潜在获益远远大于已知或未知的胚胎/胎儿风险。动物资料无相关性。

4）人类资料提示低风险：对该药物本身、同类药物或具有相似作用机制的药物，有限的人类资料提示妊娠任何时期，包括妊娠早期，发育毒性（生长受限、结构缺陷、功能/行为缺陷，或死亡）、先天性缺陷或胚胎/胎儿毒性的风险不高。有限的人类资料优于动物资料。

5）无人类资料/人类资料有限——动物资料提示低风险：无人类资料或有限的人类妊娠期资料与发育毒性（生长受限、结构缺陷、功能/行为缺陷，或死亡）不相关。在所有动物模型中根据体表面积（如：mg/m^2）或 AUC 药物剂量 ≤10 倍人类剂量不造成发育毒性。

6）无人类资料/人类资料有限——动物资料提示中等风险：无人类资料或有限人类妊娠期暴露资料与发育毒性（生长受限、结构缺陷、功能/行为缺陷，或死亡）不相关。在一种动物模型中根据体表面积（如：mg/m^2）或 AUC 药物剂量 ≤10 倍人类剂量造成发育毒性。

7）无人类资料/人类资料有限——动物资料提示中高度风险：无人类资料或有限人类妊娠期暴露资料与发育毒性（生长受限、结构缺陷、功能/行为缺陷，或死亡）不相关。在两种动物模型中根据体表面积（如：mg/m^2）或 AUC 药物剂量 ≤10 倍人类剂量造成发育毒性。

8）无人类资料/人类资料有限——动物资料提示高风险：无人类资料或有限人类妊娠期暴露资料与发育毒性（生长受限、结构缺陷、功能/行为缺陷，或死亡）不相关。在三种或以上动物模型中根据体表面积（如：mg/m^2）或 AUC 药物剂量 ≤10 倍人类剂量造成发育毒性。

9）禁用——妊娠早期：妊娠早期人类暴露于该药物、同类药物或具有相似作用机制的药物，与发育毒性（生长受限、结构缺陷、功能/行为缺陷，或死亡）相关。妊娠早期不应使用。

10）禁用——妊娠中、晚期：妊娠中、晚期人类暴露于该药物、同类药物或具有相似作用机制的药物，与发育毒性（生长受限、结构缺陷、功能/行为缺陷，或死亡）相关。妊娠中、晚期不应使用。

11）禁用：妊娠任何时期人类暴露于该药物、同类药物或具有相似作用机制的药物，与发育毒性（生长受限、结构缺陷、功能/行为缺陷，或死亡）相关。可获得的动物资料也提示风险，整个妊娠期不应使用。

12）无人类资料/人类资料有限——无相关动物资料：无人类资料或相关动物资料或人类资料有限。无法评估妊娠期风险。

13）人类资料提示妊娠早、晚期使用存在风险：证据（该药物或相似药物）提示在妊娠早、晚期药物对胚胎/胎儿可能存在发育毒性风险（生长受限、结构缺陷、功能/行为缺陷，或死亡），妊娠中期除外。人类资料优于动物资料。

14）人类资料提示妊娠中、晚期使用存在风险：证据（该药物或相似药物）提示在妊娠中、晚期药物对胎儿可能存在发育毒性风险（生长受限、结构缺陷、功能/行为缺陷，或死亡），妊娠早期除外。人类资料优于动物资料。

15）人类资料提示妊娠晚期使用存在风险：证据（该药物或相似药物）提示在妊娠晚期或临近分娩，药物对胎儿可能存在发育毒性风险（生长受限、结构缺陷、功能/行为缺陷，或死亡），妊娠早、中期除外。人类资料优于动物资料。

16）人类（和动物）资料提示使用存在风险：人类资料和已获得的动物资料提示该药物本身、同类药物或具有相似作用机制的药物，在整个妊娠期可能存在发育毒性风险（生长受限、结构缺陷、功能/行为缺陷，或死亡）。通常应避免妊娠暴露，但如果母亲病情需要药物治疗，风险可以接受。

（2）哺乳期用药建议的释义

1）适用：药物不分泌入母乳或哺乳期使用对母乳喂养儿无毒性作用。

2）暂停母乳喂养：不确定药物是否分泌入母乳，但母体治疗获益远大于母乳喂养本身的益处。应暂停母乳喂养至母亲治疗完成，药物从母体消除（或达到低浓度）。

3）无人类资料/人类资料有限——可能适用：无人类资料或人类资料有限。可获得的动物或其他资料提示药物对母乳喂养儿无严重风险。

4）无人类资料/人类资料有限——潜在毒性（婴儿）：无人类资料或人类资料有限。药物特性提示其对母乳喂养的婴儿有严重风险。不推荐母乳喂养。

5）无人类资料/人类资料有限——潜在毒性（母体）：无人类资料或人类资料有限。药物特性提示其对母乳喂养的母体有重大风险（例如必须维生素或营养物质的进一步丢失）。不推荐母乳喂养。

6）人类资料提示潜在毒性：人类资料提示对哺乳婴儿存在风险。哺乳期应避免使用。根据药物的不同，哺乳母亲可能可以短期使用，但应密切监测婴儿的潜在不良反应。

7）禁用：人类资料不确定，但综合资料（包括可获得的动物资料）提示药物对母乳喂养儿可造成严重毒性，或由于母体疾病的原因母乳喂养禁忌。此类服药或患病母亲不应母乳喂养。

妊娠及哺乳相关骨质疏松症常于第一次妊娠的晚期或产后早期发病。现有的抗骨质疏松药，除外活性维生素D，均不推荐妊娠期使用。常用抗骨质疏松药妊娠期及哺乳期安全分级如表3-14所示。

表3-14　常用抗骨质疏松药妊娠期及哺乳期安全分级

药品名称	妊娠期		哺乳期		Drugs during Pregnancy and Lactation（3rd edition）推荐
	妊娠期安全分级	Drugs in Pregnancy and Lactation（10th edition）推荐	哺乳期安全分级	Drugs in Pregnancy and Lactation（10th edition）推荐	
双膦酸盐类					
阿仑膦酸钠	C	无人类资料 / 人类资料有限——动物资料提示存在风险	L3	无人类资料 / 人类资料有限——可能适用	目前尚无双膦酸盐类于妊娠期使用的系统研究，动物实验表明这类药物可能存在胎盘转移和对胎儿骨骼发育的影响，故妊娠期禁用 双膦酸盐类口服吸收差（0.1%~0.5%），与奶同服不吸收，在进行的少数研究中，这类药物在人乳中几乎检测不到，因此推测哺乳期使用是安全的
唑来膦酸	D	无人类资料 / 人类资料有限——动物资料提示中等风险	/	无人类资料 / 人类资料有限——潜在毒性	
利塞膦酸钠	C	无人类资料 / 人类资料有限——动物资料提示存在风险	L3	无人类资料 / 人类资料有限——可能适用	
伊班膦酸钠	C	无人类资料 / 人类资料有限——动物资料提示中等风险	L3	无人类资料 / 人类资料有限——可能适用	
依替膦酸二钠	C	无人类资料 / 人类资料有限——动物资料提示低风险	L3	无人类资料 / 人类资料有限——可能适用	
氯膦酸二钠	/	/		/	/	

续表

药品名称	妊娠期		哺乳期		Drugs during Pregnancy and Lactation(3rd edition)推荐
	妊娠期安全分级	Drugs in Pregnancy and Lactation(10th edition)推荐	哺乳期安全分级	Drugs in Pregnancy and Lactation(10th edition)推荐	
降钙素类					
依降钙素	/	/	/	/	降钙素妊娠期使用数据不足，不推荐使用
鲑降钙素	C	可能适用——无人类资料/人类资料有限	L3	无人类资料/人类资料有限——可能适用	
选择性雌激素受体调节剂类					
雷洛昔芬	X	禁用	L4	禁用	哺乳期禁用抗雌激素药物
甲状旁腺激素类似物					
特立帕肽	C	/	L3	/	/
锶盐					
雷奈酸锶	/	/	/	/	妊娠期使用锶盐的证据不足，由于其可能的诱变活性，不建议妊娠期使用
活性维生素D及其类似物					
阿法骨化醇	/	/	/	/	妊娠期高剂量的维生素D是禁忌，因为它们可导致母亲和新生儿的高钙血症。健康女性妊娠期维生素D的需求不会增加。但如果存在维生素D缺乏症，维生素D补充剂可（甚至必须）给予患者直到母体血浆浓度正常
骨化三醇	C	适用	L3	适用	

续表

| 药品名称 | 妊娠期 | | 哺乳期 | | Drugs during Pregnancy and Lactation(3rd edition)推荐 |
	妊娠期安全分级	Drugs in Pregnancy and Lactation(10th edition)推荐	哺乳期安全分级	Drugs in Pregnancy and Lactation(10th edition)推荐	
维生素 K 类					
四烯甲萘醌	/	/	/	/	/
RANKL 抑制剂					
地舒单抗	/	/	/	/	/

（三）疾病预后

PLO 预后良好，症状在分娩后能迅速改善。若再次妊娠，大多数患者不会再次发病；即使发病，症状也较为轻微。虽然 PLO 患者的骨密度在产后能得到部分恢复，却并不能完全恢复正常。

（编写：吴　越　审阅：闫峻峰　包明晶　夏　伟）

参 考 文 献

[1] VIERUCCI F, SAGGESE G, CIMAZ R.Osteoporosis in childhood.[J]Curr Opin Rheumatol, 2017, 29(5): 535-546.

[2] 潘婷婷, 冯正平 . 成骨不全的研究进展[J]. 中国骨质疏松杂志, 2018, 24(1): 116-120.

[3] 中华医学会骨质疏松和骨矿盐疾病分会钙和维生素 D 营养与骨质疏松症工作组[J]. 中华骨质疏松和骨矿盐疾病杂志, 2018, 11(1): 20-25.

[4] 全国佝偻病防治科研协作组, 中国优生科学协会小儿营养专业委员会 . 维生素 D 缺乏及维生素 D 缺乏性佝偻病防治建议[J]. 中国儿童保健杂志, 2015, 23(7): 781-782.

[5] Dietary guidelines for Americans 2015—2020.(8th edition).[EB/OL](2016-01-07)[2019-05-11] https : //health.gov/dietaryguidelines/2015/guidelines/

[6] 夏维波, 李梅 . 绝经后骨质疏松症[M]. 北京 : 人民卫生出版社, 2013 : 1-25.

[7] AACE, American Association of Clinical Endocrinologists.American association of clinical endocrinologists and American college of endocrinology clinical practice guidelines for the diagnosis and treatment of postmenopausal osteoporosis-2016-executive summary[J]. Endocr Pract, 2016, 22(9): 1111-1118.

［8］中华医学会妇产科学分会绝经学组.中国绝经管理与绝经激素治疗指南（2018）［J］.协和医学杂志,2018,9(6): 19-32.

［9］国际绝经协会（IMS, International Menopause Society）.Revised Global Consensus Statement on Menopausal Hormone Therapy［J］.Climacteric,2016(20): 1-3.

［10］张淑君,余学锋.妊娠哺乳相关骨质疏松［J］.内科急危重症杂志,2018,24(4): 265-267.

第四章　影响骨代谢药物的药学监护

临床医生在治疗原发疾病的同时应该重视部分药物对骨骼带来的不良影响，注意评估起始及持续用药过程中的骨量丢失及骨折风险；对患者交待相关药物使用中的注意事项并教育患者改变生活方式以促进骨骼健康（例如戒烟限酒，补充钙和维生素 D，定期进行负重锻炼）；骨折风险高时考虑使用对骨骼影响小的药物；定期评价长期用药的必要性；遵循标准的骨质疏松症治疗建议和指导方针，制定基于个体化的治疗模式，因人而异地均衡有效性、安全性、经济性及适用性（即给药方案和依从性）等，兼顾相关的其他非骨质疏松症的各种情况。同时还需要开展更多的研究进一步明确相关药物对骨骼影响的致病机制、骨折风险和制定更有效的预防及治疗策略。

许多药物都可影响骨代谢，如肝素、华法林、环孢素、糖皮质激素、醋酸甲羟孕酮、抗肿瘤药物和甲状腺激素可导致骨丢失（见表4-1）。本章节主要涉及常见慢病管理中可能影响骨代谢的药物，并对这些药物如何开展药学监护进行阐述。

表 4-1　相关药物对患者骨密度和骨折风险的影响

	腰椎骨密度	髋部骨密度	椎体骨折	非椎体骨折
糖皮质激素	↓	↓	↑	↑
甲状腺激素	↓	↓	↑	↑
芳香化酶抑制剂	↓	↓	↑	↑
卵巢抑制药物	↓	↓	↑	↑
雄激素剥夺疗法	↓	↓	↑	↑
噻唑烷二酮	↓	↓	↑	↑
SSRIs	↓	↓	—*	↑
抗惊厥药	↓	↓	—*	↑
肝素	↓	↓	↑	未确定
口服抗凝剂	—	—	↑	↑

续表

	腰椎骨密度	髋部骨密度	椎体骨折	非椎体骨折
袢利尿药	—	↓	↑*—	↑
钙调神经磷酸酶抑制剂	↓	↓	↑	↑
抗逆转录病毒疗法	↓	↓	↑	↑
质子泵抑制剂	↓	—	↑	↑

注：↑=升高，↓=降低，—=无变化，*骨折是由临床的方法进行评估的。

第一节 糖皮质激素

一、概　述

糖皮质激素（glucocorticoid，GC）具有强大的抗炎及免疫调节特性。许多慢性非感染性炎性疾病患者，尤其是风湿免疫病患者，需接受长程 GC 治疗以控制病情。临床药师应密切关注 GC 相关不良反应，其中糖皮质激素性骨质疏松症（glucocorticoid-induced osteoporosis，GIOP）导致的骨折是其最为灾难性的不良反应之一。

糖皮质激素治疗可引起明显的骨丢失风险，在用药的最初几个月表现最为显著。除此之外，糖皮质激素还可增加骨折的风险，并且相比于绝经妇女骨质疏松症的骨折，此种骨折发生时的骨密度值降低更高。有报道称，使用泼尼松的剂量范围在 2.5~7.5mg/d 甚至更低，或其等效药物时，即可出现骨折风险上升。因此，应积极治疗糖皮质激素性骨丢失，尤其对原本就有骨折高风险的人群（高龄、既往骨折史）更是如此。对其他人群，临床危险因素评估及骨密度评估可能有助于指导治疗。本节将总结糖皮质激素性骨丢失的形成机制和具体的药学监护内容。很多预防和治疗糖皮质激素性骨丢失的策略与预防和治疗其他病因所致骨质疏松的策略相似。

二、引起骨质疏松的机制及发病风险

糖皮质激素能够增加骨丢失和减少骨形成。增加骨丢失的因素包括甲状腺素（T_4）或甲状旁腺激素（parathyroid hormone，PTH）持续升高，不仅能加速骨质吸收还能加速骨形成，尽管加速骨形成的程度较小。因为能够在加速骨质吸收的同时抑制骨形成，糖皮质激素的应用与早期快速骨丢失相关。长期应用糖皮质激素时，破骨细胞介导的骨质吸收变缓，骨形成受到抑制就成为了对骨骼的主要影响。糖皮质激素治疗还可增加骨折风险，尤其是椎骨骨折，它可在快速骨丢失期出现,即在应用糖皮质激素早期出现。

GIOP 的发病机制很复杂,主要包括①影响钙稳态:GC 通过抑制小肠对钙、磷的吸收及增加肾脏尿钙排泄,引起继发性甲状旁腺功能亢进症,进而促使破骨细胞的活化,导致骨丢失。②抑制骨形成:长期使用 GC 可刺激破骨细胞活化、抑制成骨细胞增殖以及 I 型胶原和非胶原蛋白质的合成,促进成骨细胞和骨细胞凋亡。③对性激素的影响:GC 通过减少雌激素及睾酮的合成引起骨质疏松。④其他:GC 引起的肌萎缩及肌力下降是导致患者骨折的危险因素。

生理浓度(内源性)的 GC 刺激成熟的成骨细胞(OB),产生经典 Wnt 蛋白,诱导 OB 生成,促进骨形成;刺激护骨因子(OPG)的表达,抑制破骨细胞(OC)形成使骨吸收降低或不变。超生理浓度的(内源性或外源性)GC 抑制成熟的 OB 表达 Wnt 蛋白,增加 OB 和骨细胞凋亡,降低骨形成;刺激 NF-κB 受体激活蛋白配体(receptor activator of nuclear factor kappa-B ligand, RANKL)并抑制 OPG 表达,增加 RANKL/OPG 比值,抑制 OC 的凋亡增加骨吸收。此外,糖皮质激素还通过减少雄激素和雌激素的分泌而使骨质吸收增加,这主要通过抑制促性腺激素分泌来介导。

长期应用时,糖皮质激素对骨骼的主要影响是骨形成减少。骨形成的减少是由直接抑制成骨细胞增殖和分化,以及增加成熟的成骨细胞和骨细胞的细胞凋亡速率所介导。此外,糖皮质激素能够改变 PTH 的分泌动力学(减少基础分泌而增加脉冲释放量),拮抗 PTH 的合成代谢作用,并抑制胰岛素样生长因子 -1(insulin-like growth factor-1, IGF-1)和睾酮的产生。骨形成的减少与矿物质沉积率的减少相关,也与血清和尿中骨形成生化标志物减少相关。

糖皮质激素还能够减少肠道的钙吸收,此作用在部分程度上是通过拮抗维生素 D 的作用和降低十二指肠钙通道的表达来实现的。此外,糖皮质激素能够通过减少钙的重吸收而增加钙经肾脏的排出。

(一)低剂量糖皮质激素治疗的影响

骨折的发生率与糖皮质激素的治疗剂量和持续时间相关。虽然低剂量相较于高剂量的危害较小,但是是否存在不会加速骨丢失的糖皮质激素剂量目前仍存在争议。因为观察发现一些正在给予糖皮质激素治疗的疾病(如类风湿关节炎和炎症性肠病)本身即可引起骨丢失和骨折,所以糖皮质激素剂量和骨折风险之间的关系变得十分复杂,目前并没有较为系统的综述。一项病例对照研究比较了接受泼尼松治疗(平均剂量 8mg/d,平均疗程 6.9 年)的成人类风湿关节炎患者(试验组)与未接受泼尼松治疗的类风湿关节炎患者(对照组)。结果显示,接受类固醇治疗的患者骨折发生率增加(25% vs 15%),尤其是脊柱、髋部和肋骨部位的骨折。其他关于类风湿关节炎患者的研究显示，长时间应用泼尼松（5~8.6mg/d）治疗的患者骨折风险为34%~58%。英国全科医学研究数据库中，一项容纳了244 235例口服糖皮质激素患者的回顾性队列研究显示，长期应用糖皮质激素和骨折风险之间存在剂量依赖性关系，高剂量GC的治疗者面临的风险最大。然而，研究显示低剂量糖皮质激素（低于泼尼松龙2.5mg/d）也与骨折增加相关。对GIOP，泼尼松剂量≤2.5mg/d为小剂量，2.5mg/d<泼尼松剂量<7.5mg/d为中等剂量，泼尼松剂量≥7.5mg/d为大剂量。目前普遍认为GC诱导GIOP并无最小安全剂量，但总体来说GC剂量越大，骨质流失越多。2017年美国风湿病协会《糖皮质激素性骨质疏松症预防与治疗指南》中指出，GC剂量>7.5mg/d患者的实际骨折风险高于其相应的骨折风险评估工具（FRAX®）计算值。GIOP最易发生在长期大剂量口服GC人群，隔日疗法及冲击疗法不能阻止骨质丢失。即使是影响最小的GC吸入治疗，累积高剂量也可导致患者多部位骨质丢失。

在肾上腺皮质功能减退的患者中，糖皮质激素替代治疗对骨密度的影响目前存有争议。关于接受长期替代治疗的成年Addison病患者的横断面研究发现，Addison病男性和女性患者的骨密度低于参考人群。一项研究显示，骨密度与每千克体重的氢化可的松剂量呈负相关性。发生骨丢失的男性接受的氢化可的松平均剂量为16.4mg/（m²·d），这大约是正常人每日预计产生量的1.6倍，提示他们的治疗略微过度。另外一项横断面研究纳入了32例因21-羟化酶缺陷症而自儿童期就开始接受糖皮质激素治疗的成人患者，结果显示他们的股骨颈骨密度显著低于参考人群，这同样可能是轻微的过度治疗所致。虽然未获得骨折的数据，但这些研究突出显示了避免过高剂量糖皮质激素替代治疗的重要性。已发表的关于泼尼松隔日治疗的有限数据提示，针对目前研究所得出的结论，这种治疗方法对骨骼并无保护作用。

（二）糖皮质激素使用时程对骨密度的影响

GC对骨密度的影响与给药时间相关。一般疗程<3个月为短期使用，3~6个月为中短期使用，>6个月为长期使用。骨丢失的风险在应用糖皮质激素的最初几个月最为显著，持续应用则丢失速度稍有减缓但较稳定。在使用GC的最初3个月内骨密度就开始迅速下降，第6个月时达到顶峰，1年后骨质可丢失12%~20%，这一阶段称为快速期；随后骨质丢失呈现平稳而缓慢的趋势，每年约丢失3%，该阶段称为慢速期。这种"双阶梯式"的进展提示GIOP早期迅猛而后缓慢持续，因此应时刻干预GIOP。

（三）吸入性糖皮质激素的影响

吸入性糖皮质激素（inhaled corticosteroid, ICS）能实现部分吸收并发挥全身性作用。关于吸入性糖皮质激素对骨质疏松及骨质疏松性骨折风险的影响,研究并未得出一致的结果。如有可能,优选局部治疗(如吸入性糖皮质激素)而不是经肠道或胃肠外途径应用糖皮质激素。口服糖皮质激素对骨代谢以及椎骨和肋骨骨质疏松性骨折的影响明显。然而,关于 ICS 对骨质疏松症风险的影响,以及其对骨质疏松性骨折这一更具临床相关性的结局的影响,研究得到的结果并不一致。尽管如此,大部分研究表明,ICS 剂量低于 $800\mu g/d$ 布地奈德等效剂量时,其对骨折风险的影响极小,但更大剂量可能使骨密度下降加快且可能使骨折风险升高。在更好地确定 ICS 治疗引起骨质疏松和骨折的风险之前,需要采取措施降低 ICS 引起骨质疏松的可能性(表 4-2),尤其是使用大剂量 ICS 的患者(表 4-3)。长期接受吸入性糖皮质激素治疗且具有骨质疏松中度风险的成人患者应进行骨密度测定,以评估是否需要进行预防性治疗。

表 4-2　接受大剂量吸入性糖皮质激素治疗的成人中骨质疏松风险处理

在基线时测量以下高危患者髋关节和脊柱骨密度(DXA)以及血清 25-OHD

服用全身性糖皮质激素或大剂量吸入糖皮质激素 ≥3 个月的患者

绝经后妇女

绝经前闭经妇女

性腺功能减退的男性

脆性骨折史

BMI<$18.5kg/m^2$

鼓励患者进行锻炼,加强力量平衡,包括负重练习

鼓励患者戒烟和避免过量饮酒

补充钙和维生素 D;大多数人每天需要 1 200mg 钙(饮食加补充),每天需要 800U 维生素 D

根据由骨密度评定(如 T 值 ≤ -2.5)的骨折风险,脆性骨折史或骨折风险评估工具(FRAX®)来选择治疗方法

在用糖皮质激素开始治疗时和一年后测量骨密度。如果骨密度稳定或有所改善,此后测量骨密度的频率降低(每 2~3 年一次)

表 4-3　青少年和成人吸入糖皮质激素的每日剂量估计[*]

药物	低剂量	中等剂量	高剂量
丙酸倍氯米松 HFA(美国)	80~160mcg	>160mcg 且 ≤320mcg	>320mcg
40mcg/揿	2~4揿	¶	¶
80mcg/揿	1~2揿	3~4揿	>4揿

药物	低剂量	中等剂量	高剂量
丙酸倍氯米松 HFA（加拿大、欧洲或其他地区）	100~200mcg	>200mcg 且 ≤400mcg	>400mcg
50mcg/揿	2~4揿	¶	¶
100mcg/揿	1~2揿	3~4揿	>4揿
布地奈德 DPI（美国）	180~360mcg	>360mcg 且 ≤720mcg	>720mcg
90mcg/吸	2~4次	¶	¶
180mcg/吸	1~2次	3~4次	>4次
布地奈德 DPI（加拿大、欧洲或其他地区）	200~400mcg	>400mcg 且 ≤800mcg	>800mcg
100mcg/吸	2~4次	¶	¶
200mcg/吸	1~2次	3~4次	
400mcg/吸	1次	2次	>2次
环素奈德 HFA（美国，欧洲或其他地区）	80~160mcg	>160mcg 且 ≤320mcg	>320mcg
80mcg/揿	1~2揿	3~4揿	¶
160mcg/揿	1揿	2揿	>2揿
环素奈德 HFA（加拿大）	100~200mcg	>200mcg 且 ≤400mcg	>400mcg
100mcg/揿	1~2揿	3~4揿	¶
200mcg/揿	1揿	2揿	>2揿
氟尼缩松 MDI（美国）	320mcg	>320mcg 且 ≤640mcg	数据不足
80mcg/揿	4揿	5~8揿	数据不足
丙酸氟替卡松 HFA（美国）	88~220mcg	>220mcg 且 ≤440mcg	>440mcg
44mcg/揿	2~5揿	¶	¶
110mcg/揿	1~2揿	3~4揿	
220mcg/揿	△	2揿	>2揿
丙酸氟替卡松 HFA（加拿大、欧洲或其他地区）	100~250mcg	>250mcg 且 ≤500mcg	>500mcg
50mcg/揿	2~5揿	¶	¶
125mcg/揿	1~2揿	3~4揿	
250mcg/揿	△	2揿	>2揿

续表

药物	低剂量	中等剂量	高剂量
丙酸氟替卡松 DPI（美国，加拿大）	100~250mcg	>250mcg 且 ≤500mcg	>500mcg
50mcg/ 吸	2~5 次	¶	¶
100mcg/ 吸	1~2 次	3~5 次	
250mcg/ 吸	1 次	2 次	>2 次
500mcg/ 吸（此浓度在美国不适用）	△	1 次	>1 次
糠酸氟替卡松 DPI（美国）注：吸入糠酸氟替卡松每微克比丙酸氟替卡松具有更大的抗炎效能。因此，糠酸氟替卡松每天只使用一次	不适用于低剂量	100mcg	200mcg
100mcg/ 次	—	1 次	2 次
200mcg/ 次	—	△	1 次
莫米松 DPI◊（美国）	110~220mcg	>220mcg 且 ≤440mcg	>440mcg
110mcg/ 吸	1~2 次	¶	¶
220mcg/ 吸	1 次	2 次	>2 次
莫米松 DPI ◊（加拿大，欧洲或其他地方）	200mcg	>200mcg 且 ≤400mcg	>400mcg
200mcg/ 吸	1 次	2 次	>2 次
400mcg/ 吸	△	1 次	>1 次
莫米松 HFA ◊（美国）	100~200mcg	>200mcg 且 ≤400mcg	>400mcg
100mcg/ 揿	1~2 次	¶	¶
200mcg/ 揿	1 次	2 次	>2 次

注：HFA. 氢氟烷烃抛射剂；DPI. 干粉吸入制剂；MDI. 定量气雾剂。

¶ 选择 mcg/ 揿替代制剂，提高使用方便性。

△ 选择 mcg/ 揿的制剂。

◊ 在一些国家批准治疗轻度哮喘，每日一次。

* 所显示的剂量和强度（即每喷或吸入的 mcg）是根据美国批准的产品说明确定的，这可能与其他国家的产品说明不同。使用前请查阅当地产品信息。

针对使用 ICS 的特殊人群，ICS 对骨健康的影响在某些人群中可能更严重，例如绝经后女性、使用较大剂量 ICS 的人群以及 COPD 较严重的男性。例如，在一项研究中，绝经后哮喘女性中 ICS 对骨密度的影响比绝经前女性中更显著。横断面研究已显示哮喘患者中 ICS 每日剂量及累积剂量与脊椎骨密度之间呈负相关。另一项病例对照研究发现，骨折风险随 ICS 剂量增加而升高，在 ICS 剂量大于 1 600μg/d 的患者中，骨折的 OR 为 1.8（95%CI 1.04~3.11）。针对儿童人群，研究者通过监测骨代谢的敏感性指标（血清碱性磷酸酶、骨碱性磷酸酶、骨钙素、羧基端前肽）发现，在年龄较大儿童中，骨形成呈剂量依赖性减少。尚不清楚婴儿是否对糖皮质激素诱发的骨质减少格外敏感，但应尽量减少剂量。美国儿科内分泌学会药物和治疗委员会发布的指南建议，不对使用 ICS 的儿童常规进行骨密度检查，因为骨密度降低通常没有临床意义。然而，应充分摄入膳食维生素 D（即 400~800U/d）和钙（即 1 000~1 300mg/d）确保维生素 D 和钙充足。通常不需要监测维生素 D 水平。

适当剂量的最重要决定因素是临床医生对患者治疗反应的判断。临床医生根据多个临床参数来监测患者的反应，并相应地调整剂量。逐步疗法强调，一旦哮喘得到控制，药物的剂量应小心地滴定到维持控制所需的最小剂量，从而减少潜在的副作用。根据具体产品，每日总剂量每天一次或分两次给药。有些剂量可能超出了批准的产品信息。

（四）糖皮质激素是引起骨折的重要危险因素

GC 对骨小梁影响更大，是引起骨折的重要危险因素。GC 对松质骨的影响大于密质骨，因此 GIOP 导致椎体骨折更为常见，长期应用 GC 的患者椎体骨折风险为正常人的 2~5 倍。脊椎骨折率也是 2017 年美国风湿病协会糖皮质激素性骨质疏松症预防与治疗指南的聚焦点和风险分层的主要依据。研究发现，GC 导致的高骨折风险不能完全用骨密度下降来解释。相较于绝经妇女骨质疏松症患者，GIOP 患者发生骨折的骨密度阈值明显增高，提示 GC 是独立于骨密度之外的另一引起骨折的重要危险因素。这可能与 GC 影响骨微结构和骨质量、降低骨强度有关。

综上所述，对病理生理、骨代谢平衡机制的充分理解有利于指导和优化 GIOP 的临床防治流程。因此，上述 GC 对骨质丢失的影响特点是医师、临床药师制定评估、预防、干预、随访决策时必须考虑的因素。

三、治疗方案的评估与优化

应用任何剂量的糖皮质激素且预期疗程≥3 个月的任何患者应接受评估。评估的目的是识别出可能获益于干预措施的骨折高危患者。骨质疏松性骨折风险的评估将单独详细总结，下文进行主要介绍。

（一）基本情况评估

基本情况评估包括患者性别、年龄、体重、既往病史、现病史、用药史等信息，同时应详细了解患者生活方式，如饮食情况、运动情况等生活情况，重点关注患者既往用药史,掌握患者用药经验及依从性,以便有针对性地进行药学监护及宣教。除了糖皮质激素暴露以外,年龄增长、既往脆性骨折史、低体重指数(body mass index, BMI)、父母髋部骨折史、经常跌倒、吸烟和过量饮酒都是已得到证实的能够预测骨折的危险因素。这些危险因素很容易通过常规的病史询问和体格检查识别出。具体见本章末药学监护路径。

(二)一般药学评估

一般药学评估主要包括基础疾病、既往用药史(药物过敏史、不良反应史)、当前用药情况,开展药物重整。与专科药学评估内容相关联,进行整体分析。

(三)专科药学评估

1. 糖皮质激素性骨质疏松症骨折风险分层和评估　评估骨折风险是防治 GIOP 最为基础和关键的一步,不仅对临床决策有指导意义,还有助于判断治疗效果,提高患者治疗依从性。应用 GC 的患者骨折风险的评估应该包括:骨密度的评估、骨折临床危险因素的评估,以及血清 25-OHD 的测定。

(1)糖皮质激素性骨质疏松症骨折风险分层:美国风湿病学会 2017 年发布的 GIOP 防治指南依据 5 年内脊椎骨折发生率将骨折风险分为低度(<5%)、中度(5%~10%)、高度(≥10%)3 层;又以 40 岁为年龄分界线,采用不同方法和工具进行评估,较旧版 GIOP 防治指南更为细化和精准。

年龄≥40 岁接受长疗程 GC 治疗的成年人,应当根据骨密度、骨折史以及常见骨质疏松性骨折和髋骨骨折的 10 年风险进行分层(见表 4-4)。新版 GIOP 防治指南舍弃了旧版 GIOP 防治指南推荐的 GIOP 骨折分数(FIGS)评估,仅推荐使用 WHO 推荐的 FRAX®。FIGS 评估内容全面,但临床使用较为复杂;而 FRAX® 使用相对简便,包含了家族史和骨密度等因素,但没有考虑到泼尼松每日剂量的影响。因此新版 GIOP 防治指南提出,口服泼尼松 2.5~7.5mg/d 的患者,不需调整 FRAX® 计算值;口服泼尼松 >7.5mg/d 的患者,常见骨质疏松性骨折风险应上调 15%,髋骨骨折风险应上调 20%。

表 4-4　GC 治疗患者骨折风险分层

分层	≥40 岁成年人	<40 岁成年人
高度骨折风险 (≥10%)	既往有 OP 骨折 ≥50 岁男性和绝经后女性的髋或脊椎骨密度 T 值≤-2.5 常见 OP 性骨折的 FRAX®a(GC 调整 b)10 年风险 c ≥20% 髋骨骨折的 FRAX®a(GC 调整 b)10 年风险 c ≥3%	既往有 OP 性骨折

续表

分层	≥40 岁成年人	<40 岁成年人
中度骨折风险（5%~10%）	常见 OP 性骨折的 FRAX®ᵃ（GC 调整ᵇ）10 年风险ᶜ为 10%~19% 髋骨骨折的 FRAX®ᵃ（GC 调整ᵇ）10 年风险 >1% 且 <3%	髋或脊椎骨密度 Z 值 <−3，或快速骨质丢失（1 年内髋或脊椎丢失 ≥10%），且以 ≥7.5mg/d 的剂量持续 GC 治疗≥6 个月
低度骨折风险（<5%）	常见 OP 性骨折的 FRAX®ᵃ（GC 调整ᵇ）10 年风险ᶜ<10% 髋骨骨折的 FRAX®ᵃ（GC 调整ᵇ）10 年风险 ≤1%	除 GC 治疗无上述风险因素

注：1. OP. 骨质疏松。
2. FRAX®. 骨折风险评估工具。
3. GC. 糖皮质激素。
4. ᵃ 表示 FRAX®，网址为 http://www.sheffield.ac.uk/FRAX/tool.jsp；ᵇ 表示若 GC 治疗剂量 >7.5mg/d，应将 FRAX® 生成的骨折风险增加到 1.15 倍以得到常见 OP 性骨折风险，增加到 1.20 倍以得到髋骨骨折风险（例如，如果髋骨骨折风险为 2.0%，应增加到 2.4%）；ᶜ 表示常见 OP 性骨折包括脊椎（临床）、髋骨、腕骨或肱骨的骨折。

对接受 GC 治疗的儿童或年龄小于 40 岁成年人，目前尚无工具可以直接估算其骨折风险，因此主要依据骨折史、骨密度绝对值和骨密度下降速率进行分层。若既往有反复骨质疏松性骨折史，则被认为是高度骨折风险人群；对年龄小于 40 岁的成年人，如果其预计要以 >7.5mg/d 的剂量接受持续 6 个月的 GC 治疗，并具有以下至少 1 条则为中度骨折风险人群：①髋骨或脊椎骨密度的 Z 值 <−3；②在 GC 治疗期间髋骨或脊椎 1 年内骨质丢失 ≥10%。

（2）糖皮质激素性骨质疏松症骨折风险初始评估：新版 GIOP 防治指南指出，儿童和成年人均应尽快进行初始临床骨折风险评估（至少在开始长程 GC 治疗的 6 个月内应评估）（见图 4-1）。评估应包括 GC 使用的详细病史（剂量、时长、使用方式），对摔倒、骨折、骨脆性、骨折其他风险因素〔营养不良、明显体重减轻或低体重、性腺功能减退、继发性甲状旁腺功能亢进症、胸腺疾病、髋骨骨折家族史、饮酒史（≥3U/d）或吸烟史〕及骨折其他临床合并症的评估，体格检查包括身高、体重的测量（去鞋），肌肉力量的检测，非骨折的其他临床发现（即相较于健康者存在脊柱压痛、畸形、肋骨下缘和骨盆上缘间距减小）。专家组认为绝对骨折风险的数据比骨密度更为重要，因此在年龄≥40 岁的成年人中，初始的绝对骨折风险应尽快采用 FRAX® 评估，并依据 GC 剂量和骨密度水平进行修正（若无骨密度则忽略）；对年龄小于 40 岁的成年人，若该患者因既往有骨质疏松（OP）性骨折史或有其他严重 OP 性骨折风险因素［营养不良、明显体重减轻或低体重、性腺功能减退、继发性甲状旁腺功能亢进症、胸腺疾病、髋骨骨折家族史、吸烟史、饮酒史（≥3U/d）］而处于高骨折风险，则应尽快行骨密度检测。

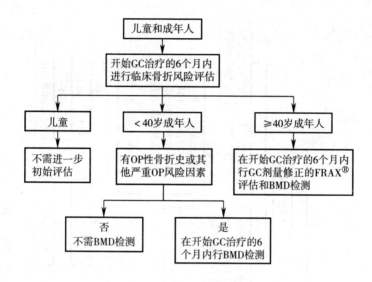

OP. 骨质疏松；GC. 糖皮质激素；FRAX®. 骨折风险评估工具；BMD. 骨密度。

图 4-1　接受 GC 治疗患者初始骨折风险评估内容

（3）糖皮质激素性骨质疏松症骨折风险再评估：所有持续 GC 治疗的成年人和儿童，应每 12 个月完成 1 次临床骨折风险评估（见图 4-2）。在年龄≥40 岁的成年人中，持续接受 GC 治疗，但除了服用钙剂和维生素 D 没有采取 OP 药物治疗的患者应每 1~3 年做 1 次 FRAX® 评估，如果有条件也要检测骨密度，其中接受高剂量 GC（初始泼尼松剂量≥30mg/d，在之前 1 年里累计剂量 >5mg）或既往有 OP 性骨折史者，在 1~3 年内，要提前进行再评估；接受较低剂量 GC 且没有 OP 性骨折史者则可稍晚进行再评估或降低评估频率；对持续接受 GC 治疗，除了服用钙剂和维生素 D，近期还采用 OP 药物治疗的年龄≥40 岁成年人，骨折高风险者应该每 2~3 年做 1 次 FRAX® 评估；对既往接受过 OP 药物治疗，但是目前除服用钙剂和维生素 D 无其他 OP 药物治疗的年龄≥40 岁成年人，应每 2~3 年做 1 次骨密度检测，其中接受高剂量 GC 或既往有骨折史或骨密度较低的年龄≥40 岁成年人，在 2~3 年内应提前进行再评估。接受较低剂量 GC，骨密度较高且没有 OP 风险因素者可稍晚做再评估。对所有持续 GC 治疗的骨折中到高风险［既往有骨折史，骨密度 Z 值 <-3，过去 1 年接受高剂量泼尼松（≥30mg/d，累计剂量 >5mg），药物治疗依从性差或吸收差，或多种 OP 风险因素，年龄小于 40 岁］的成年人，应每 2~3 年做 1 次骨密度检测（见图 4-2）。

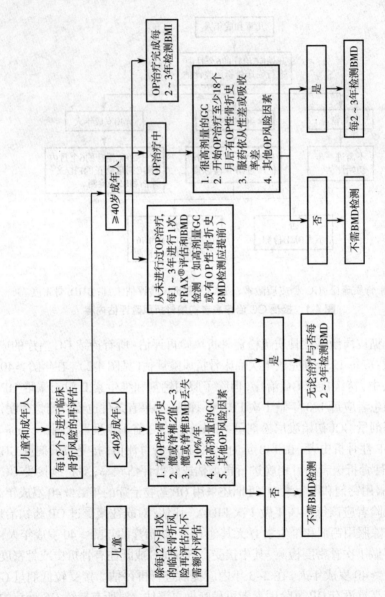

图 4-2 接受 GC 治疗患者骨折风险再评估

2. 药物个体化方案制定与优化

（1）糖皮质激素的合理使用：天然和合成的 GC（也称为类固醇激素）可用于治疗多种疾病。这类药物大多以药理剂量用于治疗需要抑制炎症的疾病。少数情况下也用于明确库欣综合征的诊断和病因，以及肾上腺皮质功能减退症和先天性肾上腺皮质增生症的激素替代治疗。决定 GC 的给药方案主要包括三个方面：①不同 GC 药物制剂的药动学；②基础疾病对药动学的影响；③GC 与同时使用的非 GC 类药物之间的相互作用。根据前两个方面的药物调整，建议参考卫办医政发〔2011〕23 号文件《糖皮质激素类药物临床应用指导原则》，而针对患者使用多种药物与 GC 联用时可能因相互作用需要慎用，并根据患者具体病情，综合考虑后给出合理的用药方案。涉及药物相互作用因素内容请参考该章节的药学监护要点。

（2）药物预防：钙剂和维生素 D 摄入及生活方式调整适用于所有接受 GC治疗的患者。向所有接受 GC 治疗的患者条件性推荐最佳钙剂摄入量（1 000~1 200mg/d）和维生素 D 摄入量（600~800U/d；血清水平≥20ng/ml），生活方式的调整包括均衡饮食、维持体重、戒烟、常规承重或对抗性训练、限制酒精摄入。

（3）初始药物治疗：美国风湿病学会（ACR）2017 年指南指出，在普通人群中，年龄≥40 岁的成年人（无妊娠可能的女性及男性）伴有中到高度骨折风险，应口服双膦酸盐治疗（高风险者强烈推荐）；如存在不宜口服双膦酸盐的情况（如存在合并症、患者的偏好、对口服制剂依从性的考虑），药物选择的优先次序如下，静脉滴注双膦酸盐、特立帕肽、地舒单抗。绝经后女性，如存在上述药物禁忌证，可选用雷洛昔芬。年龄小于 40 岁的成年人（无妊娠可能的女性及男性）伴有 OP 性骨折史，或持续 GC 治疗者（以≥7.5mg/d 的剂量持续≥6 个月），若髋骨或脊椎骨密度的 Z 值 <-3，或双能 X 射线吸收法（DXA）评估髋或脊椎的骨质丢失≥10%/y，应口服双膦酸盐治疗。若不宜口服双膦酸盐，则可以按上述相同的次序选择替换药物。但雷洛昔芬除外，因其不能用于男性或绝经前女性（见图 4-3）。其他指南、共识给出的建议参见表 4-5。

ACR 新版 GIOP 防治指南对特殊人群初始治疗的建议如下。

1）有生育潜能但无妊娠计划的女性，存在中、高骨折风险时应口服双膦酸盐。如不宜使用双膦酸盐治疗，则应选用特立帕肽。因为数据缺乏，且动物实验显示地舒单抗和静脉滴注双膦酸盐可能对胎儿有损害，这些治疗只应在有高骨折风险而不宜使用双膦酸盐和特立帕肽的女性中使用。地舒单抗和静脉双膦酸盐治疗，只有与患者充分讨论，告知在意外妊娠中其胎儿损害的证据级别很低后才能使用。目前缺乏妊娠期行 OP 治疗的安全性数据，因此在妊娠女性中，除钙剂、维生素 D 和生活方式调整外，新版 GIOP 防治指南并未提出 OP 预防或治疗的建议。

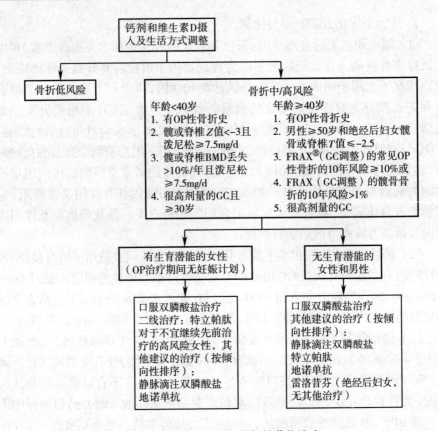

图 4-3 成年人 GIOP 的初始药物治疗

表 4-5 其他指南对 GIOP 药物治疗的建议

指南	建议
BBC	应用泼尼松≥7.5mg/d, 时间≥3个月可用双膦酸盐治疗
IOF	绝经后女性或≥70岁的男性或有脆性骨折史应用泼尼松≥7.5mg/d, 时间≥3个月需要治疗 年轻人群 FRAX® 评分髋骨骨折风险增加3%或全骨骨折风险增加20%可应用双膦酸盐治疗 绝经前女性或<50岁男性中发生脆性骨折的需要治疗
中华医学会骨质疏松和骨矿盐疾病学分会	1) 双膦酸盐是 GIOP 预防及治疗的一线用药 2) 降钙素类对长期应用糖皮质激素的低骨量患者如应用双膦酸盐有禁忌时可作为二线药物 3) 甲状旁腺激素氨基酸片段对长期应用 GC 的绝经后妇女能显著增加脊柱和髓部骨密度, 尚缺乏对骨折危险性效果的数据

2）接受大剂量 GC 治疗的年龄≥30 岁成年人应开始口服双膦酸盐。大剂量激素指的是相当于泼尼松≥30mg/d 或累积 >5g/y。若不宜口服双膦酸盐，应遵循年龄相关的二线治疗建议，其中有生育潜能的患者需做调整。

3）接受器官移植和持续 GC 治疗的患者，如果肾小球滤过率≥30ml/min 且没有代谢性骨病的证据，则应该遵循普通人群的治疗推荐。对肾移植患者，建议请代谢骨病方面的专家评估后再开始药物治疗。新版 GIOP 防治指南反对使用地舒单抗，因为这类人群多接受免疫抑制剂的治疗，缺少这类患者用药的安全性数据。

4）对正在行 GC 治疗的 4~17 岁儿童和青少年，建议摄入钙剂 1 000mg/d、维生素 D 600U/d。对既往有 OP 性骨折史，但仍在以≥0.1mg/(kg·d)持续≥3 个月 GC 治疗的儿童，建议加用口服双膦酸盐（若不宜口服，可采用静脉滴注双膦酸盐）。

（四）药学监护要点

1. 糖皮质激素与其他药物的相互作用　糖皮质激素在肝脏及其他组织内经细胞色素 P-450（cytochrome P-450，CYP）3A4 和其他转化过程而代谢。体外研究数据表明，地塞米松、甲泼尼龙和泼尼松龙也是 P- 糖蛋白细胞膜外排转运体的底物。能够明显抑制或诱导 CYP 3A4 和 / 或 P- 糖蛋白转运体的药物可能会显著改变血清糖皮质激素浓度。

能够增加全身性糖皮质激素浓度的药物包括：雌激素衍生物，如口服避孕药；CYP 3A4 的强效抑制剂（表 4-6），包括某些抗生素（如克拉霉素、泰利霉素）、抗病毒药（利托那韦、替拉瑞韦）和抗真菌药（如泊沙康唑、伏立康唑）。

表 4-6　细胞色素 P-450 3A4（CYP3A4）抑制剂和诱导剂[*]

强抑制剂	中度抑制剂	强诱导剂	中度诱导剂
阿扎那韦	胺碘酮[¶]	阿帕他胺	贝沙罗汀
波西普韦	阿瑞匹坦	卡马西平	波生坦
克拉霉素	西咪替丁[¶]	恩扎卢胺	达拉非尼
科比司他和含有科比司他的共同制剂	考尼伐坦	磷苯妥英	地塞米松[¶]
	克唑替尼	芦马卡托	依发韦仑
达芦那韦	环孢素[¶]	米托坦	艾司利卡西平
艾拉利丝	地尔硫䓬	苯巴比妥	依曲韦林
茚地那韦	决奈达隆	苯妥英钠	莫达非尼
伊曲康唑	红霉素	扑米酮	萘夫西林

强抑制剂	中度抑制剂	强诱导剂	中度诱导剂
洛匹那韦	氟康唑	利福平	利福布汀¶
米非司酮	福沙那韦		利福喷丁
奈法唑酮	福沙匹坦¶		圣·约翰草
奈非那韦	葡萄柚汁		
奥比他韦-帕利瑞韦-利托那韦	伊马替尼		
奥比他韦-帕利瑞韦-利托那韦+	艾沙康唑(硫酸盐)		
达萨布韦,泊沙康唑	奈妥吡坦		
利托那韦和含有利托那韦的共	尼洛替尼		
同制剂	瑞波西利		
沙奎那韦	五味子		
特拉匹韦	维拉帕米		
泰利霉素			
伏立康唑			

注:* 本表中列出的 CYP3A4 抑制剂和诱导剂与确定 CYP3A 亚家族底物药物的潜在相互作用有关。¶ 根据 FDA 体系分类为 CYP3A4 的弱抑制剂(1.25 倍≤增加目标药物暴露量<2 倍)。临床上一些明显的相互作用是因弱抑制剂而发生的(例如目标药物治疗指数狭窄)。注意,列表中并未列出所有的弱抑制剂。

能够降低全身性糖皮质激素浓度的药物包括:含镁/铝抗酸剂,可减少口服吸收继而降低泼尼松的生物利用度;CYP 3A4 的强效诱导剂(如卡马西平、苯巴比妥、苯妥英和利福平)。

然而,很多常与糖皮质激素联用的药物似乎不与之发生明显的相互作用。这些药物包括:硫唑嘌呤、甲氨蝶呤、H₂ 受体拮抗剂(如法莫替丁、西咪替丁、雷尼替丁)、质子泵抑制剂(如奥美拉唑、泮托拉唑、雷贝拉唑)和地西泮。

全身性糖皮质激素与其他药物的主要相互作用、对相互作用效应的总结和处理建议见表 4-7。

2. 糖皮质激素不良反应的监护与处理　糖皮质激素的不良反应通常具有剂量依赖性,许多不良反应会随着治疗持续时间延长(即便应用小剂量糖皮质激素)而增加。GC 的不良反应除本节主要描述的骨质疏松外,其他常见的不良反应包括皮肤变薄和紫癜、类库欣表现(体脂重新分布,形成躯干性肥胖、水牛背和满月脸)和体重增加、睡眠紊乱以及心境改变。使用较大剂量糖皮质激素的患者可能出现心境障碍、认知改变,少数情况下还可能出现精神

表 4-7　全身性糖皮质激素的主要药物相互作用*

相互作用类别	样本药物	效应	说明
强烈诱导 CYP 3A 的药物共同使用可能会降低糖皮质激素的暴露和功效¶			
抗惊厥药物	卡马西平 磷苯妥英 奥卡西平 戊巴比妥 苯巴比妥 苯妥英 扑米酮	由于加速清除而降低糖皮质激素效应。相互作用的最大效应发生在使用强效 CYP 诱导剂两周后。停用强效 CYP 诱导剂后，诱导效应可持续数周	通过相互作用的抗惊厥药物，甲泼尼龙清除率可能增加 >200%，显著降低糖皮质激素暴露量，可能需要改变甲泼尼龙的剂量。泼尼松和泼尼松龙受这种相互作用的影响较小
抗感染药物	依非韦伦 依曲韦林 萘夫西林 奈韦拉平 利福平, 利福布汀 利福喷丁		与利福平联合应用，甲泼尼龙、泼尼松和泼尼松龙暴露量可能会减少多达 60%。与利福平相互作用比利福布汀或利福喷丁更显著
其他	波生坦, 圣·约翰草		可能降低糖皮质激素的暴露量。然而，没有临床数据
口服抗酸药可能降低口服糖皮质激素的生物利用度			
口服抗酸类药物	氢氧化铝 碳酸钙 氢氧化镁 其他	由于口服吸收减少，糖皮质激素效应可能降低	将口服糖皮质激素与抗酸剂间隔两小时或更长时间分开给药，可使这种相互作用最小化
CYP3A 和 / 或 P-gp 强抑制剂药物的联合应用可能会增加糖皮质激素的暴露和毒性			
抗细菌药物	克拉霉素 泰利霉素	由于降低了清除速率，增强糖皮质激素的效应	甲泼尼龙和地塞米松的清除率可能会降低 30%~50%。监测糖皮质激素效应增强的生物标志物△。甲泼尼龙和地塞米松可能需要改变剂量，没有具体建议
抗真菌药物	伊曲康唑 泊沙康唑 伏立康唑		
抗分枝杆菌药物	异烟肼		

续表

相互作用类别	样本药物	效应	说明
抗病毒药物（包括HIV 和 HCV）	他扎那韦 波普瑞韦 达芦那韦 地拉夫定 福沙那韦 茚地那韦 洛匹那韦 奈非那韦 利托那韦 沙奎那韦 特拉匹韦		泼尼松和泼尼松龙在临床上没有受到这种相互作用的影响
雌激素类	含雌激素的口服避孕药，结合雌激素，酯化雌激素，其他	雌激素可以显著增加糖皮质激素的暴露量和作用。这可能是由于类固醇代谢和蛋白质结合的改变	监测糖皮质激素效应增强的生物标志物△。可能需要改变糖皮质激素剂量。没有可用的具体建议
免疫抑制剂	环孢素 他克莫司 依维莫司	甲泼尼龙，泼尼松和泼尼松龙的暴露量增加。其他影响包括增加和降低环孢素的浓度，地塞米松降低依维莫司的浓度	监测糖皮质激素效应增强的生物标志物△。剂量可能需要调整。没有具体的建议可用。密切监测免疫抑制剂的浓度，如果可能的话，避免依维莫司和地塞米松联合使用
多重影响或相加毒性			
抗凝血剂，口服	华法林	糖皮质激素可能通过多种机制增加华法林的抗凝血作用	大多数使用华法林稳定的患者，在开始使用糖皮质激素后 3~7 天内需要大幅度调整华法林的剂量。密切监测 INR 以确定剂量调整的需要

续表

相互作用类别	样本药物	效应	说明
排钾利尿药	呋塞米 氢氯噻嗪 其他	糖皮质激素可增强促钾排泄利尿药的利尿作用	评估血清钾水平以确定是否需要改变利尿药和/或补充钾
喹诺酮类抗菌药物	环丙沙星 吉米沙星 左氧氟沙星 莫西沙星 氧氟沙星 司帕沙星 其他	发生肌腱炎和破裂的风险增加	监测新发肌腱和/或关节疼痛。在老年人和儿童中慎用氟喹诺酮类和糖皮质激素
降血糖药（口服降糖药和胰岛素）	阿卡波糖 格列吡嗪 格列本脲 胰岛素 二甲双胍 吡格列酮 西格列汀 其他	糖皮质激素治疗的开始可能会导致葡萄糖调节紊乱	密切监测血糖失调风险患者的血糖水平。根据血糖结果调整降血糖药物
非甾体抗炎药（NSAIDs）	布洛芬 吲哚美辛 酮咯酸 酮洛芬 萘普生 其他	与单独使用相比，当糖皮质激素与NSAIDs联合使用时，消化性溃疡疾病的风险增加	请参阅Up To Date关于全身性糖皮质激素的最新主题

注意：此表没有显示所有可能的相互作用。CYP 3A4. 细胞色素 P-450 3A4；P-gp. P- 糖蛋白外排膜转运蛋白；HCV. 丙型肝炎病毒；HIV. 人类免疫缺陷病毒；NSAIDs. 非甾体抗炎药；INR. 国际标准化比率。

* 与硫唑嘌呤、甲氨蝶呤、H₂ 受体拮抗剂（例如法莫替丁、西咪替丁、雷尼替丁）或质子泵抑制剂（例如奥美拉唑、泮托拉唑、雷贝拉唑）无显著相互作用。

¶ 有关 CYP 3A4 诱导剂 / 抑制剂列表，请参阅表 4-6。

△ 糖皮质激素毒性的生物标志物可能包括神经精神反应、液体和电解质紊乱、高血压和 / 或高血糖症。

病性症状。高血糖或新发糖尿病更多见于已有糖尿病或有其他糖尿病危险因素的患者。白内障常见于长期应用糖皮质激素时（超过 1 年），具有剂量和持续时间依赖性。眼压增高具有剂量依赖性，但也受基础危险因素的影响。注意小剂量糖皮质激素可能导致血压升高，而且可导致液体潴留和外周性水肿（尤其在心脏病或肾病患者中）。接受糖皮质激素治疗的患者中，消化性溃疡病和胃炎风险增加主要见于同时应用非甾体抗炎药（NSAIDs）者。这些患者应接受适当的预防性治疗。免疫抑制及其导致的感染风险增加，接受中到大剂量糖皮质激素治疗的患者一般不应该接受活病毒疫苗接种。

建议通过以下方式来降低糖皮质激素的不良反应：①使用达到治疗目标所需的最小剂量且最短持续时间的糖皮质激素；②在需要使用糖皮质激素时，治疗可能增加不良反应风险的已存在的共存疾病；③监测治疗中的患者是否出现可能受益于其他干预措施的不良反应。

即将开始使用糖皮质激素时应该评估或治疗的既存疾病或不良反应危险因素包括：糖尿病、高血压、血脂异常、心力衰竭、白内障或青光眼、消化性溃疡、使用 NSAIDs、存在感染、骨密度低或骨质疏松。

对使用糖皮质激素的患者进行的生理、病理评估及药学监护是相应年龄和基础疾病的持续常规预防措施的一部分。糖皮质激素治疗期间，根据个体危险因素，例如糖皮质激素使用剂量和持续时间、正在使用的其他药物以及共存疾病，应该特别关注下列情况：体重、血压、心力衰竭和外周性水肿、血脂、糖尿病或葡萄糖耐受不良、青光眼、骨折风险。

3. 糖皮质激素长期使用的药学监护 对持续 GC 治疗的年龄 ≥40 岁成年人，初始予口服双膦酸盐治疗 ≥18 个月后发生 OP 性骨折或治疗 1 年后骨密度显著下降（≥10%/ 年）者，可判定初始治疗失败，应考虑换另一类型的 OP 治疗药物（特立帕肽、地舒单抗）。如果判定治疗失败是吸收差或药物依从性差引起的，可以选择静脉滴注双膦酸盐治疗。

对已经完成 5 年双膦酸盐治疗的 ≥40 岁成年人，仍需 GC 持续治疗，评估骨折风险仍为中到高度，建议继续积极地进行 OP 治疗（除外钙剂和维生素 D）。推荐的治疗选择包括：继续口服双膦酸盐 7~10 年；如果存在依从性差或吸收差的情况，可换静脉滴注双膦酸盐；或采用另一类型的 OP 药物治疗（特立帕肽或地舒单抗）。

无论采用上述哪种选择，均需根据患者对初始双膦酸盐治疗的应答（骨密度的改变、新发骨折）来决定，同时也要考虑到抑制骨吸收药物使用时间的增加可能增加的一些罕见危险，包括下颌骨坏死、不典型股骨骨折。这些也是条件性推荐。

对接受除钙剂和维生素 D 外的 OP 治疗的停用 GC 的年龄 ≥40 岁成年人，

如果停用 GC 时,评估骨折风险较低,建议停止 OP 治疗;否则应完成 OP 治疗的疗程或继续治疗,直到评估骨折风险为低度。在骨折高风险的情况下强烈推荐继续进行 OP 治疗。

第二节　抗癫痫药

一、概　　述

癫痫是慢性病。2018 年,我国的癫痫患者超过 900 万例,约占总人口的 0.7%。抗癫痫药(antiepileptic drug, AED)仍是治疗癫痫的主要方法。此外,这些药物已有多种其他适应证,包括偏头痛、双相障碍和慢性疼痛。随着骨定量技术和骨代谢相关分子生物学成果的广泛应用,癫痫与骨质疏松因果联系的研究越来越受到关注。癫痫患者的营养因素、内分泌因素、机械负荷及体育锻炼乃至于某些遗传因素等均参与了骨质疏松的发生与发展,特别是长期服用抗癫痫药的患者更易引发骨量减少和骨质疏松。骨质疏松的严重后果在于轻微活动及创伤后即可诱发骨折,严重影响了癫痫患者的生存质量。因此如何寻求更合理的抗癫痫治疗方案、防治癫痫患者骨质疏松发生和进一步提高癫痫患者的生存质量无疑是对临床药师、医师提出的又一创新性挑战。

癫痫和抗癫痫药(AED)都对骨骼健康不利。接受 AED 治疗的癫痫患者骨丢失和骨矿代谢异常的发生率增加,这些不良反应可能促进骨折风险增加。本节将总结 AED 与骨矿代谢疾病的关联,后者包括骨软化症/佝偻病和骨质疏松或骨量减少。此外,还将讨论 AED 相关骨病的筛查、治疗和药学监护。

二、引起骨质疏松的机制及发病风险

(一)抗癫痫药与骨代谢的相关性

1. 骨质疏松　AED 是可导致继发性骨质疏松的药物。如果同时存在骨质疏松的继发性原因,则会增加绝经后女性和较年长男性的骨质疏松严重程度,并会导致年轻男性、女性和儿童发生骨质疏松。

2. 骨折　许多观察结果表明,骨折发生率升高归因于癫痫发作相关损伤以及损害步态稳定性的某些 AED 所致作用,而不仅仅是 AED 对骨强度的不良影响。除了癫痫类型对骨折的影响,WHI 研究显示,使用 AED 与跌倒风险显著相关(HR 1.6, 95%CI: 1.5~1.7)。

3. 骨密度　一些 AED 会改变骨矿代谢。数项研究结果显示,使用 AED 成人患者多个部位的骨密度下降,测量结果普遍比对照者低 10%~16%,男性和女性的受累情况似乎无异。多数横断面研究表明,AED 治疗持续时间与骨密度下降程度有关。

4. 骨转换标志物 使用 AED 的成人癫痫患者进行血清及尿液检测发现,骨质形成和骨质吸收的标志物可能升高。报道称此类标志物水平升高见于长期 AED 治疗期间,也见于启用 AED 治疗之后。骨转换标志物升高既可视为反映骨重塑活性增加,又与骨丢失率较高有关,而且还是骨折的独立预测因素。在使用某些 AED 的成人中,血清碱性磷酸酶活性增加。检测碱性磷酸酶同工酶的研究发现,总碱性磷酸酶活性的增加似乎与骨同工酶组分的增加有关。使用苯妥英患者的碱性磷酸酶升高最一致且最明显。然而,也有报道显示使用卡马西平的患者碱性磷酸酶升高。有报道表明,在使用 AED 患者中,骨钙素(即骨 Gla 蛋白)、Ⅰ型前胶原羧基端延长肽(PICP)、人Ⅰ型胶原羧基端肽(CTX)、Ⅰ型胶原交联氨基端肽(NTX)水平同样可能会升高。

(二)抗癫痫药类型的影响

AED 通过诱导细胞色素 P-450 系统,导致更多维生素 D 经分解代谢为无活性的代谢产物,继而引起 PTH 升高,PTH 可以增加骨钙储备的动员,从而促进骨转换。涉及 AED 诱发性骨病的其他发病机制包括:①部分 AED 通过诱导细胞色素 P-450 而使性类固醇代谢增加,导致雌激素水平下降;②苯妥英直接抑制肠道吸收钙的作用;③血清 25-OHD 水平正常的甲状旁腺功能亢进;④苯妥英直接刺激破骨细胞性骨吸收的作用;⑤苯妥英和卡马西平在达到癫痫治疗剂量的等效浓度时,具有直接抑制人成骨细胞样细胞增殖的作用;⑥维生素 K 缺乏、降钙素缺乏、同型半胱氨酸水平升高;⑦丙戊酸通过抑制软骨形成并加速生长板骨化,从而抑制长骨生长;⑧遗传因素等。不同类别抗癫痫药对骨质疏松的作用机制如下。

1. 肝药酶诱导剂 苯妥英钠、扑米酮、苯巴比妥、卡马西平等药物引起骨质疏松、骨软化已有很多报道,但相关机制尚未完全明了,可能与以下因素有关。

(1)肝药酶诱导作用:如苯巴比妥、苯妥英钠、CBZ 均在肝脏代谢,可诱导肝细胞酶 P-450 功能上调,造成维生素 D 的分解代谢加速;维生素 D 羟化受到抑制,体内 25-OHD 的水平下降。进而导致胃肠对钙的吸收减少、低钙血症和循环中的甲状旁腺激素(parathyroid hormone, PTH)升高。PTH 会增加骨钙储备的动员以及随后的骨转换。该机制最常用于解释与使用 AED 有关的骨病。基础研究评估了这些 AED 对参与维生素 D 代谢特定细胞色素 P-450 同工酶表达的影响。苯巴比妥、苯妥英钠和卡马西平属于一类,称为外源性化学物质。外源性化学物质可以激活一种核受体,称为类固醇和外源性化学物质受体

（steroid and xenobiotic receptor, SXR）或孕烷 X 受体（pregnane X receptor, PXR）。一项研究发现，外源性化学物质通过激活 PXR，从而上调肾脏中的 25-（OH）D_3-24- 羟化酶（CYP24）。该酶能够催化 25-OHD 转化为其无活性代谢产物 24，25-（OH）$_2$D，而不是转化为活性代谢产物 1, 25-（OH）$_2$D。但其他研究者发现，外源性化学物质激活 PXR 并不会上调 CYP24，但确实会增加另一种同工酶 CYP3A4 在肝脏和小肠中的表达。该酶能够将维生素 D 转化为极性更强的无活性代谢产物。研究者还发现外源性化学物质激活 PXR 可以抑制 CYP24 在肝脏和肠道中的表达，表明它在介导维生素 D 代谢过程中具有双重作用。此外部分学者认为具有肝药酶诱导活性的 AED 可通过诱导肝 P-450 氧化酶加速甲状腺激素代谢，降低患者甲状腺激素的水平。

（2）抗癫痫药可直接作用于骨细胞，抑制细胞生长，降低骨细胞的增殖率，例如苯妥英。

（3）抗癫痫药对体内激素水平的影响：雌激素和雄激素在血液循环中 95% 与特异的性激素结合球蛋白（SHBG 或 TeBG）相结合，仅 4% 保持游离状态。游离的激素具有生物活性。抗癫痫药可以通过细胞色素 P-450 诱导作用，增加结合蛋白的合成，加速性激素的代谢，从而改变体内有生物活性的游离性激素的水平，同时对下丘脑 - 垂体 - 性腺轴亦有一定的影响，增加或者抑制性激素的分泌。有人观察了服用卡马西平和丙戊酸钠的癫痫患者的性激素变化，发现抗癫痫药对性激素的影响在服药后一个月就可以出现。间接影响骨代谢水平，促进骨质疏松的发生。

2. 非肝药酶诱导剂　如传统的抗癫痫药丙戊酸、氯硝西泮，新型抗癫痫药拉莫三嗪对骨密度的影响，目前各家报道不一，存在争议。国外 Iwata 与国内陈治卿均报道丙戊酸对骨密度无影响，Sato 则指出丙戊酸对骨密度影响较大，引起骨密度降低。对拉莫三嗪研究较少，但也有报道影响骨代谢。造成这种争议的原因考虑为骨质疏松的发生与很多因素有关，如年龄、性别、运动、饮食、钙摄入量、药物、环境及遗传等，在研究中这些因素都可称为混杂因素。尚未发表临床研究探讨两种碳酸酐酶抑制剂（托吡酯和唑尼沙胺）用作 AED 对骨的影响。然而，由于碳酸酐酶抑制剂是破骨细胞性骨吸收的强效抑制剂，预计在使用此类药物时骨丢失率可能较低。另一方面，此类药物还可导致代谢性酸中毒，这可促使钙从羟磷灰石中溶出，并降低成骨细胞的骨形成作用。一项研究表明，在使用碳酸酐酶抑制剂（乙酰唑胺和醋甲唑胺）治疗青光眼的女性中，脊柱骨密度高于对照者，这提示此类药物的有益作用可能占主导。不同的处理就会造成结果的差异。而且不同的 AED 用于不同性别、年龄的人，其影响也不尽相同。因此非肝药酶诱导剂是否对骨代谢有影响尚需处理混杂因素和进一步研究验证。

（三）抗癫痫药服用时间的长短与骨质代谢异常发生的关系

多数学者认为长期应用 AED 引起不同程度的骨代谢改变，而现有的研究并没有明确指出成人从初始服用抗癫痫药之日起经过多长时间可以发生骨质代谢的异常，某些对儿童的研究表明癫痫患儿骨密度降低的危险因素是服用 AED 时间≥5 年及 BMI 低于正常范围。另一部分学者则认为长期服用苯妥英钠、苯巴比妥等抗癫痫药，一般在用药 6 个月后出现骨质疏松症或者自发性骨折，因其促进维生素降解及消化道对钙的吸收减少而致低钙血症，使骨钙减少 9.8%~29.1%。因此，凡是长期应用抗癫痫药的患者，应自用药 3~4 个月后开始口服补充维生素 D 和钙剂。部分实验结果支持在服用抗癫痫药后半年就开始发生骨质代谢的异常。这提示研究者在以后的实验过程中除了考虑患者服用相同药物的剂量差异，也应将服药时间作为参考因素进行处理。

三、药学监护要点

（一）基本情况评估

需要对现病史、个人史、既往史进行资料搜集。

（二）一般药学评估

需要对基础疾病、既往用药史（药物过敏史、不良反应史）、当前用药情况进行记录，并开展药物重整。

（三）专科药学评估

对存在骨折危险因素的绝经后女性和较年长男性，通常推荐进行骨质疏松筛查。具体内容请参考第三章第二节（绝经妇女骨质疏松症），这里不再阐述。骨折临床风险因素主要包括：年龄、既往骨折史、糖皮质激素的使用史、父母髋部骨折史、烟酒史、体重低下情况、类风湿关节炎、疾病导致的继发性骨质疏松（如性腺功能减退或过早绝经、吸收不良、慢性肝脏疾病、炎症性肠病）等，相关内容请参加其他章节。对癫痫患者，除了骨质疏松和骨折的较常见危险因素以外，临床上还考虑 AED 相关骨病的危险因素。

1. 抗癫痫药导致的骨折风险评估

（1）风险评估：AED 使用者发生骨病的危险因素包括剂量较大、采用多药方案；长期治疗；维生素 D 摄入不足；日光暴露有限；存在慢性疾病；年龄较大；居住于医疗机构；体力活动少；接受引发慢性代谢性酸中毒的辅助治疗（如乙酰唑胺）；同时使用诱导肝药酶的其他药物（如利福平、格鲁米特）。对存在骨质疏松症的危险因素和 AED 相关骨病危险因素的癫痫患者，推荐测量骨密度是适宜的。长期（>5 年）使用酶诱导型 AED 或丙戊酸的患者可能有风险，因此应接受筛查。对基线骨密度正常的 AED 使用者，检查频率与其他病因导致的骨质疏松类似,同样应取决于其年龄和性别。绝经后女性或较年长男性适合较频繁(每2年1次)检查,绝经前女性或年轻男性适合(每5年1次)较低频率的检查。由于多种危险因素会进一步增加骨折风险,谨慎做法是更早、更频繁地筛查此类患者。

（2）实验室评估:对正在使用AED的癫痫患者,通常检测血清钙、磷和25-OHD水平即可。

2. 初始药物治疗选择及药物调整　对正在使用AED的癫痫患者,有关钙和维生素D最佳剂量的数据有限。一项研究纳入了居住于疗养院或长期护理机构的患者和门诊患者,这些患者都在使用AED且基线血清25-OHD水平较低,逐步调整维生素D补充剂量以使血清25-OHD浓度达到正常。在12~15个月内,所有患者的25-OHD水平都达到正常。所需剂量范围是400~4 000U/d。在两项随机试验中,成人和儿童都接受了低剂量维生素D(400U/d)或高剂量维生素D(成人为4 000U/d,儿童为2 000U/d),1年时成人组间的骨密度无显著差异,但只有高剂量组的骨密度较基线时增加。在儿童中,1年后两个剂量组的骨密度增加程度相当。

一般来说,患者应该充分补充钙(通过饮食补充,必要时加用补充剂:较年轻患者需达到1 000mg/d,较年长男性和女性需达到1 200mg/d)和维生素D(400~800U/d)。由于研究显示一些患者可能需要高得多的剂量(最高达4 000U/d)才能使血清25-OHD水平达到正常,临床上通常检测血清25-OHD水平来确定维生素D摄入量是否足以维持25-OHD水平高于30ng/ml。对较年长患者或居住于疗养院或长期护理机构的患者以及日晒可能不足的患者,这种方法尤其重要。鉴于尚无研究专门探讨AED治疗者的骨质疏松,治疗推荐应该遵循其他指南,例如针对绝经后女性和男性的指南。然而,在开始治疗骨质疏松前,确保AED使用者维生素D充足至关重要。

（四）具体监护要点

与推荐给所有有骨质疏松和骨折风险患者的生活方式措施相同,正在使用AED的癫痫患者也应采取这些措施,包括经常负重锻炼、戒烟、限制饮酒和防止跌倒。在癫痫的治疗方面须尽可能采用单药治疗,以减少包括骨密度下降在内的各种副作用的发生。用药期间,配合适量维生素D_3和骨化三醇加钙制剂,能起到良好防止骨质疏松发生的效果。

1. 临床症状的变化监护　使用抗癫痫药治疗是骨质疏松的风险因素之一。对长期抗癫痫治疗的患者,临床药师需要筛查有高危骨质疏松症风险的抗癫痫治疗患者:如长期治疗患者、多药联合治疗患者、需要制动的患者以及联合使用皮质激素治疗的患者等。

2. 临床检验指标的变化监护　建议高风险患者在服药前监测25-OHD、

钙及磷的基础水平,并且在服药后每半年或1年监测以上指标。建议有长期(>5年)抗癫痫药使用史的患者,尤其是那些使用酶诱导型 AED 或丙戊酸的患者,以及合并有抗癫痫导致骨病的其他危险因素(AED 使用剂量大、多种 AED 联用、维生素 D 摄入不足、日光暴露有限、慢性疾病、较年长或居住于医疗机构、体力活动水平低、暴露于可导致慢性代谢性酸中毒的药物,同时使用其他可诱导肝药酶的药物)的患者进行骨密度测定。

　　3. 药物相互作用(表4-8、表4-9、表4-10)

表4-8　卡马西平与其他抗癫痫药之间的相互作用[*]

相互作用药物	效应(可能的机制)	管理
布瓦西坦	潜在卡马西平毒性(活性环氧化物代谢产物代谢减少¶)	监测临床状况;可能需要减少卡马西平的剂量
	降低布瓦西坦的效应(通过 CYP2C19 代谢增加)	监测临床状况;布瓦西坦的剂量可能需要调整
氯硝西泮	降低氯硝西泮的效应(通过 CYP3A4 代谢增加)	监测临床状况
非尔氨酯	潜在卡马西平毒性(活性环氧代谢物浓度增加¶)	监测临床状况;可能需要调整非尔氨酯和卡马西平的剂量
	降低非尔氨酯的效应(通过 CYP3A4 代谢增加)	当非尔氨酯与卡马西平联合治疗时,建议减少卡马西平的剂量。Lexicomp 专论中提供了具体的剂量调整建议
拉莫三嗪	潜在卡马西平毒性(活性环氧代谢物浓度增加¶)	监测临床状况;单凭卡马西平测定可能无法预测毒性
	降低拉莫三嗪的效应(代谢增加;葡萄糖醛酸氧化)	监测临床状况和拉莫三嗪浓度;拉莫三嗪剂量可能需要增加。在 Lexicomp 专论中提供了具体的拉莫三嗪剂量调整建议
左乙拉西坦	可能增加卡马西平毒性风险(机制尚未建立)	卡马西平毒性临床证据监测
	可能降低左乙拉西坦的浓度(代谢增加)	监测临床状况
吡仑帕奈	降低吡仑帕奈的效应(通过 CYP3A4 代谢增加)	监测临床状况;每次剂量可能需要调整

相互作用药物	效应（可能的机制）	管理
苯妥英	降低苯妥英的效应（代谢增加）	监测临床状况；监测卡马西平和苯妥英浓度
	苯妥英效应改变可能包括苯妥英水平降低或升高（机制尚未确立）	
噻加宾	降低噻加宾的效应（通过 CYP3A4 代谢增加）	监测临床状况
托吡酯	可能降低托吡酯的效应（代谢增加）；可能增加中枢神经系统副作用（机制尚未建立）	监测临床状况；可能需要更大剂量的托吡酯
丙戊酸	降低丙戊酸的效应，可能增加毒性（CYP2C9，CYP2C19，葡萄糖醛酸氧化和有毒代谢物的形成）	监测临床状况及丙戊酸浓度
	潜在卡马西平毒性（活性环氧化物代谢物¶和位移的结合位点浓度增加）	监测临床状况以及卡马西平和其环氧化物的浓度，卡马西平的剂量可能需要调整
唑尼沙胺	降低唑尼沙胺的效应（通过 CYP3A4 代谢增加）	监测唑尼沙胺的浓度和临床状况；唑尼沙胺的剂量可能需要调整

注：* 并未列出所有可能的相互作用。通过使用 Up To Date 中包含的药物相互作用程序可以确定抗癫痫药的其他相互作用和管理建议。

¶ 常规卡马西平血浆测量不能评估活性卡马西平 - 环氧化物代谢物的积累，但是这种代谢物可以作为独立的试验来测量；请参阅随附的文字。

CYP：细胞色素 P-450。

表 4-9　苯妥英或磷苯妥英与其他抗癫痫药之间的相互作用 *

相互作用药物	效应（可能的机制）	管理
布瓦西坦	降低布瓦西坦的效应（通过 CYP2C19 代谢增加）	监测临床状况
	潜在苯妥英毒性（通过 CYP2C19 代谢降低）	监测临床状况和苯妥英血药浓度
卡马西平	降低卡马西平的效应（代谢增加）	监测卡马西平和苯妥英的浓度
	苯妥英效应改变可能包括苯妥英水平降低或升高（机制尚未确立）	

续表

相互作用药物	效应（可能的机制）	管理
氯硝西泮	降低氯硝西泮的效应（代谢增加）	监测临床状况和苯妥英浓度
艾司利卡西平	降低艾司利卡西平的浓度（代谢增加）	监测临床状况；可能需要增加艾司利卡西平的剂量
	潜在苯妥英毒性（通过 CYP2C19 代谢降低）	监测临床状况和苯妥英浓度
非尔氨酯	降低非氨酯的效应（代谢增加）	监测非氨酯的效应，可能需要增加剂量
	潜在苯妥英毒性（机制尚未确立）	可能需要减少苯妥英的剂量；详情请参阅 Lexiicomp。监测临床状态和苯妥英浓度
拉莫三嗪	降低拉莫三嗪的血浆药物浓度（代谢增加；苯妥英诱导葡萄糖醛酸氧化反应）	监测临床状况以及拉莫三嗪的血浆药物浓度；可能需要调整拉莫三嗪的剂量
左乙拉西坦	可能降低左乙拉西坦的浓度（代谢增加）	监测临床状况
奥卡西平	可能降低奥卡西平的效应（代谢增加）	监测临床状况以及奥卡西平浓度
	潜在苯妥英毒性与奥卡西平剂量为 1 200mg/d 或更高相关（通过 CYP2C19 代谢降低）	监测苯妥英浓度，特别是当奥卡西平剂量为 1 200mg/d 或更高时；可能需要减少苯妥英的剂量
吡仑帕奈	降低吡仑帕奈的效应（通过 CYP3A4 代谢增加）	监测临床状况；吡仑帕奈的剂量可能需要调整
噻加宾	降低噻加宾的效应（通过 CYP3A4 代谢增加）	监测临床状况
托吡酯	可能降低托吡酯的效应（代谢增加）	监测临床状况；可能需要增加托吡酯的剂量
	潜在苯妥英毒性（通过 CYP2C19 代谢降低）与高剂量托吡酯相关	监测临床状况和苯妥英浓度

续表

相互作用药物	效应（可能的机制）	管理
丙戊酸	潜在的苯妥英毒性（结合位移和代谢减少，复杂的时间过程）	监测临床状况和苯妥英浓度（游离药物浓度可能比总浓度更有帮助）
	可能降低丙戊酸的效应以及增加毒性（代谢增加，有毒代谢物的形成）	监测临床状况和丙戊酸的血浆药物浓度
唑尼沙胺	降低唑尼沙胺的效应（通过CYP3A4代谢增加）	监测临床状况以及唑尼沙胺的浓度；可能需要调整唑尼沙胺的剂量

注：CYP为细胞色素P-450。

*并未列出所有可能的相互作用。通过使用 Up To Date 中包含的药物相互作用程序可以确定抗癫痫药的其他相互作用和管理建议。

表 4-10　丙戊酸与其他抗癫痫药之间的相互作用*

相互作用药物	效应（可能的机制）	管理
卡马西平	降低丙戊酸的效应以及可能增加毒性反应（通过 CYP2C9，CYP2C19 代谢增加，葡萄糖醛酸反应，有毒代谢物的形成）	监测临床状况和丙戊酸浓度
	卡马西平毒性反应（活性环氧代谢物浓度增加¶，结合位点位移）	监测临床状况和卡马西平以及卡马西平环氧化物的浓度；卡马西平剂量可能需要调整
乙琥胺	潜在乙琥胺毒性（代谢降低）	监测临床状况和乙琥胺的浓度
	可能减少丙戊酸的效应（机制尚未确立）	监测临床状况以及丙戊酸的浓度
非尔氨酯	可能减少非尔氨酯的效应（机制未知）	监测临床状况
	潜在丙戊酸毒性（通过 CYP2C19 代谢降低）	监测临床状况以及丙戊酸的浓度。使用非尔氨酯时，建议减少丙戊酸的剂量。Lexicomp 专论中提供了具体的剂量调整建议
拉莫三嗪	拉莫三嗪毒性（代谢减少；葡萄糖醛酸反应）	减少拉莫三嗪 50% 的剂量；监测临床状况和拉莫三嗪浓度。Lexicomp 专论中提供了使用丙戊酸时，拉莫三嗪剂量具体调整建议

续表

相互作用药物	效应（可能的机制）	管理
奥卡西平	可能降低奥卡西平的效应（代谢增加）	监测临床状况和奥卡西平的浓度
苯巴比妥	潜在苯巴比妥毒性（通过 CYP2C19 代谢减少，葡萄糖醛酸反应）	监测临床状况和苯巴比妥浓度
	可能降低丙戊酸的效应（通过葡萄糖醛酸反应和 CYP 氧化代谢增加）	监测临床状况和丙戊酸的浓度
苯妥英	潜在苯妥英毒性反应（结合位移和代谢减少，复杂的时间过程）	监测临床状况和苯妥英的浓度（游离药物浓度可能比总浓度更有帮助）
	可能减少丙戊酸的效应和增加毒性反应（代谢减少和有毒丙戊酸代谢产物的形成）	监测临床状况和丙戊酸血浆药物浓度
卢非酰胺	可能增加卢非酰胺的毒性（代谢减少）	监测临床状况；建议降低卢非酰胺的初始剂量，Lexicomp 专论中提供了使用丙戊酸钠时，卢非酰胺剂量的具体调整建议
托吡酯	可能增加丙戊酸的肝毒性反应和体温过低的风险（机制尚未确立）	监测临床状况

注：CYP 为细胞色素 P-450。

* 并未列出所有可能的相互作用。可以使用 Up To Date 中包含的药物相互作用工具（Lexi-Interact）确定抗癫痫药的其他相互作用和管理建议。

¶ 常规卡马西平血浆测量不能评估活性卡马西平 - 环氧化物代谢物的积累，但是这种代谢物可以作为独立的试验来测量；请参阅随附的文字。

卡马西平是多种肝药酶的强效诱导剂，它可以降低血清中其他药物的浓度，包括抗癫痫药。卡马西平由 CYP3A4 代谢，并诱导自身代谢，初始治疗几周后卡马西平血药浓度下降。其他为 CYP3A4 诱导剂或抑制剂的药物可以改变卡马西平和环氧化物活性代谢物的血浆浓度。Up To Date 的单独表格中提供了 CYP3A4 抑制剂和诱导剂列表。

苯妥英的药动学特点在于 CYP2C9 和 CYP2C19 的代谢是可饱和的，半衰期的变化（即从 12 小时到 10 天或更长）取决于血清水平。由于苯妥英血浆水平的影响，药物之间的相互作用可能会有很大的差别，疗法变更后 2~3 周才可能出现新的苯妥英稳态水平。

丙戊酸与血浆蛋白高度结合，经过复杂的肝脏代谢，包括葡萄糖醛酸氧化(30%~50%);游离的丙戊酸浓度随着丙戊酸血浆药物浓度升高而升高,导致观察到的药物相互作用存在广泛的个体变异性。

其他抗癫痫药可通过多种机制改变丙戊酸钠的效应,例如改变蛋白质结合位点和肝药酶代谢位点(即葡萄糖醛酸化)的竞争性抑制。

4. 常见的不良反应(表4-11)

表4-11　抗癫痫药的常见不良反应

药物	神经系统不良反应	非神经系统不良反应
布瓦西坦*	头痛,嗜睡,头晕,疲劳,共济失调,协调异常,眼球震颤	恶心,呕吐,便秘
卡马西平	嗜睡,头晕,视物模糊或复视,疲劳,头痛	恶心,呕吐,腹泻,低钠血症,皮疹,瘙痒
氯巴占	嗜睡,攻击性,烦躁,共济失调,失眠	唾液分泌增多,恶心,呕吐,便秘
艾司利卡西平	头晕,疲劳,嗜睡,头痛,复视,眩晕,共济失调,注意力障碍,视力模糊,震颤(注意:头痛,复视和共济失调与卡马西平联合使用时频率更高)	恶心,呕吐,腹泻,低钠血症,皮疹
乙琥胺	睡眠障碍,嗜睡,多动症	恶心,呕吐
非尔氨酯	失眠,头晕,头痛,共济失调	恶心,呕吐,厌食症,体重减轻
加巴喷丁	嗜睡,头晕,共济失调	罕见
拉科酰胺	共济失调,头晕,疲劳,头痛,复视	恶心,呕吐
拉莫三嗪	头晕,震颤,复视	皮疹,恶心
左乙拉西坦	疲劳,嗜睡,头晕,激动,焦虑,易怒,抑郁	感染
奥卡西平	镇静,头痛,头晕,眩晕,共济失调,复视	恶心,皮疹,低钠血症
吡仑帕奈	头晕,嗜睡,疲劳,易怒,步态异常,跌倒,攻击性,情绪改变	体重增加,恶心
苯妥英	意识模糊,言语不清,复视,共济失调	牙龈增生,皮疹
普瑞巴林	头晕,嗜睡,共济失调,震颤	体重增加,外周性水肿,口干
扑米酮苯巴比妥	睡眠周期改变,镇静,嗜睡,行为改变,多动症,共济失调,药物耐受,依赖性	恶心,皮疹

药物	神经系统不良反应	非神经系统不良反应
卢非酰胺	头晕,嗜睡,疲劳,头痛	恶心,呕吐
噻加宾	头晕,精力不足,嗜睡,紧张,震颤,注意力障碍	腹痛,恶心
托吡酯	疲劳,紧张,注意力障碍,意识障碍,抑郁,厌食症,语言障碍,焦虑,震颤	体重减轻,感觉异常
丙戊酸钠	震颤,头晕	体重增加,恶心,呕吐,脱发,易擦伤
氨己烯酸	嗜睡,疲劳,头晕	视力减退
唑尼沙胺	嗜睡,头晕,共济失调,意识障碍,注意力障碍,抑郁	恶心,厌食症

注:*基于临床前预批准临床试验的有限经验。

5. 特殊人群的监护

（1）针对儿童的抗癫痫药血药浓度监测:抗癫痫药的血清水平可测得,某些血药浓度信息可能有价值的抗癫痫药已经列在表4-12中。即使是这些抗癫痫药,也不应单独利用血清水平来指导治疗。每位患者的血药浓度治疗范围不同。很多患者在推荐的范围以下水平就可实现癫痫发作的控制;其他患者则需要更高的血药浓度水平。如果在血药浓度"较低"或"低于治疗范围"时癫痫发作即停止,则没有理由增加药物剂量。如果血药浓度水平达到治疗范围但发作仍持续,则应在不出现不良反应的前提下提高血药浓度。一旦癫痫发作控制后,测定基线抗癫痫药血药浓度将很有帮助,这样就可以与复发时检测到的血药浓度水平相比较,进而明确发作的原因是否是患者依从性不佳导致血药浓度水平低,与其他药物的相互作用,药物吸收下降(如腹泻性疾病或胃炎伴呕吐)或是药物制剂改变(如品牌药变为非专利药剂型)。例如儿童如果要长时间使用另一种药,可能有必要在新用的药物剂量稳定后测定抗癫痫药的血药浓度。针对妊娠期妇女,建议在妊娠期间监测总抗癫痫药血浆浓度和游离抗癫痫药血浆浓度。建议的方案是:在怀孕第5~6周、第10周监测,并在之后每月至少监测1次,产后的第1周或第2周再次监测。拉莫三嗪和左乙拉西坦可能需要更频繁的监测。由于老年患者较多应用AED,且有潜在的严重后遗症,AED的副作用对老年患者来说是一个严重的问题。年龄较大的患者似乎对AED的副作用更加敏感,出现副作用更频繁,并且剂量较低时也会发生副作用。AED的剂量依赖性副作用在老年患者尤为突出,包括意

表 4-12A　口服药物维持治疗儿童癫痫发作

药物	剂量*				血药浓度	实验室 ¶
	初始	维持		频率		
卡马西平（CBZ）	10~20mg/（kg·d）	10~35mg/（kg·d）（儿童≤15岁，最大剂量为低于 35mg/kg 或 1 000mg/d；>15 岁最大剂量为 1 200mg/d）		每日服用 3 次或 4 次（IR 或口服混悬液）；每日 1 次或 2 次（ER）	4~12mcg/ml（17~51μmol/L）	如果是亚洲后裔，在开始用药前进行 HLA-B*1502 筛查，然后根据需要，4~6 周后进行全血细胞计数。如果初始是白细胞值低（特别是 ANC），根据需要重复测定。卡马西平水平在 3、6、9 周测定一次，直到水平稳定。开始用药前，维持剂量或水平测定一次，此后每两个月测定一次，维持剂量或稳定。以及有低钠血症风险或低钠血症状的患者需要进行血钠测定
氯巴占	儿童 <2 岁：0.5~1mg/（kg·d）[最大剂量：5mg/d]；儿童 2~16 岁：5mg/d	儿童 <2 岁：0.5~1mg/（kg·d）（最大剂量：10mg/d）；儿童 2~16 岁：10~20mg/d（最大剂量：40mg/d）		每日 1 次或 2 次	用处不大	不推荐作常规的实验室检查
氯硝西泮	0.01~0.03mg/（kg·d）[最大剂量：低于 0.05mg/（kg·d）或 1mg/d]	0.05~0.2mg/（kg·d）[最大剂量：低于 0.2mg/（kg·d）或 20mg/d]		每日 2~3 次	用处不大	不推荐作常规的实验室检查

续表

药物	剂量*			血药浓度	实验室¶
	初始	维持	频率		
氯拉萨酸	0.3mg/(kg·d)	0.5~3mg/(kg·d)（儿童9~12岁最大剂量60mg/d）	每日2~3次	用处不大	不推荐作常规的实验室检查
艾司利卡西平△	儿童体重11~21kg: 200mg/d	儿童体重11~21kg: 400~600mg/d（每隔7天或更长时间以200mg增量进行滴定）	每日1次	不确定	开始用药前、维持剂量时，以及有低钠血症风险或有低钠血症症状的患者需要进行血钠测定。艾司利卡西平在结构上与卡马西平和奥卡西平类似。然而，亚洲后裔筛查HLA-B*1502作用还未确立
	儿童体重22~31kg: 300mg/d	儿童体重22~31kg: 500~800mg/d（每隔7天或更长时间以300mg增量进行滴定）			
	儿童体重32-38kg: 300mg/d	儿童体重32~38kg: 600~900mg/d（每隔7天或更长时间以300mg增量进行滴定）			
	儿童体重>38kg: 400mg/d	儿童体重>38kg: 800~1 200mg/d（每隔7天或更长时间以400mg增量进行滴定）			
乙琥胺	15mg/(kg·d)（最大剂量500mg/d）	15~40mg/(kg·d)（最大剂量1 500mg/d）	每日1次或2次	40~100mcg/ml（280~700μmol/L）	全血细胞计数/血小板在第1~2个月后测量，此后根据需要进行测定。乙琥胺水平在1~3周进行测定

药物	剂量*			血药浓度	实验室¶
	初始	维持	频率		
非尔氨酯	15mg/(kg·d)(最大剂量:1 200mg/d)	15~45mg/(kg·d)[最大剂量:45mg/(kg·d)或3 600mg/d]	每日3次或4次	尚未确立:建议50~100mcg/ml(210~420μmol/L)	全血细胞计数/血小板每2~4周测量一次,每个月进行一次肝功能检查
加巴喷丁	10~15mg/(kg·d);可以在三天内滴定至初始剂量(最大值:900mg/d)	40~50mg/(kg·d)[最大剂量:低于70mg/(kg·d)或4 800mg/d]	每日3次(IR)	作用不大	全血细胞计数/血小板在前6个月每3个月测定一次,chemical panel 根据需要监测(可能不需要例行监测)
拉科酰胺	儿童体重11~29kg:2mg/(kg·d)	儿童体重11~29kg:6~12mg/(kg·d)[每隔7天或更长时间以2mg/(kg·d)增量进行滴定]	每日2次	作用不大或尚未确立,建议1.8~7.2mcg/ml(10~40μmol/L)	不推荐作常规的实验室检查◊
	儿童体重30~49kg:2mg/(kg·d)	儿童体重30~49kg:4~8mg/(kg·d)[每隔7天或更长时间以2mg/(kg·d)增量进行滴定]			
	儿童体重>50kg:50mg,每天2次	儿童体重>50kg:单药疗法,300~400mg/d[每隔7天或更长时间以100mg/d增量进行滴定;辅助治疗,200~400mg/d[每隔7天或更长时间以100mg/(kg·d)增量进行滴定]			

续表

药物	剂量*			血药浓度	实验室¶
	初始	维持	频率		
§拉莫三嗪	单药治疗:0.3mg/(kg·d)	4.5~7.5mg/(kg·d)(最大剂量:300mg/d)	每日2次(IR)或1次(ER)	尚未确立,建议1.5~10mcg/ml(5.85~39μmol/L)	全血细胞计数/血小板在前6个月每3个月测定一次,chemical panel根据需要监测(可能不需要监测)
	与丙戊酸联合使用:0.15mg/(kg·d)	1~5mg/(kg·d)(最大剂量:200mg/d)			
	与诱导剂联合使用(苯巴比妥,卡马西平,苯妥英):0.6mg/(kg·d)	5~15mg/(kg·d)(最大剂量:400mg/d)			
左乙拉西坦	20mg/(kg·d)(最大剂量:1 000mg/d)	40~60mg/(kg·d)(最大剂量:3 000mg/d)	每日2次(IR)或1次(ER)	作用不大	不推荐作常规的实验室检查

注:IR.立即释放;ER.缓释;ANC.嗜中粒细胞绝对值。

* 一般来说,儿科剂量不应超过成人剂量范围的上限(括号为最大剂量)。以mg/kg作为基础,儿童获得相似血药浓度所需的一些抗癫痫药的剂量大于青少年和成人。

¶ 一些国家批准的产品信息中可能包含其他实验室监测建议;需要咨询当地的产品信息。

△ 儿童>4岁的剂量。艾司利卡西平尚未被美国FDA批准用于≤4岁的儿童。

◇ 对心脏传导异常或其他显著心脏病患者,建议在开始服用拉科酰胺之前和维持剂量后进行心电图检查。

§ 2至12岁儿童服用。拉莫三嗪的缓释制剂尚未得到美国FDA批准用于儿童≤12岁。

当治疗方案改变,特别是AED中具有酶诱导的药物,或与丙戊酸联用以及患儿有器官功能障碍时,药物剂量需要调整或进行额外的监测。

请参阅附带的文字和Up To Date中包含的Lexicomp儿科药物特定专论。

表4-12B　口服药物维持治疗儿童癫痫发作（续）

药物	剂量*		频率	血药浓度	实验室¶
	初始	维持			
奥卡西平	8~10mg/(kg·d)（最大剂量：600mg/d）	30~40mg/(kg·d)（单药治疗最大剂量：2 400mg/d）	每日3次（IR）（儿童<5岁,IR）或每日2次（学龄儿童）或每日1次（ER）	尚未确立：建议8~35mcg/ml	如果是亚洲后裔，在开始用药前进行HLA-B*1502筛查；全血细胞计数，血小板在开始用药前6个月每3个月测定一次。开始用药前，维持剂量时，以及有低钠血症风险或有低钠血症症状的患者需要进行血钠测定
苯妥英	5mg/(kg·d)（最大剂量：300mg/d）	4~8mg/(kg·d)（年龄较大的儿童，青少年为300mg/d；最大剂量：600mg/d）	每日3次（IR）或1~2次（ER）	10~20mcg/ml（40~80μmol/L）	不推荐作常规的实验室检查
苯巴比妥	3~4mg/(kg·d)	婴幼儿：5~6mg/(kg·d)儿童1~5岁：6~8mg/(kg·d)	每日1或2次	10~40mcg/ml（43~172μmol/L）	不推荐作常规的实验室检查
扑米酮	1~2mg/(kg·d)（最大剂量：125mg/d）	10~25mg/(kg·d)（最大剂量：2 000mg/d）	在睡前给予起始剂量；维持剂量分3~4次服用	5~12mcg/ml（23~55μmol/L）（监测扑米酮和苯巴比妥的浓度，1.2倍或更高）	不推荐作常规的实验室检查
卢非酰胺	10mg/(kg·d)（最大剂量：400mg/d）	45mg/(kg·d)（最大剂量：3 200mg/d）	每日2次	尚未确立；建议3~30mcg/ml	不推荐作常规的实验室检查
△噻加宾（基于与酶诱导AED组合的剂量）	<12岁：0.25mg/(kg·d)（最大剂量：4mg/d）	每周增加0.5~1mg/(kg·d)，最大剂量：4~8mg/(kg·d)	每日3~4次	作用不大	不推荐作常规的实验室检查

续表

药物	剂量*		频率	血药浓度	实验室¶
	初始	维持			
	≥12岁：4mg/d	≥12岁：增加4mg/周~最大32mg/d	每日2~4次		
托吡酯	1~3mg/（kg·d）（最大剂量25mg/d）	5~9mg/（kg·d）（一般最大500mg/d；高剂量在成人中并未带来额外的效益）	每日2次（IR）或1次（ER）	5~20mcg/ml（15~59μmol/L）	当达到最大剂量或服药3~6个月后，需测量电解质、全血细胞计数/血小板以及肝转氨酶
丙戊酸	10~15mg/（kg·d）	30~60mg/（kg·d）	每日3次（IR）或2次（肠溶包衣）或1次（ER）	50~150mcg/ml（346~1040μmol/L）	给予初始剂量1~2周后测定VPA水平，每1~2个月测定肝转氨酶。附伴中提供了3岁以下儿童使用的基线代谢筛查建议
唑尼沙胺	1~2mg/（kg·d）（最大剂量100mg/d）	5~8mg/（kg·d）（一般最大剂量为500mg/d；高剂量在成人中并未带来额外的效益）	每日1~2次	尚未确立；10~20mcg/ml	测定基线血清电解质，当达到最大剂量或服药3~6个月后再测定

注：IR. 立即释放；ER. 缓释；AED. 抗癫痫药；VPA. 丙戊酸。

* 一般来说，儿科剂量不应超过成人剂量范围的上限（括号为最大剂量）。以mg/kg作为基础，儿童获得相似血药浓度所需的一些抗癫痫药的剂量大于青少年和成人。

¶ 一些国家批准的产品信息中可能包含其他实验室监测建议；需要咨询当地的产品信息。

△噻加宾等当地的产品信息建议基于美国现有产品，对<12岁的儿童有使用限制。美国以外的其他国家提供的噻加宾说明宾标注有所不同，建议可能不具可比性；需要咨询当地的产品信息。

当治疗方案改变，特别是AED中具有酶诱导作用的药物，或与丙戊酸联用以及患儿有器官功能障碍时，药物剂量需要调整或进行额外的监测。

请参阅附带附带的文字和Up To Date中包含的Lexicomp儿科药物特定专论。

识模糊、步态不稳、镇静、震颤、头晕以及视力障碍。任何 AED 都有可能存在这些副作用。因此，可以进行血药浓度监测的 AED 应在老年患者应用期间，开展频繁监测，建议至少每月 1 次。

（2）针对抗癫痫治疗的常见具体药物

1）丙戊酸引起一种或多种肝药酶及血氨轻微且通常无意义升高的发生率相对较高。血氨升高常见，而且可在没有肝功能检查异常的情况下发生。使用丙戊酸儿童发生高氨血症的危险因素包括年龄小、丙戊酸剂量增加、血清肉碱水平低，以及同时使用苯妥英、苯巴比妥、卡马西平或碳酸酐酶抑制剂（例如乙酰唑胺，托吡酯或唑尼沙胺）。因为没有明确的数据表明任何一种药物对妊娠没有风险，所以临床上建议对计划妊娠的患者，应使用对其癫痫发作最有效的 AED。一种例外情况是，如果有替代丙戊酸的有效 AED 方案，就应该避免使用丙戊酸。对确定妊娠的患者，一些研究建议不要为了降低致畸风险而改变 AED 治疗方案。单药治疗并使用可能的最低剂量，可降低致畸的风险。计划妊娠前 6 个月，就应最优化 AED 治疗的方案。对使用丙戊酸或卡马西平的女性，临床上建议在妊娠前补充较高剂量（4mg/d）的叶酸。

2）卡马西平出现白细胞减少并不少见，通常出现在治疗的最初 2~3 个月。在实践中，通常会在卡马西平治疗 1 个月后检查患者的血常规，如果白细胞计数（white blood count，WBC）显著降低，则每 3~4 周复查一次直到计数稳定。如果中性粒细胞绝对计数（absolute neutrophil count，ANC）降到 $(0.8~1.0) \times 10^9$/L 以下，应停药。

3）托吡酯和唑尼沙胺是部分性碳酸酐酶抑制剂，可导致多达 2/3 的儿童出现轻到中度的慢性代谢性酸中毒，还可导致肾结石。如果有代谢性酸中毒的其他诱因，如肾脏疾病或同时采用生酮饮食，则发生酸中毒的风险和严重程度会增加。儿童慢性代谢性酸中毒的潜在并发症包括生长障碍、佝偻病或骨软化症。因此，在接受托吡酯或唑尼沙胺治疗的儿童中，应测量基线时的血清碳酸氢盐水平并在此后定期监测。如果患者有持续性或严重的代谢性酸中毒，应考虑减少药物剂量或停药。如果继续使用药物，可能需要碱治疗，类似于发生 2 型（近端）肾小管酸中毒时。

（3）骨健康的监护：癫痫和抗癫痫药均对骨健康有不良影响。采用抗癫痫药治疗的癫痫儿童发生骨密度减少、骨生长受损和维生素 D 缺乏症的风险增加。酶诱导和非酶诱导性抗癫痫药及生酮饮食均与骨病变风险有关联。尽管很少有研究严格评估癫痫患者骨病预防和治疗的策略，但筛查维生素 D 缺乏症和补充钙及维生素 D 是低风险干预，被建议用于长期抗癫痫药治疗的特殊人群治疗（如老人和儿童）。

第三节 抗 凝 药

一、概 述

抗凝药物的长期应用已被发现与骨质疏松症相关。维生素 K 拮抗剂、直接凝血酶抑制剂、间接凝血酶抑制剂均是临床抗凝治疗的常用药物。大量临床研究报道了抗凝药物可致骨量减少，严重时可并发骨质疏松性骨折。这些药物可通过不同的药理机制干扰骨转换，使骨丢失大于新骨形成。其中，新型口服抗凝药、低分子肝素和磺达肝癸钠对骨转换影响较小，显示了更好的安全性。本节主要讨论临床常见抗凝制剂致骨质疏松的相关机制、发病风险和药学监护要点。

二、引起骨质疏松的机制及发病风险

（一）维生素 K 拮抗剂

维生素 K 拮抗剂（vitamin K antagonists，VKAs）或香豆素类抗凝药物是近 50 年来最常用的口服抗凝药，代表药物为华法林（warfarin）。VKAs 通过抑制 γ- 羧基谷氨酸（γ-carboxyglutamic acid，Gla）的形成而阻断维生素 K 的合成。一方面，骨组织中骨钙素（osteocalcin）、蛋白 S 和基质 Gla 蛋白（matrix Gla protein，MGP）等维生素 K 依赖蛋白的合成直接受到 VKAs 的影响，另一方面，维生素 K 作为辅酶参与骨钙素的羧化作用，VKAs 可拮抗维生素 K，干扰这一过程，使骨钙沉积减少，抑制骨矿化，从而影响骨转换。长期口服华法林可增加老年患者椎体和肋骨骨折风险，但髋部骨折风险却未见升高。华法林的长期应用不会增加髋部骨折的风险是目前仅有的一致观点，髋部作为人体的主要承重部位更容易获得骨强度代偿，也更能解释这一现象。

（二）新型口服抗凝药

口服抗凝药目前有 2 类，除了上述提到的 VKAs，另一种即为新型口服抗凝药（new oral anticoagulant drugs，NOAC）。这类药物包括直接凝血酶抑制剂和凝血因子 Xa（coagulation factor Xa，FXa）抑制剂，可以直接抑制体内的凝血酶活性而不依赖于抗凝血酶，前者以达比加群酯（dabigatran etexilate）为代表，是 NOAC 中第一种上市的药物；后者主要有利伐沙班（rivaroxaban）、依度沙班（edoxaban）、阿哌沙班（apixaban）等。

文献报道利伐沙班可抑制早期骨形成。利伐沙班可显著抑制人成骨细胞系 SaOS2 的增生、能量代谢及碱性磷酸酶（alkaline phosphatase，ALP）

活性,但不影响骨矿化,提示可能骨形成早期阶段受到该药抑制。骨调节激素(雌二醇、PTH 等)对 SaOS2 细胞有明显激活效应,但利伐沙班可明显抵消这一效应。Somjen 等后续报道在利伐沙班处理后,骨调节激素对人原代成骨细胞 DNA 合成及肌酸激酶(creatine kinase,CK)活力的增效作用亦受到显著抑制。但小鼠实验表明依度沙班不影响循环骨钙素浓度,也不增加骨质疏松症的患病风险。NOAC 对骨转换影响的作用机制尚不完全清楚,Tufano 等认为与传统口服抗凝药相比较,新型口服抗凝药致骨质疏松作用似乎更小。

(三)静脉抗凝药物

普通肝素(unfractionated heparin,UFH)与低分子肝素(low molecular weight heparin,LMWH)同属间接凝血酶抑制剂。磺达肝葵钠(fondaparinux sodium,FDP)是基于肝素分子人工改建戊多糖序列的新型抗凝血药物,可选择性抑制凝血因子Xa。

1. 肝素　普通肝素主要用于妊娠期妇女血栓栓塞性疾病的防治,长期大量应用 UFH 治疗可引起骨质疏松症,而且肝素的致骨质疏松作用是持久的,并且可能是不可逆的。目前研究认为,在 UFH 致骨质疏松的相关危险因素中,肝素的剂量比肝素应用时间对骨转换的影响更为重要。同时大量实验研究表明,普通肝素对骨组织细胞、骨组织形态及骨代谢均有不同程度的不良影响。有报道称 UFH 可通过骨形态发生蛋白 4(bone morphogenetic protein 4,BMP4)和 Wnt 信号通路干扰骨髓基质细胞(human bone marrow stromal cells,hBMSCs)的成骨分化及成脂转化过程。还有研究结果显示 UFH 可通过抑制护骨因子(osteoprotegerin,OPG)活性而促进破骨细胞的形成与分化。虽然具体机制尚未完全阐明,但 UFH 促进破骨细胞的形成,抑制成骨细胞的成骨作用,从而使骨吸收加强、骨形成减少,应是其造成骨量流失的关键因素。另外,UFH 亦通过护骨因子 /NB-κB 受体激活蛋白(receptor activator of nuclear factor-κB,RANK)/RANK 配体(RANK ligand,RANKL)信号通路以及 BMP6 等蛋白参与了干扰骨代谢的途径。

2. 低分子肝素　低分子肝素是抗血栓治疗的一线药物,与 UFH 相比,LMWH 对骨转换的影响相对较小,但 LMWH 对骨转换过程可能产生潜在影响。近期研究人员将结论扩大到非妊娠期成人,Meta 分析的结果表明 LMWH 的中短期(3~6 个月)使用并不影响骨密度,但更长期使用应定期检测骨密度变化。对肿瘤患者等特殊人群,该研究也未观察到骨质疏松性骨折风险的差异有统计学意义(RR=1.08,95% CI: 0.3~3.75)。一系列基于骨折动物模型的研究均提示 LMWH 不影响或极少影响骨折愈合过程。由此,虽然不同的 LMWH 对骨转换的影响有所差异,但目前认为 LMWH 较 UFH 相对安全、不良反应少,对骨转换影响较小,长期应用或优于 UFH。

3. 磺达肝癸钠　磺达肝癸钠因其安全性、有效性目前已被广泛应用于临床,并可作为 UFH 和 LMWH 的替代制剂。与肝素不同,磺达肝癸钠在体内特异性抑制凝血因子Ⅹa,并不结合其他血浆蛋白,半衰期约为 17 小时。研究发现磺达肝癸钠对骨转换过程并无显著影响,且目前尚无磺达肝癸钠致骨质疏松或影响骨密度的大宗病例报道。既往文献研究提示 FDP 不影响人成骨细胞的增生、线粒体活性及蛋白合成,对Ⅱ型胶原的含量和钙化也无抑制效应。研究人员从既往健康的外伤骨折患者髂嵴骨组织中提取了骨间充质干细胞(mesenchymal stem cells, MSCs),并观察 FDP 对其功能的影响,结果显示 FDP对 MSCs 的增生、成骨分化及成软骨分化能力均无不良影响。因此,磺达肝癸钠作为静脉抗凝药物,具有较低的骨质疏松症风险,可以根据患者具体血栓类型优先考虑。

三、药学监护要点

(一)基本情况评估
基本情况应包括现病史、个人史、既往史、明确诊断。

(二)一般药学评估
该部分需评估基础疾病、既往用药史(药物过敏史、不良反应史)、当前用药情况。

(三)专科药学评估
1. 抗凝药物用量、给药方式、持续时间(表 4-13、表 4-14、表 4-15)

表 4-13　心脏瓣膜术后华法林的使用方案

手术类型		方案	INR 范围
生物瓣置换	AVR(主动脉瓣)	华法林使用 3 个月	2~3
	MVR(二尖瓣)、BVR(双瓣)、TVR(三尖瓣)	华法林使用 3 个月后改为阿司匹林 75~100mg q.d.	1.8~2.5
机械瓣置换	AVR	终身服用华法林	2~3
	MVR、BVR		
	TVR		2.5~3.5
瓣环植入		华法林使用 3 个月	1.8~2.5

合并有瓣膜、瓣环的患者详见瓣膜手术;房、室间隔缺损封堵术患者应用阿司匹林 100mg/d、Fontan 手术等血流缓慢的患者,应用阿司匹林 100mg/d

表 4-14 住院患者华法林初始治疗方案调整表

天数	患者情况	华法林剂量
1	曾经使用过华法林进行治疗且近期健康状况无变化	如果 INR 在目标范围之内,重新使用之前的剂量
	无高危情况	3~4.5mg(恶病质 1.5mg)
	包含下列高危情况: • 年龄 >60 岁 • 营养状况不良或者 BMI 过低 • 充血性心力衰竭 • 肝脏疾病(Child-Pugh 评级 B/C) • 正在服用已知会增强华法林药效或者出血风险的药物 • 近期进行过大手术或者出血风险较高的	≤3mg
2	—	继续第一天初始剂量
3	INR<1.5	3.0~6.0mg
	INR:1.5~1.9	1.5~3.0mg
	INR:2.0~3.0	0.0~1.5mg
	INR>3.0	0.0
4	INR<1.5	6.0mg
	INR:1.5~1.9	3.0~4.5mg
	INR:2.0~3.0	0.0~3.0mg
	INR>3.0	0.0
5	INR<1.5	6.0mg
	INR:1.5~1.9	4.5~6.0mg
	INR:2.0~3.0	0.0~3.0mg
	INR>3.0	0.0
6	INR<1.5	4.5~7.5mg
	INR:1.5~1.9	3.0~6.0mg
	INR:2.0~3.0	0.0~4.5mg
	INR>3.0	0.0

表 4-15　一周后华法林维持治疗方案调整表

INR	华法林剂量
<1.5	每周剂量增加 10%~20%
1.5~1.9	每周剂量增加 10%~15%
2.0~3.3	继续当前剂量
3.4~4.0	每周剂量减少 5%~15%
4.1~5	暂停 1~2 次华法林给药并将每周剂量减少 10%~20%
5.1~9	暂停 3 次华法林给药并将每周剂量减少 15%~20%，如果考虑出血风险可以给予口服维生素 K 1~2.5mg。
>9.0	暂停华法林并且给予口服维生素 K2.5~5mg；在 INR 恢复至 2.5~3.5 时重启华法林治疗，并且每周剂量较前减少 15%~20%

2. 初始药物治疗选择及药物调整　抗凝药物的致骨质疏松作用早期不易发现，但药物的骨损害作用往往持久，逆转困难。目前尚无针对抗凝药物引起骨质疏松症的指南性诊疗文件，治疗主要遵循骨质疏松症及骨质疏松性骨折的基本原则，需根据具体病情选择合适的抗骨质疏松药治疗或手术治疗。骨代谢转换调节治疗如双膦酸盐的序贯治疗及甲状旁腺激素片段、降钙素等应用也取得了较好的疗效。一般治疗包括改变饮食习惯，补充钙剂、维生素 D 和蛋白质等其他制剂，口服 VKAs 患者应维持维生素 K 的稳定摄入。

（四）具体监护要点

1. 临床症状与临床检验指标的变化监护　抗凝药物治疗开始后，临床药师应在整个治疗过程中对患者进行密切药学监护，关注治疗的有效性、安全性、患者依从性、药物不良反应以及药物相互作用。观察患者用药后临床症状、体征是否有所改善；判断实验室检查指标变化是否有临床意义，如 X a 因子活性、APTT、PT 和 INR 等。有条件时采用相应的技术，对凝血指标和血小板功能指标进行监测，有助于疗效的判断和凝血系统平衡的调控。

2. 药物相互作用　抗凝药物在体内的吸收、代谢和作用靶点等方面，存在有基因多态性问题，如华法林。在临床合并用药时，常常会发生药物相互作用，导致治疗失败或诱发不良反应。如华法林与多种药物、食物有相互作用；阿司匹林、氯吡格雷等抗血小板药物、广谱抗生素可增强抗凝效果；维生素 K 可以减弱抗凝效果；绿叶蔬菜、动物肝脏、血液制品可减弱抗凝效果；葡萄柚可增强抗凝效果等。华法林、NOAC 药物相互作用请见表 4-16、表 4-17。

表4-16　可增强华法林抗凝作用的药物

药物类别	药品名称	机制与处理
华法林代谢酶抑制剂		
细胞色素 P450（CYP）2C9 抑制药	胺碘酮、卡培他滨、依曲韦林、氟康唑、氟伐他汀	合用可增加华法林的暴露量，合用时应密切监测 INR
CYP 1A2 抑制药	阿昔洛韦、别嘌醇、西咪替丁、双硫仑、法莫替丁	
CYP 3A4 抑制药	阿普唑仑、胺碘酮、氨氯地平、安普那韦、阿托伐他汀	
可增加出血风险的药物		
抗凝血药	阿加曲班、达比加群、比伐卢丁、地西卢定、肝素、重组水蛭素	合用可增加出血的风险，应密切监测
抗血小板药	阿司匹林、西洛他唑、氯吡格雷、双嘧达莫、普拉格雷、噻氯匹定	
非甾体抗炎药	塞来昔布、双氯芬酸、二氟尼柳、非诺洛芬、布洛芬	
5-HT 再摄取抑制药	西酞普兰、去甲文拉法辛、度洛西汀、艾司西酞普兰、氟西汀	
仅有 INR 改变临床报道的药物		
抗生素	青霉素类：青霉素、哌拉西林、替卡西林 头孢菌素类：头孢孟多、头孢哌酮、头孢替坦、拉氧头孢、头孢西丁、头孢曲松、头孢唑林、头孢替坦 大环内酯类：阿奇霉素、红霉素、罗红霉素 四环素类：多西环素、米诺环素 糖肽类：万古霉素 氯霉素类：氯霉素 喹诺酮类：环丙沙星、加替沙星、格帕沙星、氧氟沙星、左氧氟沙星、莫西沙星、诺氟沙星 硝基咪唑类：甲硝唑 磺胺类：磺胺甲噁唑、磺胺异噁唑、磺胺吡啶	有合用后 INR 值改变的临床报道，但临床药动学研究未显示对华法林血药浓度具有一致的影响。在与华法林开始合用或停止合用时，应密切监测
抗真菌药	氟康唑、伊曲康唑、咪康唑	

续表

药物类别	药品名称	机制与处理
其他		
镇静催眠药	水合氯醛	谨慎合用，监测 INR 调整剂量，作镇静催眠用时可用苯二氮䓬类代替

表 4-17 合并用药对常用 NOAC 口服药物的影响

合并用药	途径	达比加群	利伐沙班
胺碘酮	中度竞争 P- 糖蛋白	增加 12%~60%[c]	影响较小（CrCl<50ml/min 时慎用）[c]
地高辛	竞争 P- 糖蛋白	无影响	无影响
地尔硫䓬	竞争 P- 糖蛋白并轻度抑制 CYP3A4	无影响	影响较小（CrCl 15~50ml/min 时慎用）
决奈达隆	竞争 P- 糖蛋白并轻度抑制 CYP3A4	增加 70%~100%（美国 CrCl30~50ml/min 时 2×75mg）[a]	中度影响（无药动学及药效学数据慎用或尽量避免）[c]
奎尼丁	竞争 P- 糖蛋白	增加 53%[c]	增加程度不明确[c]
维拉帕米	竞争 P- 糖蛋白并轻度抑制 CYP3A4	增加 12%~180%（减少剂量且避免同时服用）[b]	影响较小（CrCl 15~50ml/min 时慎用）
阿托伐他汀	竞争 P- 糖蛋白并抑制 CYP3A4	增加 18%	不影响
克拉霉素或红霉素	竞争 P- 糖蛋白并抑制 CYP3A4	增加 15%~20%[c]	增加 30%~54%[e]
利福平	激活 P- 糖蛋白 / 乳腺癌抑制蛋白 CYP3A4/CYP2J2	减少 66%[d]	最多减少 50%[d]
抗病毒药：HIV 蛋白酶抑制剂（利托那韦）	竞争或激活 P- 糖蛋白和乳腺癌抑制蛋白；抑制 CYP3A4	无相关数据[a]	最多增加 153%[a]

合并用药	途径	达比加群	利伐沙班
氟康唑	中度抑制 CYP3A4	无相关数据	增加 42%(如果全身给药)[c]
伊曲康唑、泊沙康唑、伏立康唑	强效竞争或激活 P-糖蛋白和乳腺癌抑制蛋白;抑制 CYP3A4	增加 140%~150%(美国 CrCl30~50ml/min 时 2×75mg)[a]	最多增加 160%[a]
环孢素、他克莫司	竞争 P-糖蛋白	不推荐[a]	增加程度未明[c]
萘普生	竞争 P-糖蛋白	无相关数据	无相关数据
H2B、PPI、氢氧化铝	胃肠吸收	减少 12%~30%	无影响
卡马西平、苯巴比妥、苯妥英、贯叶连翘	激活 P-糖蛋白/乳腺癌抑制蛋白和 CYP3A4/CYP2J2	减少 66%[d]	最多减少 50%[d]
年龄≥80	增加血药浓度	[b]	[c]
年龄≥75	增加血药浓度	[c]	[c]
体重≤60kg	增加血药浓度	[c]	[c]
肾功能	增加血药浓度	30~50ml/min[c]	15~49ml/min[b]
肾功能	增加血药浓度	<30[a]	<15[a]
其他风险	药动学相互作用(抗血小板药、NSAIDs、糖皮质激素、其他抗凝药;陈旧或活动性胃肠出血;近期重要器官手术(脑、眼)、血小板减少(如化疗),HAS-BLED 评分≥3 分		

注:1. [a] 表示禁忌或不推荐,[b] 表示减少剂量(达比加群 150mg, b.i.d. 减到 110mg, b.i.d.;利伐沙班 20mg 减到 15mg, q.d.),[c] 表示如果存在两个或两个以上 [c] 因素考虑减量,[d] 表示药物相互作用降低 NOAC 的血药浓度,同样属于给药禁忌。

2. HAS-BLED 评分多用于非瓣膜性房颤患者的出血风险的评估。

3. 不良反应的监护与处理 治疗期间发生的抗凝药物不良反应,是临床药师在治疗过程中进行药学监护的重要内容。在治疗期间应严密观察患者的体征、监测相关实验室指标,确定为药物不良反应时应及时处理。抗凝药物可能出现的主要不良反应包括出血和非出血。出血是抗血栓治疗的最常见、最需要关注的不良反应。在治疗期间须注意观察与出血相关的临床症状的变化，观察可疑出血迹象，例如牙龈出血、鼻衄、皮肤瘀斑、咯血或呕血，黑便、尿色偏红、女性月经量增多等，并定期监测凝血功能。非出血不良反应主要包括血小板减少症（HT）（肝素类药物所引起，因此对长时间应用肝素类药物的患者应注意监测血小板计数）、骨质疏松和血管钙化等。

4. 特殊人群的药学监护

（1）老年人：老年人血栓栓塞性疾病发病率为最高，这与老年人全身血管的生理特点息息相关。随着年龄的增加，老年人的血管壁出现退行性变化，造成血管内皮损害，加之老年人存在不同程度的凝血功能亢进，凝血因子增多，因而易产生血栓。对抗血栓治疗的老年患者进行药学监护除上述原则外，还必须注意其特殊的生理特点。老年人往往本身患有多种疾病，联合用药较多，药物相互作用的发生率增高；因高龄，记忆力减退，进而用药依从性差；随着年龄的增长，各种器官功能明显退化，随环境改变调节功能降低，体内药效学和药动学会发生改变，进而影响到药物的疗效和不良反应。例如老年人有效血容量、体液总量减少，血浆白蛋白的浓度下降 15%~20%。当老年人因患多种疾病需要同时服用多种药物时，可能发生血浆蛋白的竞争结合，对游离药物的浓度产生影响。而当血浆中游离华法林浓度突然增加时，易发生出血风险。

因此，拟定老年患者抗栓治疗方案须格外慎重。要全面了解患者的生理状况、疾病信息、用药情况、依从性等，做出全面评估，确定治疗方案。考虑到老年人对药物的反应差异，治疗药物可从较低剂量开始，动态评估治疗效果和安全性，缓慢慎重逐渐加量，以达到最佳剂量。应尽量选用客观的监测指标，避免其他因素对结果判定的干扰。应注意老年人因抗栓药物所致的胃肠道功能、肝肾功能、血常规、电解质、血糖、血脂、血压、骨折情况、激素水平等的改变可能导致不良反应高发。在药物相互作用监护方面，应对不同病种和老年患者使用的各种药物进行具体和综合分析，评估治疗过程中的相互作用是否具有临床意义以期制定最优的治疗方案。

（2）新生儿与儿童：新生儿与儿童在生理情况、药物反应、流行病学和血栓形成的远期预后等方面不同于成年人，且药物治疗方案缺乏足够的循证医学的证据支持。2012 年《ACCP 临床实践指南》根据抗栓治疗和预防血栓形成的方法论，为应对新生儿和儿童的血栓形成的治疗管理提供了最优策略。建议在血栓栓塞方面有经验的儿科血液病学专家予以治疗（2C 级）；如无法做到，建议新生儿或儿科医生和成人血液科医生联合，并在有经验的儿科血液病学专家的指导下予以治疗（2C 级）。对接受普通肝素治疗的儿童，建议静脉滴注普通肝素使抗X_a因子水平范围在 0.35~0.7U/ml，或使活化部分凝血活酶时间达到与 0.35~0.7U/ml 抗X_a因子水平相应的范围，或使鱼精蛋白的滴定浓度范围为 0.2~0.4U/ml（2C 级）。对每天接受一次或两次低分子量肝素治疗的新生儿和儿童，建议进行药物监测，若在低分子量肝素皮下注射 4~6 小时后采血样，应使目标范围在 0.5~1.0U/ml；或者在低分子量肝素皮下注射 2~6 小时后采样，应使目标范围在 0.5~0.8U/ml（2C 级）。对新生儿和儿童的抗血栓治疗的推荐，大部分证据依然薄弱。除了血栓部位特异性和视具体临床情况而定的血栓管理策略外，迫切需要相关研究以确定药物的合适目标范围，解决监测要求等问题。

（3）妊娠期妇女：其特点是要同时关注药物对母体和胎儿的双重影响。由于妊娠期的生理特点，妊娠期妇女体内会出现凝血因子增加、抗凝成分减少以及纤溶活性降低，导致妊娠晚期妇女处于一种生理性、获得性易栓状态。这种生理情况有助于妊娠期妇女产后快速止血，但同时增加了妊娠期深静脉血栓的风险。这是母体和胎儿的最主要血栓栓塞性疾病，是导致孕产妇死亡的最主要原因之一。此外，增大的子宫压迫髂静脉和下腔静脉，造成下肢静脉血液瘀滞，妊娠后期易发生血管壁损伤，这些都增加了 DVT 的风险。

治疗前应对妊娠期或产褥期患者易发静脉血栓的危险因素进行评估，根据适应证选择抗血小板、抗凝血或溶栓药物进行治疗。随着患者体重的增加以及妊娠周期的变化相应调整抗栓药物剂量。根据抗栓的监测目标强度评价治疗效果，如 APYT 或 INR 等指标的变化。使用肝素时，亦可通过测定抗X_a因子活性来确定其剂量。根据患者妊娠周期选择尽可能安全的抗栓药物是最基本的原则。抗栓治疗时还必须考虑到胎儿的安全，尽量选择不易透过胎盘、对胎儿影响小的药物。华法林能通过胎盘并造成流产、胚胎出血和胚胎畸形，在妊娠最初 3 个月应相对禁忌。而肝素不通过胎盘，是妊娠期较好的选择。

第四节　消化系统用药——质子泵抑制剂

一、概　　述

质子泵抑制剂（proton pump inhibitors，PPIs）是一类治疗酸相关疾病的常用药物，由于其安全性高、副作用小而被广泛应用。近年来，随着使用 PPIs 的人逐年增加，长期使用 PPIs 产生的副作用也随之受到关注。质子泵抑制剂的长期使用造成骨质疏松症大多根据流行病学统计分析而佐证，其机制尚不十分明确。但研究普遍认为，使用 PPIs 会降低钙的吸收，干扰骨代谢，进而增加骨质疏松症的风险。随着骨代谢研究的深入，也出现了多种治疗骨质疏松症的靶向药物。本节就长期服用质子泵抑制剂引发骨质疏松的相关机制以及药学监护进行阐述。

二、引起骨质疏松的机制及发病风险

PPIs 诱发骨折风险的相关机制尚不确切且存在争议，其可能机制为：①抑制胃酸分泌，减少肠钙吸收。体外试验结果显示试管内的钙降解需依靠较低的 pH，胃酸能促进钙的吸收。②胃壁细胞可能具有潜在的雌激素分泌作用，可直接导致生长激素促分泌物受体的内源性配体 ghrelin 的产生和表达，通过成骨细胞增加骨形成。③有学者认为，PPIs 可能对破骨细胞的空泡型质子泵有抑制作用，并增加成骨细胞的活性，干扰骨组织本身的吸收重建平衡，破坏骨骼微观结构，使骨量不减少甚至增多，骨骼脆性增高，因而在外力作用下更容易发生骨折。④胃液 pH 上升引起反射性高胃泌素血症，动物实验已证明高胃泌素血症和奥美拉唑均会引起甲状旁腺增生及功能亢进，继发性甲状旁腺亢进造成钙磷代谢紊乱，直接引起骨质疏松。

PPIs 是一种对骨骼有负性作用的药物，这一发现是相对较晚的。目前认为服用 PPIs 的骨折和骨质疏松症的危险因素为：至少若干年的 PPIs 服用史、年龄 >65 岁、近期骨折史、骨质疏松、绝经后妇女。Yang 等的研究显示服用 PPIs 7 年或 7 年以上可以使骨质疏松相关性骨折风险显著性增加。Roux 等的研究证明 PPIs 可使老年人和绝经后女性椎骨骨折风险增加。一项累计样本量 1 058 582 例的 Meta 分析显示，与不服用 PPIs 者相比，服用人群髋骨及髋骨以外各部位发生骨折的风险均有轻度升高，现用者骨折风险升高 41%，既往使用者升高 38%，但两者之间没有统计学差异。对骨折风险的时间 - 效应关系及剂量 - 效应关系分析数据有限，目前还没有发现一致的趋势性改变。Freed 等发现在年轻成年人中骨折风险与 PPIs 之间存在剂量依赖性，但婴幼儿中未发现同样趋势。文献发现老年女性服用 PPIs 骨折和骨质疏松症风险增加，且依据日服用量分层后分析显示出剂量依赖性。其他一些病例对照研究、前瞻性研究也证实服用 PPIs 会在一定程度上增加发生骨折的风险，但并未发现时间 - 效应关系和剂量 - 效应关系。PPIs 对骨骼的影响有性别差异，且可能依赖于钙的吸收。为了明确钙剂摄取是否可以消除 PPIs 对骨的负性影响以及常规抗骨质疏松药是否适用于 PPIs 引起的骨量丢失，还需要进行更多的研究。鉴于此方面数据的缺乏，临床药师、医师应该评估 PPIs 服用者的骨折风险，权衡药物治疗的持续性。当骨折风险明显增加时，考虑应用 H_2 受体拮抗剂替代治疗,对需要钙剂补充以满足摄取需求的 PPIs 服用者,建议应用枸橼酸钙。

三、药学监护要点

（一）基本情况评估

现病史、个人史、既往史、明确诊断。

（二）一般药学评估

基础疾病、既往用药史（药物过敏史、不良反应史）、当前用药情况。

（三）专科药学评估

1. PPIs 用药的合理性　规范应用质子泵抑制剂是提高疗效、减少不良反应的关键。正确、合理使用 PPIs 主要取决于两个方面。

（1）适应证的规范:PPIs 由于强大的抑酸作用,使之在以胃黏膜损伤为症状的疾病治疗中,得以广泛使用。与此同时,由于 PPIs 制剂还应用于预防各种原因导致的应激性溃疡,临床应用的随意性较大,未严格按照适应证给药的现象较为普遍,在很大程度上影响了该类药物的治疗效果,严重和罕见的不良事件发生率逐渐增加。基于上述原因,目前国内多省发布 PPIs 制剂的合理使用专家共识,并作为重点监控药品。临床药师在 PPIs 专项整治活动中起到至关重要的作用。

（2）制定合理的 PPIs 给药方案:PPIs 治疗方案应综合患者病情及 PPIs 药理学作用特点制定,治疗方案包括选用品种、剂量、频次、疗程和给药途径等。

1）品种选择:各种 PPIs 的药效学和人体药动学（吸收、分布、代谢和排泄过程）特点不同,尽管其临床适应证大抵相同,但其药理学作用特点各不相同,如各种 PPIs 在最大抑酸强度上并没有差别,但抑酸效应和维持时间上有差异;又如治疗的目的不同,对胃内最适 pH 所需的维持时间也不同。如胃溃疡:pH>3,每天 12 小时以上;十二指肠溃疡:pH>3,每天 18 小时以上;反流性食管炎:pH>4,每天 18 小时以上;根除幽门螺杆菌:pH>5,每天 18 小时以上;上消化道出血:pH>6,每天 20 小时以上。所以应针对不同疾病和各自的特点正确选用质子泵抑制剂品种。

2）给药剂量和给药频次:应按不同治疗目的选择剂量。质子泵抑制剂的治疗剂量可分为标准剂量和高剂量。一般以其标准剂量为主,根据抑酸的需要,可以增加剂量以提高胃酸的 pH,但应注意影响 PPIs 临床疗效的决定因素是抑酸持续时间而不是瞬间抑酸强度,因此提高 PPIs 治疗效果的策略应该是延长单次给药的抑酸持续时间,而不是片面追求增加剂量。从药效学角度考虑,质子泵被抑制后,胃壁细胞会动员储备的质子泵活化,进入分泌膜发挥泌酸功能。分次用药增加了 PPIs 和质子泵结合的机会,可显著提高抑酸效果。

因此,增加给药频次的效果应优于增加给药剂量的效果,静脉滴注优于静脉注射。

综上,增加剂量可显著提高胃内 pH,增加频次可显著延长作用的维持时间。具体制订给药方案时,应根据临床情况进行决策。

3)疗程:不同的治疗目的疗程不同。以奥美拉唑为例,一般可分为以下几种情况。①消化性溃疡:一次 20mg,一日 1~2 次。每日晨起吞服或早晚各一次,胃溃疡疗程通常为 4~8 周,十二指肠溃病疗程通常 2~4 周。②反流性食管炎:一次 20~60mg,一日 1~2 次,晨起吞服或早晚各一次,疗程通常为 4~8(6~8)周。③上消化道溃疡大出血:在内镜治疗成功后,进行大剂量(80mg)奥美拉唑立即静脉注射后,再以 8mg/h 输注 72 小时。④长程治疗:为预防胃食管反流病的复发,维持治疗是一个长期的治疗过程,可采用每日或隔日给药,或者按需给药的方式进行,由于 PPIs 制剂长期治疗存在的问题,作为药师应建议在规则治疗治愈后,按需治疗。

4)给药途径:包括口服、静脉注射或静脉滴注等全身用药。在选择质子泵抑制剂给药途径时,应充分了解 PPIs 的药剂学和生物药剂学特点,确定给药途径和方法。国内 PPIs 口服制剂以肠溶制剂、餐前半小时左右服用较为适宜。注射剂注意是静脉滴注剂型还是静脉注射剂型,同一种药物的不同剂型的稳定剂是不同的,静脉滴注剂型含有氢氧化钠,增加生理盐水与其配伍后的稳定性,而静脉注射剂型没有氢氧化钠,因为其可增加注射时的刺激性。如果将供静脉注射剂型溶解、稀释后用于静脉滴注,则由于溶液 pH 较低,且不含 EDTA-2Na(稳定剂),在配制和使用过程中易出现变色、混浊现象或产生沉淀。

2. 初始药物治疗选择及药物调整 对预防和治疗质子泵抑制剂引起的骨质疏松目前尚无明确指南。对胃酸抑制引起的钙吸收减少,可通过补充钙剂和维生素 D 来纠正。钙剂应首选碳酸钙,因其钙吸收率至少与牛奶相似,无法耐受碳酸钙者,可选择葡萄糖酸钙、乳酸钙、氨基酸螯合钙等,但不建议选择从牡蛎等贝壳中提取的钙剂,因其可能含有重金属。

补钙的同时应适量补充维生素 D,后者可促进前者的吸收。维生素 D 制剂有维生素 D_2、维生素 D_3、阿法骨化醇和骨化三醇,其中骨化三醇是维生素 D 的活性形式,肝肾功能不良者应使用此制剂,肝肾功能正常者所有制剂均可选择。对双能 X 射线吸收法(DXA)测定骨密度距离正常青年成人平均峰值的标准差(T 值)<-2.5 的患者,除了补充钙和维生素 D 外,还应考虑使用抗骨质疏松药,如抑制骨吸收的药物双膦酸盐、降钙素和雌激素等,以及促进骨形成的甲状旁腺激素(PTH)类似物。目前临床最常使用的药物是双膦酸盐,其中口服首选阿仑膦酸钠,剂型有每日服药 1 次和每周服药 1 次两种,但由于

要求晨起空腹服药,至少需 250ml 白开水送服,服药 30 分钟内及当日第 1 次进食之前不能躺卧,因此近年又有新的药物用于治疗骨质疏松,如唑来膦酸。绝经妇女骨质疏松症单剂静脉滴注 5mg 唑来膦酸,与安慰剂相比,2 年内可使骨转换指标下降 38%~45%,2 年后唑来膦酸组妇女的骨密度仍较安慰剂组高5.7%。唑来膦酸用于骨质疏松的治疗时,推荐剂量为每年 1 次静脉输注 5mg,可连续用药 3 年。目前尚无足够证据支持连续用药 3 年以上。降钙素可以有效地抑制骨质疏松引起的疼痛。某些绝经后女性可选择使用雌激素制剂,事实上近年研究表明,无论男女使用极低剂量的雌二醇都有骨保护作用。特立帕肽为人 PTH 类似物,具有与天然 PTH 的 N 端 34 个氨基酸序列相同的结构,在体内可与 PTH-1 受体结合,发挥 PTH 对骨骼和肾脏的生理作用,同时不存在 C 端肽对骨代谢的不利影响。与安慰剂相比,20μg/d 和 40μg/d 的特立帕肽平均用药 21 个月后,可使之前发生过椎骨骨折的绝经后妇女腰椎骨密度分别增加 9% 和 13%,股骨颈骨密度分别增加 3% 和 6%,椎体和非椎体骨折风险均明显降低。

2010 年在美国上市的地舒单抗(denosumab)是一种特异的人 NF-κB 受体激活蛋白配体(RANKL)单克隆抗体,能够阻断 RANKL 促进破骨细胞分化和成熟的作用,从而抑制骨吸收,增加骨密度,降低骨折发生率,可以作为质子泵抑制剂引起的骨质疏松症的治疗药物。

鉴于目前关于预防质子泵抑制剂减少钙吸收、降低骨矿密度、增加骨折风险的研究资料相对较少,因此最正确的方法就是合理治疗、合理用药、遵守预防骨质疏松的基本原则。对长期使用质子泵抑制剂者应经常评价其用药的必要性,并考虑短期或间歇用药。尽管大多数有关质子泵抑制剂导致骨质疏松的研究都是关于奥美拉唑的,但通常认为质子泵抑制剂类药物均有此风险,因此停用奥美拉唑改用其他质子泵抑制剂结果是相同的,都有增加骨折的风险。但 H_2 受体拮抗剂的研究有阴性结果,因此改用 H_2 受体拮抗剂也可能有益。

(四)具体监护要点

1. 临床症状的变化监护 药物治疗中的监护主要在于动态和有针对性地观察质子泵抑制剂服用过程中的有效性和安全性。规范的治疗中监护应该在治疗前制定针对具体患者的药学监护计划。

应根据具体患者的疾病种类和病情程度确定有效性评价指标,其中包括患者是否按治疗计划切实接受了既定的药物治疗(注意观察其服药的规格、剂量、给用方法是否规范可靠),患者的临床症状评价指标(如恶心、呕吐、黄疸、疼痛、反酸、出血等缓解情况),辅助检查指标等。同时,还应根据出现疗效的规律确定观察上述指标的时机和频率以及评价标准,并应计划获得不同观察结果后的处置预案。

治疗安全性的监护：包括有计划地观察该药物、该给药途径治疗可能出现的各种近期及远期的不良反应。近期反应例如是否出现预期的和非预期的过敏反应、肝功能损害等；远期反应例如是否在长期大量服用后出现低镁血症，是否出现因肠道菌群移位而致的肺部感染等。针对患者存在的特殊生理、病理状况，应有针对性地观察应用质子泵抑制剂后存在或潜在的不良反应及可能的相互作用。

2. 临床检验指标的变化监护 检验指标如消化道 pH、阳性情况等实验室测定指标、消化内镜检查指标、体内药物浓度测定等。

3. 药物相互作用 质子泵抑制剂中部分品种，如奥美拉唑主要通过 CYP2C19 和 CYP3A4 同工酶在肝脏代谢。由于其对细胞色素 P-450 同工酶的竞争性抑制作用，可能影响多种药物的代谢。例如由于 PPIs 在肝脏的代谢途径与氯吡格雷相同，即均通过肝脏 P-450 同工酶 CYP2C19 代谢，两者产生竞争性抑制，导致 PPIs 降低了氯吡格雷抗血小板作用而可能增加心血管不良事件的发生率。该类严重不良事件应引起广泛的重视，建议在口服氯吡格雷的同时至少应避免口服对 CYP2C19 影响较大的奥美拉唑。

4. 不良反应的监护与处理

（1）加强监测质子泵抑制剂本身造成的不良反应：与用药剂量、疗程、剂型及用法等明显相关，在使用中应密切监测不良反应，如恶心、呕吐、肝细胞损害、肾功能损害、粒细胞缺乏、胃肠道和呼吸道感染风险增加、血压异常、骨质疏松等。

（2）加强监测质子泵抑制剂与其他药物合并使用时引发的不良反应，如药物相互作用项下的内容。

（3）关注长期使用后带来的不良反应：应密切关注需要长期使用 PPIs 进行治疗的患者，结合患者的个体化特征对长期使用的风险进行评估，发现问题应及时采取措施，包括调整剂量和疗程、改换能避免不良反应的药物。

5. 特殊人群的监护

（1）老年患者：老年人由于生理功能的改变，可能导致 PPIs 的药动学参数发生一定的变化，但对治疗效果和不良反应并无明显影响。因此，老年患者使用 PPIs 时原则上不需要调整剂量。治疗中的监护点应参照各具体疾病监护，主要应从疗效监护、药物不良反应监护和相互作用监护三方面考虑。特别是应注意治疗失败时老年人特有的可能原因：如老年人生理改变导致的差异及潜在的药物相互作用；老年人对药物的反应差异（药效学原因），可能和受体的密度改变、受体与药物的亲和力改变以及细胞内第二信使的改变有关。对 PPIs，主要是代谢相关 P-450 酶系的途径和酶的活性和数量，以及酶系基因多态性问题，必要时可进行血药浓度监测。一旦明确治疗失败的原因，应立即进行针对性地调整或进一步治疗。不良反应方面，除 PPIs 可能会增加骨质疏松的风险，应该特别注意老年人的胃肠道功能、肝肾功能、电解质、血糖、血脂、血压、骨折、激素水平等的改变可能导致的不良反应。药物相互作用监护应该注意对老年人使用的每种药物进行具体和综合分析，查阅说明书和相关文献报道，明确是否有相互作用，相互作用是否具有临床意义，是否有能够避免相互作用或相对更佳的选择，如不能避免应尽量选择相互作用小的品种。对尚不明确的药物作用，也应该根据安全、简化的原则选用潜在药物相互作用较小的品种。

在长期的 PPIs 使用过程中，仔细评估老年患者的病史和生理状况，如肝肾功能、电解质、血糖、血脂、血压、骨质疏松、激素水平等；各种病理性症状、体征。向老年患者认真、仔细交待使用药物治疗可能存在的利弊，做到患者充分知情。根据具体病种，治疗后每隔一定时间随访患者一次，评估症状及疾病缓解程度，判断是否需要改变用药方案或停药。

（2）儿童患者：目前儿童使用 PPIs 的证据和经验有限，仅在小儿胃食管反流和 *Hp.* 的治疗上常见使用奥美拉唑和兰索拉唑。在治疗过程中注意症状的控制情况，生存质量的改善，防治并发症。临床药师需要仔细评估患儿的病史和状态，如胃肠道症状、精神状态、营养状态和发育情况等。需要向患儿家属认真、仔细地交待使用药物治疗存在的优缺点，做到患儿家属充分知情。根据具体病种，治疗后按要求随访，评估用药时间段内症状及疾病的缓解程度，判断是否需要用药调整或者停药。

（3）妊娠期患者：PPIs 中优先选择兰索拉唑或奥美拉唑，由于奥美拉唑和兰索拉唑上市时间较长，国外关于妊娠期妇女使用的相关安全性研究数据资料有部分报道。与奥美拉唑相比，兰索拉唑安全性相对较高，美国目前推荐妊娠期使用兰索拉唑，而英国卫生部相关指南推荐使用奥美拉唑。其他 PPIs 上市时间较晚，研究资料非常有限，不推荐使用。

妊娠期常见的需要使用 PPIs 的疾病主要是胃食管反流病（GERD）和消化道溃疡。

1）GERD 治疗方案：妊娠期 GERD 治疗应遵循综合治疗、系统治疗的原则，首先应进行保守治疗，如生活方式改变、饮食调整及局部作用药物的使用，以上基础治疗比非妊娠人群常规应用质子泵抑制剂（PPIs）等药物治疗更为重要。基础治疗应贯穿整个治疗过程，有 25%GERD 患者可彻底缓解的症状，尤其是妊娠期妇女。这些调整的具体内容包括：抬高床头，睡前 3 小时内不再进食，避免餐后即马上平卧，减少食物中的脂肪，采用低脂高蛋白饮食，避免饮用一些刺激性的柑橘饮料、西红柿加工品及咖啡、酒精等，减少吸烟或戒烟。妊娠期可以安全使用 H_2 受体拮抗剂和胃黏膜保护剂硫糖铝。仅对难治性的、严重的胃食管反流病可以使用 PPIs。

2）消化性溃疡：消化性溃疡治疗中药物的使用与 GERD 基本相同。因为清除幽门螺杆菌的药物治疗方案中克拉霉素、铋剂、四环素在妊娠期使用不安全，治疗应在妊娠期结束后。故妊娠期不应进行清除幽门螺杆菌的治疗。对必须要治疗的，铋剂和四环素应禁止使用。

总体来讲，PPIs 的治疗过程中应仔细评估妊娠期妇女病史，包括主诉及反流、胃灼热症状史。向妊娠期妇女认真、仔细地交待使用药物治疗可能存在的利弊，做到患者充分知情。治疗后每 2~4 周随访妊娠期妇女一次，评估症状及疾病缓解程度，判断是否需要停止 PPIs 及其他药物的使用。

第五节 噻唑烷二酮类药物

一、概　述

（一）药物概况

噻唑烷二酮类药物（thiazolidinediones，TZDs）是一类胰岛素增敏剂，旨在增加外周组织对胰岛素的敏感性，改善胰岛素抵抗。噻唑烷二酮类自开发以来，研发了第一代产品曲格列酮和第二代产品罗格列酮、吡格列酮、环格列酮和恩格列酮。曲格列酮，是第一个被批准销售的噻唑烷二酮类药物，但因其会导致肝功能障碍（部分患者发生肝衰竭），已退出了中外市场。目前在国内上市的包括罗格列酮和吡格列酮的各种口服剂型。临床广泛用于 2 型糖尿病的治疗。另外，在充分评估病情的情况下，可用于多囊卵巢综合征和非酒精性脂肪肝的治疗，以及预防心脏支架内再狭窄。研究表明，噻唑烷二酮类药物在糖耐量受损患者中也具有一定疗效，在权衡获益大于风险的前提下，方可作为糖尿病的一级预防用药。

值得注意的是，一项大型临床研究报告曾显示罗格列酮会增加急性心肌梗死和心血管死亡的风险，罗格列酮已在欧美国家撤市。但经过重新评估的罗格列酮在糖尿病患者中的心脏结局及血糖调节功能评估（rosiglitazone evaluated for cardiac outcomes and regulation of glycaemia in diabetes，RECORD）研究后，在 2013 年撤销了大部分限制，并取消了旨在对医师的心血管副作用教育的风险评估和减低计划（risk evaluation and mitigation strategy，REMS）。另外，出于吡格列酮可能使膀胱癌风险增加的考虑，法国和德国药品管理局也暂停了吡格列酮的使用。虽在其他国家尚未停止使用，但需引起临床医务人员的关注。

（二）噻唑烷二酮类药物的作用机制

尚不完全清楚噻唑烷二酮类药物通过何种机制发挥作用。这类药物以配体形式与一种或多种过氧化物酶体增殖物激活受体（peroxisome prolifer-ator-activated receptor，PPAR）结合并使其激活，与靶基因启动子上游反应元件结合，最终调节相关靶基因转录来发挥作用。不同的噻唑烷二酮类药物对 PPAR 亚型 PPARγ 和 PPARα 的作用不同。罗格列酮是单纯的 PPARγ 受体激动剂，而吡格列酮同时发挥一定的 PPARα 激动剂作用，与贝特类药物相似。PPARγ 主要存在于脂肪组织、胰岛 B 细胞、血管内皮、巨噬细胞和中枢神经系统中；而 PPARα 主要表达于肝脏、心脏、骨骼肌和血管壁。这或许能解释吡格列酮和罗格列酮对血脂和心血管缺血性疾病结局的不同影响。

肌肉组织、脂肪组织以及肝脏是胰岛素发挥作用的主要外周组织器官。在骨骼肌细胞中，噻唑烷二酮类药物可能是通过促进葡萄糖的转运，从而增加肌糖原合成率和葡萄糖氧化率来改善骨骼肌的胰岛素反应性；在人类脂肪细胞中，罗格列酮通过激活 PPARγ 调节脂肪组织产生脂肪因子，促进脂质储存相关基因的表达来增加对胰岛素的敏感性；另外，噻唑烷二酮类可激活中枢神经系统中的 PPARγ，这一作用可能促进肝脏胰岛素敏感性增加，但尚不明确其机制。此外，中枢神经系统中的 PPARγ 激活可通过促进摄食增加而介导体重增加，这是噻唑烷二酮类药物治疗引起体重增加的原因之一。

（三）噻唑烷二酮类药物的药动学特征

1. 罗格列酮

（1）吸收：罗格列酮口服吸收快而完全，绝对生物利用度为 99%，达峰时间（t_{max}）为 1 小时。在治疗剂量范围内，随着剂量的增加，峰值血药浓度（C_{max}）与曲线下面积（AUC）成比例增加。进食高脂餐可以降低罗格列酮的吸收速度（$t_{1/2}$ 延长至 2 小时），C_{max} 降低 20%，但 AUC 不受食物影响，这提示服用罗格列酮无须考虑食物的影响。

（2）分布：罗格列酮的蛋白结合率约为 99.8%，主要与血浆白蛋白结合。表观分布容积约为 17.6L。目前尚无该药在组织中分布的报道。

（3）代谢：罗格列酮消除半衰期（$t_{1/2}$）为 3~4 小时，主要经肝脏代谢，CYP2C8 是其主要的代谢酶，CYP2C9 在其代谢过程中起次要作用。其主要代谢途径是 N- 去甲基化及羟化，代谢物与硫酸和葡萄糖醛酸结合。虽然代谢产物的 $t_{1/2}$ 明显延长，但因循环中所有代谢产物的活性均明显弱于原型药物，故代谢产物慢的血浆清除不会对罗格列酮的药理活性产生显著影响。

（4）排泄：本品几乎无原型药物从尿中排出。代谢产物中有64%从尿中排出，23%从大便中排出。

（5）群体药动学：药动学参数不受年龄、种族、吸烟或饮酒的影响；口服清除率受体重及性别的影响，女性患者的平均口服清除率较同体重的男性患者低6%，但由于糖尿病患者的治疗应个体化，故无须根据性别进行剂量调整。

（6）肾功损害患者：轻至重度肾功能损害或需血液透析的2型糖尿病患者，药动学参数与肾功能正常者相比无显著临床差异，故无须对此类患者进行剂量调整。

（7）肝功损害患者：慢性肝功能不全患者的AUC增加了34%，C_{max}降低了21%，游离药物的口服清除率明显降低，由此导致血中游离药物的AUC及C_{max}分别增加了188%和70%，且$t_{1/2}$延长2小时。2型糖尿病患者有活动性肝脏疾病的临床表现或血清转氨酶升高（GPT>正常上限的2.5倍）时，不应服用本品。

（8）妊娠期妇女、哺乳期妇女及儿童：目前尚无该药在妊娠期妇女、哺乳期妇女及18岁以下患者的药动学研究报道。

2. 吡格列酮

（1）吸收：口服给药后，2小时内达到C_{max}。

（2）分布：单剂给药的平均表观分布容积为（0.64±0.41）L/kg。广泛与人类血清蛋白结合（结合率>99%），主要为血清白蛋白；活性代谢产物也广泛与血清白蛋白结合（结合率>98%）。

（3）代谢：本药经羟基化和氧化途径广泛代谢，代谢产物部分转化为葡萄糖醛酸或硫酸结合物，主要为CYP 2C8和CYP 3A4，以及其他亚型（包括分布于肝外的CYP1A1）。

（4）排泄：大部分口服药物以原型或代谢产物的形式排泄入胆汁，随粪便清除。原型药物的表观清除率为5~7L/h，平均$t_{1/2}$为3~7小时；活性代谢产物的平均$t_{1/2}$为16~24小时。

（5）肾损害患者：中、重度肾损害对原型药物及活性代谢产物的$t_{1/2}$无影响。

（6）肝损害患者：Child-Pugh分级为B级或C级时，可使原型药物及总药物（原型药物、活性代谢产物）的平均C_{max}减少约45%，但对平均AUC无影响。

（7）老年患者：与年轻受试者相比，健康老年受试者用药未见原型药物的C_{max}有显著差异，但AUC约增加21%，平均$t_{1/2}$延长（由年轻受试者的约7小时延长至约10小时）。

（四）噻唑烷二酮类药物的不良反应及注意事项

噻唑烷二酮类药物由于其激动 PPAR 的作用机制，多项研究显示其心血管不良事件的发生。罗格列酮和吡格列酮均可增加心力衰竭的风险。使用罗格列酮时心血管不良事件的风险可能高于吡格列酮。与吡格列酮相比，使用罗格列酮时脑卒中、心力衰竭风险和全因死亡率增加，但心肌梗死风险并无显著差异。有基础心脏疾病的患者使用噻唑烷二酮类药物更易引起心力衰竭。

本类药物的不良反应还包括体重增加、液体滞留和骨折的风险增加，以及膀胱癌（吡格列酮）的风险可能增加。另外，黄斑水肿、湿疹与噻唑烷二酮类药物的使用也有一定关系。

噻唑烷二酮类药物不应用于下列患者：①有症状的心力衰竭；②纽约心脏学会分级 Ⅲ 级或 Ⅳ 级心力衰竭；③膀胱癌病史或活动性膀胱癌；④骨折史或骨折风险较高（如骨量较低的绝经后女性）；⑤活动性肝病（肝药酶水平 > 参考范围上限的 2.5 倍）；⑥1 型糖尿病；⑦妊娠。

（五）噻唑烷二酮类药物相互作用

1. 华法林　连续服用罗格列酮对华法林对映体的稳态药动学参数无影响，故两药合用时，无须调整华法林的剂量。

2. CYP2C8 诱导剂　利福平通过诱导 CYP2C8 及 CYP2C9，促进罗格列酮的代谢，使其 AUC 降低 65%，$t_{1/2}$ 由 3.9 小时变为 1.5 小时，C_{max} 显著降低，Cl 增加了 3 倍，故两药合用时应慎重。吡格列酮与利福平联用时推荐最大剂量为一日 45mg。

3. P-450（CYP）2C8 抑制剂　吉非罗齐通过抑制 CYP2C8 而抑制罗格列酮的代谢，使罗格列酮 AUC、C_{max} 及给药后 24 小时血药浓度增加，$t_{1/2}$ 延长，药效及浓度依赖的药物不良反应增加，故两药合用时应慎重。吡格列酮的推荐最大剂量为一日 15mg。

4. 地高辛　罗格列酮不改变地高辛稳态时的药动学，提示罗格列酮不改变地高辛的用药安全性。

5. 其他　硫糖铝、口服避孕药（炔诺酮 1mg+ 炔雌醇 0.035mg）、二甲双胍、阿卡波糖、雷尼替丁均对罗格列酮的药动学无显著影响，故罗格列酮与这些药物合用时，无须调整剂量。托吡酯可减少吡格列酮及活性代谢产物的暴露量，两药联用时应监测血糖控制情况。

6. 食物　同时服用食物对噻唑烷二酮类药物影响不大。

二、引起骨质疏松的机制及发病风险

（一）噻唑烷二酮类药物诱发骨质疏松机制

TZDs 是 PPARγ 激动剂。PPARγ 在骨髓基质干细胞、成骨细胞和破骨细胞中均有表达。关于罗格列酮的研究发现，罗格列酮可通过激活核转录因子 PPARγ 抑制成骨细胞分化和形成，从而引起骨丢失。可能机制：①罗格列酮通过激活 PPARγ，而 PPARγ2 同工型是脂肪细胞分化的一个重要调控因子，它的激活可促使骨髓基质细胞由成骨细胞向脂肪细胞转化，随后导致骨形成速度下降而脂肪生成增加。②罗格列酮诱导 PPARγ 激活可下调 IGF 系统的组分，而 IGF-1 是成骨细胞增殖和分化的重要调控因子。③PPARγ 激活后能诱导多种细胞（如成骨细胞）凋亡，抑制体外骨形成，PPARγ siRNA 可以阻断罗格列酮的这种促凋亡、抑制骨形成的作用。

（二）对骨密度及骨折风险的影响

噻唑烷二酮类药物会降低骨密度并增加骨折风险，尤其是对女性。研究显示，尽管基线骨密度相近，但与不使用噻唑烷二酮类药物的女性相比，使用噻唑烷二酮类药物的女性的全身、腰椎及股骨的骨丢失更多。骨折主要发生在下肢远端和上肢（前臂、手、手腕、足、踝、腓骨和胫骨），这些骨折部位与绝经妇女骨质疏松症引发的骨折部位（如髋、脊柱）不同，且女性比男性更常见。吡格列酮也有相似的骨折发生风险。一项关于应用 TZDs 与骨量变化相关性的队列研究结果显示，在为期 4 年的干预期间，TZDs 组女性 2 型糖尿病患者腰椎和股骨大转子的骨密度下降速度每年增加 0.6%~1.2%，而对照组女性 2 型糖尿病患者骨密度无明显变化。一项关于吡格列酮对骨密度影响的研究发现，吡格列酮能使男性腰椎、骨盆及下肢的骨密度显著下降，使女性胸骨、肋骨及骨盆的骨密度显著下降。

（三）对骨转换标志物的影响

骨转换过程中形成的一些代谢产物即为骨转换标志物，包括骨形成标志物和骨吸收标志物，前者主要包括骨钙素（OC）、骨特异性碱性磷酸酶（B-ALP）、总碱性磷酸酶（T-ALP）、Ⅰ型原胶原 C 末端前肽（PICP）、Ⅰ型原胶原 N 末端前肽（PINP）等，是反映成骨细胞活性的指标；后者主要包括抗酒石酸酸性磷酸酶（TRAP）、Ⅰ型胶原交联 C 末端肽（CTX）、Ⅰ型胶原交联 N 末端肽（NTX）等，是反映破骨细胞活性的指标。

一项关于罗格列酮对绝经后女性 2 型糖尿病患者骨转换标志物影响的研究显示，应用罗格列酮 52 周后会使 CTX 及 PINP 水平显著增加，而 B-ALP 水平下降。关于吡格列酮对骨转换标志物影响的研究发现，在为期 1 年的干预后，吡格列酮治疗组患者的血清 OC 水平明显下降。一项关于 TZDs 对骨转换影响的荟萃分析显示,纳入的 14 项研究中骨转换标志物并没有一致的变化。HIV 病毒感染、抗病毒药物、血糖水平及绝经状态等因素都会影响骨转换标志物的水平。目前关于骨转换标志物的不同研究异质性较大,结果不一致,尚不能根据 TZDs 对骨转换标志物的影响明确其增加骨折风险的机制,同时其对评估 TZDs 对骨代谢的影响具有一定局限性。

(四)对骨形态的影响

对骨形态的影响研究主要停留在动物研究阶段。应用微型计算机对骨微结构进行断层扫描分析结果提示,应用 TZDs 能使骨容积缩小,骨小梁数目减少、间隙增加、厚度变薄。PPARγ 杂合缺陷的小鼠出现骨容积增大、骨髓脂肪缺乏。应用低剂量罗格列酮干预 3 个月后,小鼠松质骨容积缩小,松质骨厚度变薄,骨髓及松质骨的间隙均明显增加;密质骨容积也减少,但较对照组差异无统计学意义。Lazarenko 等分别给予幼年鼠(1 月龄)、成年鼠(6 月龄)、老年鼠(24 月龄)罗格列酮干预后观察近端胫骨骨小梁变化发现,幼年鼠骨微结构无变化;成年鼠骨容积缩小,骨小梁间隙增加、数目减少、厚度变薄;而老年鼠松质骨太少影响观察结果。

三、药学监护要点

(一)噻唑烷二酮类药物治疗 2 型糖尿病方案的评估与优化

1. 评估原则　对使用 TZDs 治疗糖尿病的患者的评估主要是根据患者的人口学资料,包括现病史、既往病史、个人家族遗传史,用药史、药物相关过敏史,以及肝肾功能状态等临床问题,给予治疗方案的个体化评估,协同优化给药方案,并开展有针对性、个体化的药学监护,减少使用 TZDs 造成的骨质疏松症风险。这对保证患者用药安全有效,减少不良反应的发生有重要意义。

对正在使用以及需要使用 TZDs 预防或治疗糖尿病的患者,尤其是绝经后女性,应该评估骨质疏松症的危险因素并监测骨密度,对存在骨质疏松症的危险因素的患者应进行饮食及生活方式的干预。已有骨质疏松和骨折风险的糖尿病患者,应考虑换用其他降糖药。罗格列酮可与抗骨质疏松药,如双膦酸盐、维生素 D 和钙制剂等合用,以减少 TZDs 类骨折的发生风险。

2. 基本情况评估　患者个人基本信息评估:包括患者性别、年龄、身高体重、民族、文化、语言、生活状况(包括生活方式如饮食情况,运动情况,职业、社会、经济状况)、老龄化程度、种族(白色人种骨质疏松症风险高于黄色人种,而黄色人种高于黑色人种)。体力活动缺乏、低体重指数(body mass index, BMI)、营养不均衡、蛋白质缺乏、维生素 D/ 钙缺乏等都是骨质疏松症的危险因素。

3. 患者疾病及治疗情况评估　现病史、既往病史、个人婚育及有害物质接触史、家族史、当前及既往用药史（包括已知疾病治疗用药，免疫接种，咖啡因、尼古丁、酒精、成瘾性药物等社交性药物，药物过敏史、不良反应史）、患者的用药体验（是制订患者临床决策的依据和影响治疗结局的重要因素）等信息。既往脆性骨折史、女性绝经史、父母髋部骨折史、口服糖皮质激素史、类风湿关节炎史、经常跌倒、吸烟和过量饮酒都是已得到证实的能够预测骨折的危险因素。多种疾病或药物使用史也是骨质疏松症的高危因素。

其他情况评估：某些患者的健康提示、健康援助或特殊需求。如身体局限性，听力和视力障碍可能影响后续随访；肢体障碍需要借助手杖、轮椅等手段的患者随访依从性可能不佳，需要特殊的支持和关怀。

病情评估：此次就诊的相关检验检查结果，是合理进行病情评估，实现药学监护的重要依据。

4. 药学评估

（1）一般药学评估：患者就诊时，应及时完成对患者的问诊，收集入院时用药相关情况。评估药物治疗的适应证，每个药物的每个适应证都应被评估，根据患者的疾病诊断，给予单个或多种符合疾病治疗的药物；确定患者治疗方案的有效性和安全性，包括药物的用法用量、用药时间和疗程、药物不良反应或毒性等；正确理解患者的依从性，包括患者是否能够或愿意按医嘱服用药物，药师的职责是发现依从性问题，并帮助患者。根据上述评估确认患者的药物治疗问题，并进行药物重整，给予治疗策略的意见，并进行不良反应的监护和用药教育，以及制定随访计划。

在 TZDs 治疗 2 型糖尿病时，针对可能导致骨密度下降或骨质疏松的疾病因素和药物因素，开展药物重整，与专科药学评估内容相关联，进行整体分析。掌握患者用药经验及依从性，以便有针对性地进行药学监护，拟定下一步的监护计划和随访评估计划。

（2）专科药学评估：系指针对糖尿病的治疗方案评估，噻唑烷二酮类药物参与糖尿病治疗的评估。作为药学监护的出发点，可从以下几方面考虑。

1）糖尿病患者就诊时血糖控制是否达标，是否既往有低血糖的发生，是否有新发心血管事件，或者糖尿病的并发症风险。

2）糖尿病及其并发症治疗用药，特别是噻唑烷二酮类用药是否符合适应证及患者个人情况。

3）糖尿病及并发症治疗方案，包括用法用量、用药疗程是否符合疾病的治疗需求。

4）患者是否有新的症状体征和新的阳性检验检查结果，是否需要改变治疗方案。

5）患者是否存在体重增加和水肿，是否有骨折和心力衰竭或其危险因素。如果有心力衰竭（纽约心脏学会心功能分级Ⅱ级以上）、活动性肝病或转氨酶升高超过正常上限 2.5 倍及严重骨质疏松和有骨折病史考虑停用 TZDs。

6）患者是否有其他治疗药物相关不良反应或危险因素；所用药物之间是否存在相互作用。

7）患者治疗糖尿病及合并症的依从性是否符合良好治疗结局的要求。

（3）制定噻唑烷二酮类药物的具体评估内容

1）适应证的规范：TZDs 主要通过增加靶细胞对胰岛素作用的敏感性而降低血糖，因此，TZDs 单用时需用于尚具有胰岛功能的患者，以及胰岛素抵抗严重的患者。1 型糖尿病患者由于丧失胰岛功能，单用 TZDs 对其并无降糖作用。妊娠糖尿病患者不宜使用 TZDs。

2）合理的给药方案：在确定使用噻唑烷二酮类药物治疗糖尿病时，应综合罗格列酮和吡格列酮的药理学作用特点、禁忌证、药物经济学等因素进行合理选择。罗格列酮的致动脉粥样硬化血脂谱使其有可能增加心血管事件风险，但是吡格列酮可能使膀胱癌风险增加，因此，需要充分权衡利弊。如果患者在使用罗格列酮治疗，达到代谢目标且能耐受该方案而没有明显并发症，可考虑继续使用罗格列酮。在药物经济学方面，常用的罗格列酮制剂为进口药品文迪雅，比国产吡格列酮在经济学方面更具劣势，吡格列酮是更经济的选择。

在用法用量方面，吡格列酮的起始剂量通常为口服 15~30mg/d。若治疗 2 周后，空腹血糖值显示血糖控制不充分，可按 15mg/d 的增量逐渐增加剂量，直至达到最大剂量 45mg/d。如果患者存在心力衰竭危险因素或纽约心脏学会分级Ⅰ级或Ⅱ级心力衰竭，起始剂量应为 15mg/d。罗格列酮的起始剂量通常为 4mg/d。如果治疗 8~12 周后血糖控制不充分，可增加剂量，直至达到最大剂量 8mg/d（一日 1 次或分为 2 次给药）。

3）合理的用药疗程：目前并没有明确的研究确定噻唑烷二酮类药物的治疗疗程。当使用 TZDs 血糖无法达标时，并不是停用药物的指征，可选择增加降糖药物控制血糖。但一旦出现 TZDs 的禁忌证或停药指征，或慎重使用的情况且有替代方案（如心力衰竭、活动性肝病、妊娠、明显的骨折风险等）时，可终止药物治疗。

4）糖尿病初始治疗药物的选择和调整：2 型糖尿病患者的初始治疗包括患者教育，重点是生活方式改变，包括饮食、锻炼以及适当时减轻体重。二甲双胍有降糖疗效、不增加体重且不导致低血糖、患者普遍耐受并有价格优势，因此，在无禁忌证的情况下，考虑将二甲双胍作为大多数 2 型糖尿病患者的初始治疗药物。虽然噻唑烷二酮类药物作为单药治疗的有效性很可能与二甲双胍相似，但因为担心使用噻唑烷二酮类药物会有不良反应（体重增加、水肿/心力衰竭、骨折），所以相比二甲双胍，临床上一般不会优先选择噻唑烷二酮类药物作为2型糖尿病的初始治疗。然而，如果患者有二甲双胍或磺酰脲类药物的禁忌证，则可选择吡格列酮作为初始治疗。

对磺酰脲类药物、二甲双胍或胰岛素单药治疗失败的患者，可采用噻唑烷二酮类药物联合治疗，但考虑到这类药物的不良反应（体重增加、水肿、心力衰竭、骨折），临床上通常优选噻唑烷二酮类以外的药物进行联合治疗。只在某些临床情况下，例如低血糖风险特别高，或其他联合药物不耐受或禁用，或考虑到药物经济学因素时，可加用相对经济的吡格列酮。

5）噻唑烷二酮类药物的药物相互作用问题：TZDs主要经肝脏CYP2C8代谢，少部分经CYP2C9代谢，转化成非活性形式，因此影响这类肝药酶的药物都可能会影响TZDs在体内的暴露，产生药物相互作用。利福平通过诱导CYP2C8及CYP2C9，促进罗格列酮的代谢，减少其在体内的血药浓度，可能影响疗效；吉非罗齐通过抑制CYP2C8而抑制罗格列酮的代谢，使罗格列酮AUC、C_{max}及给药后24小时血药浓度增加，可能增加罗格列酮的骨折等不良反应发生风险，需要适当调整剂量或者更换药物。

6）噻唑烷二酮类药物骨折风险分析和评估：评估骨折风险是避免TZDs骨折的最为基础和关键的一步，不仅对临床决策有指导意义，还有助于判断治疗效果，提高患者治疗依从性。临床研究表明，TZDs加速女性人群，特别是绝经后、年龄高于65岁的妇女的骨量丢失。对中国糖尿病患者群的研究发现，长期服用TZDs可增加绝经后2型糖尿病妇女骨量流失。一般应用TZDs在1年以上才会出现明显的骨折风险增加。TZDs对男性人群骨量的影响报道不一。

在应用TZDs前应对患者骨折风险进行评估，包括：应用FRAX®法评估骨折风险。该工具能够根据年龄、性别、临床风险因素、股骨颈骨密度（T值）和其他因素预测健康绝经后女性10年内发生骨质疏松症引起的主要骨折事件的风险，数据也适用于中国绝经后女性。骨密度的测定采用双能X射线吸收法（dual energy X-ray absorptiometry，DXA），另外血清25-羟基维生素D的含量也是骨密度的一项指标。骨质疏松症患者应该尽量避免应用TZDs，高骨折风险者应该停用TZDs。目前还不知道停药后TZDs对骨骼的负性作用能否可逆。

（二）噻唑烷二酮类药物致骨质疏松的预防与治疗

1. 药物致骨质疏松症的预防　不同TZDs药物对骨骼系统的作用可能不同。目前争议最多的是罗格列酮。但并无研究提示吡格列酮和罗格列酮致骨质疏松症风险有明显差异。应用TZDs时，应严格掌握适应证和个体化用药策略，避免不必要的用药。对骨质疏松症的高危因素的患者，如老年患者、绝经期妇女、父母有骨折病史等不可控因素者,慎重使用 TZDs;预计长期使用的患者,应给予骨骼保护剂,补充钙和维生素 D。

2. 药物致骨质疏松症的治疗 明确骨密度下降或骨质疏松症的致病原因,首先排除疾病、生理病理状态或其他药物的因素。对确定为 TZDs 所致,考虑给予减少剂量或更换药物。如果没有更好的替代方案,考虑给予更加密切的监护,每半年进行一次骨质疏松症风险评估。如果已经确诊为骨质疏松症,按照骨质疏松症的治疗原则进行治疗。如果骨密度降低,应及时补充基础防治措施,包括积极调整生活方式:加强营养,均衡膳食;充足日照:建议每天 11:00—15:00,尽可能多地暴露皮肤于阳光下晒 15~30 分钟;规律运动:建议进行有助于骨健康的体育锻炼和康复治疗;戒烟、限酒、避免过量饮用咖啡、避免过量饮用碳酸饮料、尽量避免或少用影响骨代谢的药物。另外,给予钙和维生素 D 的基本补充剂。

3. 特殊人群的治疗建议(青少年、妊娠期妇女、老年人) 儿童和青少年患者大多发生 1 型糖尿病,不宜使用 TZDs。2 型糖尿病发病率相对较低,但也呈逐年增加的趋势。二甲双胍和胰岛素是美国食品药品管理局(FDA)唯一批准用于治疗儿童和青少年 T2DM 的药物,也是唯一推荐用于初始治疗的药物。虽然有科学家对噻唑烷二酮类药物在儿科患者中的使用进行了研究,但美国 FDA 尚未批准 TZDs 用于 T2DM 儿科患者。在我国也未批准 18 岁以下青少年使用 TZDs。

由于 TZDs 的远期心血管事件的不利影响,一般不建议年龄大于 65 岁的老年患者使用本药。

目前并没有妊娠期间使用噻唑烷二酮类药物的确切临床研究,由于其潜在的心血管副作用,美国 FDA 已限制了其使用。一项研究指出,罗格列酮可以在妊娠 10~12 周通过人体胎盘,该药物的胎儿组织水平大约是母体血清水平的一半,在利大于弊的情况下方可使用。如果妊娠前即患糖尿病并使用本药,推荐备孕期间改用其他药物进行治疗。

(三)药学监护要点

1. 有效性监护 噻唑烷二酮类药物作为单药治疗时,预计糖化血红蛋白(HbA1c)可降低 0.5%~1.4%。一项为期 6 个月、关于吡格列酮(15mg/d、30mg/d 或 45mg/d)的安慰剂对照试验结果发现吡格列酮组的平均 A1C 值降低了 0.3%~0.9%;使空腹血糖浓度降低了 1.64~3.11mol/L。一项为期 6 个月的关于罗格列酮(4mg/d 或 8mg/d)的安慰剂对照试验结果发现罗格列酮组的平均 A1C 值分别降低了 0.3% 和 0.6%,安慰剂组 A1C 均有所升高。罗格列酮与二甲双胍、格列本脲等药物比较,5 年治疗失败率较低。噻唑烷二酮类药物除了作为单药治疗外,可以与其余任何一种降糖药联合使用。如果血糖波动不大,且控制较好,可每周监测2~3次空腹和餐后2小时血糖,每3~6个月监测一次A1C以评估药物疗效。

2. 安全性监控(不良反应监护、药物相互作用监护) TZDs单独使用时不导致低血糖,但与胰岛素或胰岛素促泌剂联合使用时可增加低血糖发生的风险。体重增加和水肿是TZDs的常见不良反应,这些不良反应在与胰岛素联合使用时表现得更加明显。TZDs的使用与骨折和心力衰竭风险增加相关。有心力衰竭(纽约心脏学会心功能分级Ⅱ级以上)、活动性肝病或转氨酶升高超过正常上限2.5倍及严重骨质疏松和有骨折病史的患者应禁用本类药物。以上指标,应在就诊时给予相应监测,并教育患者相关的注意事项。

另外,影响肝药酶CYP 2C8与CYP 2C9的药物因素,都可能造成TZDs在体内代谢的变化,在使用时应注意监护,避免使用,如必须使用,应严密观察有无不良反应发生。

3. 特殊人群监控 使用TZDs的老年人群,应特别注意监护期心血管事件的发生,特别是心力衰竭事件。注意观察其症状体征的变化,有无心累气喘症状,定期监测心功能,做心脏彩超检查。注意监测老年患者的骨密度水平,监护其有无乏力、腰膝酸软症状,特别对绝经期女性,更应监测患者骨质疏松的可能性。

第六节 甲状腺激素

常规剂量甲状腺激素并不会导致骨质疏松的发生,说明书中也无这一项不良反应报道。高剂量甲状腺激素,抑制TSH,方可导致骨质疏松。原理和药学监护内容同甲状腺功能亢进症导致的骨质疏松相似,因此合并到甲状腺功能亢进症致骨质疏松章节。

第七节 促性腺激素释放激素类似物

一、概 述

促性腺激素释放激素(GnRH)是下丘脑分泌的十肽激素,是神经、免疫、内分泌三大调节系统相互联系的重要信号分子,对生殖调控具有重要意义。促性腺激素释放激素类似物(GnRHA)包括GnRH激动剂与GnRH拮抗剂。GnRH激动剂长期使用可使GnRH受体下调和垂体脱敏致垂体激素分泌减少,治疗如女性绝经前期及围绝经期的子宫内膜异位症、乳腺癌及男性前列腺癌,也可用于雄激素过多症或多毛症的治疗。常用药物包括戈舍瑞林、戈那瑞林及亮丙瑞林等。而 GnRH 拮抗剂因与垂体 GnRH 受体结合,占据受体位置,直接、迅速抑制垂体促性腺激素的分泌,临床用于辅助生育技术和前列腺癌等性激素相关疾病的治疗。常用药物包括加尼瑞克和西曲瑞克。

GnRH 激动剂的作用机制,初始可刺激垂体性腺,增加促性腺激素的库存量,使更多的储存 Gn 释放出来,此阶段可持续期 10~20 天,黄体生成素升高 10 倍,卵泡刺激素升高 5 倍,雌激素升高 4 倍;持续地给予 GnRH 激动剂,可消耗垂体上 GnRH 受体数量,从而抑制促性腺激素的分泌,即降调节作用,又称垂体脱敏作用。

GnRH 拮抗剂作用机制与 GnRH 激动剂完全不同,它们与 GnRH 受体有高度亲和力且与受体竞争性结合,因此可防止内源性 GnRH 对垂体受体的消耗;第三代 GnRH 拮抗剂的分子结构增加了代谢的稳定性,能直接、快速抑制垂体性腺轴,不需经过最初的垂体刺激阶段,在停药后 2~4 天垂体功能即可恢复。

GnRH 激动剂的主要副作用由低雌激素状态所致;75% 采用亮丙瑞林治疗的女性在治疗子宫内膜异位症的前 4 周内出现低雌激素状态;到 8 周时 98% 的女性为低雌激素状态。其他不良反应包括闭经、血管运动症状、潮热所致的睡眠障碍、泌尿生殖道萎缩、头痛以及骨丢失加速。在前列腺癌中采用 GnRH 激动剂的雄激素剥夺治疗(androgen deprivation therapy,ADT)可引起骨吸收和骨丢失增加,骨丢失会增加骨质疏松性骨折的风险。

GnRH 拮抗剂的不良反应包括:①盆腔终痛、卵巢过度刺激综合征(OHSS)、腹痛(妇科)、阴道异常出血、死胎。②过敏反应(如皮疹、面部肿胀、呼吸困难)。③神经系统不良反应如头痛。④总胆红素下降。⑤恶心、腹胀、腹痛。⑥中性粒细胞增多、血细胞比容下降等。GnRH 拮抗剂少有致骨质疏松的病例报道。

二、引起骨质疏松的机制及发病风险

GnRH 类似物诱发骨质疏松的主要作用机制与性激素剥夺后对破骨细胞的抑制减弱,加速骨转换有关。当体内雌激素(E_2)>100pg/ml 时,骨密度不会降低;在 30~45pg/ml 时会使骨密度产生微小的变化;当 E_2 值在 10~20pg/ml 时会引起骨密度降低、骨质疏松等症状。GnRH 激动剂停药后其余不良反应如潮热等症状很快恢复,但骨密度降低状况需 1 年或更长时间来恢复。研究发现应用醋酸亮丙瑞林 24 周可显著降低骨密度,在停药 12 个月后骨密度仍明显低于基线值。开始 GnRH 激动剂参与的雄激素去势性治疗前列腺癌的 5 年内,高达 20% 的患者会发生骨质疏松性骨折。由 GnRHA 引起的骨质疏松常发生在脊柱、髋骨和桡骨远端。

三、药学监护要点

（一）评估与优化

1. 评估原则　对使用 GnRH 激动剂的患者的评估主要是根据患者的人口学资料，包括现病史、既往病史、个人家族遗传史，用药史、药物相关过敏史，肝肾功能状态等临床问题，给予治疗方案的个体化评估，协同优化给药方案，并开展有针对性、个体化的药学监护，减少使用 GnRH 激动剂造成的骨质疏松症风险。评估对保证患者用药安全有效，减少不良反应的发生有重要意义。

对正在使用以及需要使用 GnRH 激动剂治疗的患者，尤其是绝经后女性，应该评估骨质疏松症的危险因素并监测骨密度，在重复使用本类药物之前，也应进行基线骨密度的评估。对存在骨质疏松症的危险因素的患者应进行饮食及生活方式的干预，适宜时候增加钙的基本补充。已有骨质疏松或非创伤性骨折病史的患者，应权衡利弊，可以考虑采用反向添加性激素的疗法，虽然这种疗法对骨密度的影响因方案和个体而异，但与单用 GnRH 激动剂相比，对骨密度的影响明显降低。

2. 基本情况评估　患者个人基本信息评估：包括患者性别、年龄、身高体重、民族、文化、语言、生活状况（包括生活方式如饮食情况、运动情况，职业、社会、经济状况）、老龄化程度、种族（白色人种骨质疏松症风险高于黄色人种，而黄色人种高于黑色人种）。体力活动缺乏、低体重指数（body mass index，BMI）、营养不均衡、蛋白质缺乏、维生素 D/ 钙缺乏等不健康生活方式都是骨质疏松症的危险因素。

患者疾病及治疗情况评估：现病史、既往病史、个人婚育及有害物质接触史、家族史、当前及既往用药史（包括已知疾病治疗用药，免疫接种，咖啡因、尼古丁、酒精、成瘾性药物等社交性药物，药物过敏史、不良反应史）、患者的用药体验（是制订患者临床决策的依据和影响治疗结局的重要因素）等信息。既往脆性骨折史、女性绝经史、父母髋部骨折史、口服糖皮质激素史、类风湿关节炎史、经常跌倒、吸烟和过量饮酒都是已得到证实的能够预测骨折的危险因素。多种疾病或药物使用史也是骨质疏松症的高危因素。

其他情况评估：某些患者的健康提示、健康援助或特殊需求。如身体局限性，听力和视力障碍可能影响后续随访；肢体障碍需要借助手杖、轮椅等手段的患者随访依从性可能不佳，需要特殊的支持和关怀。

病情评估：此次就诊的相关检验、检查结果，是合理进行病情评估、实现药学监护的重要依据。

3. 药学评估

（1）一般药学评估：患者就诊时，应及时完成对患者的问诊，收集入院时用药相关情况。评估药物治疗的适应证,每个药物的每个适应证都应被评估,根据患者的疾病诊断,给予单个或多种符合疾病治疗的药物;确定患者治疗方案的有效性和安全性,包括药物的用法用量,用药时间和疗程,药物不良反应或毒性等;正确理解患者的依从性,包括患者是否能够或愿意按医嘱服用药物,药师的职责是发现依从性问题,并帮助患者。根据上述评估确认患者的药物治疗问题,并进行药物重整,给予治疗策略的意见,并进行不良反应的监护和用药教育,制定随访计划。

在使用 GnRH 激动剂时,可能导致骨密度下降或骨质疏松的疾病因素和药物因素,开展药物重整,与专科药学评估内容相关联,进行整体分析。掌握患者用药经验及依从性,以便有针对性地进行药学监护,拟定下一步的监护计划和随访评估计划。

(2)专科药学评估:系指针对使用 GnRH 激动剂的治疗方案评估。作为药学监护的出发点,专科药学评估可从以下几方面考虑。

GnRH 激动剂使用前,患者有效性相关的基线水平是否达到药物使用指征,医嘱方案是否是根据不同病例特点个体化给予适宜的方案,如高骨质疏松症风险的患者给予 GnRH 激动剂 + 雌激素 / 孕激素等的反向添加治疗方案;用药疗程是否合理,一般建议单用 GnRH 激动剂治疗时连续疗程不超过 6 个月。是否已有与药物不良反应(见上述药物概述)相类似的症状、体征出现,特别是需要筛查腰膝酸软等骨质疏松的症状体征,评估患者骨质疏松症的风险,基线骨密度水平,作骨病相关检查,特别是用于前列腺癌或乳腺癌治疗的患者,需评估患者是否存在骨转移。另外还需评价患者的用药依从性以判断患者预期的治疗效果。

GnRH 激动剂使用后,前列腺癌患者需评估其症状体征是否好转,如排尿困难、尿频、尿急、夜尿增多,甚至尿失禁的症状是否有所缓解;患者血清睾酮指标是否达到去势标准、PSA 指标是否好转;未转移的患者是否出现骨病等远端转移迹象。

GnRH 激动剂使用后,子宫异位症患者的症状体征是否好转,痛经、盆腔痛和性交痛有显著缓解,盆腔痛评分或生存质量标志(如 Beck 抑郁指数或性生活满意指数)是否有提高。

GnRH 激动剂使用后的安全性评估:闭经、血管运动症状、潮热所致的睡眠障碍、泌尿生殖道萎缩、头痛以及骨丢失加速是否发生,发生程度有多高。

(3) GnRH 激动剂骨折风险分析和评估:使用 GnRH 激动剂进行雄激素去势性治疗的前列腺癌患者会增加骨转换、降低骨密度并增加发生临床骨折的风险。进行 6~9 个月的雄激素去势性治疗后即可检出骨密度降低,治疗时间越长,骨密度降低的风险就越高。开始去势性治疗的 5 年内,高达 20% 的患者会发生骨质疏松性骨折。

在使用 GnRH 激动剂治疗子宫内膜异位症时，可导致骨丢失加速，将其治疗持续时间限制在 6 个月。然而，如果将 GnRH 激动剂与反向添加治疗相结合，治疗可延长至 6 个月以上。研究报道，采用 GnRH 激动剂联合口服避孕药或 GnRH 激动剂联合低剂量雌激素治疗的女性无骨密度降低或低于单纯接受 GnRH 激动剂治疗的女性。

风险评估：应根据患者相关症状体征、GnRH 激动剂用药时长，FRAX® 骨折风险因素分析量表进行分析，并结合患者骨密度水平的基线水平分析。骨密度检查中 Z 值有利于鉴别患者的个体化骨质水平形成原因。

（二）GnRH 激动剂致骨质疏松的预防与治疗

1. 药物致骨质疏松的预防：患者每日摄入膳食钙（食物补充剂）1 000~1 200mg，且每日补充维生素 D 800~1 000U。临床上还推荐负重训练、减少饮酒量并戒烟。无论是否测量骨密度，用 FRAX® 算法来估计骨折风险都可能在考虑用药物预防骨折时提供指导。基线时测量骨密度并定期复测也有助于早期发现骨质疏松的证据。对骨丢失加速的女性，负重锻炼、钙剂和维生素 D 补充剂有轻微的疗效。对骨质减少的女性，双膦酸盐对恢复骨密度和预防骨折有效。接受长效 GnRH 激动剂与高剂量孕激素联用（亮丙瑞林 + 高剂量黄体酮）或接受雌激素 - 黄体酮反向添加治疗（高剂量黄体酮联合或不联合低剂量雌激素）相关疾病都不会增加骨密度的丢失。

2. 药物致骨质疏松的治疗：明确骨密度下降或骨质疏松症的原因，首先排除疾病、生理病理状态或其他药物的因素。对确定为 GnRH 药物所致，考虑给予减少剂量或更换药物。如果没有更好的替代方案，考虑给予更加密切的监护，每半年进行一次骨质疏松症风险评估。如果已经确诊为骨质疏松症，按照骨质疏松症的治疗原则进行治疗。如果骨密度降低，应及时补充基础防治措施，包括积极调整生活方式，加强营养，均衡膳食；充足日照：建议每天 11：00—15：00，尽可能多地暴露皮肤于阳光下晒 15~30 分钟；规律运动：建议进行有助于骨健康的体育锻炼和康复治疗；戒烟、限酒、避免过量饮用咖啡、避免过量饮用碳酸饮料、尽量避免或少用影响骨代谢的药物。另外，给予钙和维生素 D 的基本补充剂。

（三）药学监护要点

1. 有效性监护　GnRH 激动剂治疗可降低子宫内膜异位症的疾病活动性（由治疗前和治疗后手术分期客观地测定），并在主观上减轻盆腔痛。如醋酸亮丙瑞林（3.75mg，肌内给药）的研究，疗程 6 个月，85% 的患者痛经、盆腔痛和性交痛有显著缓解。直肠阴道子宫内膜异位症女性患者，GnRH 激动剂（联合反向添加治疗）治疗的患者在 6~12 个月的治疗期间，有 60%~90% 报告疼痛症状明显减轻或完全缓解。

前列腺癌的治疗中使用 GnRH 激动剂，血清睾酮抑制与临床结局之间的潜在关系在 JPR.7 试验的二次分析中得以阐明，该试验中 626 例可评估的男性因 PSA 不断升高而接受了持续 ADT 治疗，并接受中位时间为 8 年的随访。在第一年血清睾酮抑制程度最大的患者死亡风险最低。与第一年睾酮最低值 <0.7nmol/L 相比，睾酮最低值为 0.7~1.7nmol/L 的患者死亡风险增加（HR 2.08，95%CI 1.28~3.38），睾酮最低值 >1.7nmol/L 的患者死亡风险也增加（HR 2.93，95%CI 0.77~4.70）。然而，尚不明确通过进一步的激素治疗达到更深的血清睾酮抑制能否改善结局。NCCN 当前指南中的一致，该指南使用血清睾酮水平小于 1.7nmol/L（50ng/dl）为治疗目标。

对口服避孕药联合或不联合抗雄激素药物（如螺内酯），疗效不充分的卵巢雄激素过多症女性，应该考虑 GnRH 激动剂治疗。单独 GnRH 激动剂治疗用于卵巢雄激素过多症女性，应监测其血清激素值，如血清雌二醇、雌酮、孕酮、雄烯二酮和血清总睾酮和游离睾酮的浓度，毛发生长应是减慢，发质变细，以及进行 Ferriman-Gallwey 多毛症评分。

2. 安全性监护（不良反应监护、药物相互作用监护）　单用 GnRH 激动剂治疗子宫内膜异位症的患者，应监护其症状和体征，包括闭经、血管运动症状、潮热所致的睡眠障碍、泌尿生殖道萎缩，以及骨丢失加速导致的腰膝酸软等问题。出现骨丢失是主要担心的问题，女性在其 20~30 岁和 30~40 岁接受治疗期间出现的骨丢失加速可能增加这些女性到 60~70 岁和 70~80 岁时发生骨质疏松性骨折的风险。即使给予反向添加治疗，方案不同也可能出现骨丢失；骨密度下降的程度取决于所用的反向添加治疗方案和各女性骨密度对治疗的反应。为评估治疗对每个女性患者骨质的影响，临床上建议不论患者是否接受反向添加治疗，对长期接受 GnRH 激动剂治疗的患者都要每年测定骨密度。

GnRH 激动剂治疗雄激素过多症和多毛症的女性，加用任何形式的雌激素（反加疗法）都可改善或预防潮热和阴道干涩，还可最大程度地减少骨丢失。长期应用 GnRH 激动剂 + 单用醋炔诺酮（5mg）反向添加可显著降低 HDL 胆固醇水平，并明显升高 LDL 胆固醇和甘油三酯水平，应监测这些患者的血脂水平；然而，尚未确定应该每隔多久进行这类检测。当使用雌激素或甲羟孕酮作为反向添加时，血脂水平保持稳定，因而没有必要进行监测。

因前列腺癌而接受 GnRH 激动剂治疗的男性发生糖尿病、心脏病发作、脑卒中和猝死的风险小幅升高。在进行前列腺癌治疗时，需定期进行血糖，心脏超声，脑血管 MRI 等检查以预防心脑血管事件的发生。

3. 特殊人群监护　不推荐 18 岁或 18 岁以下的子宫内膜异位症青少年经验性应用 GnRH 激动剂治疗子宫内膜异位症，因为可能对骨形成和骨密度有潜在不良长期影响,且在没有确定诊断的情况下使用有不良副作用的风险。

妊娠期间使用 GnRH 激动剂理论上有流产或致畸的危险性,因而在妊娠期间不要使用,对可能妊娠的女性,在使用本类药物前,先仔细检查以排除妊娠可能,在治疗中应使用非激素的避孕方法,在治疗子宫内膜异位症时非激素的避孕方法应使用至月经恢复为止。

第八节 芳香化酶抑制剂

一、概 述

芳香化酶抑制剂(AIs)是患雌激素受体阳性乳腺癌的绝经后女性内分泌辅助治疗的重要组成部分,主要用于治疗雌激素受体阳性的绝经后乳腺癌患者,或用于预防乳腺癌的发生。AIs 可分为甾体类灭活剂(如依西美坦)和非甾体类抑制剂(来曲唑、阿那曲唑等)。依西美坦是雄烯二酮的甾体类似物,可与芳香化酶不可逆性结合。非甾体类抑制剂,例如来曲唑或阿那曲唑,通过碱性氮原子(a basic nitrogen atom)途径与酶的血红素基团可逆性结合。临床剂量的第三代 AIs 在体内可成功抑制超过 97% 的芳香化酶活性。这些化合物的半衰期各不相同,如依西美坦为 27 小时,来曲唑和阿那曲唑为 48 小时。

由于雌激素受体阳性的乳腺肿瘤组织的生长依赖于雌激素的存在,故消除雌激素介导的刺激作用是肿瘤获得缓解的前提。AIs 结构上与芳香化酶的自然底物雄烯二酮相似,为芳香化酶的伪底物。由于绝经后妇女的雌激素主要是由肾上腺素和卵巢的雄激素(雄烯二酮和睾酮)在外周组织中的芳香化酶作用下转化而产生,AIs 通过与芳香化酶的活性位点结合而使其失活,从而明显降低绝经后妇女血液循环中的雌激素水平。依西美坦为甾体类的不可逆的抑制剂,但在浓度高于抑制芳香化酶作用浓度的 600 倍时,对类固醇生成途径中的其他酶仍无影响。来曲唑为非甾体类抑制剂,具有高度特异性,不抑制肾上腺皮质激素合成,不导致雄激素前体聚集,不影响 LH/FSH 水平,不影响甲状腺功能。阿那曲唑也是具有选择性的非甾体类抑制剂,对肾上腺皮质类固醇或醛固酮的生成无明显影响。

(一)药动学特点

1. 来曲唑 吸收:经胃肠道吸收迅速且完全,平均绝对生物利用度为 99.9%。分布:分布迅速、广泛,血浆蛋白结合率为 60%,主要为白蛋白(55%)。在红细胞中的浓度为血浆浓度的 80%。稳态表观分布容积为(1.878±0.47)L/kg。代谢:主要的消除途径是通过肝脏 CYP3A4 和 CYP2A6 转变为无药理活性的甲醇代谢物(消除率为 2.1L/h)。

2. 阿那曲唑　吸收：口服迅速吸收，血药峰浓度通常出现在服药后 2 小时内（进食条件下）。分布：服用 7 日后血浆浓度达稳态浓度的 90%~95%。血浆蛋白结合率为 40%。代谢：包括 N-去烷基、羟化和葡萄糖醛酸化，主要代谢产物三唑不抑制芳香化酶活性。排泄：服药 72 小时内少于 10% 的药物以原型随尿液排泄，代谢产物主要随尿液排泄。本药清除较慢，血浆消除半衰期为 40~50 小时。

3. 依西美坦　吸收：口服后约 42% 经胃肠道吸收，在乳腺癌患者中的吸收较健康人快，达峰时间分别为 1.2 小时和 2.9 小时。分布：广泛分布于组织，与血浆蛋白（白蛋白和 α_1-酸性糖蛋白）的结合率为 90%，且结合率与总浓度无关。代谢：广泛代谢，原型药物的量低于总药量的 10%。代谢酶为 CYP3A4 介导，醛酮还原酶亦参与本药的代谢。代谢产物无药理活性或与原型药物相比对芳香化酶的抑制作用减弱，有代谢产物可能有雄激素活性。排泄：本药与原型形式排泄量低于给药量的 1%。平均终末半衰期约为 24 小时。

AIs 有肌肉骨骼方面的副作用，包括腕管综合征以及芳香化酶抑制剂相关的肌肉骨骼综合征（AI-associated musculoskeletal syndrome，AIMSS），其特征为关节疼痛和僵硬。AIs 相关关节痛的患病率为 20%~70%，AIs 也可能会再激活卵巢功能，尤其是化疗引发闭经的女性。因为 AIs 能阻断外周雌激素的产生，所以女性出现阴道症状和性功能障碍的风险升高。AIs 治疗的女性的认知功能问题发生率更高；并且，开始治疗后 1 年时身体健康评分更差。AIs 还可导致乏力、健忘和睡眠不佳，与他莫昔芬合用偶尔可导致脱发。与他莫昔芬相比接受 AIs 的患者更容易发生骨质疏松、骨折、糖尿病和心血管疾病。

（二）药物食物相互作用

1. 依西美坦　①含雌激素的药物，可干扰本药的药理作用；②强效 CYP3A4 诱导药（如利福平、苯妥英、卡马西平、苯巴比妥、圣·约翰草），合用可能显著降低本药的暴露量。强效 CYP 3A4 抑制药合用对本药的药动学无影响。高脂肪餐使本药的血药浓度和 AUC 都有所升高。

2. 来曲唑　①与他莫昔芬、其他抗雌激素药或含雌激素的药物合用可降低本药的药理作用；②与强效 CYP3A4 抑制药（如伊曲康唑、伏立康唑、利托那韦、克拉霉素、泰利霉素）、CYP 2A6 抑制药（如甲氧西林）合用可能增加本药的暴露量；③与 CYP 3A4 诱导药（如苯妥英、利福平、卡马西平、苯巴比妥、圣·约翰草）合用可能减少本药的暴露量；④西咪替丁、华法林不引起有临床意义的药物相互作用。

3. 阿那曲唑　①与他莫昔芬、其他抗雌激素药或含雌激素的药物合用可降低本药的药理作用。②华法林不引起有临床意义的药物相互作用。

二、引起骨质疏松的机制及发病风险

芳香化酶是一种细胞色素 P-450 酶复合体,广泛存在于卵巢、肝脏、骨、脂肪等组织中。芳香化酶使雄激素 A 环芳香化,催化雄烯二酮和睾酮等雄激素转化为雌酮和雌二醇。芳香化酶是该生物转化过程中的关键酶和限速酶。而 AIs 就是通过抑制芳香化酶,降低雌激素的生成。由于雌激素可通过增加护骨因子(OPG)和 NF-κB 受体激活蛋白配体(RANKL)表达来发挥对骨的保护作用,因此,AIs 可对骨代谢产生不良影响,导致骨丢失。骨丢失包括骨密度的下降、骨吸收和骨形成的标志物明显增高,骨折风险增加。雌激素剥夺发生得越突然和越严重,骨丢失的程度越大。同时接受卵巢抑制(GnRH 激动剂)和 AIs 治疗的绝经前女性的骨丢失最迅速。

没有人体试验表明不同的 AIs 对骨产生的影响不同,但由于依西美坦有类雄激素结构,可能比来曲唑对骨的损害小。研究显示,使用依西美坦的患者新诊断出骨质疏松症显著少于阿那曲唑,但两组间新发临床脆性骨折的数量并无显著性差异(每组各 4%)。

另一项研究表明,已使用他莫昔芬 2~3 年的绝经后女性被随机分配到改用依西美坦组或继续使用他莫昔芬组 6 个月后,改用依西美坦组的腰椎(下降 2.7%)和全髋关节(下降 1.4%)骨密度下降程度高于继续使用他莫昔芬的患者(腰椎和全髋关节处骨密度均无改变)。在研究剩余的 18 个月中,依西美坦组骨丢失减缓,腰椎和全髋关节的骨密度分别又多下降了 1.0% 和 0.8%。芳香化酶抑制剂对骨密度的影响见表 4-18。

表 4-18　AIs 对骨密度的影响

AIs	股骨颈骨密度值 /(g/cm^2)			
	基线	12 个月	变化值 /%	P 值
不加用双膦酸盐(无骨质疏松)				
来曲唑	0.765	0.751	−1.96	0.02
依西美坦	0.756	0.749	−0.6	—
加用双膦酸盐(有骨质疏松)				
来曲唑	0.648	0.657	1.61	—
依西美坦	0.626	0.644	2.63	0.013

注:AI 为芳香化酶抑制剂;—为差异无统计学意义。

三、药学监护要点

（一）评估与优化

1. 评估原则　对使用芳香化酶抑制剂的患者的评估主要是根据患者的人口学资料，包括现病史、既往病史、个人家族遗传史、用药史、药物相关过敏史，以及肝肾功能状态等临床问题，给予治疗方案的个体化评估，协同优化给药方案，并开展有针对性、个体化的药学监护，减少使用芳香化酶抑制剂造成的骨质疏松症风险。评估对保证患者用药安全有效，减少不良反应的发生有重要意义。

对正在使用以及需要使用芳香化酶抑制剂治疗乳腺癌的女性，应该评估骨质疏松症的危险因素，使用双能 X 射线吸收法监测骨密度，重点为腰椎和髋关节。

2. 基本情况评估　患者个人基本信息评估：包括患者性别、年龄、身高、体重、民族、文化、语言、生活状况（包括生活方式如饮食情况、运动情况，职业、社会、经济状况）、老龄化程度、种族（白色人种骨质疏松症风险高于黄色人种，而黄色人种高于黑色人种）。体力活动缺乏、低体重指数（body mass index，BMI）、营养不均衡、蛋白质缺乏、维生素 D/ 钙缺乏等不健康生活方式都是骨质疏松症的危险因素。

3. 患者疾病及治疗情况评估　现病史、既往病史、个人婚育及有害物质接触史、家族史、当前及既往用药史（包括已知疾病治疗用药，免疫接种，咖啡因、尼古丁、酒精、成瘾性药物等社交性药物，药物过敏史、不良反应史）、患者的用药体验（是制订患者临床决策的依据和影响治疗结局的重要因素）等信息。既往脆性骨折史、女性绝经史、父母髋部骨折史、口服糖皮质激素史、类风湿关节炎史、经常跌倒、吸烟和过量饮酒都是已得到证实的能够预测骨折的危险因素。多种疾病或药物使用史也是骨质疏松症的高危因素。

4. 其他情况评估　某些患者的健康提示、健康援助或特殊需求。如身体局限性，听力和视力障碍可能影响后续随访；肢体障碍需要借助手杖、轮椅等手段的患者随访依从性可能不佳，需要特殊的支持和关怀。

5. 病情评估　此次就诊近期有无新发的症状、体征及相关化验结果，是合理进行病情评估，实现药学监护的重要依据。

6. 一般药学评估　患者就诊时，应及时完成对患者的问诊，收集入院时用药相关情况。评估药物治疗的适应证，每个药物的每个适应证都应被评估，根据患者的疾病诊断，给予单个或多种符合疾病治疗的药物；确定患者治疗方案的有效性和安全性，包括药物的用法用量、用药时间和疗程、药物不良反应或毒性等；正确理解患者的依从性，包括患者是否能够或愿意按医嘱服用药物，药师的职责是发现依从性问题，并帮助患者。根据上述评估确认患者的药物治疗问题,并进行药物重整,给予治疗策略的意见,并进行不良反应的监护和用药教育,制定随访计划。

应根据既往病史和用药史中是否存在可能导致骨密度下降或骨质疏松的疾病因素和药物因素,开展药物重整,与专科药学评估内容相关联,进行整体分析。掌握患者用药经验及依从性,以便有针对性地进行药学监护,拟定下一步的监护计划和随访评估计划。

7. 专科药学评估 系指针对芳香化酶抑制剂治疗乳腺癌的评估。作为药学监护的出发点,可从以下几方面考虑:

(1)芳香化酶抑制剂使用前,患者是否达到药物使用指征,是否符合雌激素受体阳性、非转移性乳腺癌,雌激素受体阴性、HER_2 阴性转移性乳腺癌,是否为绝经期女性。然而,尽管国家药品监督管理部门并没有批准用于绝经前乳腺癌患者,但乳腺癌高复发风险的绝经前女性仍可以使用芳香化酶抑制剂作为辅助治疗。使用前需权衡利弊,并使患者知情同意。芳香化酶抑制剂还可用于预防乳腺癌的发生。

(2)医嘱方案是否根据不同病例特点个体化给予适宜的方案。这包括对绝经前女性乳腺癌患者,是否存在复发高风险。对高风险的定义目前没有统一规定,一般理解为需要化疗的患者,如病变累及淋巴结、肿瘤体积较大、肿瘤分级高、淋巴血管侵犯和 / 或根据基因检测发现复发风险很高,以及年轻女性(年龄≤35 岁)。复发风险低的患者不宜使用 AIs。

(3)是否已有与药物不良反应(见上述药物概述)相类似的症状体征出现,特别是需要筛查腰膝酸软等骨质疏松的症状体征,评估患者骨质疏松疾病的风险,基线骨密度水平,做骨病相关检查,还需评估患者是否存在骨转移。另外,患者的用药依从性也是判断患者预期的治疗效果的依据。

(4)使用 AIs 后,2~4 个月评估一次,如果疾病进展,应立即进行复查评估。评估主要为靶病灶的影像学检查,评估其是否稳定或缩小。对同一个靶病灶,通常进行同一种方法检查。患者在每次评价疗效检查时均要接受病史用药史询问和体格检查。

(5)AIs 使用的安全性评估:包括腕管综合征以及芳香化酶抑制剂相关的肌肉骨骼综合征(其特征为关节疼痛和僵硬)评估,阴道症状和性功能障碍评估,乏力、睡眠障碍、腰膝酸软等骨质丢失的症状评估,骨密度的评估。

(6)另外还需评估患者用药依从性是否符合良好,这直接影响治疗结局。

8. AIs 骨折风险分析和评估 由于 AIs 会导致骨丢失和骨折,所以将开始 AIs 治疗的女性需要进行骨折风险评估。一些研究表明,较低的骨密度同骨折的风险增加相关,然而其他研究证实,在发生非创伤性骨折的个体中,很大一部分 T 值实际上处于非骨质疏松范围内,但也存在一些独立于骨密度的骨折临床危险因素,如年龄较大、脆性骨折史、长期使用糖皮质激素、低体重指数(body mass index,BMI)、父母亲髋关节骨折史、吸烟及过量饮酒。因此,骨折的风险评估应包括以下方面:骨质疏松症的临床危险因素,一般采用 FRAX® 风险评分,当 FRAX® 显示 10 年内髋骨骨折风险 >3%,或其他主要骨折风险 >20% 时,患者处于高危骨折风险,建议及时进行干预治疗,并保持每年随访。但 FRAX® 并不是专门用来评估乳腺癌妇女的骨折风险的,因此,对绝经后乳腺癌患者骨丢失的影响可能存在低估,使用时应结合乳腺癌患者的疾病和治疗来综合考虑骨折风险。临床上通常通过病史询问和体格检查得出骨折临床危险因素和可导致骨丢失的生活方式因素(包括吸烟、过量饮酒、缺乏体力活动和营养不良),采用双能 X 射线吸收法(dual energy X-ray absorptiometry,DXA)测定骨密度(腰椎和髋关节)。

来自某英国专家组的共识声明推荐,除了年龄 ≥ 75 岁的女性,其他所有年龄的女性在开始使用 AIs 的 3~6 个月均应接受骨密度检测(使用 DXA);对年龄 ≥ 75 岁的女性,治疗决策可基于年龄和临床危险因素评估结果,而不依赖于骨密度。对接受降低性类固醇激素治疗的乳腺癌女性,美国国家综合癌症网络(National Comprehensive Cancer Network,NCCN)推荐使用 DXA 进行基线评估和定期随访。美国临床肿瘤协会指南对需要骨扫描监测的乳腺癌女性评估见表 4-19。

表 4-19 ASCO 指南对需要骨扫描监测的乳腺癌女性的评估

需要作骨扫描监测的因素:
年龄超过 65 岁的女性
年龄在 60~64 岁的女性有以下一个或一个以上危险因素的:
有骨质疏松症家族史
低体重患者
非创伤性骨折史
其他危险因素如久坐、吸烟史
使用 AIs 的绝经后妇女
治疗相关的提前绝经的妇女

注:ASCO.美国临床肿瘤学会;DXA.双能 X 射线吸收法;AIs.芳香化酶抑制剂。

骨丢失和骨质疏松症风险的确定是绝经后乳腺癌患者管理的重要组成部分,有助于绝经后乳腺癌患者骨质疏松的预防和治疗。建议以 DXA 测定的骨密度综合临床因素(如 FRAX® 工具),对接受 AIs 治疗的绝经后乳腺癌患者进行骨丢失和骨质疏松症风险分级(如表 4-20)。

表 4-20 骨丢失和骨质疏松症的危险分级

危险分级	危险分级因素
低度	T 值 ≥-1.0
中度	-2.0<T 值 <-1.0
高度	T 值 ≤-2.0，或骨折风险评价工具预测 10 年主要骨折风险 >20% 或髋骨骨折 >3%

开始或已经使用 AIs 的女性，除了雌激素缺乏之外，可能还有其他低骨量的危险因素。研究表明，78% 的乳腺癌女性在癌症或癌症相关性治疗之外至少还具备 1 个导致骨丢失的继发性原因。最常见的原因是维生素 D 缺乏（38% 的患者维生素 D 水平 <74.9nmol/L）。骨丢失的其他原因包括特发性高尿钙症和血钙正常性甲状旁腺功能亢进症。对骨量较低的女性，实验室评估可能帮助鉴定骨质疏松症的其他原因，如肾脏或肝脏疾病、甲状腺功能亢进症和甲状旁腺功能亢进症。正开始或已经使用 AIs 的低骨量（T 值 <-2.5）女性应开展以下基本检查：生化检查（尤其是钙、磷、白蛋白、总蛋白、肌酐、包括碱性磷酸酶在内的肝药酶以及电解质）、25- 羟基维生素 D（25-OHD）、全血细胞计数（complete blood count, CBC）。测量尿钙排泄（收集 24 小时尿）可能发现存在特发性高尿钙症的女性。初始实验室检查异常或病史及体格检查有可疑发现的女性可能也需要开展其他实验室检查。

（二）AIs 致骨质疏松的预防与治疗

1. 药物致骨质疏松的预防 非药物措施——转变生活方式，包括加强体育锻炼（包括负重锻炼），减少吸烟量或戒烟，以及药物措施——使用钙和维生素 D 补充剂。足量钙和维生素 D 的摄入可带来正钙平衡且骨丢失率降低，但对骨折风险的影响较不明确。尽管不确定补充钙和维生素 D 是否可预防骨折，但关于癌症治疗诱导性骨丢失的指南纳入了钙和维生素 D 的补充。对接受 AIs 治疗的女性，临床上建议每日摄入 1 200mg 的钙元素（总的膳食加补充剂）和 800U 的维生素 D。

对维生素 D 水平较低（25-OHD 水平 <20ng/ml）的女性，应在开展双膦酸盐治疗前补充维生素 D。在维生素 D 缺乏的情况下给予双膦酸盐可增加低钙血症的风险。

2. 药物致骨质疏松的治疗 治疗的选择——对绝经后女性，预防 AIs 诱导性骨丢失的可利用药物是双膦酸盐和地舒单抗。从双膦酸盐的疗效、成本以及现有的长期安全性数据来看，相比于地舒单抗，倾向于选择双膦酸盐作为初始治疗。口服或静脉用双膦酸盐是可接受的选择，具体的选择取决于患者意愿、可获取的药物及潜在的成本问题。当使用口服双膦酸盐作为初始治疗时，临床上首选每周给予利塞膦酸盐或阿仑膦酸盐。当使用静脉用双膦酸盐时，临床上首选唑来膦酸（ZA）。虽然唑来膦酸每 6 个月静脉给药 1 次，一次 4mg 是大多数 AIs 诱导性骨丢失试验使用的剂量，但唑来膦酸一年给药 1 次，一次 5mg 也是一个合理的选择。对那些不耐受口服或静脉用双膦酸盐或者口服或静脉用双膦酸盐治疗无效的患者，地舒单抗是一种替代选择。目前用于 AIs 诱导性骨丢失的其他治疗选择很少。雷洛昔芬是一种类似于他莫昔芬的选择性雌激素受体调节剂（selective estrogen receptor modulator, SERM），但不应用于乳腺癌患者。虽然重组人甲状旁腺激素（parathyroid hormone, PTH）可用于绝经妇女骨质疏松症的治疗，也不应用于 AI 诱导性骨丢失的乳腺癌患者。在动物研究中，高剂量的 PTH 可引起成骨肉瘤。由于放疗是发生成骨肉瘤的危险因素，所以 PTH 禁用于曾接受放疗的患者，这种情况可能妨碍了 PTH 在许多乳腺癌患者中的使用。

应开展药物治疗的患者，来自部分但非全部临床试验的数据显示，唑来膦酸或口服双膦酸盐（当被加入至抗雌激素治疗或辅助化疗时）可提高低内源性雌激素（即绝经后或绝经前接受 GnRH 激动剂）女性亚组的无疾病生存率。

骨折风险最高的女性最可能从药物治疗中获益；因此，根据不同骨折风险对女性患者进行选择性治疗是可取的，而骨折风险是通过骨密度结合临床危险因素共同确定的。对使用 AIs 患者的骨折预防，临床上建议存在骨折高风险的患者[包括骨质疏松（T 值 <−2.5 或有脆性骨折史）患者和 T 值在 −2.5~−1.0 且除了 AIs 治疗之外还存在骨折风险的患者]进行药物治疗。世界卫生组织（World Health Organization, WHO）骨折评估工具或称 FRAX®，旨在使用容易采集的临床危险因素和股骨颈骨密度（如果可测量）评估 40~90 岁个体的 10 年髋关节和主要骨质疏松性骨折（包括临床性脊柱、前臂、髋关节或肩关节骨折）的风险。FRAX® 可用于筛选骨质疏松症治疗的适合人群，尤其是骨密度 T 值介于 −2.5~−1.0 且没有脆性骨折史时。在某些情况下，可能符合成本效果的治疗性干预的合理临界点是髋关节骨折或主要骨质疏松性骨折的 10 年可能性分别 ≥3.0% 或 ≥20%。这与用于确定无乳腺癌史女性进行骨质疏松症治疗的临界点相同。这些临界点还未在使用 AIs 的女性中进行专门评估。

（三）有效性监护

临床上的方法是在预防骨质疏松症治疗开始后 2 年时测量骨密度，之后每 2 年或每 2 年以上测量 1 次。骨密度稳定或改善为治疗有效提供了证据。若发现经治患者出现有临床意义的骨密度下降，则应对诱因开展其他评估，这些因素可能包括对治疗的依从性差、胃肠道吸收不足、钙和维生素 D 摄入不足或者发生了某种对骨骼造成不良影响的疾病或障碍。不常规推荐使用 BTM 监测接受 AIs 治疗的患者。

（四）安全性监护

长期的双膦酸盐类药物治疗通常耐受良好。然而，应针对一些并发症［包括肾功能不全、低钙血症及颌骨坏死（osteonecrosis of the jaw, ONJ）］定期监测患者。颌骨坏死是一种罕见疾病，取决于双膦酸盐治疗的剂量和持续时间。最常见于持续超过2年通过每月静脉给予1次双膦酸盐来治疗的骨转移癌症患者。

第九节　利　尿　药

一、概　　述

根据减少钠重吸收的部位的不同，利尿药通常分为四大类：袢利尿药，作用于亨利（Henle）袢升支粗段，为强效利尿剂；噻嗪类利尿药，作用于远端小管和连接管（以及可能作用于皮质集合管初始段），为中效利尿剂；保钾利尿药，作用于皮质集合管的醛固酮敏感性主细胞，利尿作用相对较弱；乙酰唑胺和甘露醇，至少部分作用于近端小管。

各类利尿药增加尿量和钠排泄的药理学特性不同。袢利尿药增加尿钠排泄可达钠滤过负荷的20%~50%，且能加强自由水的清除，除肾功能严重受损者外，一般均能保持其利尿效果。相反，噻嗪类利尿药增加钠排泄的分数仅为滤过钠负荷的5%~10%，使自由水的排泄较少，当肾功能受到中度损害时遂丧失其利尿效果。

利尿药主要应用于心力衰竭、肝性水肿、肾性水肿等。心力衰竭时，利尿药通过增加水钠排出，既可减轻周围组织和内脏水肿，又可减少过多的血容量，减轻心脏前负荷，改善心功能，增加心排血量。肝性水肿形成的根本原因为钠水的过量潴留。利尿药可增加水钠的排出而减轻症状。肾脏疾病应用利尿药，主要目的是为了消除水肿，通过利尿、增加肾血流量及流速，防止各种原因引起的急性肾功能衰竭及降低各种肾脏疾病所伴随的高血压症状。目前利尿药已成为高血压治疗药物的一个重要组成部分。它的降压作用明显，维持时间长，副作用轻，能长期使用。它的抗高血压配伍应用可大大减少抗高血压药的用量。脑水肿时颅内压增加，此时在纠正各种病因的前提下，必须进行脱水疗法。它包括脱水药物的应用、利尿药的应用、限制水的摄入。一些自尿排出的原型药物或毒物，选用高效利尿药强迫利尿，可以加速毒物的排泄，缓解疾病的症状及防止急性肾功能衰竭。另外噻嗪类还可治疗或控制尿崩症，乙酰唑胺可用于青光眼治疗，强效利尿药可治疗高血钙症等。

利尿药治疗的不良作用有电解质紊乱等。利尿药会造成体内重要阳离子（钾和镁）的丢失，容易使患者出现严重的心脏节律紊乱，特别在进行洋地黄治疗的情况下。当2种利尿药联合应用时更容易出现电解质的丢失。电解质的丢失与加快钠向肾小管远端转运及钠和其他阳离子的交换有关,而肾素-血管紧张素-醛固酮系统的激活能增强这一过程。并用 ACEI 或联合保钾利尿药(如螺内脂)能预防多数心力衰竭患者的电解质丢失。利尿药的使用会增加心力衰竭患者内源性神经-激素系统的活性,特别是肾素-血管紧张素系统,一般与利尿药用量过大有关,并用神经-激素拮抗剂则可以避免这一不良反应的发生。过量使用利尿药会使血压降低,损伤肾功能,而低血压和氮质血症也可能是心力衰竭恶化的表现。

二、引起骨质疏松的机制及发病风险

强效利尿药呋塞米等主要用于治疗水肿和充血性心力衰竭。由其引起的骨质疏松常累及全身,尤其是髋部等非脊柱部位。作用机制可能是药物抑制钠离子和氯离子的重吸收进而抑制钙离子的吸收,增加钙离子在肾脏的排泄。

袢利尿药是唯一已证实对骨密度有负性作用的一类利尿药,主要是由于袢利尿药能够抑制肾脏 Ca^{2+} 的重吸收,使尿中 Ca^{2+} 排出增多,增加血清 PTH 和 $1,25-(OH)_2D$ 水平。Rejnmark 等报道,不间断使用袢利尿药5年,髋部骨折风险增加16%,全身骨折风险增加4%。因此多数学者认为,在绝经后妇女,长期服用袢利尿药是脆性骨折发生的危险因素之一。

目前文献证实,除了袢利尿药对骨密度有负性作用外,噻嗪类利尿药、血管紧张素转换酶抑制药和血管紧张素 Ⅱ 受体阻滞剂、β 受体拮抗剂和钙通道阻滞药似乎都有一定的骨保护作用,可增加骨密度和强度,降低骨质疏松性骨折的发生概率。骨质疏松症和高血压有共同的发病高危因素,多见于老年人群。对患者个体而言,二者往往同时存在。长期服用袢利尿药降压,应警惕脆性骨折的发生。

三、药学监护要点（表4-21）

表4-21　使用利尿药的药学监护

利尿药分类	代表药物	药学监护要点
袢利尿药	呋塞米、依他尼酸	需监测电解质,心率,过敏反应,听力等
噻嗪类利尿药	氢氯噻嗪	需监测水、电解质,警惕低钾血症、低钠血症、高血糖、高尿酸血症等。定期复查血常规

续表

利尿药分类	代表药物	药学监护要点
保钾利尿药	阿米洛利、氨苯蝶啶、螺内酯、依普利酮	监测血钾、肾功能;警惕高钾血症、氨苯蝶啶结石等
眼内降压药	乙酰唑胺	监测胃肠道反应、肾脏反应、皮疹;随访患者全身不适综合征等
脱水药	甘露醇	需监测水、电解质,警惕水缺乏和高钠血症

第十节 影响骨代谢药物的药学监护路径

详见图 4-4、表 4-22~ 表 4-26。

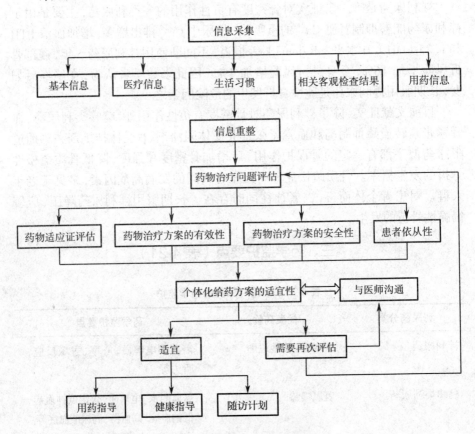

图 4-4 药学监护路径流程图

表 4-22 患者基本信息

1. 一般资料			
访谈日期			
姓名		性别	
年龄		民族	
职业		妊娠 / 哺乳	
2. 家族史（直系三代内亲属）			
高血压□	糖尿病□	血脂紊乱□	冠心病□
肾病□	抑郁□	癌症□	
其他			
3. 既往史			
冠心病□	高血压□	心律失常□	血脂紊乱□
失眠□	焦虑□	糖尿病□	痛风或高尿酸血症□
反流性食管炎□	抑郁□	甲状腺疾病□	呼吸睡眠暂停综合征□
其他			
4. 过敏史			
药物			
食物			
5. 既往的药物不良反应史			
6. 不良嗜好			
吸烟史 否□ 是□ ＿＿＿ 支 /d 吸烟 ＿＿＿ 年 戒烟 否□ 是□			
饮酒史 否□ 是□ ＿＿＿g/d 饮酒 ＿＿＿ 年 戒酒 否□ 是□			

续表

7. 运动情况			
运动方式			
快走□	太极拳□	骑车□	乒乓球□
羽毛球□	高尔夫球□		
其他：			
运动的频次：每周 ___ 次，每次 _____ 分钟			

8. 体格检查			
身高 /cm		体重 /kg	
腰围 /cm		腹围 /cm	
血压 /mmHg			

9. 主要化验指标			
GPT		GOT	
Ccr		肌酐清除率	
Ua		TG	
TC		HDL-C	
LDL-C		肾小球滤过率	
血清 1 型原胶原 N 端前肽（PINP）		血清 1 型原胶原 C 末端肽（S-CTX）	
血钙		血磷	

10. 检查结果			
骨密度：_____；影像学：_____			

11. 骨质疏松症合并常见疾病情况			
骨质疏松症合并_____ 无□ 是□ 临床表现：			

表4-23　药物有效性与安全性评估

1.既往用药史（过去6个月的骨质疏松症治疗方案）

2.目前疾病治疗情况

（1）骨质疏松症的治疗药物

药物名称	用法用量 （患者实际服用 时间和用量）	特别服药提示	不良反应	存在问题

（2）其他疾病治疗药物

药物名称	用法用量 （患者实际服用 时间和用量）	特别服药提示	不良反应	存在问题

（3）是否服用保健品　　　　　□是　　　　　□否

保健品名称	服用方法	服用时间	不良反应

（4）对患者使用可能导致骨质疏松症的药物检查（可能存在药源性骨质疏松症药物的种类见表4-22）

药品名称	是否必须	服用疗程	监护点

表 4-24　患者用药依从性评估

用药依从性判断:(MMAS-8)

你是否有忘记服药? ——是□;否□

在过去的 2 周内,是否有 1 天或几天您忘记服药? ——是□;否□

治疗期间,当您觉得症状加重或出现其他症状时,您是否未告知医生而自行减少药量或停止服药? ——是□;否□

当您外出时,您是否有时忘记随身携带药物? ——是□;否□

昨天您服用药物了吗? ——是□;否□

今天您服用药物了吗? ——是□;否□

当您觉得自己的症状已经好转或消失时,您是否停止过服药? ——是□;否□

您是否觉得坚持治疗计划有困难? ——是□;否□

您觉得要记起按时按量服很难吗? ——从不□;偶尔□;有时□;经常□;所有时间□

注:用药依从性评估的根据是 Morisky 服药依从性量表(MMAS 8-item Version, MMAS-8),量表由 Morisky 等编制,后经中国学者司在霞等于 2012 年翻译并修订,用于评价患者的服药依从性。

表 4-25　对患者目前药物治疗评估 SOAP 小结(用药指导和健康指导融入其中)

姓名		年龄	
性别		评估时间	
Subjective(患者主诉的问题)			
Objective(从实验室检查结果中归纳的信息)			
Assessment(患者治疗中发现的问题)			
Plan(对患者存在的治疗问题提出的干预计划)			
随访计划			

表 4-26　引起骨质疏松症的药物种类及可能作用机制

	影响骨重建		影响钙代谢	
	骨吸收	骨形成	VD 水平或作用	PTH
糖皮质激素	↑	↓	↓	—
甲状腺激素	↑	↑	—	—
芳香化酶抑制剂	↑	↑	未确定	↓
卵巢抑制药物	↑	↑	↓	未确定
雄激素剥夺疗法	↑	↑	—	—
噻唑烷二酮	—	↓	—	—
SSRIs	未确定	↓	未确定	未确定
抗惊厥药	↑	↑	↓	↑
肝素	↑	↓	未确定	未确定
口服抗凝剂	未确定	↓	未确定	未确定
袢利尿药	↑	↑	↓	↑
钙调神经磷酸酶抑制剂	↑	↑	↓	↑
抗逆转录病毒疗法	↑	↓	↓	↑
质子泵抑制剂	↑	↑	↓	↑

注：↑ = 升高，↓ = 降低，— = 无变化。

（编写：边　原　李文渊　审阅：闫峻峰　包明晶　夏　伟）

参 考 文 献

[1] BUCKLEY L, GUYATT G, FINK H A, et al. 2017 American College of Rheumatology Guideline for the Prevention and Treatment of Glucocorticoid-Induced Osteoporosis[J]. Arthritis Care Res(Hoboken), 2017, 69(8): 1095-1110.

[2] 中华医学会风湿病学分会. 糖皮质激素诱导的骨质疏松诊治的专家共识[J]. 中华风湿病学杂志, 2013, 17(6): 363-368.

［3］中华医学会骨质疏松和骨矿盐疾病分会.原发性骨质疏松症诊疗指南（2017）［J］.中华骨质疏松和骨矿盐疾病杂志，2017，10（5）：413-444.

［4］中国乳腺癌内分泌治疗多学科管理骨安全共识专家组.绝经后早期乳腺癌芳香化酶抑制剂治疗相关的骨安全管理中国专家共识［J］.中华肿瘤杂志，2015，（7）：554-558.

第五章　并发骨代谢疾病时药物治疗的药学监护

第一节　内分泌代谢疾病

一、早发性卵巢功能不全

（一）概述

早发性卵巢功能不全（premature ovarian insufficiency, POI）是指女性在40岁以前出现卵巢功能减退，主要表现为月经异常（闭经、月经稀发或频发）、促性腺激素水平升高（FSH>25U/L）、雌激素水平波动性下降，可分为原发性POI和继发性POI。常使用的另一个概念是卵巢早衰（premature ovarian failure, POF），是指女性40岁以前出现闭经、促性腺激素水平升高（FSH>40U/L）和雌激素水平降低，并伴有不同程度的围绝经期症状，POF是POI的终末阶段。

POI的常见病因包括遗传因素、医源性因素、免疫因素、环境因素等。其中遗传因素占POI病因的20%~25%，包括染色体异常和基因变异。10%~13%的POI患者存在染色体数量或结构异常。常见的医源性因素包括手术、放疗和化疗。部分POI患者伴有自身免疫性疾病，其中自身免疫性甲状腺疾病、Addison病与POI的关系最为密切。目前，仍有接近50%的POI因找不到确切病因而被诊断为特发性POI。此外，不良的环境因素、不良生活方式（包括不良嗜好，如吸烟、饮酒）也可能影响卵巢功能。

女性骨质疏松的发生与卵巢功能衰退或停止有密切关系，特别是早发闭经者骨量过早丢失。研究显示，绝经早的妇女骨量明显低于同年龄绝经较晚的妇女。而骨量丢失是骨质疏松性骨折的主要因素。

POI继发骨质疏松（osteoporosis, OP）的发病机制主要与雌激素水平降低相关。雌激素对破骨细胞的抑制作用减弱，破骨细胞的数量增加、凋亡减少、寿命延长，导致其骨吸收功能增强。尽管成骨细胞介导的骨形成亦有增加，但不足以代偿过度骨吸收，骨重建活跃和失衡致使小梁骨变细或断裂，密质骨孔隙度增加，导致骨强度下降。同时雌激素减少降低骨骼对力学刺激的敏感性,使骨骼呈现类似于废用性骨丢失的病理变化。

(二)药学监护相关的症状、体征与检查指标

1. 典型的症状

(1)月经改变:原发性 POI 表现为原发性闭经。继发性 POI 随着卵巢功能逐渐衰退,会先后出现月经周期缩短、经量减少、周期不规律、月经稀发、闭经等。从卵巢储备功能下降至功能衰竭,可有数年的过渡时期,临床异质性很高。少数妇女可出现无明显诱因的月经突然终止。

(2)生育力降低或不孕,生育力显著下降:在卵巢储备功能减退的初期,由于偶发排卵,仍然有 5%~10% 的妊娠机会,但自然流产和胎儿染色体畸变的风险增加。

(3)雌激素水平降低的表现:原发性 POI 表现为女性第二性征不发育或发育差;继发性 POI 可有潮热出汗、生殖道干涩灼热感、性欲减退、骨质疏松、骨痛、骨折、情绪和认知功能改变、心血管症状和心律紊乱等(证据等级 Ⅱa)。

(4)其他伴随症状:其他伴随症状因病因而异,如心血管系统发育缺陷、智力障碍、性征发育异常、肾上腺和甲状腺功能低减、复发性流产等。

2. 体征　原发性 POI 患者可存在性器官和第二性征发育不良、体态和身高发育异常。不同病因可导致不同受累器官的病变,出现相应的伴随体征。继发性 POI 患者可有乳房萎缩、阴毛腋毛脱落、外阴阴道萎缩表现。

3. 辅助检查

(1)基础内分泌检查:至少 2 次血清基础 FSH>25U/L(在月经周期的第 2~4 天,或闭经时检测,2 次检测间隔 4 周);同时,血清雌二醇水平因 POI 早期卵泡的无序生长而升高[>183pmol/L(即 50pg/ml)],继而降低。

(2)阴道超声检查:双侧卵巢体积较正常小;双侧卵巢直径 2~10mm 的窦卵泡计数(antral follicle count, AFC)之和 <5 个。

(3)血清抗苗勒管激素(anti-mullerianhormone, AMH)检查:血清 AMH≤7.85pmol/L(即 1.1ng/ml)。青春期前或青春期女性 AMH 水平低于同龄女性 2 倍标准差,提示 POI 的风险增加。

(4)遗传、免疫相关检查:包括染色体核型分析、甲状腺功能、肾上腺抗体等。

4. 疾病的主要诊断依据　POI 诊断标准:①年龄 <40 岁;②月经稀发或停经至少 4 个月;③至少 2 次血清基础 FSH>25U/L(间隔 >4 周)。结合病史、家族史、既往史、染色体及其他相关检查的结果进行遗传性、免疫性、医源性、特发性等病因学诊断。

(三)药物治疗方案和药物选择

药物治疗主要包括激素补充治疗、骨健康基本补充剂和抗骨质疏松药治疗。

1. 激素补充治疗　若无禁忌证, POI 患者均应给予 HRT。由于诊断 POI 后仍有妊娠的机会, 对有避孕需求者可以考虑 HRT 辅助其他避孕措施, 或应用短效复方口服避孕药(combined oral contraceptives, COC); 有生育要求者则应用天然雌激素和孕激素补充治疗。与 COC 相比, HRT 对骨骼及代谢有利的证据更充分。

(1) 原发性 POI: 当 POI 发生在青春期前时, 患者无内源性雌激素, 从青春期开始至成年期间必须进行持续治疗, 以利于青春期发育。因大剂量雌激素可加速骨骼成熟, 影响身高, 应在结合患者意愿的情况下, 建议从 12~13 岁开始, 从小剂量开始进行雌激素补充。起始剂量可为成人剂量的 1/8~1/4, 模拟正常的青春期发育过程。必要时可联合使用生长激素(证据等级 I b), 促进身高的生长。根据骨龄和身高的变化, 在 2~4 年内逐渐增加雌激素剂量; 有子宫并出现阴道流血者应开始加用孕激素以保护子宫内膜, 无子宫者单用雌激素即可。当身高不再增长时, 有子宫的 POI 患者转为标准剂量雌、孕激素序贯治疗(参照后文的"继发性 POI")。治疗期间应监测骨龄和身高的变化, 对骨骺一直未闭合的患者, 在达到理想身高后, 应增加雌激素剂量, 促进骨骺愈合而使身高增长停止。

(2) 继发性 POI: 治疗原则、适应证、禁忌证和慎用情况参考《中国绝经管理与绝经激素治疗指南(2018)》。

POI 患者绝经早, 长期缺乏性激素的保护, 需长期用药; 年轻、并发症少、风险低, 是与自然绝经女性的最大区别。POI 患者治疗应遵循以下原则。

1) 时机: 在无禁忌证、评估慎用情况的基础上, 尽早开始 HRT。

2) 持续性: 鼓励持续治疗至平均的自然绝经年龄, 之后可参考绝经后的 HRT 方案继续进行。

3) 剂量: 使用标准剂量, 不强调小剂量, 根据需求适当调整。国外推荐的标准雌激素剂量是口服 17β- 雌二醇 2mg/d, 或经皮雌二醇 75~100μg/d, 或口服炔雌醇 10μg/d。国内常用的雌激素剂量是口服雌二醇 2mg/d、结合雌激素 0.625mg/d 或经皮雌二醇 50μg/d。

4) 方案: 有子宫的 POI 患者雌激素治疗时应添加孕激素(对抗雌激素从而保护子宫内膜), 推荐雌、孕激素序贯疗法, 配伍孕激素的剂量建议为每周期口服地屈孕酮 10mg/d, 服用 12~14 天; 或微粒化天然黄体酮 200mg/d(口服或阴道置药), 12~14 天。通常患者对复方制剂的依从性优于单方制剂配伍, 雌二醇 - 雌二醇地屈孕酮(2/10)片有一定的优势。无子宫或已切除子宫者可单用雌激素。如仅为改善泌尿生殖道萎缩症状, 可经阴道局部补充雌激素。

5) 药物: POI 患者需要 HRT 的时间较长, 建议选用天然或接近天然的雌激素（17-β 雌二醇、戊酸雌二醇、结合雌激素等）及孕激素（微粒化黄体酮胶丸或胶囊、地屈孕酮），以减少对乳腺、代谢及心血管等方面的不利影响。现有的数据显示，地屈孕酮相对其他合成孕激素，不增加乳腺癌的发生风险（证据等级Ⅱb）。

6）随访：治疗期间需每年定期随访，以了解患者用药的依从性、满意度、不良反应，必要时调整用药方案、药物种类、剂量、剂型。

2. 骨健康基本补充剂　详见第一章。

3. 其他抗骨质疏松药　详见第一章。

（四）药学监护要点

1. 药物治疗评估

（1）治疗前的药学评估

1）绝经症状评估：进行绝经相关症状及泌尿生殖道相关症状评估，判断激素补充适应证。目前临床常用改良的 Kupperman 症状评分表。

2）骨质疏松症风险评估：应用 IOF 骨质疏松症风险一分钟测试题和亚洲人骨质疏松症自我筛查工具（OSTA），详见第一章。

3）基本情况评估：基本情况评估包括患者年龄、现病史、既往病史、家族史、月经及个人婚育史、用药史等信息，主要为风险评估。评估患者 HRT 禁忌证及慎用情况。同时应详细了解患者生活方式，如饮食、运动情况等，重点关注患者既往用药史，掌握患者用药经验及依从性，以便有针对性地进行药学监护及宣教。

（2）治疗过程的药学评估：HRT 治疗过程中，应对患者药物治疗的有效性、安全性、依从性进行评估，并根据评估结果调整用药或者停止用药。

1）药物治疗方案的有效性评估

A. 原发性 POI：患者阴道流血开始前，12~13 岁左右开始使用小剂量雌激素模拟正常的青春期发育过程，治疗期间应监测骨龄、身高的变化及女性第二性征发育情况，并调整雌激素用量。有子宫并出现阴道流血者启动雌、孕激素序贯治疗后，治疗期间应监测骨龄和身高的变化，对骨骺一直未闭合的患者，在达到理想身高后，应增加雌激素剂量，促进骨骺愈合而使身高增长停止。有子宫并出现阴道流血者应开始加用孕激素以保护子宫内膜，无子宫者单用雌激素即可。当身高不再增长时，有子宫的 POI 患者转为标准剂量雌、孕激素序贯治疗，疗效监护同继发性 POI 患者。

B. 继发性 POI：运用改良的 Kupperman 症状评分表评估症状改善情况。在 HRT 开始的第一年，于启动后第一个月、第三个月评估患者疗效、不良反应及依从性，并根据患者具体情况调整用药及剂量。HRT 一年及之后的每年至少随诊 1 次，均需进行启动 HRT 治疗前所有的检查。复查后根据所有检查结果,重新评估该患者 HRT 的禁忌证和慎用情况,评估其个人在 HRT 中的风险与获益。而后根据患者的具体情况,酌情调整用药,确定次年的 HRT 用药方案,同时鼓励患者长期坚持 HRT,获得长远生命获益。

2)药物治疗方案的安全性评估

A. 不良反应的监测与处理:HRT 相关副作用主要出现在开始 HRT 的3个月内。

a. 乳腺胀痛:初始 HRT 3 个月内出现乳腺胀痛相对常见,患者可感觉乳房轻中度胀痛,应向患者解释,症状在继续 HRT 后可逐渐减弱。年度乳腺检查结果若有乳腺增生,向患者解释属非病理性改变;若为乳腺结节,建议到乳腺外科就诊,进行专科处理。乳腺结节的患者排除恶性疾病后,建议定期随诊,加强监测,乳腺超声检查可缩短至 4~6 个月 1 次;如乳腺情况有手术治疗指征,建议暂停 HRT 治疗,手术后参考病理诊断结果确定下一步治疗方案。

b. 阴道出血:规范化 HRT 并不增加子宫内膜病变的发生率,但 HRT 启用后有时会出现非预期的阴道出血。非预期阴道出血处理时,如点滴出血可继续在用药中观察;出血如接近月经量,可先停用药物,待出血结束后行 B 超检查子宫内膜,如检查结果正常,内膜厚度 <5mm,可继续使用 HRT;少量频发出血持续 4~6 个月以上时,建议换用其他治疗方案,可选择的推荐治疗方案。

c. 消化道症状:有少部分患者在 HRT 后出现较轻微的消化道症状,可向患者解释症状可能会在短期内缓解,如消化道症状存在时间较长,可更换 HRT 方案。HRT 方案见表 5-1。

表 5-1　可供选择 HRT 方案

激素治疗方案	雌激素给药途径
戊酸雌二醇 2mg/d × 21 天 + 地屈孕酮 10mg/d × 10 天	口服
戊酸雌二醇片 / 雌二醇环丙孕酮片复合包装(戊酸雌二醇 2mg/d × 21 天 + 醋酸环丙孕酮 1mg/d × 10 天)	口服
雌二醇片 / 雌二醇地屈孕酮片复合包装(雌二醇 2mg/d × 28 天 + 地屈孕酮 10mg/d × 14 天)	口服
每周雌二醇控释贴片(经皮雌二醇 50μg/d)+ 地屈孕酮片 10mg/d × 14 天	透皮

B. 慎用情况的监护:HRT 的慎用情况是指绝经期女性有 HRT 的适应证,同时又合并某些性激素影响性疾病,是否可以启用 HRT,应当根据其具体病情来判定。慎用情况并不是禁忌证,目前尚无充足的循证医学证据证实可用

或禁用，在进一步观察和研究后或可获得充足证据，可能转化为 HRT 的非禁忌证或禁忌证。

a. 子宫肌瘤：围绝经期女性子宫肌瘤发病率高于女性平均发病率，符合手术指征者应进行手术治疗。鉴于肌瘤体积越小，其增长的风险越小，肌瘤直径 <3cm 者，HRT 可以常规使用，肌瘤直径在 3~5cm 者应加强随访。

b. 子宫内膜异位症：HRT 原则上尽量采用雌、孕激素连续联合方案。对因子宫内膜异位症切除子宫的患者，建议在 HRT 用药早期（2 年左右）仍采用添加孕激素的连续联合方案。

c. 子宫内膜增生：未治疗的子宫内膜增生应先治疗至内膜完全逆转；对保留子宫的患者，选择雌、孕激素联合方案安全性更好；建议子宫内膜不典型增生者先行子宫全切除术；术后患者的 HRT 是否需联合孕激素无明确证据。以上情况均需谨慎评价使用 HRT 的指征，应用 HRT 应密切随访，必要时行诊刮术并行内膜病理检查。

d. 糖尿病：HRT 有助于血糖控制。在药物方面宜选用对代谢影响小的孕激素制剂。

e. 高血压：长期、严重高血压患者应排查既有的心血管病变。HRT 宜选用无水钠潴留副作用或此副作用较小的孕激素。中度以上高血压患者需进行正规降压治疗。

f. 胆囊疾病：服用雌激素可增加胆囊疾病发病率和手术风险，须向患者充分解释，经皮雌激素应用对胆囊疾病女性可能更安全。

g. 系统性红斑狼疮：出现卵巢早衰、血管舒缩症状和骨质疏松的情况比健康女性严重，在启用 HRT 前需评价既有心血管病变，密切监测高危因素，使患者充分知情同意。HRT 不宜用于狼疮疾病活动期或有血栓栓塞病史的系统性红斑狼疮患者。

h. 血栓形成倾向：使用经皮雌激素 HRT 与口服途径相比血栓栓塞性疾病风险较低。

i. 癫痫：绝经本身或使用 HRT 可能影响癫痫的发作，需密切观察，必要时调整抗癫痫药的用量；启用 HRT 前需使患者充分知情同意，选择最低有效剂量的 HRT。

j. 哮喘：围绝经期可能是哮喘发作的相对危险期，使用连续联合方案或经皮激素补充等安全性更高，并且密切随访用药期间哮喘发作情况。

C. 可能的药物相互作用：①因雌二醇部分经 CYP3A4 代谢，故 CYP3A4 抑制剂（如红霉素、克拉霉素、伊曲康唑等）可使雌激素浓度升高，导致不良反应增加。CYP3A4 诱导剂（如卡马西平、苯巴比妥、利福平等）可使雌激素代谢加快从而减弱雌激素疗效。②与对乙酰氨基酚合用可增加雌二醇的生物利用度。③雌二醇和钙剂同用,可增加钙的吸收。④大剂量雌二醇可加重三环类抗抑郁药的不良反应,同时降低其疗效。⑤与青霉素、四环素合用可使雌二醇浓度降低。⑥雌二醇可降低抗凝药、降糖药的疗效,如必须合用,需调整抗凝药或降糖药的剂量。⑦雌二醇可降低抗高血压药、他莫昔芬的药物疗效。

3)患者的依从性评估:在药学监护实践中,不顺应的患者是指一个人不能够或不愿意按医嘱服用有效、安全的合适药物。为了保证患者的依从性,应对患者进行充分的用药教育,并消除患者用药疑虑。

A. 患者教育

a. 服药方法:雌激素、孕激素的吸收均不受进食影响,可在一天中的任何固定时间服药。如果忘记服药,忘记的药片应在 24 小时内服用,以避免发生撤退性出血。鉴于患者同时服用钙剂,可告知患者于睡前设定闹钟,将雌、孕激素类药物与钙剂同服,一方面有利于按时服药,另一方面同服雌激素可增加钙剂吸收。服用药物后,可能出现乳房胀痛、头痛、恶心、腹痛、皮疹、瘙痒、体重增加或减轻等不良反应,通常不影响继续治疗。但若出现单侧腿肿胀或腿部静脉肿胀、腿部疼痛、皮温上升、突发气短或呼吸急促、突发咳嗽伴出血、严重头晕或头痛、视力改变、胆汁淤积性黄疸或胆汁淤积性瘙痒、意识障碍等,要警惕严重不良反应发生,及时停药就医。

b. 服药不依从的后果:为了进一步增加患者的依从性,应告知患者不规律服药的后果。叮嘱患者若间断服用雌、孕激素复合片,不但不能保证治疗效果,同时可能会发生异常阴道出血。

B. 患者关心的常见问题

心血管系统:POI 患者发生心血管疾病的风险增加,HRT 有维护心血管健康的作用。推荐尽早 HRT 治疗,并且持续使用至平均的自然绝经年龄(证据等级 IIb)。

单纯雌激素补充治疗可能对冠状动脉有更多的益处。如需要加用孕激素保护子宫内膜,屈螺酮、地屈孕酮、天然孕酮与其他种类的孕激素相比,对心血管的副作用更少,相对更安全。

有静脉血栓栓塞史的妇女应慎用口服 HRT。有潜在或已证实有静脉栓塞和卒中危险因素的妇女,应选择非口服途径的 HRT。

肿瘤:HRT 与乳腺癌发生的关系为,雌激素和 / 或孕激素补充治疗 5 年内,不会增加患者终生乳腺癌的发生风险;现有的循证医学证据表明,HRT>5 年者,乳腺癌的发生风险是不确定的,不同文献报道的结果并不一致,即使危险增加,也是很小的(小于每年 0.1%),这种危险性的增加比率小于其他危险因素(如肥胖和每日饮酒超过 2 个标准饮量)的影响。

使用不同种类和不同途径给予雌、孕激素,可能对乳腺癌的发生风险有不同影响。现有的数据提示，天然或某些合成孕激素（如微粒化的黄体酮和地屈孕酮）可能不增加乳腺癌的发生风险；WHI 的数据显示，单用雌激素达 7 年，不会增加乳腺癌的发生危险，甚至稍有下降。但目前的证据表明，乳腺癌仍然是 HRT 的禁忌证。

HRT 与妇科肿瘤发生的关系：HRT 是否增加卵巢上皮性癌和子宫颈腺癌发生的风险目前有争议；HRT 中规范应用孕激素不增加子宫内膜癌发生的风险。

认知功能：认知功能包括学习、记忆、语言、注意力、再认识、逻辑推理、解决问题的能力，以及其他高级智能及精确运动功能等多个方面。循证医学证据支持 HRT 对认知功能的影响可能存在治疗窗口期。在近绝经及绝经早期开始应用雌激素可降低妇女认知功能下降或痴呆的风险；窗口期后首次应用 HRT，增加妇女罹患阿尔茨海默病的风险，且不能改善认知能力的衰退。除雌激素外，阿尔茨海默病尚与多种因素有关，如年龄、绝经状态、文化程度，以及吸烟和 ApoE 基因型等。雌激素可改善围绝经期妇女轻度抑郁症状，对伴有重度抑郁症状者需同时服用抗抑郁等精神类药物协同治疗。

皮肤：HRT 对延缓皮肤老化有益处。

肥胖：绝经本身是妇女体重增加和出现腹型肥胖的原因，目前认为，绝经后妇女使用 HRT 不增加体重。

（3）治疗后的药学评估：患者的 HRT 治疗告一段落后，再次评估患者 HRT 治疗的有效性和安全性。采用改良的 Kupperman 症状评分表评估患者绝经症状改善情况，预期评分 <6 分。

根据现有的循证医学证据，没有必要对 HRT 持续时间进行限制，只要评估受益大于危险，即可继续给予 HRT。

（4）药物治疗问题的确认：在评估患者药物相关需求过程中，应确定是否存在以下药物治疗问题，并及时解决。

1）不必要的药物治疗：对患者正在服用的没有明确临床适应证的药物，或没有使患者获益的药物，应停止使用。

2）需要增加的药物治疗：例如当患者在保证充足的钙和维生素 D 摄入并进行 HRT，但骨密度仍未得到有效改善时，可考虑与降钙素或双膦酸盐类短期联合使用。

3）无效药物：当患者所使用药物没有显示应有的治疗效果时，应及时换药。

4）剂量过低或过高：需根据患者用药后具体情况调整剂量，例如当给予标准剂量的 2mg 雌二醇使患者乳腺良性疾病加重时，可考虑降低剂量为 1mg 的雌二醇治疗。

5）药物不良反应：根据如下原则对药物不良反应进行判断，①有明确的用药史；②用药前无类似阳性体征；③符合该药已知的不良反应类型；④停用该药症状减轻或消失；⑤不能用原患疾病解释病情变化；⑥既往有同类药物不良反应史；⑦家族中有同类药物不良反应史；⑧辅助检查结果符合病理变化诊断指标；⑨再次使用同种药物体征可再现或病情加重。

一旦明确是药物不良反应，要立即采取措施，停用可疑药物，对患者及时进行对因对症治疗。妥善封存导致药物不良反应的可疑药品，在最短时间内向药品不良反应监测中心报告药物不良反应。

6）患者不依从：当发现患者未按医嘱服药时，应详细了解患者不依从的原因，并针对原因采取相应措施。例如患者不依从的原因为对 HRT 的致癌风险存在误解，则应为患者详细解释，打消其用药疑虑。

2. 拟定和执行患者监护计划

（1）POI 合并骨质疏松症的治疗目标

1）规律月经：原发性 POI 表现为原发性闭经。继发性 POI 随着卵巢功能逐渐衰退，会先后出现月经周期缩短、经量减少、周期不规律、月经稀发、闭经等。因此 HRT 的首要目标是使患者出现或恢复规律月经。

2）减轻或消除症状或体征：POI 患者因低雌激素状态，可有潮热、出汗、生殖道干涩、灼热感，性欲减退，腰背疼痛或全身疼痛，骨痛，情绪和认知功能改变，心律紊乱等症状；同时可伴有乳房萎缩、阴毛腋毛脱落、外阴阴道萎缩等体征。HRT 可减轻或消除上述情况。

3）预防疾病：POI 患者发生心血管疾病和骨质疏松性骨折的风险增加，而 HRT 可维护心血管健康、增加骨质疏松症患者腰椎和髋部骨密度，降低骨质疏松性椎体、非椎体及髋部骨折的风险。国际绝经协会的绝经激素治疗全球共识声明中指出：对具有骨折风险的绝经后女性及年龄在 60 岁以下，或绝经 10 年内的女性，HRT 可以考虑作为预防和治疗骨质疏松症的一线方法。使用标准剂量的雌激素单独治疗可降低 60 岁以下或绝经 10 年内的患者发生心肌梗死的风险及全因死亡率；而雌、孕激素治疗在这一区间的女性中也显示出全因死亡率降低的趋势。因此患者可有远期获益。

（2）患者监护计划：与医师协商确定患者药物治疗方案后，制定患者疗效随访时间表（表 5-2），并填写药学监护表。

3. 用药疗效的随访评估

（1）评估药物治疗的有效性

1）患者月经恢复情况：通过问诊，了解患者用药后月经是否规律来潮。

2）患者症状和体征的改善：患者评估表（见表 5-3）采集数据，了解患者症状和体征的消失或减轻的情况。

表 5-2 POI 患者疗效随访时间表

随访时间	随访内容	预期目标	干预
用药1个月	月经是否来潮 症状是否减轻 有无不良反应 有无按时服药	月经来潮 症状减轻 无不良反应 按时服药	若患者症状未明显缓解,嘱患者继续用药观察 若患者出现不良反应,应调整药物剂量或更改治疗方案 若患者未按时服药,应确定原因,再次进行详细用药教育
用药3个月	月经是否规律 症状或体征是否减轻或消失 有无不良反应 有无按时服药	月经规律 症状或体征减轻或消失 无不良反应 按时服药	若患者症状、体征未明显缓解,或患者出现不良反应,应调整药物剂量或更改治疗方案 若患者未按时服药,应确定原因,再次进行详细用药教育
用药半年(可选)	月经是否规律 症状或体征是否减轻或消失 有无不良反应 有无按时服药	月经规律 症状或体征减轻或消失 无不良反应 按时服药	若患者症状、体征未明显缓解,或患者出现不良反应,应调整药物剂量或更改治疗方案 若患者未按时服药,应确定原因,再次进行详细用药教育
用药1年及之后的每一年	重复启动治疗的所有检查。 重新评估禁忌证的慎用情况,评估风险和收益情况 确定次年的用药方案	月经规律 症状或体征消失 无不良反应 按时服药	只要评估患者 HRT 获益 > 风险,鼓励患者坚持长期治疗

表 5-3 POI 患者评估表

姓名		年龄		性别		身高		体重	
民族		职业		文化程度		联系方式		婚姻状况	

就诊原因

○ 月经出现 >4 个月异常:月经稀发或者闭经,月经频发或者功能失调性子宫出血

○ 两次月经间隔 >7 天

○ 出现潮热、盗汗、性欲减退等绝经相关症状

○ 其他:

续表

改良的 Kupperman 症状评分表						
症状	症状基本分	评分程度				症状得分
		0分	1分	2分	3分	
潮热及出汗	4	无	<3次/d	3~9次/d	≥10次/d	
感觉障碍	2	无	与天气有关	平常有冷、热、痛、麻木	冷、热、痛感丧失	
失眠	2	无	偶尔	经常,服安眠药有效	影响工作生活	
易激动	2	无	偶尔	经常,能克制	经常,不能克制	
抑郁及疑心	1	无	偶尔	经常,能控制	失去生活信念	
眩晕	1	无	偶尔	经常,不影响生活	影响正常生活	
疲乏	1	无	偶尔	上四楼困难	日常活动受限	
骨关节痛	1	无	偶尔	经常,不影响功能	功能障碍	
头痛	1	无	偶尔	经常,能忍受	需治疗	
心悸	1	无	偶尔	经常,不影响生活	需治疗	
皮肤蚁走感	1	无	偶尔	经常,能忍受	需治疗	
泌尿系统感染	2	无	偶尔	>3次/y,能治愈	>3次/m,需服药	
性生活状况	2	正常	性欲下降	性交痛	性欲丧失	
总分	症状得分 = 症状基本分 × 评分程度,总分为各症状得分之和 >30 为重度、16~30 中度、6~15 轻度、<6 为正常					

泌尿系统及阴道不适症状,持续时间 □无　□泌尿系统症状　□性交痛　□性欲改变　□反复性阴道炎 月经症状,持续时间 □无　□紊乱　□月经过多　□月经过少	月经婚育史 初潮年龄：　$\dfrac{撤血时间}{月经周期}$ LMP： 生育史：G　　P 避孕史：①无；②男性绝育；③女性绝育； ④IUD；⑤安全套；⑥药物避孕；⑦其他

家族史
1. 乳腺癌　○无　○有乳腺癌　○有血缘关系的近亲患有乳腺癌,关系为　　　。
2. 子宫内膜癌　○无　○有血缘关系的近亲患有子宫内膜癌,关系为　　　。
3. 家族其他疾病　○无　○卒中　○糖尿病　○高血压　○冠心病　○脑血管病
○骨质疏松症　○骨折　○精神病　○结核病　○自身免疫相关疾病　○遗传病
○其他,为　　　　。(请在疾病下方注明与本人关系)

既往史
□无　□子宫肌瘤,最大为　　　cm　□子宫内膜异位症　□子宫内膜增生史　□异常阴道出血　□怀疑妊娠　□乳腺癌　□子宫内膜癌　□卵巢肿瘤　□血栓形成倾向　□活动性静脉或动脉血栓栓塞性疾病　□肝功能障碍　□胆囊疾病　□肾功能障碍　□冠心病　□脑血管疾病　□严重高血压　□尚未控制的糖尿病　□癫痫　□偏头痛　□脑膜瘤　□哮喘　□血卟啉症　□耳硬化症　□系统性红斑狼疮　□桥本甲状腺炎　□甲状旁腺功能减退　□Addison病　□类风湿关节炎　□干燥综合征　□突发性血小板减少性紫癜　□1型糖尿病　□自身免疫性溶血性贫血　□重症肌无力　□脆性X综合征　□Tuner综合征　□47XXX　□卵巢切除或放化疗病史　□席汉综合征　□高催乳素血症　□腮腺炎病史　□既往骨折史　□其他:

既往用药史		使用品种	剂型	剂量	使用时间	1. 用药依从性 □依从 □不依从 2. 不良反应 □有 □无
	HRT					
	其他					

过敏史	□有　　　　　　　　　□无 □药物　（名称:　　　　　　　　　　　　　　　　　） □食物　（名称:　　　　　　　　　　　　　　　　　） □其他　（名称:　　　　　　　　　　　　　　　　　）

个人史	吸烟　　□无　　　□有:吸烟量 饮酒　　□无　　　□有:饮酒量

内科检查	血压:收缩压　　　　　　　　　　mmHg,舒张压　　　　　　　　　mmHg。 体重指数（BMI）:　　　　kg/m²=体重　　　kg÷（身高　　m）²。 腰臀比（WHR）:　　=腰围　　　cm÷　　臀围　　　cm。 心肺查体:心律　○齐　○不齐 　　　　　双肺呼吸音○轻　○湿啰音　○哮鸣音　○其他,为 腹部:○无疼痛　○有疼痛待查 皮肤:○正常　○已出现明显皱纹　○其他异常,且为 乳腺:○正常　○异常,且为 外阴:阴毛分布○女性型　○稀少　○男性型 　　　外阴皮肤颜色○正常　○暗红　○发白　○色素沉着　○有其他异常情况且为 　　　外阴增生物○无　○有且为 阴道:○正常　○异常,为　　　　且特点为 宫颈:○正常　○异常,为　　　　且特点为

内科检查	子宫：○正常　○异常，且为　　　　　　且特点为　　　　　　　　。
	附件：右侧附件区包块○无　○有，且最大者　　×　　×　　cm³，特点为　　　;
	左侧附件区包块○无　○有，且最大者　　×　　×　　cm³，特点为　　　。
	盆腔其他情况：○无　○盆腔压痛　○盆腔内触痛结节　○盆腔包块

辅助检查	盆腔B超
	检查日期：　年　月　日；检查时间是月经周期的第_____天。
	内膜厚度(双层)：____cm。
	B超提示：_____。
	乳腺
	检查类别：○钼靶　○彩超
	检查日期：　年　月　日
	结果提示：_____。
	相关血液检查：检查日期为　　年　月　日
	生殖激素测定：月经周期第____天
	检查结果：｛FSH｝____mIU/ml　｛LH｝____mIU/ml　｛E2｝____pg/ml
	｛P｝____ng/ml　｛PRL｝____ng/ml　｛T｝____ng/ml
	血脂检查结果：｛TG｝____mmol/L　｛TC｝____mmol/L
	｛HDL-C｝____mmol/L　｛LDL-C｝____mmol/L
	血糖测定：空腹静脉全血　　　mmol/L；服糖1小时静脉全血　　　mmol/L；
	服糖2小时静脉全血　　　mmol/L
	肝肾功能：○正常　○异常，为　　　　　　　　。
	凝血和血常规：○正常　○异常，为　　　　　　　　。
	白带常规：○正常　○异常，为　　　　　　。
	宫颈细胞学：○正常　○异常，为　　　　　　。
	肿瘤标记物：CA125　　　CA199　　　CEA　　　AFP
	心电图：○正常　○异常，为　　　　　　。
	骨密度测定：T=
	其他检查：

HRT风险评估	□不可进行　□可进行
HRT推荐治疗方案	□戊酸雌二醇2mg/d×21天＋地屈孕酮10mg/d×10天
	□戊酸雌二醇片/雌二醇环丙孕酮片复合包装(戊酸雌二醇2mg/d×21天＋醋酸环丙孕酮1mg/d×10天)
	□雌二醇片/雌二醇地屈孕酮片复合包装(雌二醇2mg/d×28天＋地屈孕酮10mg/d×14天)
	□每周雌二醇控释贴片(经皮雌二醇50μg/d)＋地屈孕酮片10mg/d×14天
骨质疏松症推荐治疗方案	

3）患者化验参数的改善：骨密度测量结果的改善是否提示骨质疏松、骨量降低的情况得到改善。

（2）评估药物治疗的安全性：告知患者药物不良反应的监测与处理，HRT相关副作用主要出现在开始HRT的3个月内。

1）乳腺胀痛：初始HRT 3个月内出现乳腺胀痛相对常见，患者可感觉乳房轻中度胀痛，告知患者症状在继续HRT后可逐渐减弱。年度乳腺检查结果若有乳腺增生，向患者解释属非病理性改变；若为乳腺结节，建议到乳腺外科就诊，进行专科处理。乳腺结节的患者排除恶性疾病后，建议定期随诊，加强监测，乳腺超声检查可缩短至4~6个月一次；如乳腺情况有手术治疗指征，建议暂停HRT治疗，手术后参考病理诊断结果确定下一步治疗方案。

2）阴道出血：规范化HRT并不增加子宫内膜病变的发生率，但HRT启用后有时会出现非预期的阴道出血。非预期阴道出血处理时，如点滴出血可继续在用药中观察；出血如接近月经量，可先停用药物，待出血结束后行B超检查子宫内膜，如检查结果正常，内膜厚度<5mm，可继续使用HRT；少量频发出血持续4~6个月以上时，建议换用其他可选择的推荐治疗方案。

3）消化道症状：有少部分患者在HRT后出现较轻微的消化道症状，可向患者解释症状可能会在短期内缓解；如消化道症状存在时间较长，可更换HRT方案。

（3）阶段性评估药物治疗结局状态：根据患者监护计划及药学监护表，阶段性评估药物治疗目标是否达成，并根据评估结果，判断是否需要调整药物治疗方案和剂量。

可将治疗结局定为①稳定：药物治疗已经完成。相同药物治疗不用更改，继续进行。②改善：此时治疗进展良好。相同药物治疗方案不用更改，继续进行。③部分改善：可以预见接近理想治疗目标的进展情况，但需要调整药物治疗以更好地达到治疗目标。通常需要调整剂量或增加药物即联合用药治疗。④未改善：此时尚未达到或仅稍微接近治疗目标，仍需更多时间来评估药物方案的整体效果。此时继续进行相同的药物治疗方案。⑤恶化：在接受现有药物治疗后，患者的健康状况出现了下滑。需要对药物治疗方案（产品和/或剂量）进行调整。⑥失败：尽管应用了足够的剂量和疗程，但治疗目标尚未达到。需要终止目前的药物治疗并重新开始其他的药物治疗。

疗效随访评估的内容将记录于患者评估表和药学监护表，见表5-3、表5-4。

表 5-4　POI 患者药学监护表

姓名		年龄		性别		身高		体重	
民族		职业		文化程度		联系方式		婚姻状况	

治疗监护记录

当前药物 治疗方案	药名	剂量	用法	疗程	不良反应	治疗方案评价
						1. 选药适宜性 □品种选择 □剂量选择 □禁忌证
目前联用 其他药物	药名	剂量	用法	备注		2. 配伍
						3. 相互作用
						建议：

患者认知 情况	对 HRT 的认识	□完全　□部分　□不认识　□未被 告知	用药依从性评价 □好 □较好 □一般 □较差 □不理解
	对骨质疏松症 治疗的认识	□完全　□部分　□不认识　□未被 告知	
	药物用法用量	□好　□较好　□一般　□较差 □不理解	
	药物不良反应	□好　□较好　□一般　□较差 □不理解	
	治疗注意事项	□好　□较好　□一般　□较差 □不理解	

治疗效果评价

改良的 Kupperman 症状评分表

症状	症状 基本分	评分程度				症状 得分
		0 分	1 分	2 分	3 分	
潮热及出汗	4	无	<3 次 /d	3~9 次 /d	≥10 次 /d	
感觉障碍	2	无	与天气 有关	平常有冷、热、痛、麻木	冷、热、痛感丧失	
失眠	2	无	偶尔	经常，服安眠药有效	影响工作生活	

续表

症状	症状基本分	评分程度				症状得分
		0分	1分	2分	3分	
易激动	2	无	偶尔	经常，能克制	经常，不能克制	
抑郁及疑心	1	无	偶尔	经常，能控制	失去生活信念	
眩晕	1	无	偶尔	经常，不影响生活	影响正常生活	
疲乏	1	无	偶尔	上四楼困难	日常活动受限	
骨关节痛	1	无	偶尔	经常，不影响功能	功能障碍	
头痛	1	无	偶尔	经常，能忍受	需治疗	
心悸	1	无	偶尔	经常，不影响生活	需治疗	
皮肤蚁走感	1	无	偶尔	经常，能忍受	需治疗	
泌尿系统感染	2	无	偶尔	>3次/y，能治愈	>3次/m，需服药	
性生活状况	2	正常	性欲下降	性交痛	性欲丧失	
总分	症状得分=症状基本分×评分程度，总分为各症状得分之和 >30为重度、16~30中度、6~15轻度、<6为正常					

前次 KMI：	治疗效果评价：□稳定　□改善　□部分改善 □未改善　□恶化　□失败
泌尿系统及阴道不适症状，持续时间 □无　□泌尿系统症状　□性交痛 　□性欲改变　□反复性阴道炎	治疗效果评价：□稳定　□改善　□部分改善 □未改善　□恶化　□失败

辅助检查：

备注

记录药师签名		记录日期/时间	

二、糖　尿　病

（一）概述

糖尿病（diabetes mellitus，DM）是一组由多病因引起的以慢性高血糖为特征的代谢性疾病。本病是由于胰岛素分泌和／或作用缺陷引起的。长期碳水化合物以及脂肪、蛋白质代谢紊乱可引起多系统损害，导致眼、肾、神经、心脏、血管等组织器官慢性进行性病变、功能减退及衰竭；病情严重或应激时可发生急性严重代谢紊乱，如糖尿病酮症酸中毒（DKA）、高渗高血糖综合征。

按临床表现、病理生理及病因将糖尿病分为 1 型糖尿病（type 1 diabetes，T1DM）、2 型糖尿病（type 2 diabetes，T2DM）、特殊类型糖尿病和妊娠糖尿病四个主要类型（WHO 1999 分型体系）。

1. 1 型糖尿病　免疫介导性、特发性。

2. 2 型糖尿病

3. 其他特殊类型糖尿病　胰岛 B 细胞功能遗传性缺陷、胰岛素作用遗传性缺陷；胰腺外分泌疾病、内分泌疾病、药物或化学品所致的糖尿病；不常见的免疫介导性糖尿病；其他与糖尿病相关的遗传综合征。

4. 妊娠糖尿病　糖尿病的病因和发病机制极为复杂，至今未完全阐明。不同类型其病因不尽相同，即使在同一类型中也存在着异质性。总的来说，遗传因素及环境因素共同参与其发病。胰岛素由胰岛 B 细胞合成和分泌，经血液循环到达体内各组织器官的靶细胞，与特异性受体结合并引发细胞内物质代谢效应，该过程中任何一个环节发生异常均可导致糖尿病。

糖尿病的常见病因包括以下几点。

1. 遗传因素　1 型糖尿病（T1DM）或 2 型糖尿病（T2DM）均存在明显的遗传异质性。糖尿病存在家族发病倾向，1/4~1/2 患者有糖尿病家族史。

2. 环境因素　进食过多、体力活动减少导致的肥胖是 T2DM 最主要的环境因素，使具有 T2DM 遗传易感性的个体容易发病。T1DM 患者存在免疫系统异常，在某些病毒如柯萨奇病毒，风疹病毒，腮腺病毒等感染后导致自身免疫反应，破坏胰岛素 B 细胞。

3. 骨质疏松的发生与糖尿病的关系　无论是 T1DM 还是 T2DM 患者，其骨折风险都是升高的。

（1）糖尿病患者骨折的风险增加：①糖尿病增加跌倒风险。跌倒是发生骨折的重要外因和最为常见的诱发因素。糖尿病患者的摔倒风险增加，部分是由于糖尿病视网膜病变导致的视力下降，由心血管并发症导致的心力衰竭和心律失常，由周围神经和血管病变导致的下肢感觉和活动障碍，由脑梗死导致的神经肌肉功能不协调，低血糖导致的头晕等。糖尿病患者 90% 以上都有维生素 D 缺乏,其所导致的平衡能力和肌肉功能的下降也是这些患者容易发生跌倒的一个重要因素。②糖尿病使骨骼强度受损。T1DM 患者的骨强度受损包含了骨密度降低(髋部的骨密度受影响最大,其次是腰椎)、骨质量下降,而 T2DM 患者主要是以骨质量受损为主,骨密度受影响不明显,但骨骼脆性增加。③糖尿病影响骨转换:糖尿病的类型、病程、使用的药物、疾病的控制情况可能均会影响骨转换水平,继而影响骨量和骨质量。

(2)糖尿病导致骨强度降低的机制:在胰岛素等促生长激素不足、脂肪激素紊乱等共同作用下,糖尿病患者成骨活性受到抑制,导致骨转换降低、骨量减少。晚期糖基化终末产物(AGEs)也是导致骨骼强度受损的重要因素。AGEs 随着年龄增加而增加,在骨骼沉积后会导致成骨活性改变、骨骼生物力学受损、微损伤加剧。除此之外,骨骼微循环障碍导致骨骼局部缺氧,诱导破骨细胞分化和增生,加上局部神经病变导致神经 - 肌肉协调性下降以及感觉障碍等,使局部骨丢失明显。

(3)降糖药物对骨骼的影响:某些降糖药物的使用也会影响骨骼。胰岛素增敏剂噻唑烷二酮类明显增加患者的骨折风险。原因在于格列酮类会激活过氧化物酶增殖物激活受体(PPARγ),抑制 RUNX-2 基因,使骨髓间充质干细胞不向成骨细胞而向脂肪细胞转换,从而导致成骨活性降低。钠 - 葡萄糖协同转运蛋白 -2(SGLT-2)受体抑制剂,会导致肾脏尿磷排出增多,从而使血磷下降。胃肠钙吸收和骨钙沉积均减少,导致钙从骨骼释放增加,最终骨丢失增加、骨折风险升高。

(二)药学监护相关的症状、体征与检查指标

1. 典型的症状

(1)代谢综合征:血糖升高后因渗透性利尿引起多尿,继而口渴、多饮;外周组织对葡萄糖利用障碍,脂肪分解增多,蛋白质代谢负平衡,逐渐产生疲乏倦怠、消瘦、儿童生长发育受阻;患者常有易饥、多食。故糖尿病的临床表现常被描述为"三多一少",即多尿、多饮、多食和体重减轻。严重高血糖时出现典型的"三多一少"症状,多见于 T1DM。发生酮症或酮症酸中毒时"三多一少"症状更为明显。

(2)并发症和伴发病产生的相关临床症状:糖尿病并发症和伴发症包括①急性严重代谢紊乱,指糖尿病酮症酸中毒(DKA)和高渗高血糖综合征。②感染性疾病。糖尿病容易并发各种感染,血糖控制差者更易发生也更严重。肾盂肾炎和膀胱炎多见于女性患者。③慢性并发症。慢性并发症可累及全身各重要器官,可单独出现或以不同组合同时或先后出现。并发症包括:微血管病变,主要表现在视网膜、肾、神经和心肌组织,其中以糖尿病肾病和糖尿病性视网膜病变常见;大血管病变,动脉粥样硬化的易患因素如肥胖、高血压、血脂异常等在糖尿病（主要是 T2DM）人群中的发生率均明显增高，引起冠心病、缺血性或出血性脑血管病、肾动脉硬化、肢体动脉硬化等；神经系统并发症，包括：中枢神经系统并发症、周围神经病变、自主神经病变等；糖尿病足以及其他一些并发症。

2. **体征**　糖尿病患者可表现为肥胖或消瘦，无特异性体征，伴不同并发症的患者表现出不同的体征。

3. **辅助检查**

（1）静脉血浆葡萄糖：是诊断糖尿病的唯一标准。有明显"三多一少"症状者，只要一次异常血糖值达糖尿病诊断标准即可诊断。无症状者诊断糖尿病需要两次异常血糖值达糖尿病诊断标准。可疑者需做 75g 葡萄糖耐量试验。

（2）尿糖：常为阳性。血糖浓度超过肾糖阈（8.9~10.1mmol/L）时尿糖阳性。肾糖阈增高时即使血糖达到糖尿病诊断标准尿糖也可呈阴性。因此，尿糖测定不作为诊断标准。

（3）尿酮体：酮症或酮症酸中毒时尿酮体阳性。

（4）糖化血红蛋白（HbA1c）：是葡萄糖与血红蛋白非酶促反应结合的产物，反应不可逆，HbA1c 水平稳定，可反映取血前 2~3 个月的平均血糖水平，是判断血糖控制状态最有价值的指标。

（5）糖化血清蛋白：是血糖与血清白蛋白非酶促反应结合的产物，反映取血前 1~3 周的平均血糖水平。

（6）血清胰岛素和 C 肽水平：反映胰岛 B 细胞的储备功能。T2DM 早期或肥胖型血清胰岛素正常或增高，随着病情的发展，胰岛功能逐渐减退，胰岛素分泌能力下降。

（7）血脂：糖尿病患者常见血脂异常，在血糖控制不良时尤为明显。表现为甘油三酯、总胆固醇、低密度脂蛋白胆固醇水平升高，高密度脂蛋白胆固醇水平降低。

（8）免疫指标：胰岛细胞抗体（ICA），胰岛素自身抗体（IAA）和谷氨酸脱羧酶（GAD）抗体是 T1DM 体液免疫异常的三项重要指标，其中以 GAD 抗体阳性率高，持续时间长，对 T1DM 的诊断价值大。在 T1DM 的一级亲属中也有一定的阳性率，有预测 T1DM 的意义。

（9）尿微量白蛋白肌酐比（ACR）：放射免疫法或酶联免疫方法可灵敏地检出尿白蛋白排出量，早期糖尿病肾病尿白蛋白轻度升高，经尿肌酐校正计算尿白蛋白肌酐比值能相对准确地诊断早期肾脏损伤。

4. **疾病的主要诊断依据**　糖代谢状态分类和糖尿病的诊断标准见表 5-5、表 5-6。

表 5-5　糖代谢状态分类（WHO 1999）

糖代谢分类	静脉血浆葡萄糖 /（mmol/L）	
	空腹血糖	糖负荷 2 小时血糖
正常血糖	<6.1	<7.8
空腹血糖受损（IFG）	≥6.1，<7.0	<7.8
糖耐量异常（IGT）	<7.0	≥7.8，≤11.1
糖尿病	≥7.0	≥11.1

注：IFG 和 IGT 统称为糖调节受损，也称糖尿病前期。

表 5-6　糖尿病的诊断标准

诊断标准	静脉血浆葡萄糖 /（mmol/L）
典型糖尿病症状（烦渴多饮、多尿、多食、不明原因的体重下降）加上以下任意一点：	
（1）随机血糖	≥11.1
（2）空腹血糖[a]	≥7.0
（3）口服葡萄糖耐量试验（OGTT）2 小时血糖[a]	≥11.1

注：①空腹状态指至少 8 小时没有进食热量；随机血糖指不考虑上次用餐时间，一天中任意时间血糖，不能用来诊断空腹血糖异常或糖耐量异常。②a. 无典型糖尿病症状者，需改日复查空腹静脉血浆葡萄糖或葡萄糖负荷后 2 小时葡萄糖以确认。③急性感染、创伤或其他应激状况下可出现暂时性血糖升高，若没有明确的高血糖史，须在应激消除后复查，重新评定糖代谢状态。

由表 5-6 可见，典型症状加上空腹血糖≥7.0mmol/L，和 / 或餐后两小时血糖≥11.1mmol/L 即可确诊。诊断糖尿病后进行分型。

（1）1 型糖尿病：发病年龄轻，大多 <30 岁，起病突然，多饮、多尿、多食、消瘦症状明显，血糖水平高，不少患者以酮症酸中毒为首发症状，血清胰岛素和 C 肽水平低下，ICA、IAA 或 GAD 抗体可呈阳性。单用口服药无效，需用胰岛素治疗。

（2）2 型糖尿病：常见于中老年人，肥胖者发病率高，常可伴有高血压、血脂异常、动脉硬化等症状。起病隐匿，早期无任何症状，或仅有轻度乏力、口渴，血糖增高不明显者需做糖耐量试验才能确诊。血清胰岛素水平早期正常或增高，晚期低下。

（三）药物治疗方案和药物选择

1. 降糖药物

（1）口服药物治疗：高血糖的药物治疗多基于纠正导致人类血糖升高的

两个主要病理、生理改变——胰岛素抵抗和胰岛素分泌受损。根据作用效果的不同,口服降糖药可分为以促进胰岛素分泌为主要作用的药物(磺脲类、格列奈类、DPP-4 抑制剂)和通过其他机制降低血糖的药物(双胍类、TZDs、α- 糖苷酶抑制剂、SGLT-2 抑制剂)。

糖尿病的医学营养治疗和运动治疗是控制 2 型糖尿病高血糖的基本措施。在饮食和运动不能使血糖控制达标时应及时采用药物治疗。

2 型糖尿病是一种进展性的疾病。在 2 型糖尿病的自然病程中,对外源性的血糖控制手段的依赖会逐渐增大。临床上常需要口服药物间及口服药与注射降糖药(胰岛素、GLP-1 受体激动剂)的联合治疗。

1)二甲双胍:双胍类药物的主要药理作用是通过减少肝脏葡萄糖的输出和改善外周胰岛素抵抗而降低血糖。许多糖尿病诊治指南中均推荐二甲双胍作为 2 型糖尿病患者控制高血糖的一线用药和药物联合中的基本用药。单独使用二甲双胍不导致低血糖,但二甲双胍与胰岛素或胰岛素促泌剂联合使用时可增加低血糖发生的风险。

2)磺脲类药物:磺脲类药物属于胰岛素促泌剂,主要药理作用是通过刺激胰岛 B 细胞分泌胰岛素,增加体内的胰岛素水平而降低血糖。目前在我国上市的磺脲类药物主要为格列本脲、格列美脲、格列齐特、格列吡嗪和格列喹酮。

3)噻唑烷二酮类:TZDs 主要通过增加靶细胞对胰岛素作用的敏感性而降低血糖。目前在我国上市的 TZDs 主要有罗格列酮和吡格列酮。

4)格列奈类药物:格列奈类药物为非磺脲类胰岛素促泌剂,我国上市的有瑞格列奈、那格列奈和米格列奈。此类药物主要通过刺激胰岛素的早时相分泌而降低餐后血糖。此类药物需在餐前即刻服用,可单独使用或与其他降糖药联合应用(与磺脲类降糖药联合应用需慎重)。

5)α- 糖苷酶抑制剂:α- 糖苷酶抑制剂通过抑制碳水化合物在小肠上部的吸收而降低餐后血糖。适用于以碳水化合物为主要食物成分和餐后血糖升高的患者。国内上市的 α- 糖苷酶抑制剂有阿卡波糖、伏格列波糖和米格列醇。

6)DPP-4 抑制剂:DPP-4 抑制剂通过抑制 DPP-4 而减少 GLP-1 在体内的失活,使内源性 GLP-1 的水平升高。GLP-1 以葡萄糖浓度依赖的方式增强胰岛素分泌,抑制胰高血糖素的分泌。目前在国内上市的 DPP-4 抑制剂为西格列汀、沙格列汀、维格列汀、利格列汀和阿格列汀。单独使用 DPP-4 抑制剂不增加低血糖发生的风险,DPP-4 抑制剂对体重的作用为中性或轻度增加。西格列汀、沙格列汀、阿格列汀不增加心血管病变发生风险。

7)钠 - 葡萄糖协同转运蛋白 2(SGLT-2)抑制剂:SGLT-2 抑制剂通过抑制

肾脏肾小管中负责从尿液中重吸收葡萄糖的 SGLT-2，降低肾糖阈，促进尿葡萄糖排泄，从而达到降低血液循环中葡萄糖水平的作用。SGLT-2 抑制剂与其他口服降糖药物比较，其降糖疗效与二甲双胍相当。

（2）胰高血糖素样肽 -1（GLP-1）受体激动剂：GLP-1 受体激动剂通过激动 GLP-1 受体而发挥降低血糖的作用。GLP-1 受体激动剂以葡萄糖浓度依赖的方式增强胰岛素分泌、抑制胰高血糖素分泌，并能延缓胃排空，通过中枢性的食欲抑制来减少进食量。目前国内上市的 GLP-1 受体激动剂为艾塞那肽、利拉鲁肽、利司那肽和贝那鲁肽，均需皮下注射。GLP-1 受体激动剂可有效降低血糖，并有显著降低体重和调节 TG、血压和体重的作用。单独使用 GLP-1 受体激动剂不明显增加低血糖发生的风险。GLP-1 受体激动剂可以单独使用或与其他降糖药联合使用。

（3）胰岛素治疗

1）胰岛素治疗是控制高血糖的重要手段。1 型糖尿病患者需依赖胰岛素维持生命，也必须使用胰岛素控制血糖，并降低糖尿病并发症的发生风险。2 型糖尿病患者虽不需要胰岛素来维持生命，但当口服降糖药效果不佳或存在口服药使用禁忌时，仍需使用胰岛素，以控制血糖，并减少糖尿病并发症的发生危险。在某些时候，尤其是病程较长时，胰岛素治疗可能是最主要的，甚至是必需的控制血糖的措施。

根据来源和化学结构的不同，胰岛素可分为动物胰岛素、人胰岛素和胰岛素类似物。根据作用特点的差异，胰岛素又可分为超短效胰岛素（类似物）、短效胰岛素［普通（常规）胰岛素］、中效胰岛素（NPH）、长效胰岛素、超长效胰岛素类似物、预混胰岛素。胰岛素类似物与人胰岛素相比控制血糖的效能相似，但在减少低血糖发生风险方面，胰岛素类似物优于人胰岛素。

2）胰岛素的起始治疗：①1 型糖尿病患者在发病时就需要胰岛素治疗，且需终身胰岛素替代治疗。②新发病 2 型糖尿病患者如有明显的高血糖症状，发生酮症或酮症酸中毒，可首选胰岛素治疗。待血糖得到良好控制，症状得到显著缓解后再根据病情确定后续的治疗方案。③新诊断糖尿病患者分型困难，与 1 型糖尿病难以鉴别时，可首选胰岛素治疗。待血糖得到良好控制，症状得到显著缓解，确定分型后，再根据分型和具体病情制定后续的治疗方案。④2 型糖尿病患者在生活方式和口服降糖药治疗的基础上，若血糖仍未达到控制目标，即可开始口服降糖药和开始胰岛素的联合治疗。⑤在糖尿病病程中（包括新诊断的 2 型糖尿病），出现无明显诱因体重显著下降时，应该尽早使用胰岛素治疗。

2. 骨健康基本补充剂　详见第一章。

3. 其他抗骨质疏松药　详见第一章。

（四）药学监护要点

1. 药物治疗评估

（1）治疗前的药学评估：要详细询问糖尿病及其并发症的临床症状，了解糖尿病的家族史。回顾以往的治疗方案和血糖控制情况。HbA1c 用于评价长期血糖控制情况，也是临床指导调整治疗方案的重要依据之一，患者初诊时都应常规检查，开始治疗时每 3 个月监测 1 次，血糖达标后每年也应至少监测 2 次。也可用糖化血清白蛋白来评价近 2~3 周的血糖控制情况。患者每次就诊时均应测量血压；每年至少 1 次全面了解血脂以及心、肾、神经、眼底等情况，尽早给予相应处理。

1）影响胰岛素作用的因素评估：①注射方法和注射部位是否正确；②自我血糖监测是否规范；③自我管理意识和技巧；④生活方式尤其是饮食和运动是否规律；⑤心理与社会心理困境；⑥其他可能的原因，如胃轻瘫等；⑦影响胰岛素作用的其他药物因素。

胰岛素的禁忌证：对胰岛素过敏者，使用精蛋白锌胰岛素和低精蛋白锌胰岛素者对鱼精蛋白过敏者，低血糖、肝硬化、溶血性黄疸、胰腺炎、肾炎患者禁用精蛋白锌胰岛素、门冬胰岛素等。

口服降糖药禁忌证：①双胍类药物禁用于肾功能不全[血肌酐水平男性 >132.6μmol/L（1.5mg/dl），女性 >123.8μmol/L（1.4mg/dl）或预估肾小球滤过率（eGFR）<45ml/min]、肝功能不全、严重感染、缺氧或接受大手术的患者。造影检查如使用碘化对比剂时，应暂时停用二甲双胍。②TZDs 禁用于有心力衰竭（纽约心脏学会心功能分级 II 级以上）、活动性肝病或转氨酶升高超过正常上限 2.5 倍及严重骨质疏松和有骨折病史的患者。③SGLT-2 抑制剂在中度肾功能不全的患者可以减量使用。在重度肾功能不全患者中因降糖效果显著下降不建议使用。

2）骨质疏松症风险评估：参见第一章。

3）基本情况评估：基本情况评估包括患者年龄、现病史、既往病史、家族史、月经及个人婚育史、用药史等信息，主要为风险评估。评估患者药物使用禁忌证及慎用情况。同时应详细了解患者生活方式，如饮食、运动情况等，重点关注患者既往用药史，掌握患者用药经验及依从性，以便有针对性地进行药学监护及宣教。

（2）治疗过程的药学评估：糖尿病合并骨质疏松的治疗过程中，应对患者药物治疗的有效性、安全性、依从性进行评估，并根据评估结果调整用药或者停止用药。

1）药物治疗方案的有效性评估：T1DM 应用基础胰岛素加餐时胰岛素替代治疗，尽可能避免低血糖的前提下使血糖达标，能够降低 T1DM 远期并发症发生率。胰岛素治疗方案应个体化，方案的制定需兼顾胰岛功能状态、血糖控制目标、血糖波动幅度与低血糖发生风险。基础胰岛素加餐时胰岛素替代治疗方法包括每日多次胰岛素注射和持续皮下胰岛素输注。

　　T2DM 患者常合并代谢综合征的一个或多个组分的临床表现，如高血压、血脂异常、肥胖症等。对 T2DM 基于循证医学证据的科学、合理的治疗策略应该是综合性的，包括降血糖、降血压、调节血脂、抗血小板等（表 5-7）。

表 5-7　2 型糖尿病综合控制目标

指标	目标值
血糖 /（mmol/L）	
空腹	4.4~7.0
非空腹	<10.0
糖化血红蛋白 /%	<7.0
血压 /mmHg	<130/80
总胆固醇 /（mmol/L）	<4.5
高密度脂蛋白胆固醇 /（mmol/L）	
男性	>1.0
女性	>1.3
甘油三酯 /（mmol/L）	<1.7
低密度脂蛋白胆固醇 /（mmol/L）	
未合并动脉粥样硬化性心血管疾病	<2.6
合并动脉粥样硬化性心血管疾病	<1.8
体重指数 /（kg/m^2）	<24.0

　　注：1mmHg = 0.133kPa。

　　2 型糖尿病药物治疗的首选是二甲双胍。若无禁忌证，二甲双胍应一直保留在糖尿病的治疗方案中。不适合二甲双胍治疗者可选择 α- 糖苷酶抑制剂或胰岛素促泌剂。如单独使用二甲双胍治疗而血糖仍未达标，则可进行二联治疗，加用胰岛素促泌剂、α- 糖苷酶抑制剂、DPP-4 抑制剂、TZDs、SGLT-2 抑制剂、胰岛素或 GLP-1 受体激动剂。三联治疗：上述不同机制的降糖药物可以三种药物联合使用。如三联治疗控制血糖仍不达标，则应将治疗方案调整为多次胰岛素治疗（基础胰岛素加餐时胰岛素或每日多次预混胰岛素）。采用多次胰岛素治疗时应停用胰岛素促分泌剂。

　　虽然抗骨质疏松药的长期抗骨折效力是否取决于其维持和增加维持骨密度的能力仍存有争议，但目前连续监测骨密度已成为临床实践中监测疗效的重要手段。美国国家骨质疏松基金会（National Osteoporosis Foundation, NOF）和国际临床骨密度测量学会（International Society for Clinical Densitometry, ISCD）均推荐骨密度测量为治疗的常规监测指标。NOF 建议应每两年进行一次重复测量骨密度，而 ISCD 提倡首次随访测定应在启动治疗或改变治疗后 1 年进行。中华医学会骨质疏松和骨矿盐疾病分会指南推荐在药物首次治疗或改变治疗后每年、效果稳定后每 1~2 年重复骨密度测量来监测疗效。

　　2）药物治疗方案的安全性评估

　　A. 不良反应（ADR）的监测与处理（表5-8）

表5-8　糖尿病常用药物的不良反应

给药途径	药物类别	代表药物	主要应用	ADR
注射给药	胰岛素	胰岛素	T1DM 或 T2DM	低血糖反应、变态反应
	肠促胰岛素	胰高血糖素样肽-1	T2DM	消化道反应
	GLP-1 受体激动剂	艾塞那肽、利拉鲁肽	T2DM	消化道反应、体重减轻、胰腺炎
口服给药	磺酰脲类	格列本脲、格列喹酮、格列吡嗪、格列齐特、甲苯磺丁脲等	T2DM	低血糖反应、体重增加
	双胍类	二甲双胍、苯乙双胍等	T1DM 或 T2DM	消化道反应、乳酸性酸中毒、肝毒性
	α- 葡萄糖苷酶抑制药	阿卡波糖、伏列格波糖等	T1DM 或 T2DM	消化道反应
	胰岛素增敏剂	罗格列酮、吡格列酮等	T2DM	体重增加、骨折、心力衰竭、水肿
	餐时血糖调节剂	瑞格列奈、那格列奈等	T2DM	低血糖反应、变态反应、肝毒性、体重增加
	DPP-4 抑制剂	西格列汀、维格列汀、沙格列汀、阿格列汀、利格列汀等	T2DM	消化道反应、头痛、肌痛、头重、咳嗽、关节痛和增加出汗量等
	胆汁酸螯合剂	考来烯胺、考来替泊	T2DM	消化道反应
	中枢多巴胺受体激动剂	甲磺酸溴隐亭	T2DM	低血糖反应、消化道反应、直立性低血压

在用药期间应注意观察 ADR 早期症状,以便及时停药和处理,防止病情恶化,例如在使用对器官有损害的降糖药物时,需按规定检查器官功能,一旦发生损害,立即停用该药物并调整治疗方案。易发生胃肠道反应的药物如二甲双胍、α- 糖苷酶抑制剂等,建议从小剂量开始,逐渐加量,这种做法是减少 ADR 发生的切实有效方法。GLP-1 受体激动剂出现胃肠道反应始见于治疗初期,随着治疗时间的延长可逐渐减轻 ADR。肠促胰岛素、GLP-1 受体激动剂、磺酰脲类、DPP-4 抑制剂等出现消化道反应时,如呕吐症状,应首先止吐,同时稳定患者的情绪使之便于接受治疗;对严重的呕吐患者,应严格记录出入量,以评估脱水情况,必要时补充电解质。使用胰岛素、GLP-1 受体激动剂、磺酰脲类降糖药物后,患者血糖 ≤3.9mmol/L 时,出现低血糖反应,应立即服用葡萄糖水、糖块或静脉滴注葡萄糖注射液以缓解症状。此外,合用 α- 糖苷酶抑制剂出现低血糖反应时,需使用葡萄糖或蜂蜜以缓解症状,而食用其他甜点如蔗糖、淀粉类食物效果不佳。对易形成骨折的降糖药物如胰岛素增敏剂类,在服用药物的同时注意补充维生素 D 和钙片,或食用含钙丰富的食物。易致肝毒性的降糖药物如双胍类,应定期检查肝功能。

B. 慎用情况的监护:慎用情况并不是禁忌证,目前尚无充足的循证医学证据证实可用或禁用,在进一步观察和研究后或可获得充足证据,可能转化为非禁忌证或禁忌证。

C. 可能的药物相互作用(表 5-9、表 5-10)

表 5-9　不同药物与降糖药同时服用产生低血糖反应

与降糖药同时服用的药物类别	药物举例	ADR
血管紧张素转换酶抑制药	卡托普利、依那普利、西拉普利、奎那普利等	低血糖反应
酒精	乙醇	低血糖反应
贝特类	氯贝特、苯扎贝特、非诺贝特等	低血糖反应
单胺氧化酶抑制剂	尼拉米、异羧肼、苯乙肼、反苯环丙胺等	低血糖反应
含氯喹啉类生物碱	奎宁、异奎宁	低血糖反应
水杨酸类	阿司匹林、水杨酸钠等	低血糖反应
肝药酶抑制剂	别嘌呤、氯霉素、西咪替丁、红霉素等	低血糖反应

3)患者依从性(顺应性)评估:为了保证患者的依从性,消除患者用药疑虑,对患者的用药教育包括如下内容。

表 5-10　不同药物与降糖药同时服用产生高血糖反应

与降糖药同时服用的药物类别	药物举例	ADR
α 受体激动剂	可乐定	高血糖反应
利尿药	氢氯噻嗪、利尿酸等	高血糖反应
皮质类固醇	醛固酮、皮质醇、脱氢异雄酮等	高血糖反应
B 族水溶性维生素	烟酸	高血糖反应
5-HT 受体拮抗剂	氯氮平	高血糖反应
肝药酶诱导剂	苯巴比妥、苯妥英钠等	高血糖反应
钙通道阻滞药	硝苯地平	高血糖反应
口服避孕药	复方左炔诺孕酮等	高血糖反应
吩噻嗪类	氯丙嗪、甲硫达嗪、奋乃静等	高血糖反应

A. 患者教育：糖尿病是一种长期慢性疾病，患者日常行为和自我管理能力是糖尿病控制与否的关键之一。因此，糖尿病的控制不是传统意义上的治疗而是系统的管理。糖尿病自我管理教育应包括饮食、运动、生长发育、血糖监测、胰岛素注射方法、急慢性并发症的识别和预防以及心理辅导等多个方面。

a. 胰岛素使用注意事项：胰岛素开封前应于 2~8℃环境储藏，不能冰冻保存，避免温度过高、过低、剧烈晃动。胰岛素开封后可保存于 25℃以下即可，保存期限为 28 天；每一次注射需要改换不同部位；胰岛素过量必须及时给予静脉葡萄糖或口服糖类等抢救；混悬型胰岛素注射液禁用于静脉注射。

b. 口服降糖药注意事项：根据不同药物进行服用时间及服用方法的用药教育。

B. 患者关心的常见问题：低血糖。低血糖是指血糖浓度低于 2.77mmol/L（50mg/dl），是糖尿病患者用口服降糖药或胰岛素治疗的常见的并发症。低血糖早期症状以自主神经尤其是交感神经兴奋为主，表现为心悸、乏力、出汗等，较严重的低血糖常有中枢神经系统症状，如意识模糊、精神失常、肢体瘫痪等。因此糖尿病患者及家属应注意识别低血糖症状，以便及时采取措施。低血糖对人体是有害的，尤其是对老年患者，低血糖的危害更甚于高血糖。低血糖的危害主要有：体内的肾上腺素、糖皮质激素等升糖激素增加，导致反应性高血糖，造成血糖波动，病情加重；长期、反复、严重的低血糖发作可导致中枢神经系统不可逆的损害，引起患者性格变化，甚至出现精神失常、痴呆等；低血糖还可以刺激心血管系统，促发心律失常、心肌梗死、脑卒中等；低血糖昏迷过久未被发现可造成死亡。低血糖是糖尿病的急症之一，应积极处理：早期可给患者饮用糖水，或进食含糖较多的饼干或点心；如患者神志已发生改变,应该用 50% 葡萄糖 40~60ml 静脉注射,更严重时,可用 10% 萄萄糖持续静脉滴注;有条件可用胰高血糖素 1mg 肌内注射,但胰高血糖素价格较高。需要注意的是,用阿卡波糖治疗的患者如发生低血糖则需用葡萄糖口服或静脉应用治疗。

糖尿病慢性并发症的防治原则:降糖、降压、调脂(主要是降低 LDL-C)、应用阿司匹林治疗等综合管理措施,以降低心血管疾病及微血管并发症反复发生和死亡的风险,血压一般应控制在 130/80mmHg 以下;调脂治疗的首要目标是 LDL-C;LDL-C 控制目标 <2.6mmol/L;严格的血糖控制可预防或延缓 T1DM 和 T2DM 蛋白尿的发生和进展;定期眼科检查;定期行足部检查等。

(3)治疗后的药学评估:综合患者的年龄、心血管疾病史等情况,确定个体化的血糖控制目标。

1)对新诊断、年轻、无并发症或合并症的 2 型糖尿病患者,建议及早采用严格的血糖控制,以降低糖尿病并发症的发生风险。

2)对没有明显糖尿病血管并发症但具有心血管危险因素的 2 型糖尿病患者,应采取降糖、降压、调脂(主要是降低 LDL-C)及应用阿司匹林等治疗措施,以预防心血管疾病和糖尿病微血管病变的发生。

3)对糖尿病病程较长、老年、已经发生过心血管疾病的 2 型糖尿病患者,继续采取降糖、降压、调脂(主要是降低 LDL-C)、应用阿司匹林治疗等综合管理措施,以降低心血管疾病及微血管并发症反复发生和死亡的风险,但应依据分层管理的原则。

4)对已出现严重糖尿病慢性并发症者,推荐至相关专科治疗。

(4)药物治疗问题的确认:在评估患者药物相关需求过程中,应确定是否存在以下药物治疗问题,并及时解决。

1)不必要的药物治疗:对患者正在服用的、没有明确临床适应证的药物,或不能使患者获益的药物,应停止使用。

2)需要增加的药物治疗:例如当患者在保证充足的钙和维生素 D 摄入并进行糖尿病血糖的控制,但骨密度仍未得到有效改善时,可考虑与降钙素或双膦酸盐类短期联合使用。

3)无效药物:当患者所使用药物没有显示应有的治疗效果时,应及时换药。

4)剂量过低或过高:需根据患者用药后具体情况调整剂量。

5)药物不良反应:根据如下原则对药物不良反应进行判断。①有明确的用药史;②用药前无类似阳性体征;③符合该药已知的不良反应类型;④停用该药症状减轻或消失;⑤不能用原患疾病解释病情变化;⑥既往有同类药物不良反应史;⑦家族中有同类药物不良反应史;⑧辅助检查结果符合病理变化诊断指标;⑨再次使用同种药品体征可再现或病情加重。

一旦明确是药物不良反应,要立即采取措施,停用可疑药物,对患者及时进行对因对症治疗。妥善封存导致药物不良反应的可疑药品,在最短时间内向药品不良反应监测中心报告药物不良反应。

6)患者不依从:当发现患者未按医嘱服药时,应详细了解患者不依从的原因,并针对原因采取相应措施。

2. 拟定和执行患者监护计划

(1)糖尿病合并骨质疏松的治疗目标:糖尿病治疗的近期目标是通过控制高血糖和代谢紊乱,来消除糖尿病症状和防止出现急性代谢并发症,糖尿病治疗的远期目标是通过良好的代谢控制达到预防慢性并发症、提高患者生存质量和延长寿命的目的。

根据《中国 2 型糖尿病防治指南》(2017 年版),一般患者的控制目标为FPG 4.4~7.0mmol/L,PPG ≤10mmol/L,糖化血红蛋白 <7.0%。但具体到个体患者,控制目标需要根据其年龄、合并症等不同而适当调整。对病程较短、预期寿命较长、未合并心血管疾病的 2 型糖尿病患者,在不发生低血糖的情况下,应尽量达标;对儿童、老年人、合并多种基础疾病的患者来说,目标可适当放宽。对其他危险因素也有明确的控制目标,主要包括:血压控制在 140/80mmHg 以下,体重指数(BMI)<24kg/m^2,甘油三酯 <1.5mmol/L,高密度脂蛋白胆固醇 >1.0mmol/L(男)或 1.3mmol/L(女),低密度脂蛋白胆固醇 <2.6mmol/L(未合并心脏病)或 1.8mmol/L(合并心脏病)等。

(2)患者监护计划:查看患者血糖记录手册,分析化验结果如空腹和餐后血糖、HbA1c。讨论饮食及运动方案的实施情况,询问药物的使用剂量、方法及副作用。确定下一步要达到的目标和下一步治疗方案。对血糖控制平稳并达标的患者建议每年测定 2 次 HbA1c;对治疗方案改变或血糖控制没能达标的患者,建议每季度测定 1 次 HbA1c。对高血压的患者每次随访都要测定血压,根据血压水平调整治疗方案,同时要注意降压药的副作用。

具体监测项目包括血糖监测、其他 CVD 危险因素和并发症的监测。

血糖监测基本指标包括空腹血糖、餐后血糖和 HbA1c。建议患者应用便携式血糖仪进行自我血糖监测(SMBG),指导调整治疗方案。持续血糖监测(CGM)可作为无症状低血糖和 / 或频发低血糖患者 SMBG 的补充。患者的药学监护见表 5-11。

1)评估药物治疗的有效性

A. 患者症状和体征的改善:口渴多饮、倦怠消瘦、易饥、皮肤瘙痒、视力模糊等症状是否改善,血糖是否得到控制,原有并发症是否得到控制,有无新的并发症出现。了解患者症状和体征的减轻的情况。

表5-11　糖尿病患者药学监护表

姓名		年龄		性别		身高		体重	
民族		职业		文化程度		联系方式		婚姻状况	

治疗监护记录

当前药物 治疗方案	药名	剂量	用法	疗程	不良反应	治疗方案评价 1. 选药适宜性 　□品种选择 　□剂量选择 　□禁忌证

目前联用 其他药物	药名	剂量	用法	备注	2. 配伍 3. 相互作用
					建议：

患者认知 情况	对糖尿病治疗 的认识	□完全　□部分　□不认识　□未 被告知	用药依从性评价 □好 □较好 □一般 □较差 □不理解
	对骨质疏松症 治疗的认识	□完全　□部分　□不认识　□未 被告知	
	药物用法用量	□好　□较好　□一般　□较差 □不理解	
	药物不良反应	□好　□较好　□一般　□较差 □不理解	
	治疗注意事项	□好　□较好　□一般　□较差 □不理解	

治疗效果评价

实验室指标评价：□改善　　□部分改善　　□未改善　　□恶化　　□失败

症状和体征评价：□改善　　□部分改善　　□未改善　　□恶化　　□失败

辅助检查：

备注

记录药师签名		记录日期/时间	

　　B. 患者化验参数的改善：血糖控制情况，血压、血脂是否得到控制或改善，骨密度测量是否提示骨质疏松、骨量降低的情况得到改善。

　　2）评估药物治疗的安全性：告知患者药物不良反应的监测与处理。

　　A. 二甲双胍的主要不良反应为胃肠道反应。从小剂量开始并逐渐加量是减少其不良反应的有效方法。长期使用二甲双胍者应注意维生素 B_{12} 缺乏的可能性。

　　B. 磺脲类药物如果使用不当可导致低血糖，特别是老年患者和肝、肾功能不全者；磺脲类药物还可导致体重增加。有肾功能轻度不全的患者，宜选择格列喹酮。

　　C. TZDs 单独使用时不导致低血糖，但与胰岛素或胰岛素促泌剂联合使用时可增加低血糖发生的风险。体重增加和水肿是 TZDs 的常见不良反应，这些不良反应在与胰岛素联合使用时表现更加明显。TZDs 的使用与骨折和心力衰竭风险增加相关。

　　D. α- 糖苷酶抑制剂的常见不良反应为胃肠道反应如腹胀、排气等。从小剂量开始，逐渐加量可减少不良反应。单独服用本类药物通常不会发生低血糖。用 α- 糖苷酶抑制剂的患者如果出现低血糖，治疗时需使用葡萄糖或蜂蜜，而食用蔗糖或淀粉类食物纠正低血糖的效果差。

　　E. 在一种口服降糖药（二甲双胍、磺脲类）治疗失效后加用 GLP-1 受体激动剂有效。GLP-1 受体激动剂的常见不良反应为胃肠道症状（如恶心、呕吐等），主要见于初始治疗时，不良反应可随治疗时间延长逐渐减轻。

　　3）阶段性评估药物治疗结局状态：根据患者监护计划及药学监护表，阶段性评估药物治疗目标是否达成，并根据评估结果，判断是否需要调整药物治疗方案和剂量。

　　可将治疗结局定为①稳定：药物治疗已经完成。相同药物治疗不用更改，继续进行。②改善：此时治疗进展良好。相同药物治疗方案不用更改，继续进行。③部分改善：可以预见接近理想治疗目标的进展情况，但需要调整药物治疗以更好达到治疗目标。通常需要调整剂量或增加药物即联合用药治疗。④未改善：此时尚未达到或仅稍微接近治疗目标，仍需更多时间来评估药物方案的整体效果。此时继续进行相同的药物治疗方案。⑤恶化：在接受现有药物治疗后，患者的健康状况出现了下滑。需要对药物治疗方案（产品和 / 或剂量）进行调整。⑥失败：尽管应用了足够的剂量和疗程，但治疗目标尚未达到。需要终止目前的药物治疗并重新开始其他的药物治疗。

三、甲状腺功能亢进症

（一）概述

甲状腺毒症（thyrotoxicosis）是指血液循环中甲状腺激素过多，引起以神经、循环、消化等系统兴奋性增高和代谢亢进为主要表现的一组临床综合征，其中由于甲状腺本身腺体功能亢进，合成和分泌甲状腺激素增加所导致的甲状腺毒症称为甲状腺功能亢进症（hyperthyroidism，简称甲亢）。而由于甲状腺滤泡被炎症（例如亚急性甲状腺炎、安静型甲状腺炎、产后甲状腺炎等）破坏，滤泡内储存的甲状腺激素过量进入循环引起的甲状腺毒症称为破坏性甲状腺毒症（destructive thyrotoxicosis），该症的甲状腺功能并不亢进。

甲状腺功能亢进症的常见病因包括：①营养因子过度刺激甲状腺，如碘制剂。②甲状腺激素合成和分泌的持续激活导致过量的甲状腺激素释放，如甲状腺高功能腺瘤和 Graves 病。③由于自身免疫、感染、化学或物理性的损伤导致储存在甲状腺中的激素前体被过量释放，如亚急性甲状腺炎。④有额外的甲状腺激素暴露史，可以是内源性的（甲状腺肿样卵巢瘤、转移性分化型甲状腺癌），也可以是外源性的（如误服甲状腺片）。以上病因以 Graves 病最为常见，占所有甲状腺功能亢进症的 85% 左右。

甲状腺相关激素影响骨骼生长、发育。临床研究表明甲状腺功能亢进症主要引起骨转换率增高、骨密度下降甚至骨质疏松，是未来骨折的风险因素。甲状腺功能亢进性骨质疏松的发病机制目前尚不明确。甲状腺功能亢进症可能通过甲状腺激素（TH）和促甲状腺激素（TSH）独立而又联系地参与骨质疏松的发生。TH 调节骨骼纵向生长发育的机制主要通过骨骼细胞 TH 调节膜内成骨及软骨内成骨。最新研究表明，TH 可作用于成骨细胞和破骨细胞参与骨重塑偶联。TSH 抑制破骨细胞的骨吸收而促成骨细胞形成使骨重建解偶联。甲状腺功能亢进同时增加成骨及破骨细胞活性，但以后者的骨吸收占优。高水平 TH 和 / 或低水平 TSH 导致较高的骨重建激活频率，骨组织表现为骨结构单位（BUS）总数（空间）增加、骨重塑周期缩短，结果为骨量净丢失。

（二）药学监护相关的症状、体征与检查指标

1. 典型的症状　临床表现主要由循环中甲状腺激素过多引起，其症状和体征的严重程度与病史长短、激素升高的程度和患者年龄等因素相关。症状主要有：易激动、烦躁、失眠、心悸、乏力、怕热、多汗、消瘦、食欲亢进、大便次数增多或腹泻、女性月经稀少；可伴发周期性瘫痪（亚洲的青壮年男性多见）和近端肌肉进行性无力、萎缩，后者称为甲状腺功能亢进性肌病，以肩胛带和骨盆带肌群受累为主。Graves 病有 1% 伴发重症肌无力。少数老年患者高代谢的症状不典型，相反表现为乏力、心悸、畏食、抑郁、嗜睡、体重明显减

少，称之为淡漠型甲状腺功能亢进症（apathetic hyperthyroidism）。

2. 体征　大多数 Graves 病的患者有程度不等的甲状腺肿大。甲状腺肿为弥漫性，质地中等（病史较久或者食用含碘食物较多者可坚韧），无压痛。甲状腺上下极可以触及震颤，闻及血管杂音。也有少数的病例甲状腺不肿大；结节性甲状腺肿伴甲状腺功能亢进可触及结节性肿大的甲状腺；甲状腺自主性高功能腺瘤可扪及孤立结节。心血管系统表现有心率增快、心脏扩大、心律失常、心房颤动、脉压增大等。少数病例下肢胫骨前皮肤可见黏液性水肿。

3. 辅助检查

（1）血清促甲状腺素（TSH）和甲状腺激素：血清 TSH 测定技术经过改进已经进入第四代。目前国内普遍采用的第二代方法［以免疫放射法（IRMA）为代表，灵敏度达 0.1~0.2mIU/L］和第三代方法［以免疫化学发光法（ICMA）为代表，灵敏度为 0.01~0.02mIU/L］，称为敏感 TSH（sensitive TSH, sTSH）。sTSH 是国际上公认的诊断甲状腺功能亢进症的首选指标，可作为单一指标进行甲状腺功能亢进症筛查。一般甲状腺功能亢进症患者 TSH<0.1mU/L。但垂体性甲状腺功能亢进症 TSH 不降低或升高。

血清游离甲状腺素（FT_4）和游离三碘甲腺原氨酸（FT_3）水平不受甲状腺素结合球蛋白（TBC）的影响，较总甲状腺素（TT_4）、总三碘甲腺原氨酸（TT_3）测定能更准确地反映甲状腺的功能状态。但是在不存在 TBG 影响因素情况下，仍然推荐测定 TT_3、TT_4。因为 TT_3、TT_4 指标稳定，可重复性好。目前测定 FT_3、FT_4 的方法都不是直接测定游离激素的水平。临床有影响 TBG 的因素存在时应测定 FT_3、FT_4，如妊娠、服用雌激素、肝病、肾病、低蛋白血症、使用糖皮质激素等。

（2）甲状腺自身抗体：甲状腺刺激抗体（TSAb）是 Graves 病的致病性抗体，该抗体阳性说明甲状腺功能亢进症病因是 Graves 病；但是因为 TSAb 测定条件复杂，未能在全球广泛使用，而促甲状腺激素受体自身抗体（TRAb）测定已经有商业试剂盒，可以在临床开展，所以在甲状腺功能亢进症存在的情况下，一般都把 TRAb 阳性视为 TSAb 阳性。TSAb 也被作为判断 Graves 病预后和抗甲状腺药物停药的指标。TSAb 可以通过胎盘导致新生儿甲状腺功能亢进症，所以对新生儿甲状腺功能亢进症有预测作用。甲状腺过氧化物酶抗体（TPOAb）和甲状腺球蛋白抗体（TGAb）的阳性率在 Graves 病患者显著升高，是自身免疫病因的佐证。

（3）甲状腺摄 ^{131}I 功能试验：由于甲状腺激素测定的普遍开展及 TSH 检测敏感度的提高，甲状腺 ^{131}I 摄取率已不作为甲状腺功能亢进症诊断的常规指标。T_3 抑制试验也基本被摒弃。但是甲状腺 ^{131}I 摄取率对甲状腺毒的原因仍有鉴别意义：甲状腺本身功能亢进时，^{131}I 摄取率增高，摄取高峰前移

（如 Graves 病，多结节性甲状腺肿伴甲状腺功能亢进症等）；破坏性甲状腺毒症时（如亚急性甲状腺炎、安静型甲状腺炎、产后甲状腺炎等）^{131}I 摄取率降低。参考 ^{131}I 摄取率治疗甲状腺功能亢进症时，计算 ^{131}I 放射剂量需要做本实验。

（4）甲状腺核素静态显像：主要用于对可触及的甲状腺结节性质的判定，对多结节性甲状腺肿伴甲状腺功能亢进症和自主高功能腺瘤的诊断意义较大。

4. 疾病的主要诊断依据

（1）临床甲状腺功能亢进症的诊断：①临床高代谢的症状和体征。②甲状腺体征，即甲状腺肿和／或甲状腺结节。少数病例无甲状腺肿大。③血清激素 TT_4、FT_4、TT_3、FT_3 增高，TSH 降低（一般 <0.1mU/L）。T_3 型甲状腺功能亢进症时仅有 TT_3、FT_3 升高。

（2）Craves 病的诊断标准：①临床甲状腺功能亢进症症状和体征。②甲状腺弥漫性肿大（触诊和 B 超证实），少数病例可以无甲状腺肿大。③血清 TSH 浓度降低，甲状腺激素浓度升高。④眼球突出和其他浸润性眼征。⑤胫前黏液性水肿。⑥TRAb 或 TSAb 阳性。以上标准中，①～③项为诊断必备条件，④～⑥项为诊断辅助条件。临床也存在 Graves 病引起的亚临床甲状腺功能亢进症。

高功能腺瘤或多结节性甲状腺肿伴甲状腺功能亢进症除临床有甲状腺功能亢进症的表现外，触诊甲状腺有单结节或多结节。甲状腺核素静态显像有显著特征，有功能的结节是"热"结节，周围和对侧甲状腺组织受抑制或者不显像。

（三）药物治疗方案和药物选择

药物治疗主要包括抗甲状腺激素（MDT）治疗、骨健康基本补充剂和抗骨质疏松药治疗。

1. 抗甲状腺激素（MDT）治疗　甲状腺功能亢进症治疗方法的选择有抗甲状腺药物（ATD）治疗、手术治疗和放射性碘治疗三种，各有其优缺点。ATD 治疗 Graves 病的缓解率为 30%~70% 不等，平均 50%。放射性 ^{131}I 治疗总有效率可达 95%，临床治愈率 85% 以上，复发率小于 1%，但主要并发症是永久性甲状腺功能减退症。手术治疗的治愈率 95% 左右，复发率 0.6%~9.8%。治疗前应根据患者的年龄、性别、病情轻重、病程长短、甲状腺大小、有无其他并发症或合并症，肝肾功能状态以及患者的意愿、医疗条件和医师的经验等多种因素慎重选用适当的治疗方案。在我国，口服药物治疗应用较多，不会引起不可逆的甲状腺损伤，但复发概率较大。其余二者均为创伤性措施，治愈率较高，但治疗后引起永久性甲状腺功能减退较为多见。

对继发性骨质疏松,目前推荐在治疗原发性疾病的基础上,配合抗骨质疏松策略以降低未来的骨折风险。经过有效的抗甲状腺功能亢进症治疗恢复其正常功能之后,几乎可以逆转患者的骨密度值。抗甲状腺药物(antithyroid drugs, ATD):主要药物有甲巯咪唑(MMI)、丙硫氧嘧啶(PTU)。ATD治疗 Graves 病的缓解率在 30%~70% 不等,平均 50%,适用于病情轻、甲状腺轻中度肿大的甲状腺功能亢进症患者。年龄在 20 岁以下、妊娠期甲状腺功能亢进症、老年患者或合并严重心、肝、肾疾病不能耐受手术者均采用药物治疗。

（1）一般情况下治疗方法为:MMI 30~45mg/d 或 PTU 300~450mg/d,分 3 次口服,MMI 半衰期长,可以每天单次服用。当症状消失,血中甲状腺激素水平接近正常后逐渐减量。由于 T_4 的血浆半衰期 7 天,加上甲状腺内储存的甲状腺素释放约需要两周时间,所以 ATD 开始发挥作用多在 4 周以后。减量时大约每 2~4 周减药 1 次,每次 MMI 减量 5~10mg,PTU 减量 50~100mg,减至最低有效剂量时维持治疗,MMI 约为 5~10mg/d,PTU 约为 50~100mg/d,总疗程一般为 1~1.5 年。起始剂量、减量速度、维持剂量和总疗程均有个体差异,需要根据临床实际掌握。近年来提倡 MMI 小量服用法,即 MMI 15~30mg/d,治疗效果与 40mg/d 相同。治疗中应当监测甲状腺激素的水平;但是不能用 TSH 作为治疗目标。因为 TSH 的变化滞后于甲状腺激素水平 4~6 周。阻断 - 替代服药法(block-and-replace regimens)是指启动治疗时即采用足量 ATD 发挥其免疫抑制作用。该疗法是否可以提高 ATD 治疗的缓解率还有争议,该服药法还未被推荐使用。2016 年 ATA 指南指出一个比较详细的方案:如果 FT_4 是正常上限的 1~1.5 倍,起始给予 5~10mg;如果 FT_4 是正常上限 1.5~2 倍,给予 10~20mg;如果 FT_4 是正常上限 2~3 倍,给予 30~40mg。但这些粗略的指导方针应该视患者具体情况而定,包括患者的症状、腺体大小、T_3 水平和基础外周血常规以及肝功检测结果。血清 T_3 水平对最初的监测很重要,有些 MMI 治疗的患者 FT_4 水平很正常,但血清 FT_3 水平持续升高,表明存在持续的甲状腺毒症未被有效控制。

停药时甲状腺明显缩小及 TSAb 阴性者停药后复发率低;停药时甲状腺仍肿大或 TSAb 阳性停药后复发率高。复发多发生在停药后 3~6 个月内。治疗过程中出现甲状腺功能低下或者甲状腺明显增大时可酌情加用 L-T_4 或甲状腺片。

（2）主要药物不良反应:抗甲状腺药物的副作用是皮疹、皮肤瘙痒、白细胞减少症、粒细胞减少症、中毒性肝病和血管炎等。MMI 的副作用是剂量依赖性的;PTU 的副作用是非剂量依赖性的。两药交叉反应发生率 50%。发生白细胞减少($<4.0 \times 10^9$/L),但中性粒细胞大于 1.5×10^9/L,通常不需要停药,减少抗甲状腺药物剂量,加用一般升白细胞药物,如维生素 B_4、鲨肝醇等。注意甲状

腺功能亢进症在病情还未被控制时也可以引起白细胞减少，所以应当在用药前常规检查白细胞数目作为对照。皮疹和瘙痒的发生率为 10%，用抗组胺药物多可纠正；如皮疹严重应停药，以免发生剥脱性皮炎。出现关节疼痛者应当停药，否则会发展为"ATD 关节炎综合征"，即严重的一过性游走性多关节炎。

粒细胞缺乏症（外周中性粒细胞绝对计数 <1.5×10^9/L）是 ATD 的严重并发症。服用 MMI 和 PTU 发生的概率相等，在 0.3% 左右。老年患者发生本症的危险性增加。多数病例发生在 ATD 最初治疗的 2~3 个月或再次用药的 1~2 个月内，但也可发生在服药的任何时间。患者的主要临床表现是发热、咽痛、全身不适等，严重者出现败血症，病死率较高。故治疗中出现发热、咽痛均要立即检查白细胞，若中性粒细胞 <1.5×10^9/L 应立即停药。粒细胞集落刺激因子（G-CSF）可以促进骨髓恢复，但是对骨髓造血功能损伤严重的病例效果不佳。在一些情况下，糖皮质激素在粒细胞缺乏症时也可以使用。PTU 和 MMI 均可以引起本症，二者有交叉反应。所以其中一种药物引起本症，不要换用另一种药物继续治疗。

中毒性肝病的发生率为 0.1%~0.2%，多在用药后 3 周发生。表现为变态反应性肝炎。转氨酶显著上升，肝脏穿刺可见片状肝细胞坏死，病死率高达 25%~30%。PTU 可以引起 20%~30% 的患者转氨酶升高，升高幅度在正常的 1.1~1.6 倍。另外甲状腺功能亢进症本身也有转氨酶增高的表现，在用药前应检查基础肝功能，以区别是否是药物的副作用。还有一种罕见的 MMI 导致的胆汁淤积性肝病，肝脏活体检查肝细胞结构存在，小胆管内可见胆汁淤积，外周有轻度炎症；停药后本症可以完全恢复。

血管炎的副作用罕见，由 PTU 引起的血管炎多于 MMI 引起的血管炎。血清检查符合药物性狼疮。抗中性粒细胞胞质抗体（antineutrophil cytoplasmic antibody，ANCA）阳性的血管炎主要发生在亚洲患者，与服用 PTU 有关。这些患者大多数存在抗髓过氧化物酶 -ANCA（antimyeloperoxidase-ANCA）。这种抗体与髓过氧化物酶结合，形成反应性中间体，促进了自身免疫炎症。ANCA 阳性的血管炎多见于中年女性，临床表现为急性肾功能异常、关节炎、皮肤溃疡、血管炎性皮疹、鼻窦炎、咯血等。停药后多数病例可以恢复；少数严重病例需要大剂量糖皮质激素、环磷酰胺或者血液透析治疗。近年来的临床观察发现，PTU 可诱发 33% Graves 患者产生 ANCA。正常人群和未治疗的 Graves 患者 4%~5% ANCA 阳性。多数患者无血管炎的临床表现，对长期使用 PTU 治疗者定期检测尿常规和 ANCA。

（3）妊娠合并甲状腺功能亢进症的治疗：由于 PTU 与血浆蛋白结合率较高，胎盘通过率较 MMI 低，另外 MMI 所致的胎儿皮肤发育不全较 PTU 多见，因此妊娠期的 ATD 治疗首选 PTU，MMI 作为二线药物。目标是使用最小有效剂量 ATD, 在尽可能短的时间内, 使血清 FT_4 达到正常值上限, 避免 ATD 通过胎盘影响胎儿脑发育。

2. 骨健康基本补充剂　详见第一章。

3. 其他抗骨质疏松药　详见第一章。

（四）药学监护要点

1. 药物治疗评估

（1）治疗前的药学评估

1）甲状腺功能亢进症状：进行甲状腺功能亢进相关症状评估, 判断药物治疗的适应证。

2）骨质疏松症风险评估：IOF 骨质疏松症风险一分钟测试题和亚洲人骨质疏松症自我筛查工具（OSTA）。

3）基本情况评估：基本情况评估包括患者年龄、现病史、既往病史、家族史、月经及个人婚育史、用药史等信息, 主要目的是评估治疗方式, 为患者选择最合适的治疗方法。同时应详细了解患者生活方式, 如饮食、运动情况等, 重点关注患者既往用药史, 掌握患者用药经验及依从性, 以便有针对性地进行药学监护及宣教。

甲状腺功能亢进症不同的治疗方法的适应证、优势和劣势情况见表 5-12。

（2）治疗过程的药学评估：甲状腺功能亢进症治疗过程中, 应对患者药物治疗的有效性、安全性、依从性进行评估, 并根据评估结果调整用药或者停止用药。具体的过程为：诊断甲状腺功能亢进症→选择适应证, 除外禁忌证→开始 ATD 治疗→监测血常规、肝功能、甲状腺功能、ANCA、TRAb 等指标→根据甲状腺功能增减药物剂量, 根据血常规、肝功能、ANCA 结果评价药物不良反应, 根据 TRAb 结果预测停药后复发概率→药物减至最低有效剂量维持治疗。总疗程约一年至一年半。

1）药物治疗方案的有效性评估：定期复查甲状腺功能, 评价抗甲状腺治疗疗效。治疗初始时可每月一次, 以后逐渐过渡至每 3~6 个月一次, 甲状腺功能亢进症合并妊娠患者可适当缩短随访间隔, 2~4 周一次。

治疗终点①甲状腺功能亢进症症状消失、下丘脑 - 垂体 - 甲状腺轴和自身免疫系统功能正常为停药指征。②评估指征：甲状腺功能亢进症症状控制, 甲状腺缩小, 血管杂音消失, 突眼改善；FT_3、FT_4、TSH 正常, TRH 兴奋试验恢复正常, TSAb 正常；疗程足够, 2 年左右；药物维持剂量小（PTU 25mg/d 或 MMI 2.5mg/d）。

2）药物治疗方案的安全性评估

A. MMI 的副作用是剂量依赖性的, 而 PTU 的副作用是非剂量依赖性的。两药的交叉反应发生率约 50%。

表5-12 甲状腺功能亢进症的治疗方法比较

治疗方法	适应证	优势	劣势
药物治疗	①年龄在25岁以下;②妊娠(首选PTU);③病情轻;④甲状腺较小;⑤术前准备;⑥不宜手术或术后复发;⑦放射性碘治疗前后的辅助治疗等;⑧严重突眼	疗效肯定、方便、经济、安全无创,不会导致永久性甲状腺功能减退症	疗程长,复发率高,可有肝损害、粒细胞降低等
手术治疗	①中、重度甲状腺功能亢进症长期药物治疗无效或效果不佳;②停药后复发,甲状腺肿大;③结节性甲状腺肿伴甲状腺功能亢进症;④对周围脏器有压迫或胸骨后甲状腺肿;⑤怀疑恶性病变;⑥儿童甲状腺功能亢进症用ATD治疗效果差;⑦妊娠期甲状腺功能亢进症药物控制效果差,可在妊娠中期(13~24周)进行手术	甲状腺严重肿大及甲状腺癌患者的最佳选择	术后永久性甲状旁腺功能减退症、喉返神经损伤
^{131}I治疗	适应证:①成人Graves甲状腺功能亢进症伴甲状腺肿大Ⅱ度以上;②ATD治疗失败或ATD过敏;③手术后复发;④甲状腺功能亢进或甲状腺功能亢进性心脏病或其他原因的心脏病;⑤甲状腺功能亢进症合并白细胞和/或血小板减少或全血细胞减少;⑥老年甲状腺功能亢进症;⑦甲状腺功能亢进症合并糖尿病;⑧毒性多结节性甲状腺肿;⑨自主功能性甲状腺结节合并甲状腺功能亢进症。相对适应证:①青少年和儿童甲状腺功能亢进症,ATD治疗失败、拒绝手术或有手术禁忌证;②甲状腺功能亢进症合并肝肾等脏器功能损害;③浸润性突眼;对轻度或稳定期的中、重度浸润性突眼可单用^{131}I治疗甲状腺功能亢进症,对进展期患者可在^{131}I治疗前后加用泼尼松	迅速、简单、安全、治愈率高,不易复发,费用低廉	主要并发症为永久性甲状腺功能减退症,多发生在治疗后一年(5%~20%),以后每年2%~3%递增

a. 粒细胞减少：最常见，严重时可致粒细胞缺乏症，常发生于开始服药的 2~3 个月内，也可见于任何时期。停药指征：WBC<3×10^9/L 和 / 或粒细胞<1.5×10^9/L。注意事项：初始每 1~2 周复查白细胞，出现咽痛、发热、口腔溃疡等应立即检测白细胞。MMI 和 PTU 均可引起本症，二者有交叉反应，所以，如果其中一种药物引起本症，不要换用另一种药物继续治疗。

b. 药疹：较常见，多为轻型，用抗组胺药物多可纠正，极少出现严重的剥脱性皮炎，一旦出现，立即停药。

c. 肝脏损害：转氨酶升高、黄疸，严重者可发生中毒性肝病（PTU 引起）、胆汁淤滞综合征（MMI 引起）。用药前应检查基础肝功能，以区别是否为药物不良反应。

d. 抗中性粒细胞胞质抗体相关性血管炎（PTU 引起）：多见于中年女性，临床表现为急性肾功能异常、关节炎、皮肤溃疡、血管炎性皮疹、鼻窦炎、咯血等。停药后多数病例可以恢复，少数严重病例需要大剂量糖皮质激素、环磷酰胺或血液透析治疗。有条件的患者应在使用 PTU 前检查 ANCA，对长期使用 PTU 治疗者应定期检测尿常规和 ANCA。

B. 可能的药物相互作用

a. 与抗凝药合用，可增强抗凝作用。

b. 高碘食物或药物的摄入可使甲状腺功能亢进症病情加重，使抗甲状腺药需要量增加或用药时间延长。故在服用抗甲状腺药物前避免服用碘剂。

c. 磺胺类、对氨基水杨酸、保泰松、巴比妥类、酚妥拉明、妥拉唑林、维生素 B_{12}、磺酰脲类等都有抑制甲状腺功能和甲状腺肿大的作用，故合用抗甲状腺药物时须注意。

3）患者依从性（顺应性）评估：为了保证患者的依从性，消除患者用药疑虑，对患者的用药教育包括如下内容。

A. 患者教育

a. 服药方法：甲巯咪唑和丙硫氧嘧啶都不受食物的影响。药物的服用方法为一日 3 次或者一日 1 次，具体根据医师的医嘱执行。如果忘记了服药，就在记起的时候尽快服用，如果已经到下次服药时间则不需要再补充服用。服用药物后，可能出现头晕头痛、恶心、腹痛、皮疹、瘙痒、味觉减退等不良反应，通常不影响继续治疗。但服药期间要定期检查血象，须警惕严重不良反应如中性粒细胞缺乏的发生。

b. 服药不依从的后果：为了进一步增加患者的依从性，应告知患者不规律服药的后果。叮嘱患者若不规律服用药物，不仅会延长治疗疗程，而且会发生甲状腺功能亢进性心脏病及肝功能异常等情况。

B. 患者关心的常见问题

a. 胃肠道系统：使用 ADT 治疗最常见的不良反应是胃肠道反应，一般来说常见味觉减退、恶心、呕吐、上腹部不适等。但是大部分胃肠道不良反应都是可以耐受的，并且随着时间会逐渐耐受。

b. 性欲减低：性欲减低是甲状腺功能减退症患者通常的症状，过量服用抗甲状腺药物治疗的药物可能会导致甲状腺功能减退症从而引起性欲降低。但是药物的耐受性很好，一般来说较少引起甲状腺功能减退症，一旦引起甲状腺功能减退症，通过降低药物剂量即可恢复。

c. 认知功能：认知功能包括学习、记忆、语言、注意力、再认识、逻辑推理、解决问题的能力，以及其他高级智能及精确运动功能等多个方面。抗甲状腺药物的安全性较高，目前没有证据支持抗甲状腺药物能够影响认知功能。

d. 皮肤：抗甲状腺药物会引起皮疹或者皮肤瘙痒，但是该不良反应轻微，随着时间的延长多数能够耐受。

e. 肥胖：甲状腺功能减退症者通常伴有体重增加，但是正规服用抗甲状腺药物治疗并不会引起体重增加。

（3）治疗后的药学评估：患者的治疗告一段落后，应再次评估患者甲状腺功能亢进症药物治疗的有效性、安全性和依从性。很早期的研究就已得出了明确的结论，对 Graves 甲状腺功能亢进症的 ATD 使用需要 2 年以上的长程治疗，疗程较短，尤其短于 6 个月的治疗肯定持久缓解率很低。疗程达 2 年后也应在进行认真评估后，再考虑是否停药，否则复发可能性较大。对甲状腺仍明显肿大、控制甲状腺功能亢进症状所需要的 ATD 维持剂量较大、促甲状腺激素受体自身抗体（TRAb）阳性者，应再延长治疗。有观察认为疗程越长，治愈率越高，所以更长时间的治疗有可能进一步提高治愈率。

（4）药物治疗问题的确认：在评估患者药物相关需求过程中，应确定是否存在以下药物治疗问题，并及时解决。

1）不必要的药物治疗：对患者正在服用的没有明确临床适应证的药物，或没有使患者获益的药物，应停止使用。

2）需要增加的药物治疗：例如当患者在保证充足的钙和维生素 D 摄入并进行甲状腺功能亢进症药物治疗，但骨密度仍未得到有效改善时，可考虑与降钙素或双膦酸盐类短期联合使用。

3）无效药物：当患者所使用药物没有显示应有的治疗效果时，应及时换药。

4）剂量过低或过高：需根据患者用药后具体情况调整剂量，减量时每 2~4 周减药 1 次，每次 MMI 减量 5~10mg（PTU 50~100mg），减至最低有效剂量时维持治疗，MMI 为 5~10mg/d，PTU 为 50~100mg/d，总疗程一般为 1~1.5 年。起始剂量、减量速度、维持剂量和总疗程均有个体差异，需要根据临床实际掌握。

5）药物不良反应：根据如下原则对药物不良反应进行判断。①有明确的用药史；②用药前无类似阳性体征；③符合该药已知的不良反应类型；④停用该药症状减轻或消失；⑤不能用原患疾病解释病情变化；⑥既往有同类药物不良反应史；⑦家族中有同类药物不良反应史；⑧辅助检查结果符合病理变化诊断指标；⑨再次使用同种药品，体征可再现或病情加重。

一旦明确判断是药物不良反应，要立即采取措施，停用可疑药物，对患者及时进行对因、对症治疗。妥善封存导致药物不良反应的可疑药品，在最短时间内向药品不良反应监测中心报告药物不良反应。

6）患者不依从：当发现患者未按医嘱服药时，应详细了解患者不依从的原因，并针对原因采取相应措施。

2. 拟定和执行患者监护计划

（1）甲状腺功能亢进症合并骨质疏松的治疗目标：治疗目标主要包括三方面。①减轻或消除症状或体征。患者因甲状腺功能亢进症，可出现神经质、怕热、多汗、皮肤湿热、心悸、乏力和体重减轻等体征。②恢复甲状腺功能及下丘脑 - 垂体 - 甲状腺轴功能，纠正免疫异常，预防复发。③预防疾病。甲状腺功能亢进症患者发生甲状腺功能亢进性心脏病、心力衰竭及肝功能异常和骨质疏松性骨折的风险增加，而治疗能够有效地控制这种情况的发生。

（2）患者监护计划：在与医师协商确定患者药物治疗方案后，制定患者疗效随访时间表，并填写患者评估表和患者药学监护表（表 5-13、表 5-14）。

表 5-13　甲状腺功能亢进症患者评估表

姓名		年龄		性别		身高		体重	
民族		职业		文化程度		联系方式		婚姻状况	
就诊原因 ○易激动、烦躁、失眠、心悸、乏力、怕热、多汗、消瘦、食欲亢进、大便次数增多，或者腹泻，女性月经稀少 ○甲状腺肿大 ○周期性瘫痪和近端肌肉进行性无力、萎缩 ○乏力、心悸、畏食、抑郁、嗜睡、体重明显减少 ○其他：									
月经症状，持续时间 □无　□紊乱　□月经过多　□月经过少					月经婚育史 初潮年龄：　$\dfrac{撤血时间}{月经周期}$ LMP： 生育史：G　　P 避孕史：①无；②男性绝育；③女性绝育； ④IUD；⑤安全套；⑥药物避孕；⑦其他					

家族史

1 甲状腺疾病　○无　○有　　　　　　　　　。

2 家族其他疾病　○无　○卒中　○糖尿病　○高血压　○冠心病　○脑血管病　○骨质疏松症　○骨折　○精神病　○结核病　○自身免疫相关疾病　○遗传病　○其他，为　　　　　　。（请在疾病下方注明与本人关系）

既往史

□无　□甲状腺功能减退症　□甲状腺功能亢进症　□碘缺乏症　□甲状腺炎　□怀疑妊娠　□甲状腺结节　□肝功能障碍　□胆囊疾病　□肾功能障碍　□冠心病　□脑血管疾病　□严重高血压　□尚未控制的糖尿病　□癫痫　□偏头痛　□脑膜瘤　□哮喘　□血卟啉症　□耳硬化症　□系统性红斑狼疮　□桥本甲状腺炎　□甲状旁腺功能减退　□Addison病　□类风湿关节炎　□干燥综合征　□突发性血小板减少性紫癜　□1型糖尿病　□自身免疫性溶血性贫血　□重症肌无力　□脆性X综合征　□Tuner综合征　□47 XXX　□卵巢切除或放化疗病史　□席汉综合征　□高催乳素血症　□腮腺炎病史　□既往骨折史　□其他：

既往用药史	使用品种	剂型	剂量	使用时间	1. 用药依从性 □依从 □不依从
					2. 不良反应 □有 □无

过敏史	□有　　　　　　□无 □药物　（名称：　　　　　　　　　） □食物　（名称：　　　　　　　　　） □其他　（名称：　　　　　　　　　）

个人史	吸烟　□无　　　　　　□有，吸烟量： 高碘摄入　□无　　　　□有

内科检查	血压：收缩压　　　　　mmHg，舒张压　　　　　mmHg； 体重指数（BMI）：　　　　kg/m²＝体重　　　　kg÷（身高　　　　m）²。 腰臀比（WHR）：　　　　＝腰围　　　　cm÷臀围　　　　cm。 心肺查体：心律　○齐　○不齐

内科检查	双肺呼吸音　○轻　○湿啰音　○哮鸣音　○其他,为　　　　　　; 腹部: 　　○无疼痛　○有疼痛待查 皮肤:○正常　○已出现明显皱纹　○其他异常,且为 甲状腺:○正常　○异常,且为 眼球:○正常　○异常,且其他浸润性眼征
辅助检查	甲状腺 B 超　检查日期:　　年　月　日 B 超提示:＿＿＿＿＿＿＿＿＿＿＿＿＿＿＿。 相关激素检查:检查日期:　　年　月　日 检查结果:{ TSH }＿＿＿　　{ FT$_3$ }＿＿＿　　{ FT$_4$ }＿＿＿ 　　　　　{ TGAb }＿＿＿　　{ TPoAb }＿＿＿　　{ TRoAb }＿＿＿ 血脂检查结果:{ TG }＿＿＿mmol/L　{ TC }＿＿＿mmol/L 　　　　　　{ HDL-C }＿＿＿mmol/L　{ LDL-C }＿＿＿mmol/L 血糖测定:空腹静脉全血　　mmol/L;服糖 1 小时静脉全血　　mmol/L。 　　　　　服糖 2 小时静脉全血　　mmol/L。 肝肾功能:○正常　○异常,为 凝血和血常规:○正常　○异常,为 心电图:○正常　○异常,为 骨密度测定:$T=$ 其他检查:
治疗方式选择	□药物治疗　□手术治疗　□^{131}I 治疗
药物治疗推荐治疗方案	□甲巯咪唑 30~45mg/d,每 2~4 周减药 1 次,每次减量 5~10mg/d,减至最低有效剂量时维持治疗,5~10mg/d,疗程 1~1.5 年 □丙硫氧嘧啶 300~450mg/d,每 2~4 周减药 1 次,每次减量 50~100mg/d 至最低有效剂量时维持治疗,疗程约 1~1.5 年
骨质疏松症推荐治疗方案	

表5-14　甲状腺功能亢进症患者药学监护表

姓名		年龄		性别		身高		体重	
民族		职业		文化程度		联系方式		婚姻状况	

治疗监护记录

当前药物 治疗方案	药名	剂量	用法	疗程	不良反应	治疗方案评价 1. 选药适宜性 　□品种选择 　□剂量选择 　□禁忌证
目前联用 其他药物	药名	剂量	用法	备注		2. 配伍 3. 相互作用 建议：

患者认知 情况	对甲状腺功能亢 进症药物的认识	□完全　□部分　□不认识 □未被告知	用药依从性评价 □好 □较好 □一般 □较差 □不理解
	对骨质疏松症 治疗的认识	□完全　□部分　□不认识 □未被告知	
	药物用法用量	□好　□较好　□一般　□较差 □不理解	
	药物不良反应	□好　□较好　□一般　□较差 □不理解	
	治疗注意事项	□好　□较好　□一般　□较差 □不理解	

前次 KMI：	治疗效果评价：□稳定　□改善　□部分改善 □未改善　□恶化　□失败
辅助检查：	
备注	

记录药师签名		记录日期/时间	

1）评估药物治疗的有效性

A. 患者症状和体征的改善：了解患者症状和体征的消失或减轻的情况。

B. 患者化验参数的改善：T_3、T_4、TSH 改善，TRH 兴奋试验恢复，TSAb 改善，骨密度测量是否提示骨质疏松、骨量降低的情况得到改善。

2）评估药物治疗的安全性：告知患者药物不良反应的监测与处理措施，MMI 的副作用是剂量依赖性的，而 PTU 的副作用是非剂量依赖性的。两药的交叉反应发生率约 50%。①粒细胞减少：最常见，严重时可致粒细胞缺乏症。常发生于开始服药 2~3 个月内，也可见于任何时期。停药指征：WBC<3×10^9/L 和 / 或粒细胞 <1.5×10^9/L。注意事项：初始每 1~2 周复查白细胞计数，出现咽痛、发热、口腔溃疡等应立即检测白细胞。MMI 和 PTU 均可引起本症，二者有交叉反应，所以如果其中一种药物引起本症，不要换用另一种药物继续治疗。②药疹：较常见，多为轻型，用抗组胺药物多可纠正，极少出现严重的剥脱性皮炎，一旦出现，立即停药。③肝脏损害：转氨酶升高、黄疸，严重者可发生中毒性肝病（PTU 引起）、胆汁淤滞综合征（MMI 引起）。用药前应检查基础肝功能，以区别是否为药物不良反应。④ANCA 相关性血管炎（PTU 引起）：多见于中年女性，临床表现为急性肾功能异常、关节炎、皮肤溃疡、血管炎性皮疹、鼻窦炎、咯血等。停药后多数病例可以恢复，少数严重病例需要大剂量糖皮质激素、环磷酰胺或血液透析治疗。有条件患者应在使用 PTU 前检查 ANCA，对长期使用 PTU 治疗者应定期检测尿常规和 ANCA。

3）阶段性评估药物治疗结局状态：根据患者监护计划及药学监护表，阶段性评估药物治疗目标是否达成，并根据评估结果，判断是否需要调整药物治疗方案和剂量。

可将治疗结局定为①稳定：药物治疗已经完成，相同药物治疗不用更改，继续进行。②改善：此时治疗进展良好，相同药物治疗方案不用更改，继续进行。③部分改善：可以预见接近理想治疗目标的进展情况，但需要调整药物治疗以更好达到治疗目标。通常需要调整剂量或增加药物即联合用药治疗。④未改善：此时尚未达到或仅稍微接近治疗目标，仍需更多时间来评估药物方案的整体效果。此时继续进行相同的药物治疗方案。⑤恶化：在接受现有药物治疗后，患者的健康状况出现了下滑。需要对药物治疗方案（产品和 / 或剂量）进行调整。⑥失败：尽管应用了足够的剂量和疗程，但治疗目标尚未达到。需要终止目前的药物治疗并重新开始其他的药物治疗。

四、甲状旁腺功能亢进症

（一）概述

甲状旁腺功能亢进症（hyperthyroidism，简称甲旁亢）是指甲状旁腺激素分泌过多所致的钙磷代谢异常性疾病，主要表现为骨骼改变、泌尿系统结石、高血钙和低血磷等。

1. 分类 可分为原发性、继发性、三发性甲状旁腺功能亢进症。

原发性甲状旁腺功能亢进症（primary hyperparathyroidism，PHPT）简称原发甲旁亢，系甲状旁腺组织原发病变致甲状旁腺激素（parathyroid hormone，PTH）分泌过多，导致的一组临床综合征，包括高钙血症、肾钙重吸收和尿磷排泄增加、肾结石、肾钙质沉着症和以密质骨为主的骨吸收增加等。病理以单个甲状旁腺腺瘤最常见，少数为甲状旁腺增生或甲状旁腺癌。

继发性甲状旁腺功能亢进症（secondary hyperparathyroidism，SHPT）简称继发性甲旁亢，常为各种原因导致的低钙血症刺激甲状旁腺增生肥大、分泌过多 PTH 所致，见于慢性肾脏病、骨软化症、肠吸收不良综合征、维生素 D 缺乏与羟化障碍等疾病。

三发性甲状旁腺功能亢进症（tertiary hyperparathyroidism）简称三发性甲旁亢，是在继发性甲状旁腺功能亢进症基础上，由于腺体受到持久刺激，发展为功能自主的增生或肿瘤，自主分泌过多 PTH 所致，常见于慢性肾脏病和肾脏移植后。

2. 病因 大多数 PHPT 为散发性，少数为家族性或某些遗传性综合征的表现之一，即有家族史或作为某种遗传性肿瘤综合征的一部分，后者的发病机制较为明确。

（1）家族性/综合征性 PHPT：此类 PHPT 多为单基因病变，由抑癌基因失活或原癌基因活化引起。已证实与 PHPT 相关的遗传综合征及其致病基因见表 5-15。

表 5-15 家族性 PHPT 的致病基因

综合征（OMM）	染色体定位	致病基因	编码蛋白	突变类型
MEN4[1]（13110）	11q13	*MEN1*	Menin	失活
MEN-2A[2]（171400）	10q11.1	*RET*	RET	激活
MEN-4[3]（610755）	12pl3	*CDKNIB*	失活	
FHHI/NSHPT/NHPT[4]（14980/239200）	3q13，3-q21	*CaSR*	CaSR	失活

续表

综合征（OMM）	染色体定位	致病基因	编码蛋白	突变类型
ADMH[5]（601199）	3q13.3-q21	*CaSR*	CaSR	不典型失活
FH（145981）	19p13.32	*GNA11*	Gall	失活
FHH（600740）	19q13.32	*AP2S1*	AP2σ2	失活
HPT-T[6]（145001）	1q25-q31	*HRPT2*	Pamfibromin	失活
FIHPT[7]（145000）	11q131q25-31, 3q13.3-q21/2pl3. 3-14, 未知位置	*CaSR*, *HRPT2*, *MEN1*	—	失活

注：[1] MEN4. 多发性内分泌腺瘤病Ⅰ型（multiple endocrine neoplasia typeⅠ）；[2] MEN-2A. 多发性内分泌腺瘤病Ⅱa型（multiple endoerine neoplasia typeⅡa）；[3] MEN-4. 多发性内分泌腺瘤病Ⅳ型（multiple endoerine neoplasia typeⅣ）；FH. 家族性低尿钙性高钙血症（familial hypocalurichypercalcemia）；NSHPT. 新生儿重症甲状旁腺功能亢进症（neonatal severe hyperparathyroidism）；[4] NHPT. 新生儿甲状旁腺功能亢进症（neonatal hyperparathyroidism）；[5] ADMH. 常染色体显性温和型甲状旁腺功能亢进症（autosomal dominant moderate hyperparathyroidism）；[6] HPT-T. 甲状旁腺功能亢进症 - 颌骨肿瘤综合征（Hyperparathyroidism-jaw tumors syndrom）；[7] FIHPT. 家族性孤立性原发性甲状旁腺功能亢进（familial isolated primary hyperparathyroidism）。

（2）散发性 PHPT：甲状旁腺腺瘤或腺癌多为单克隆性新生物，由某一个甲状旁腺细胞中原癌和 / 或抑癌基因发生改变所致，但其原因并不完全清楚，少数患者在发病前数十年有颈部外照射史，或有锂剂使用史。部分腺瘤细胞中存在染色体 1p-pter、6q、15q 以及 11q 的缺失。细胞周期蛋白 D1 基因（*Cyclin D1*，*CCND1* 或 *PRAD1*）是最早被确认的甲状旁腺原癌基因，位于人类染色体 11q13，约有 20%~40% 的甲状旁腺腺瘤中存在 *CCND1* 的过度表达，可能与 DNA 重排有关。部分腺瘤组织中发现了抑癌基因 *MEN1* 的体细胞突变。抑癌基因 *HRPT2* 的突变参与了散发性甲状旁腺癌的发生。

PTH 过多加速骨的吸收和破坏，长期进展可发生纤维性囊性骨炎，伴随破骨细胞的活动增加，成骨细胞活性也增加，故血碱性磷酸酶水平增高。骨骼病变以骨吸收、骨溶解增加为主，同时肠钙吸收和尿钙重吸收都增加，引起高钙血症，出现骨质疏松或同时伴有佝偻病 / 骨软化，后者的发生可能与钙摄入减少和维生素 D 缺乏有关。

（二）药学监护相关的症状、体征与检查指标

1. 典型的症状　PHPT 病情程度不同，临床表现轻重不一，非特异性症状包括乏力、易疲劳、体重减轻和食欲减退等，可累及机体的多个系统，具体

如下。

（1）骨骼：常表现为全身性、弥漫性、逐渐加重的骨骼关节疼痛，承重部位骨骼的骨痛较为突出，如下肢、腰椎部位。病程较长的患者可出现骨骼畸形，包括胸廓塌陷、脊柱侧弯、骨盆变形、四肢弯曲等。患者可有身高变矮，轻微外力引发病理性骨折，或出现自发骨折。纤维囊性骨炎好发于颌骨、肋骨、锁骨及四肢长骨，病变部位容易发生骨折，四肢较大的纤维囊性骨炎病变可能被触及和有压痛。患者的活动能力明显降低，甚至活动受限。牙齿可能发生松动或脱落。

（2）泌尿系统：患者常出现烦渴、多饮、多尿；反复、多发泌尿系统结石可引起肾绞痛、输尿管痉挛、肉眼血尿，甚至尿中排沙砾样结石等。患者还易反复罹患泌尿系统感染性疾病，少数病程长或病情重者可以引发肾功能不全。

（3）消化系统：患者有纳差、恶心、呕吐、消化不良及便秘等症状。部分患者可出现反复消化道溃疡，表现为上腹疼痛、黑便等症状。部分高钙血症患者可伴发急、慢性胰腺炎，出现上腹痛、恶心、呕吐、纳差、腹泻等临床表现，甚至以急性胰腺炎发作起病。

（4）心血管系统：高钙血症可以促进血管平滑肌收缩、血管钙化，引起血压升高。高血压是 PHPT 最常见的心血管系统表现。PHPT 治愈后，高血压可得以改善。少数 PHPT 患者可以出现心动过速或过缓、ST 段缩短或消失，Q-T 间期缩短，严重高钙血症者可出现明显心律失常。

（5）神经肌肉系统：高钙血症患者可出现淡漠、消沉、烦躁、反应迟钝、记忆力减退，严重者甚至出现幻觉、躁狂、昏迷等中枢神经系统症状。患者易出现四肢疲劳、肌无力，主要表现为四肢近端为主的肌力下降。部分患者还表现为肌肉疼痛、肌肉萎缩、腱反射减弱。

（6）精神心理：患者可出现倦怠、嗜睡、情绪抑郁、神经质、社会交往能力下降情况，甚至出现认知障碍等心理异常的表现。PHPT 治愈后，心理异常的表现可以明显改善。

（7）血液系统：部分 PHPT 的患者可以合并贫血，尤其是病程较长的 PHPT 患者或甲状旁腺癌患者。

（8）其他代谢异常：部分患者可以伴有糖代谢异常，表现为糖耐量异常、糖尿病或高胰岛素血症，出现相应临床症状。

2. 辅助检查

（1）实验室检查

1）血清钙和血游离钙：血清钙（总钙，通常称血钙）正常参考值为 2.2~2.7mmol/L（8.8~10.9mg/dl），PHPT 时血钙水平可呈现持续性增高或波动性增高，少数患者血钙值持续正常（正常血钙 PHPT），因此必要时需反复测定。

判断血钙水平时应注意使用血清白蛋白水平校正。血清白蛋白浓度低于 40g/L（4g/dl）时，每降低 10g/L（1.0g/dl）会引起血钙水平降低 0.20mmol/L（0.8mg/dl）。

正常人血游离钙水平为（1.18±0.05）mmol/L。血游离钙测定结果较血总钙测定对诊断高钙血症更为敏感，且不受白蛋白水平的影响。因设备条件尚不普及，不作为确诊高钙血症的常规检查项目，但有助于多次检查血总钙值正常，而临床上疑诊 PHPT 者高钙血症的判断。

2）血清磷：正常参考值成人为 0.97~1.45mmol/L（3.0~4.5mg/dl）、儿童为（1.29~2.10）mmol/L（4.0~6.5mg/dl）。低磷血症是 PHPT 的生化特征之一。如出现高磷血症常提示肾功能不全或高磷摄入。甲状旁腺功能亢进症时，由于 PTH 的作用使肾脏对碳酸氢盐的重吸收减少，对氯的重吸收增加，会导致高氯血症，血氯/磷比值会升高，通常比值 >33。

3）血清碱性磷酸酶：血清碱性磷酸酶正常参考值成人为（32~120）U/L，儿童的正常值较成人高 2~3 倍。高碱性磷酸酶血症是 PHPT 的又一特征。血碱性磷酸酶增高往往提示存在骨骼病损，骨碱性磷酸酶升高更为特异，其水平越高，提示骨病变越严重或并存佝偻病/骨软化症。其他的骨转换生化标志物（如骨钙素、Ⅰ型原胶原 N 末端前肽或Ⅰ型胶原 C 末端肽交联等）水平升高，亦具参考价值。

4）尿钙：多数 PHPT 的患者尿钙排泄增加（家族性低尿钙性高钙血症除外），24 小时尿钙女性 >250mg，男性 >300mg，或 24 小时尿钙排出 >4mg/kg。甲状旁腺功能亢进症合并骨软化症和严重维生素 D 缺乏时尿钙排泄可能不增加。

5）血肌酐（Cr）和尿素氮（BUN）水平：测定血 Cr 和 BUN 等肾功能检查有助于原发性与继发性和三发性甲状旁腺功能亢进症的鉴别。Cr 和 BUN 水平升高亦可见于甲状旁腺功能亢进症伴脱水或伴肾脏损伤害。

6）血甲状旁腺激素（PTH）：PTH 在血液循环中主要有 4 种存在形式。

A. 完整的 PTH1~84，占 5%~20%，具有生物活性。

B. N 端 PTH1~34（即 PTH-N），也具有生物活性，量很少。

C. C 端 PTH56~84（即 PTH-C），其中又可分为若干种不同长度的片段。

D. 中段 PTH（即 PTH-M）。后二者占 PTH 的 75%~95%，半衰期长，但无生物活性。

前二者半衰期短，不超过 10 分钟。此外还有少量的 PTH 原、前 PTH 原等。PTH 测定对甲状旁腺功能亢进症的诊断至关重要。当患者存在高钙血症伴有血 PTH 水平高于正常或在正常范围偏高的水平，则需考虑原发性甲状旁腺功能亢进症的诊断。

7）血维生素 D：PHPT 的患者易出现维生素 D 缺乏，合并佝偻病/骨软化症时可能伴有严重的维生素 D 缺乏，血 25- 羟基维生素 D（25-OHD）水平低于 20ng/ml，甚至低于 10ng/ml。而由于过多 PTH 的作用，血液中的 1, 25-(OH)$_2$D 的水平则可能高于正常。

（2）影像学检查

1）骨骼病变：PHPT 的骨骼病变常规影像学检查为 X 线摄片。骨密度测量有助于评估患者的骨量状况及其治疗后变化。

A. 骨骼 X 线检查：约 40% 以上的本病患者 X 线片可见骨骼异常改变，主要有骨质疏松、骨质软化、骨质硬化、骨膜下吸收及骨骼囊性变等。另外，本病可累及关节，出现关节面骨质侵蚀样改变。

骨质疏松征象表现为广泛性骨密度降低、骨小梁稀少、骨皮质变薄，严重者骨密度降低后与周围软组织密度相似，并可继发骨折；颅骨疏松的骨板可见颗粒样改变。

骨质软化或佝偻病样改变分别见于成年和儿童患者。X 线特征为骨结构、特别是松质骨结构模糊不清。成人骨质软化 X 线所见主要为骨骼变形及假骨折。骨骼变形主要见于下肢承重的管状骨及椎体。假骨折多见于耻骨、坐骨、股骨及锁骨，其 X 线特征为与骨皮质相垂直的带状低密度影，椎体骨质软化可出现双凹变形，儿童佝偻病表现多见于尺、桡骨远端、股骨和胫骨两端，主要表现为干骺端呈杯口样变形及毛刷样改变，有时可同时伴有骨骺滑脱移位，称之为干骺端骨折。

骨质硬化多见于合并肾性骨病患者。脊椎硬化在其侧位 X 线片可见椎体上下终板区带状致密影，与其相间椎体中部的相对低密度影共同形成"橄榄衫"或"鱼骨状"影像；颅板硬化增厚使板障间隙消失、并可伴有多发的"棉团"样改变。

骨膜下骨质吸收 X 线特征为骨皮质外侧边缘粗糙、模糊不清，或不规则缺损，常见于双手指骨，并以指骨骨外膜下骨质吸收最具有特异性，但这并不是本病的早期 X 线征象，双手掌骨、牙周膜、尺骨远端、锁骨、胫骨近端及肋骨等处可见骨质吸收。另外，尚可见到皮质内骨质吸收、骨内膜下骨质吸收及关节软骨板下骨质吸收。

骨骼囊性改变为纤维囊性骨炎所致，多见于四肢管状骨，皮质和髓质均可受累。如囊肿内含棕色液体，即所谓的"棕色瘤"。X 线表现为偏心性、囊状溶骨性破坏，边界清晰锐利，囊内可见分隔。

需注意并非每个患者的骨骼改变均有上述 X 线表现，不同患者其骨骼改变亦不相同；X 线所见阴性者不能除外本病；仅凭 X 线所见也难以区分原发性或继发性甲状旁腺亢进症。

B. 骨显像：骨显像是一种具有高灵敏度、能反映骨骼病变的核医学功能影像技术，能比其他放射学检查更早发现病灶。轻度 PHPT 病例骨显像可以表现为正常，严重的 PHPT 病例中，可见到典型代谢性骨病的骨显像特征：中轴骨示踪剂摄取增高；长骨示踪剂摄取增高；关节周围示踪剂摄取增加；颅骨和下颌骨示踪剂摄取增加，呈"黑颅"；肋软骨连接处放射性增高，呈"串珠状"；胸骨柄和胸骨体侧缘示踪剂摄取增加，呈"领带征"；肾影变淡或消失。骨显像有时可见到软组织多发异位钙化，多位于肺、胃、肾脏、心脏和关节周围，钙化灶可呈迁徙性，甲状旁腺肿物切除后可消退。

2）泌尿系统影像学评估：15%~40% 的 PHPT 患者可发生泌尿系统结石。肾结石病主要发生于集合系统内，发生于肾实质内的结石称为肾钙质沉着。X 线摄片是最常用的影像学检查，采用腹部平片、排泄性尿路造影、逆行肾盂造影、经皮肾穿刺造影可发现结石。泌尿系统超声亦可以发现结石，并能够观察有无肾积水和肾实质萎缩。对以上 2 种检查不能明确者，可借助 CT 或磁共振尿路成像确定。

3）定位检查

A. 颈部超声（含细针穿刺）

a. 甲状旁腺超声：超声检查是甲状旁腺功能亢进症术前定位的有效手段。超声声像图表现如下。①甲状旁腺腺瘤：多为椭圆形，边界清晰，内部多为均匀低回声，可有囊性变，但钙化少见。彩色多普勒血流显像瘤体内部血供丰富，周边可见绕行血管及多条动脉分支进入。腺瘤囊性变时超声可表现为单纯囊肿、多房囊肿、囊实性。②甲状旁腺增生：常多发，增生较腺瘤相对小，声像图上二者难以鉴别，必须结合临床考虑。③甲状旁腺腺癌：肿瘤体积大，多超过 2cm，分叶状，低回声，内部回声不均，可有囊性变、钙化。侵犯周围血管是其特异性表现。

b. 超声引导甲状旁腺病灶穿刺液 PTH 测定：超声引导细针穿刺抽吸液 PTH 测定有助于确定病灶是否为甲状旁腺来源。如联合穿刺细胞学评估、免疫组织化学染色可进一步提高诊断准确性。该方法为术前影像学定位不清及 PHPT 复发需再次明确手术病灶者提供了有效的术前定位诊断方法。

B. 放射性核素检查：甲状旁腺动态显像是用于 PHPT 定位诊断的核医学功能影像技术。^{99m}Tc-MIBI（^{99m}Tc- 甲氧基异丁基异腈）是应用最广泛的甲状旁腺显像示踪剂。功能亢进的甲状旁腺肿瘤组织对 ^{99m}Tc-MIBI 的摄取明显高于正常甲状腺组织，而洗脱速度明显慢于周围的甲状腺组织，因而，采用延迟显像并与早期影像进行比较能够诊断功能亢进的甲状旁腺病灶。

静脉注射 ^{99m}Tc-MIBI 740~1 110MBq（20~30mCi）后，于 10~30 分钟和 1.5~2.5 小时分别在甲状腺部位采集早期和延迟显像。当怀疑异位甲状旁腺时，应加做胸部抬高位，即包括颈部和上胸部，必要时行断层显像。早期相及延迟相均示甲状腺、甲状腺外的颈部或纵隔区可见单个或多个异常放射性浓聚区,且放射性浓聚区消退不明显,是典型功能亢进的甲状旁腺组织显影图像。

某些情况可能干扰甲状旁腺显像,导致假阴性或假阳性结果,包括甲状旁腺病变过小、甲状旁腺增生、异位甲状旁腺腺瘤、甲状腺疾病(甲状腺腺瘤、甲状腺癌和结节性甲状腺肿等)等。因此,结合甲状腺显像有助于鉴别诊断。

C. CT 及 MR:CT 和 MR 对甲状旁腺病灶(多为腺瘤)的定位有所帮助。正常甲状旁腺或其较小病灶的常规 CT 和 MR 影像均与周围的甲状腺影像相似,难以区分;薄层增强 CT 和 MR 影像有助于较小病灶的检出,但目前 CT 和 MR 并不作为甲状旁腺病变的首选影像学检查方法。CT 和 MR 主要用于判断病变的具体位置、病变与周围结构之间的关系以及病变本身的形态特征。

D. 选择性甲状腺静脉取血测 PTH:是有创性 PHPT 定位检查手段。在不同部位(如甲状腺上、中、下静脉,胸腺静脉、椎静脉)分别取血,同时采集外周血作对照,血 PTH 的峰值点反映病变甲状旁腺的位置,升高 1.5~2 倍则有意义。

E. 术中 PTH 监测:术中快速测定 PTH 水平变化能在术中确定功能亢进的甲状旁腺组织是否被切除,尤其适用于术前定位明确、颈部切口较小或微创甲状旁腺切除手术。

通常的操作流程是:在即将切除最后一处功能亢进的甲状旁腺组织之前采取外周血作为术前 PTH 值,切除后 5、10、15 分钟时分别取外周血测定 PTH 水平,常用预示功能亢进组织已切除的标准是术后 10 分钟内 PTH 下降 50% 以上。

3. 疾病的主要诊断依据

(1)PHPT 的诊断线索:具有以下临床表现时应考虑 PHPT 诊断。

1)复发性或活动性泌尿系统结石或肾钙盐沉积症。

2)原因未明的骨质疏松症,尤其伴有骨膜下骨皮质吸收和/或牙槽骨板吸收及骨囊肿形成者。

3)长骨骨干、肋骨、颌骨或锁骨"巨细胞瘤",特别是多发性者。

4)原因未明的恶心、呕吐,久治不愈的消化性溃疡、顽固性便秘或复发性胰腺炎者。

5)无法解释的精神神经症状,尤其是伴有口渴、多尿和骨痛者。

6)阳性家族史者以及新生儿手足搐搦症患儿的母亲。

7)长期应用锂制剂而发生高钙血症者。

8)高钙尿症伴或不伴高钙血症者。

9）补充钙剂、维生素 D 制剂或应用噻嗪类利尿药时出现高钙血症者。

（2）PHPT 的诊断：根据病史、骨骼病变、泌尿系统结石和高血钙的临床表现，以及高钙血症和高 PTH 血症并存可做出定性诊断（血钙正常的原发性甲状旁腺功能亢进症例外）。此外，血碱性磷酸酶水平升高、低磷血症、尿钙和尿磷排出增多、X 线影像的特异性改变等均支持原发性甲状旁腺功能亢进症的诊断。定性诊断明确后，可通过超声、放射性核素扫描等有关定位检查了解甲状旁腺病变的部位完成定位诊断。

（三）治疗方案

1. 手术治疗　手术为 PHPT 首选的治疗方法。手术指征包括以下内容。

（1）有症状的 PHPT 的患者。

（2）无症状的 PHPT 的患者合并以下任一情况。

1）高钙血症，血钙高于正常上限 0.25mmol/L（1mg/dl）。

2）肾脏损害，肌酐清除率低于 60ml/min。

3）任何部位骨密度值低于峰值骨量 2.5 个标准差（T 值 <–2.5），和 / 或出现脆性骨折。

4）年龄小于 50 岁。

5）患者不能接受常规随访。

（3）无手术禁忌证，病变定位明确者：不符合上述手术指征的 PHPT 患者，是否需要手术治疗存在争议，手术干预需要依据个体化原则，可依据患者年龄、预期寿命、手术风险、手术意愿和靶器官损害风险等因素综合考虑。

2. 药物治疗　药物治疗适用于不能手术治疗、无症状的原发性甲状旁腺功能亢进症（PHPT）患者，药物主要包括双膦酸盐、雌激素替代治疗（HRT）、选择性雌激素受体调节剂（SERM）及拟钙化合物。详见第一章。PHPT 治疗：PHPT 患者如出现严重高钙血症甚至高钙危象时需及时处理。对不能手术或拒绝手术的患者可考虑药物治疗及长期随访。

（1）高钙血症：治疗高钙血症最根本的办法是去除病因，即行病变甲状旁腺切除术。由于高钙血症造成的各系统功能紊乱会影响病因治疗，严重时高钙危象可危及生命，短期治疗通常能有效地缓解急性症状、避免高钙危象造成的死亡，争取时间确定和去除病因。对高钙血症的治疗取决于血钙水平和临床症状。通常对轻度高钙血症患者和无临床症状的患者，暂无须特殊处理；对出现中毒高钙血症症状和体征的患者，需积极治疗。当血钙 >3.5mmol/L 时，无论有无临床症状，均需立即采取有效措施降低血钙水平。治疗原则包括扩容、促进尿钙排泄、抑制骨吸收等。

1）扩容、促尿钙排泄：高钙血症时由于多尿、恶心、呕吐引起的脱水非常多见，因此需首先使用生理盐水补充细胞外液容量。充分补液可使血钙降低

0.25~0.75mmol/L。补充 0.9% 氯化钠注射液一是纠正脱水，二是通过增加肾小球钙的滤过率及降低肾脏近、远曲小管对钠和钙的重吸收，使尿钙排泄增多。但老年患者及心肾功能不全的患者使用时需慎重。

细胞外液容量补足后可使用呋塞米。呋塞米和依他尼酸可作用于肾小管髓袢升支粗段，抑制钠和钙的重吸收，促进尿钙排泄，同时防止细胞外液容量补充过多。呋塞米的应用剂量为 20~40mg 静脉注射；当给予大剂量呋塞米加强治疗时需警惕水、电解质紊乱。由于噻嗪类利尿药可减少肾脏钙的排泄，加重高钙血症，因此绝对禁忌。

2）应用抑制骨吸收药物：此类药物的早期使用可显著降低血钙水平，并可避免长期大量使用生理盐水和呋塞米造成的水及电解质紊乱。此类药物包括：

①双膦酸盐：静脉使用双膦酸盐是迄今为止最有效的治疗高钙血症的方法。高钙血症一经明确，应尽早开始使用，起效需 2~4 小时，达到最大效果需 4~7 天，大部分患者血钙能降至正常水平，效果可持续 1~3 周。国内目前用于临床的为帕米膦酸钠（pamidronate）、唑来膦酸（zoledronic acid）和伊班膦酸钠（ibandronate）。②降钙素：降钙素起效快，不良反应少，但效果不如双膦酸盐显著。使用降钙素 2~6 小时内血钙可平均下降 0.5mmol/L。常用剂量为：鲑鱼降钙素 2~8IU/kg，鳗鱼降钙素 0.4~1.6U/kg，皮下或肌内注射，每 6~12 小时注射 1 次。降钙素半衰期短，每日需多次注射。但其降低血钙的效果存在逸脱现象（多在 72~96 小时内发生），不适于长期用药。故降钙素多适用于高钙危象患者，短期内可使血钙水平降低，用于双膦酸盐药物起效前的过渡期。

（2）长期治疗

1）不能手术或不接受手术的患者：对不能手术或不接受手术的 PHPT 患者的治疗旨在控制高钙血症、减少甲状旁腺功能亢进症相关并发症。应适当多饮水，避免高钙饮食，尽量避免使用锂剂、噻嗪类利尿药。

2）术后药物治疗：低钙血症是病变甲状旁腺切除术后常见的并发症之一。术后低钙血症的原因主要是相对的、瞬时甲状旁腺功能不足。因此这种低钙血症通常是一过性的，术前功能受抑制的正常甲状旁腺，术后能够逐渐恢复功能，使血钙恢复正常。

骨饥饿综合征（hungry bone syndrome，HBS）多见于术前骨骼受累严重者，术后随着钙、磷大量沉积于骨组织，出现低钙血症、低磷血症，导致手足搐搦，甚者危及生命。严重低钙血症者需要补充大量钙剂。当能够吞咽时，应及时口服补充元素钙 2~4g/d，口服困难或症状较重者应积极给予静脉补钙。初始可予 10% 葡萄糖酸钙 10~20ml 缓慢静脉注射，缓解症状，之后可予 10% 葡萄糖酸钙 100ml 稀释于 0.9% 氯化钠注射液或葡萄糖液 500~1 000ml 内。根据症状和血钙水平调节输液速度，通常需要以每小时 0.5~2mg/kg 的速度静脉滴注，应定期检测血清钙水平,避免发生高钙血症。维生素 D 的补充对缓解低钙血症也是有益的,可以口服骨化三醇,0.5~4.0μg/d,血钙维持正常后,骨化三醇逐渐减量,避免发生高钙血症。

（四）药学监护要点

1. 药物治疗评估

（1）治疗前的药学评估

1）原发性甲状旁腺功能亢进症状评估:进行骨骼、泌尿系统、消化系统、心血管系统、神经肌肉系统、血液系统、精神心理等相关症状评估。

2）骨质疏松症风险评估:详见第一章。

3）基本情况评估:基本情况评估包括患者年龄、现病史、既往病史、家族史、月经及个人婚育史、用药史等信息,主要为风险评估。同时应详细了解患者生活方式,如饮食、运动情况等,重点关注患者既往用药史,掌握患者用药经验及依从性,以便有针对性地进行药学监护及宣教。

（2）治疗过程的药学评估:治疗过程中,应对患者药物治疗的有效性、安全性、依从性进行评估,并根据评估结果调整用药或者停止用药。

1）药物治疗方案的有效性评估:对高钙血症的治疗取决于血钙水平和临床症状。通常对轻度高钙血症患者和无临床症状的患者,暂无须特殊处理;对出现症状和体征的中度高钙血症患者,需积极治疗。当血钙 >3.5mmol/L 时,无论有无临床症状,均需立即采取有效措施降低血钙水平。抑制骨吸收药物的早期使用可显著降低血钙水平,并可避免长期大量使用生理盐水和呋塞米造成的水及电解质紊乱,西那卡塞应用后 1 周内即可检测到血钙变化,在治疗中应注意监测血钙水平,但其对骨密度无显著影响。

美国国家骨质疏松基金会（National Osteoporosis Foundation,NOF）和国际临床骨密度测量学会（International Society for Clinical Densitometry,ISCD）均推荐骨密度测量为治疗的常规监测指标。NOF 建议应每两年进行一次重复测量骨密度,而 ISCD 提倡首次随访测定应在启动治疗或改变治疗后 1 年进行。中华医学会骨质疏松和骨矿盐疾病分会指南推荐在药物首次治疗或改变治疗后每年、效果稳定后每 1~2 年重复骨密度测量来监测疗效。

2）药物治疗方案的安全性评估

A. 不良反应的监测与处理:药物治疗相关不良反应主要表现在以下五方面。

a. 水、电解质紊乱:尤其是大剂量或长期应用呋塞米时,患者会出现直立性低血压、休克、低钾血症、低氯血症、低氯性碱中毒、低钠血症、低钙血症以及与此有关的口渴、乏力、肌肉酸痛、心律失常等,建议定期随诊,加强监测,存在低钾血症或低钾血症倾向时,应注意补充钾盐。

b. 体温升高：使用双膦酸盐前需要检查患者的肾功能，要求肌酐清除率>35ml/min。少数患者可出现体温升高，有时会出现类似流感样症状，可予以对症处理。

c. 乳腺胀痛：雌激素初始治疗3个月内出现乳腺胀痛相对常见，患者可感觉乳房轻中度胀痛，应向患者解释，症状在继续HRT后可逐渐减弱。年度乳腺检查结果若有乳腺增生，向患者解释属非病理性改变；若为乳腺结节，建议到乳腺外科就诊，进行专科处理。乳腺结节的患者排除恶性疾病后，建议定期随诊，加强监测，乳腺超声检查可缩短至4~6个月1次；如乳腺情况有手术治疗指征，建议暂停HRT治疗，手术后参考病理诊断结果确定下一步治疗方案。

d. 血管舒张（潮热）、流感样症状：使用雷洛昔芬后出现此类不良反应通常无须停止治疗。

e. 血清钙降低：使用西那卡塞发生低钙血症时会导致Q-T间期延长、麻痹、肌肉痉挛、情绪低落、心律不齐、血压下降等临床症状，需在本品的给药初期阶段及剂量调整阶段每周测定1次血清钙浓度、在维持期至少每2周测定1次血清钙浓度。出现低钙血症等症状时，应立即检测血清钙浓度，并酌情使用钙剂或维生素D制剂，且根据情况可减少给药剂量或停用本品。

B. 慎用情况的监护

a. 高钙血症时由于多尿、恶心、呕吐引起的脱水非常多见，因此需首先使用生理盐水补充细胞外液容量，充分补液可使血钙降低0.25~0.75mmol/L，但老年患者及心肾功能不全的患者使用时需慎重。

b. 呋塞米剂量应从最小有效剂量开始，然后根据利尿反应调整剂量，以减少水、电解质紊乱等不良反应的发生。

c. 可能的药物相互作用：①肾上腺糖、盐皮质激素，促肾上腺皮质激素，雌激素，非甾体抗炎药，拟交感神经药物和抗惊厥药物能降低呋塞米的利尿作用，多巴胺与呋塞米合用，利尿作用加强；呋塞米与氯贝丁酯合用，两药的作用均增强；呋塞米可使尿酸排泄减少，血尿酸升高，故与治疗痛风的药物合用时，后者的剂量应作适当调整；呋塞米与两性霉素、头孢菌素、氨基糖苷类合用，肾毒性和耳毒性增加，尤其是原有肾损害时，与抗组胺药物合用时耳毒性增加，易出现耳鸣、头晕。②唑来膦酸经肾脏排泄，与明显影响肾功能的药物合用时应注意；伊班膦酸钠不应与含钙溶液混合使用。③降钙素与锂剂合用可能导致血浆中锂浓度下降，锂的剂量可能需要调整。④因雌二醇部分经CYP3A4代谢，故CYP3A4酶抑制剂（如红霉素、克拉霉素、伊曲康唑等）可使雌激素浓度升高，导致不良反应增加。CYP3A4酶诱导剂（如卡马西平、苯巴比妥、利福平等）可使雌激素代谢加快从而减弱雌激素疗效；雌二醇可降低抗凝药、降糖药、抗高血压药、他莫昔芬的药物疗效；与青霉素、四环素合用可使雌二醇浓度降低。⑤雷洛昔芬与华法林或其他香豆素类衍生物合用时需要监测凝血酶原时间；雷洛昔芬不宜与考来烯胺（或其他阴离子交换树脂）同时服用，它可显著降低雷洛昔芬的吸收和肝肠循环。⑥唑类抗真菌药、大环内酯类抗菌药物、胺碘酮可能导致西那卡塞的作用增强；西那卡塞可能导致三环类抗抑郁药、丁酰苯类抗精神病药、氟卡尼、长春碱的血药浓度升高。

3）患者依从性（顺应性）评估：为了保证患者的依从性，消除患者用药疑虑，对患者的用药教育包括如下内容。

A. 患者教育：服药方法是结合雌激素片宜从每日 0.3mg 开始，随后的剂量要基于临床反应和骨矿物质密度的反应进行调整；雷洛昔芬片每日口服1 片，可以在一天中的任何时候服用且不受进餐的限制，通常建议饮食钙摄入量不足的妇女服用钙剂和维生素 D，老年人无须调整剂量；西那卡塞片成人 25mg，每日 1 次口服，应随餐服用或餐后立即服用，药品需整片吞服，不建议切分后服用。服用药物后，可能出现乳房胀痛、血管舒张（潮热）、流感综合征、恶心、呕吐、胃部不适、食欲缺乏、腹胀等不良反应，通常不影响继续治疗。如出现严重不良反应，应及时停药就医。

B. 服药不依从的后果：为了进一步增加患者的依从性，应告知患者不规律服药的后果。叮嘱患者若间断服用结合雌激素片，不但不能保证治疗效果，而且可能会发生异常子宫出血。

C. 患者关心的常见问题

a. 发热、流感样症状：首次输注唑来膦酸后可能出现一过性发热、肌肉关节疼痛等流感样症状，多数在 1~3 天内缓解，严重者可予以非甾体抗炎药对症处理，不建议预防性使用。

b. 静脉血栓：有静脉血栓栓塞史的妇女应慎用口服 HRT。有潜在或已证实有静脉栓塞和卒中危险因素的妇女，应选择非口服途径的 HRT。雷洛昔芬可增加静脉血栓栓塞事件的危险性，这点与目前使用的激素替代治疗伴有的危险性相似，在一些因疾病或其他情况而需要长时间制动的患者应停药，在出现上述情况时立即或在制动之前 3 天停药，直到上述情况改变或患者可以完全活动才能再次开始使用。

（3）治疗后的药学评估：治疗告一段落后，再次评估治疗的有效性和安全性。

（4）药物治疗问题的确认：在评估患者药物相关需求过程中，应确定是否存在以下药物治疗问题，并及时解决。

1）不必要的药物治疗：对患者正在服用的没有明确临床适应证的药物，

或没有使患者获益的药物,应停止使用。

2）需要增加的药物治疗:例如细胞外液容量补足后可使用呋塞米,呋塞米和依他尼酸可作用于肾小管髓袢升支粗段,抑制钠和钙的重吸收,促进尿钙排泄,同时防止细胞外液容量补充过多;PHP合并维生素D缺乏患者术前维生素D制剂补充治疗可以部分改善PHPT患者的高PTH血症及降低骨转换指标,减少骨量丢失。

3）无效药物:当患者所使用药物没有显示应有的治疗效果时,应及时换药。

4）剂量过低或过高:需根据患者用药后具体情况调整剂量。

5）药物不良反应:根据如下原则对药物不良反应进行判断。①有明确的用药史;②用药前无类似阳性体征;③符合该药已知的不良反应类型;④停用该药症状减轻或消失;⑤不能用原患疾病解释病情变化;⑥既往有同类药物不良反应史;⑦家族中有同类药物不良反应史;⑧辅助检查结果符合病理变化诊断指标;⑨再次使用同种药品体征可再现或病情加重。

一旦明确是药物不良反应,要立即采取措施,停用可疑药物,对患者及时进行对因对症治疗。妥善封存导致药物不良反应的可疑药品,在最短时间内向药品不良反应监测中心报告药物不良反应。

6）患者不依从:当发现患者未按医嘱服药时,应详细了解患者不依从的原因,并针对原因采取相应措施。例如患者不依从的原因为对HRT的致癌风险存在误解,则应为患者详细解释,打消其用药疑虑。

2. 拟定和执行患者监护计划

（1）PHPT合并骨质疏松的治疗目标:治疗目标主要包括提高骨密度以及维持钙平衡,方式以手术切除增生、腺瘤或腺癌组织为主,术后辅以维生素D和钙剂促进骨骼修复,术后骨转换的生化指标和骨密度可逐渐恢复正常。

（2）患者监护计划:在与医师协商确定患者药物治疗方案后,制定患者疗效随访时间表(表5-16),并填写药学监护表(表5-17)。

表5-16　患者疗效随访时间表

随访时间	随访内容	预期目标	干预
用药6个月	症状是否减轻 有无不良反应 有无按时服药	症状减轻 无不良反应 按时服药	若患者症状未明显缓解,嘱患者继续用药观察 若患者出现不良反应,应调整药物剂量或更改治疗方案 若患者未按时服药,应确定原因,再次进行详细用药教育

续表

随访时间	随访内容	预期目标	干预
用药 1 年及之后的每一年	症状是否减轻有无不良反应有无按时服药	症状减轻无不良反应按时服药	若患者症状、体征未明显缓解,或患者出现不良反应,应调整药物剂量或更改治疗方案 若出现骨密度降低或骨折或肾结石或钙质沉着等疾病进展,建议手术 若患者未按时服药,应确定原因,再次进行详细用药教育

表 5-17　原发性甲状旁腺功能亢进症患者药学监护表

姓名		年龄		性别		身高		体重	
民族		职业		文化程度		联系方式		婚姻状况	
治疗监护记录									

当前药物治疗方案	药名	剂量	用法	疗程	不良反应	治疗方案评价
						1. 选药适宜性 □品种选择 □剂量选择 □禁忌证
目前联用其他药物	药名	剂量	用法	备注		2. 配伍 3. 相互作用 建议:

患者认知情况	对甲状旁腺功能亢进症的认识	□完全　□部分　□不认识　□未被告知	用药依从性评价 □好 □较好 □一般 □较差 □不理解
	对骨质疏松症治疗的认识	□完全　□部分　□不认识　□未被告知	
	对 HRT 的认识	□完全　□部分　□不认识　□未被告知	
	药物用法用量	□好　□较好　□一般　□较差 □不理解	
	药物不良反应	□好　□较好　□一般　□较差 □不理解	
	治疗注意事项	□好　□较好　□一般　□较差 □不理解	

续表

治疗效果评价:□稳定　□改善　□部分改善　□未改善　□恶化　□失败	
辅助检查:	
备注	
记录药师签名	记录日期/时间

3. 用药疗效的随访评估

（1）评估药物治疗的有效性

1）患者症状和体征的改善：采集数据，了解患者症状和体征缓解或消失的情况。如全身骨骼关节疼痛、烦渴、多饮、多尿、纳差、恶心、呕吐、消化不良、便秘、高血压、淡漠、消沉、烦躁、反应迟钝、记忆力减退、幻觉、躁狂、昏迷、倦怠、嗜睡、情绪抑郁、神经质、社会交往能力降低、贫血、糖代谢异常、乏力、易疲劳、体重减轻等症状是否有缓解或消失。

2）患者化验参数的改善：血钙、尿钙、肌酐清除率、肾结石风险、骨转换指标等是否好转，骨密度测量是否提示骨质疏松、骨量降低的情况是否得到改善。

（2）评估药物治疗的安全性：告知患者药物不良反应的监测与处理，药物治疗相关不良反应主要表现如下五方面。

1）水、电解质紊乱：尤其是大剂量或长期应用时，患者会出现直立性低血压、休克、低钾血症、低氯血症、低氯性碱中毒、低钠血症、低钙血症以及与此有关的口渴、乏力、肌肉酸痛、心律失常等，建议定期随诊，加强监测，存在低钾血症或低钾血症倾向时，应注意补充钾盐。

2）体温升高：使用双膦酸盐前需要检查患者的肾功能，要求肌酐清除率>35ml/min。少数患者可出现体温升高，有时会出现类似流感样症状，可予以对症处理。

3）乳腺胀痛：雌激素初始治疗3个月内出现乳腺胀痛相对常见，患者可感觉乳房轻中度胀痛，应向患者解释，症状在继续HRT后可逐渐减弱。年度乳腺检查结果若有乳腺增生，向患者解释属非病理性改变；若为乳腺结节，建议到乳腺外科就诊，进行专科处理。乳腺结节的患者排除恶性疾病后，建议定期随诊，加强监测，乳腺超声检查可缩短至4~6个月1次；如乳腺情况有手术治疗指征,建议暂停 HRT 治疗,手术后参考病理诊断结果确定下一步治疗方案。

4）血管舒张（潮热）、流感样症状：使用雷洛昔芬后出现此类不良反应通常无须停止治疗。

5）血清钙降低：使用西那卡塞发生低钙血症时会导致 Q-T 间期延长、麻痹、肌肉痉挛、情绪低落、心律不齐、血压下降等临床症状,需在本品的给药初期阶段及剂量调整阶段每周测定 1 次血清钙浓度、在维持期至少每 2 周测定 1 次血清钙浓度。出现低钙血症等症状时,应立即检测血清钙浓度,并酌情使用钙剂或维生素 D 制剂,且根据情况可减少给药剂量或停用本品。

（3）阶段性评估药物治疗结局状态：根据患者监护计划及药学监护表,阶段性评估药物治疗目标是否达成,并根据评估结果,判断是否需要调整药物治疗方案和剂量。

可将治疗结局定为①稳定：药物治疗已经完成。相同药物治疗不用更改,继续进行。②改善：此时治疗进展良好。相同药物治疗方案不用更改,继续进行。③部分改善：可以预见接近理想治疗目标的进展情况,但需要调整药物治疗以更好达到治疗目标。通常需要调整剂量或增加药物即联合用药疗。④未改善：此时尚未达到或仅稍微接近治疗目标,仍需更多时间来评估药物方案的整体效果。此时继续进行相同的药物治疗方案。⑤恶化：在接受现有药物治疗后,患者的健康状况出现了下滑。需要对药物治疗方案（产品和 / 或剂量）进行调整。⑥失败：尽管应用了足够的剂量和疗程,但治疗目标尚未达到。需要终止目前的药物治疗并重新开始其他的药物治疗。

五、肾上腺皮质功能减退症

（一）概述

肾上腺皮质功能减退症（adrenocortical hypofunction）是最常见的一类功能低下性内分泌疾病。按病因可分为原发性及继发性两类。原发性肾上腺皮质功能减退症又称艾迪生病（Addison's disease）,主要由肾上腺皮质结构或功能缺陷致肾上腺皮质激素分泌不足,多伴血浆促肾上腺皮质激素（ACTH）水平增高。继发性患者主要由下丘脑或垂体病变致 ACTH 分泌降低,进而导致肾上腺皮质激素不足,多伴血浆 ACTH 水平降低但少数亦可正常。按病程可分为急性肾上腺皮质功能减退症和慢性肾上腺皮质功能减退症。慢性肾上腺皮质功能减退症多见于中年,老年和幼年者较少见。无性别差异。

原发性肾上腺皮质功能减退症的病因现主要有特发性（包括自身免疫性和多内分泌腺功能减退综合征）,占 65%;其次为结核,约占 20%;其他原因占 15%。

1. 特发性肾上腺皮质萎缩 自身免疫性损伤是其主因。半数以上的特发性肾上腺皮质萎缩患者中可检测到针对肾上腺皮质的抗体,而细胞毒性的T淋巴细胞亦是其病因。其中50%左右同时可伴有其他自身免疫性内分泌疾病,被称为自身免疫性多内分泌腺综合征(autoimmune polyglandular syndrome, PAS),主要有两种类型:Ⅰ型和Ⅱ型。Ⅰ型罕见,Ⅱ型较常见。Ⅰ型常见于儿童,平均发病年龄约为12岁,属常染色体隐性遗传;Ⅱ型常发生于多代患病的家系中,即具有"显性"遗传特征。平均发病年龄约24岁。Ⅰ型与HLA无关联,而Ⅱ型与B8.DR3/DR4相关联,并发现其与第6对染色体的基因突变有关。两者均为自身免疫性损伤,如在大多数患者血液循环中,存在一种或数种针对内分泌腺的自身抗体。

2. 感染性疾病

(1)肾上腺结核:过去肾上腺结核曾是艾迪生病的首要原因,目前在结核病发生率仍高的国家和地区依然如此。肾上腺结核乃血行播散所致,常同时伴胸腹腔、盆腔淋巴结或泌尿系统结核。肾上腺结核常累及双侧,皮质和髓质均遭严重破坏,98%以上组织被结核所致的干酪样肉芽肿、结节或坏死所替代,早期肾上腺可增大,晚期纤维化后体积缩小,50%可有钙化。

(2)HIV感染:由于获得性免疫缺陷综合征(AIDS)在全球蔓延,HIV感染患者引起肾上腺皮质功能减退的发生率亦提高。HIV感染患者常因巨细胞病毒、非典型分枝杆菌或隐球菌感染和Kaposi肉瘤侵犯肾上腺而致肾上腺皮质功能减退。某些治疗AIDS机会性感染的药物(抑制皮质醇合成)或利福平(促进皮质醇代谢)皆可诱发肾上腺皮质危象。

(3)深部真菌感染:如组织胞浆菌病、球孢子菌病、芽生菌病、隐球菌病和酵母菌病等均可引起肾上腺皮质功能减退症。

3. 遗传性疾病

(1)先天性肾上腺发育不全症(congenital adrenal hypoplasia, CAH):本症为罕见的家族性肾上腺皮质发育障碍,新生儿发病率约为$1/10^4$。新生儿常常出生时即出现明显的肾上腺皮质功能减退症状,可呈现下列四种类型:①伴垂体发育不全的散发型;②常染色体隐性遗传型;③X性连锁巨细胞型,合并低促性腺素性功能减退;④X性连锁伴甘油激酶缺乏。此病是因位于X染色体短臂(Xp21)上编码 *DAX1* 的基因突变所致。*DAX1* 基因属核激素受体超家族,在肾上腺皮质、性腺、下丘脑和垂体等中均有表达。SF-1是调控CYP类固醇羟化酶基因表达的重要转录因子,为正常肾上腺皮质发育所必需。在 *DAX1* 基因的5'端已证实存在SF-1特异性反应元件的序列。SF-1基因突变(NR5Al)也会引起肾上腺皮质功能减退并伴XY性反转。

(2)肾上腺脑白质营养不良症(adrenoleukodystrophy, ALD)和肾上腺髓质神经病(adrenomyeloneuropathy, AMN):两者都是性连锁隐性遗传病,是位于X

染色体上编码过氧化物酶膜蛋白的 *ABCD1* 基因突变，导致极长链脂肪酸（多于 24 个碳原子）不能氧化而在细胞内堆积引起细胞死亡，临床表现为肾上腺皮质功能减退和白质脱髓鞘引起的神经损伤。ALD 幼年起病且进展迅速，以严重的中枢性脱髓鞘病变为特征，在男性中患病率约为 1/50 000~1/25 000，在男性原发性肾上腺皮质功能减退症者中约占 13%；AMN 青年期起病且进展缓慢，以局限性的脊神经和外周神经脱髓鞘病变为特征，但少数患者可在神经损害前仅有肾上腺皮质功能减退的表现。

（3）ACTH 不敏感综合征：罕见的常染色体隐性遗传病，以糖皮质激素和雄激素缺乏并对 ACTH 无反应，血中 ACTH 水平高且盐皮质激素多正常为特征，包括两种类型：1 型又称家族性糖皮质激素缺乏症，为 ACTH 受体（MC2R）突变引起，可表现为身材高大、前额突出，可能与 ACTH 本身对软骨和骨的作用过度有关；2 型又称 Allgrove 综合征或"3A"综合征，除糖皮质激素缺乏临床表现外，还有无泪、贲门失弛缓和神经系统损害表现如耳聋等，为编码 WD- 重复蛋白的"3A"基因突变所致。部分 ACTH 不敏感综合征可能仅存在受体后的缺陷。

（4）胆固醇代谢缺陷症：由于大部分皮质醇来源于循环中 LDL 产生的胆固醇，因此，缺乏 LDL 的患者（如先天性 β 脂蛋白缺乏症）或 LDL 受体缺乏（如纯合子家族性高胆固醇血症）者，尽管基础皮质醇正常，无肾上腺皮质功能减退的临床表现，但 ACTH 兴奋试验示皮质醇反应减退。

（5）皮质醇抵抗：由靶细胞内糖皮质激素受体结构异常或数量减少而致。

继发性肾上腺皮质功能减退症的病因较多，任何破坏正常垂体或下丘脑的致病原因都可能导致促肾上腺皮质激素缺乏，并随后失去对肾上腺皮质醇合成的刺激作用。垂体瘤是最常见的病因。颅咽管瘤、脑膜瘤等其他下丘脑 - 垂体肿瘤鞍内和鞍上转移也可导致继发性肾上腺功能不全。少见的病因包括创伤性脑损伤、感染和垂体浸润。所有继发性肾上腺皮质功能减退症的病因可能导致其他下丘脑 - 垂体轴功能丧失。此外，长期摄入外源性糖皮质激素（glucocorticoids，GCs）也会引起促肾上腺皮质激素合成和分泌受到抑制，停药后导致继发性肾上腺皮质激素分泌不足。

骨质疏松的发生与肾上腺皮质功能减退症疾病本身没有密切关系，但和治疗中的糖皮质激素替代治疗有关。糖皮质激素诱导的骨质疏松症（glucocorticoid-induced osteoporosis，GIOP）的发病机制很复杂，主要包括①影响钙稳态：GCs 通过抑制小肠对钙、磷的吸收及增加肾脏尿钙排泄，引起继发性甲状旁腺功能亢进症，进而促使破骨细胞的活化、导致骨丢失。②抑制骨形成：长期使用 GCs 可刺激破骨细胞活化、抑制成骨细胞增殖、I 型胶原和非胶原蛋白质合成，促进成骨细胞和骨细胞凋亡。③对性激素的影响：GCs 通过减少雌激素及睾酮的合成引起骨质疏松症。④其他：GCs引起的肌萎缩及肌力下降是导致患者骨折的危险因素。

（二）药学监护相关的症状、体征与检查指标

1. 典型的症状和体征

（1）症状

1）慢性肾上腺皮质功能减退症：发病隐匿，病情缓慢加重，原发性和继发性者大多数表现相同，其常见的临床表现包括虚弱和疲乏、畏食、恶心、腹泻、肌肉痛、关节痛、腹痛和直立性眩晕等。原发性者的特征性表现是皮肤黏膜色素沉着，是ACTH及其前体物（均含有黑素细胞刺激素，MSH）分泌过多所致。色素为棕褐色，有光泽，不高出皮面，色素沉着分布是全身性的，但以暴露及易摩擦部位更明显，如脸、手掌纹、乳晕、甲床、足背瘢痕和束腰带等部位；在色素沉着部位间的皮肤反而会出间白斑点。但继发性者非但无色素沉着，反而表现为肤色苍白。其他临床表现有：血容量降低而致血压偏低或直立性低血压，空腹低血糖，性功能减退如女性月经失调或闭经及男性性欲减退或阳痿，毛发脱落如阴毛、腋毛减少稀疏甚或缺如。若伴有其他疾病者可有相应表现：如自身免疫性甲状腺炎者，可有甲状腺功能减退症表现；下丘脑或垂体占位病变者，可有头痛、尿崩症、视力下降和视野缺失等；结核性者常有低热、盗汗等；青少年患者常可出现生长迟缓。

2）急性肾上腺皮质功能减退和肾上腺危象：病情危急，常有高热、恶心、呕吐、腹痛或腹泻脱水、血压下降、心动过速、四肢厥冷、虚脱、极度虚弱无力、反应淡漠或嗜睡甚至昏迷，但也可表现为烦躁不安、谵妄、惊厥。伴肾上腺皮质出血者还可出现腹部和胸背部疼痛、低血糖昏迷。其促发因素常有感染、创伤、手术、分娩、过劳、大量出汗、呕吐、腹泻或突然中断激素替代治疗等。

（2）辅助检查

1）常规检查：本症的异常包括正色素正细胞性贫血、嗜酸性粒细胞以及淋巴细胞增多、轻微的代谢性酸中毒和不同程度的氮质血症。电解质异常包括原发性者的低钠高钾血症而继发性者仅有低钠血症。

2）血浆肾上腺皮质激素基础值测定：血浆皮质醇（F）水平在本症患者中一般是低下的，以上午8：00测定更佳，若血F≤850nmo/L（30μg/L）可确诊为本症，但在正常范围内也不能排除本症。17-OHCS和17-KS在本症中也大多降低，但诊断意义不大。基础ACTH测定对本症的诊断及鉴别诊断具有重要意义，原发性者的血浆ACTH值明显增高，常≥55pmol/L（100pg/ml），但继发性者ACTH水平常偏低，早晨8：00<4.5pmol/L（20pg/ml）。

3）ACTH兴奋试验：在诊断本症非常有效，已成为目前筛查本症的标准方法。方法是给予 Cortrosyn（一种人工合成的 ACTH 类似物）250μg，静脉注射45 分钟后，取血样，测血 F。若≥200μg/L 为正常，若 <200μg/L 提示垂体 - 肾上腺轴有功能障碍，本法不受饮食或药物的干扰，结果可靠，可应用于任何年龄患者，无明显的副作用。

2. 疾病的主要诊断依据　肾上腺皮质功能减退症诊断标准：对有明显的乏力、虚弱、食欲减退、消瘦、血压和血糖偏低、皮肤黏膜色素增加者，需怀疑本症，无明显色素沉着者的临床表现与其他许多慢性消耗性疾病相似，故应及时进行血浆 ACTH、皮质醇等基础值测定和 ACTH 兴奋试验明确垂体 - 肾上腺皮质轴的功能状态。当确定患有肾上腺皮质功能减退症后，应进一步采用持续 2~3 天的 ACTH 兴奋试验，肾上腺和蝶鞍的影像学检查如 CT、MRI 等进一步确定病因和定位，有条件时应测定针对肾上腺、甲状腺、胰腺和性腺的自身抗体。

（三）药物治疗方案和药物选择

1. 一般治疗　进食高糖类、高蛋白、富含维生素而易消化吸收的饮食。每日至少摄取 10g 食盐，如有大汗、腹泻等情况，应酌情增加。注意休息，防止过度劳累，预防感染或肾上腺危象的发生。

2. 激素替代治疗

（1）糖皮质激素替代治疗

1）可的松：一般成人每日常规剂量 25~37.5mg，根据体重、性别、年龄、体力劳动强度等个体化因素而定。服用时间应模仿生理性激素分泌的昼夜节律，在上午 8：00 左右服用全日量的 2/3，下午 3 时左右服用全日量的 1/3。宜在进食后服用，避免胃肠道刺激。可的松口服后很容易被吸收，吸收后在肝中转化为皮质醇。25mg 可的松相当于 20mg 皮质醇。

2）氢化可的松：一般每日剂量 10~30mg，服药方法与上述相同。

3）泼尼松：为人工合成的糖皮质激素，于皮质结构 C1-C2 位之间去氢后对糖代谢可加强 5 倍，但对盐类代谢则相对减弱。一般口服，剂量 5~7.5mg/d。

氢化可的松为生理激素，对维持糖代谢和防止危象有重要作用。皮质素须在 C11 位加氢转化成皮质醇而发挥作用，故在肝病等情况下使用时必须注意。本组药的缺点为对水盐代谢较少有调节作用，故以前二药为首选。

判断糖皮质激素替代治疗是否适当，一定程度上要依靠患者的症状和体征。过量通常表现为体重过度增加；而剂量不足则表现为乏力、皮肤色素沉着。血 ACTH 不能作为剂量合适的唯一指标。

（2）盐皮质激素替代治疗

1）去氧皮质酮

A. 醋酸去氧皮质酮油剂：每天肌内注射 1~5mg，多数每天仅需 1~2mg，从

1mg 开始,每周添加 0.5~1mg。

B. 长效制剂:三甲基醋酸去氧皮质酮,为微粒悬液,吸收缓慢,一次注射 25~50mg 后其作用可维持 3~4 周,相当于每天 1~2mg 油剂。

C. 9α- 氟氢可的松:一般每天上午 8:00 口服 0.05~0.1mg 已能维持电解质平衡。但此药易诱发水肿,如条件允许可测定血浆肾素和血管紧张素Ⅱ来监测此药使用剂量是否适当。此外,临床出现高血压,低血钾提示应减量,反之应增加剂量。每天口服 9α- 氟氢可的松 0.1mg,约相当于每天肌内注射醋酸去氧皮质酮 2.5mg,或每个月注射三甲基醋酸去氧皮质酮 62.5mg。

2)中药甘草流浸膏:每日 20~40ml,稀释后口服,也有潴钠作用。

此组药物应在患者服用适量的糖皮质激素和充分摄取食盐后还是不能获得满意疗效,仍感头晕、乏力、血压偏低时使用。若盐皮质激素过量,患者可出现水肿、高血压,甚至发生心力衰竭。故肾炎、高血压、肝硬化和性功能不全者慎用。继发性肾上腺皮质功能减退症患者,不需要进行盐皮质激素替代治疗。

(3)围手术期的激素替代治疗:首先纠正脱水、电解质紊乱和低血压。其次,在进手术室以前应肌内注射氢化可的松 100mg。在麻醉恢复时给予肌内注射或静脉滴注氢化可的松 50mg,然后每 6 小时注射 1 次至 24 小时。如果病情控制满意,则减至每 6 小时肌内注射或静脉滴注 25mg,共 24 小时;然后维持此剂量 3~5 天。当恢复口服药物时应注意补充氟氢可的松。如出现发热、感染等并发症情况,应增加氢化可的松至 200~400mg。以上为常规用量,应根据个体差异、手术应激程度等各种情况调整用量,临床上需监测患者一般情况、出入量、血压,随访血钠、血钾、血糖。

(4)妊娠期妇女的激素替代治疗:糖皮质激素和盐皮质激素的替代剂量同于平常。部分女性在妊娠晚期需适当增大激素替代量,仍需根据个体临床情况判断。在分娩过程中,可给予氢化可的松 25mg/6h 静脉滴注,分娩后 3 天激素量可逐渐减至平常量。若分娩过程中遇到应激情况,如产程延长、感染等,应加大氢化可的松用量。

(5)儿童的激素替代治疗:激素替代需根据儿童不同阶段的生长发育要求精细调节,建议每半年复查一次,根据个体需求调节剂量;应加强体育锻炼,促进生长发育;若为继发性肾上腺皮质功能减退症,需特别注意垂体生长激素、促甲状腺激素的分泌情况,必要时补充生长激素、促甲状腺激素,以利于儿童生长发育。

3. 肾上腺危象治疗

(1)皮质激素治疗:立即静脉注射 100mg 氢化可的松,使血皮质醇浓度达到正常人在发生严重应激时的水平。以后每 6 小时静脉滴注 100mg 氢化可的松;第 2、3 天氢化可的松可减量至 300mg/d。后根据病情逐渐减量,至呕吐停止。可进食者,可改为口服糖皮质激素。因氢化可的松为生理激素,不需肝脏转化,所以在抢救过程中使用氢化可的松较地塞米松或甲泼尼龙效果更好。若静脉滴注地塞米松或甲泼尼龙,应同时肌内注射去氧皮质酮 2mg。

(2)补液:典型的危象患者液体所失量约达细胞外液的 1/5,故予初治的第 1、2 天应补充液体量每日 2 000~3 000ml。因患者肾上腺危象时一般均低钠、低糖,故可首先补充 5% 葡萄糖盐水;呕吐腹泻严重者,大量葡萄糖液中尤宜加入适量氯化钾。注意电解质平衡。

(3)积极治疗感染及其他诱因:寻找肾上腺危象的诱因,对因治疗。有感染者针对积极抗感染。病情控制不满意者多半因为诱因未消除或伴有严重的脏器功能衰竭,或肾上腺皮质危象诊断不明确。同时应给予全身性的支持疗法。

4. 病因治疗 有活动性结核者,应积极进行抗结核治疗。补充替代剂量的肾上腺皮质激素并不影响对结核病的控制。如病因为自身免疫疾病,则应检查是否有其他腺体功能减退,如存在,则需作相应治疗。继发性肾上腺皮质功能减退常常伴有其他腺垂体功能减退,如性腺功能和甲状腺功能减退,应予以相应的治疗。甲状腺素的替代治疗应至少在糖皮质激素治疗 2 周后开始,以免甲状腺素加重糖皮质激素缺乏而诱发肾上腺危象。

5. 骨健康基本补充剂 详见第一章。

6. 其他抗骨质疏松药 详见第一章。

(四)药学监护要点

1. 药物治疗评估

(1)治疗前的药学评估

1)肾上腺皮质功能不全症状评估:进行肾上腺皮质功能不全相关症状评估,判断激素补充适应证。

2)骨质疏松症风险评估:详见第一章。

3)基本情况评估:基本情况评估包括患者年龄、现病史、既往病史、家族史、月经及个人婚育史、用药史等信息,主要为风险评估。评估患者激素替代治疗的适应证、禁忌证及慎用情况,具体见表 5-18。同时应详细了解患者生活方式,如饮食、运动情况等,重点关注患者既往用药史,掌握患者用药经验及依从性,以便有针对性地进行药学监护及宣教。

(2)治疗过程的药学评估:激素替代治疗过程中,应对患者药物治疗的有效性、安全性、依从性进行评估,并根据评估结果调整用药或者停止用药。

表 5-18　激素替代治疗的适应证、禁忌证及慎用情况

激素类型	适应证	禁忌证	慎用
糖皮质激素	适用于原发性或继发性肾上腺皮质功能减退症，并于各种应激情况下适当增加剂量	1. 对糖皮质激素类药物过敏 2. 严重精神病史 3. 癫痫 4. 活动性消化性溃疡 5. 新近胃肠吻合术后 6. 骨折 7. 创伤修复期 8. 单纯疱疹性角、结膜炎及溃疡性角膜炎，角膜溃疡 9. 严重高血压 10. 严重糖尿病 11. 未能控制的感染（如水痘、真菌感染） 12. 活动性肺结核 13. 较严重的骨质疏松 14. 妊娠初期及产褥期 15. 寻常型银屑病 以上情况应尽量避免使用 GCs。但若有必须用 GCs 才能控制疾病、挽救患者生命的情况发生，如果合并上述情况，可在积极治疗原发疾病、严密监测上述病情变化的同时，慎重使用 GCs	1. 库欣综合征、动脉粥样硬化、肠道疾病或慢性营养不良的患者及近期手术后的患者慎用。 2. 急性心力衰竭、糖尿病、有精神病倾向、青光眼、高脂蛋白血症、高血压、重症肌无力、严重骨质疏松、消化性溃疡病、妊娠期及哺乳期妇女应慎用，感染性疾患必须与有效的抗生素合用，病毒性感染患者慎用；儿童也应慎用
盐皮质激素	原发性肾上腺皮质功能减退症	1. 对盐皮质激素类药物过敏 2. 极度高血钠	肾炎、高血压、肝硬化和性功能不全者慎用

　　1）药物治疗方案的有效性评估：判断糖皮质激素替代治疗是否适当，相当程度上要依靠患者的症状和体征。主要观察指标包括血压、血糖能否维持在正常范围，乏力是否减轻，食欲是否改善，既要达到肾上腺皮质功能减退症状消失，又不出现过量的表现，如食欲亢进、体重增加过多、兴奋失眠等早期医源性库欣综合征症状。血 ACTH 不能作为剂量合适的唯一指标。

　　盐皮质激素的使用指征是在患者服用适量的糖皮质激素和充分摄取食盐后还是不能获得满意疗效，仍感头晕、乏力，血压偏低，则需加用盐皮质激素。

若盐皮质激素过量，患者可出现水肿、高血压，甚至发生心力衰竭。

2）药物治疗方案的安全性评估

A. 不良反应的监测与处理：长期应用糖皮质激素可引起一系列不良反应，其严重程度与用药剂量及用药时间成正比，主要有以下几点：

a. 医源性库欣综合征：如向心性肥胖、满月脸、皮肤紫纹淤斑、类固醇性糖尿病（或已有糖尿病加重）、骨质疏松、自发性骨折甚或骨坏死（如股骨头无菌性坏死）、女性多毛或月经紊乱或闭经不孕、男性阳痿、出血倾向等。大多症状停药后可自行消退，饮食上宜采用低盐、低糖、高蛋白饮食，适当补充钾盐，必要时加用抗高血压、降糖药。由于皮肤菲薄，局部水肿，极易导致皮肤真皮层断裂而形成皮肤紫纹，应避免上臂、腰背、双下肢过度牵拉，减少皮肤损伤。为预防骨质疏松，用药前应测量患者的骨密度，随着患者用药时间的延长，应定期检测患者腰椎和髋部的骨密度情况，早期发现骨异常并及时处理，避免创伤及过度负重，以免发生自发性骨折，激素应用早期也应常规补充钙剂、维生素 D_3 等，刺激成骨细胞增殖和分化，必要时加用抗骨质疏松药如双膦酸盐或降钙素等。

b. 诱发或加重细菌、病毒和真菌等各种感染：GCs 对机体免疫反应的多个环节有抑制作用，可用于治疗各型变态反应性疾病，但可削弱机体的抵抗力，故易诱发细菌、病毒、真菌等感染。应充分了解患者体内潜在病灶，有结核的患者应早期、足量应用抗结核药；易诱发呼吸、泌尿系统的感染则应尽早使用抗生素，皮肤上的痈、疖等应及时清除相应脓点，避免搔抓，保持衣物及床单的清洁、干燥。

c. 诱发或加剧胃、十二指肠溃疡，甚至造成消化道大出血或穿孔：服用激素前常规使用抑酸护胃药，如硫糖铝咀嚼片、磷酸铝凝胶、泮托拉唑胶囊等，饭后服用激素可减少对胃黏膜的刺激，防止胃黏膜病变及急性胃出血。对食欲亢进的患者，则应当适当控制饮食，防止过度肥胖。

d. 高血压、充血性心力衰竭和动脉粥样硬化、血栓形成：常规测量血压，根据病情监测电解质变化，根据检查结果予以降血压等对症治疗，饮食宜清淡，限制钠盐摄入，适当补充钾盐。

e. 高脂血症，尤其是高甘油三酯血症：根据病情监测血脂变化，根据检查结果予以调节血脂、抑制血小板聚集等对症治疗，限制高脂饮食，警惕冠心病的发生。

f. 肌无力、肌肉萎缩、伤口愈合迟缓：因 GCs 治疗而引起的肌萎缩和肌无力常累及上臂屈肌和肩胛肌，其组织学改变为肌纤维萎缩，文献称之为"类固醇肌病"，多见于长期使用 GCs，特别是地塞米松等长效制剂的患者。如予减量或采用局部给药，肌无力症状可获好转。GCs 能促进蛋白质分解代谢，抑制成纤维细胞的增殖和瘢痕形成,致使伤口愈合不良。为克服此不良反应,可以增加蛋白质摄入,必要时使用蛋白同化激素。

g. 激素性青光眼、激素性白内障:这些不良反应重在预防。由于糖皮质激素性白内障相当一部分是由滥用激素所引起的,所以应强调合理用药。嘱咐患者定期到医院复查,做到早发现、早治疗。对GCs呈高敏反应而又必须应用者,可改用低浓度、效力弱、角膜渗透性差的药物。

h. 精神症状如焦虑、兴奋、欣快或抑郁、失眠、性格改变,严重时可诱发精神失常、癫痫发作:对兴奋、失眠、头痛等患者,应向其解释兴奋头痛的原因,缓解其紧张情绪,同时创造良好的休息环境。过度失眠者可短期内服用小剂量安眠药,按摩脚底涌泉穴,也可加用养血安神、镇静安神等药物。

i. 儿童长期应用影响生长发育:应用GCs治疗的患儿应定期检测其生长发育情况,以便及时发现药物对患儿身体发育状况产生的影响,并及时处理。

B. 慎用情况的监护:肾上腺皮质功能减退症患者有补充糖皮质激素和盐皮质激素的适应证,同时又合并某些激素影响性疾病,是否可以启用激素替代治疗,应当根据其具体病情来判定。慎用情况并不是禁忌证,可在积极治疗原发疾病、严密监测上述病情变化的同时,慎重使用肾上腺皮质激素。

C. 可能的药物相互作用:应用糖皮质激素类药物过程中,可能会与某些药物发生相互作用,在使用时应注意。

a. 排钾利尿药:这类药物主要有呋塞米、托拉塞米、吲达帕胺、氢氯噻嗪、碳酸酐酶抑制剂等。糖皮质激素与这些排钾利尿药联用,可导致严重的低血钾,并且糖皮质激素的水钠潴留作用会减弱利尿药物的利尿效应。

b. 抗癫痫药:如苯妥英钠、苯巴比妥等。这类药物为肝药酶诱导剂,可促使糖皮质激素类药物在肝脏中的排泄,使糖皮质激素类药物药效降低。

c. 抗细菌药:氨基糖苷类药物如与糖皮质激素合用,同样会导致糖皮质激素的作用降低,因氨基糖苷类等也为肝药酶诱导剂,也可使糖皮质激素类药物在肝脏中的代谢加快。氯霉素可使糖皮质激素效力增强,氯霉素为肝药酶抑制剂,抑制糖皮质激素在肝脏中的代谢。此外,糖皮质激素可使甲硝唑从体内排泄加快,与肝药酶有关。

d. 抗真菌药:两性霉素B为抗人体深部组织真菌感染的药物,与糖皮质激素类药物合用,会导致或加重低血钾,使真菌病灶扩散,还会造成肝损害等。伊曲康唑可抑制糖皮质激素在体内的消除,抗真菌药物会抑制肝药酶对糖皮质激素在肝脏中的代谢,还有可能使内源性肾上腺皮质功能受到抑制,出现不良反应。

e. 解热镇痛抗炎药:阿司匹林、吲哚美辛、双氯芬酸、布洛芬、酮洛芬、萘普生等解热镇痛抗炎药与糖皮质激素联用,易导致消化性溃疡等并发症。糖皮质激素可使水杨酸盐的消除加快、疗效降低，与对乙酰氨基酚合用，可增加对肝脏的毒性。

f. 降糖药：糖皮质激素可促进糖异生，减少外周组织对葡萄糖的摄取与利用，从而使血糖升高，减弱口服降血糖药物或胰岛素的作用。

g. 强心苷：糖皮质激素与强心苷联用，能增加洋地黄毒性及心律失常的发生，其原因是糖皮质激素的水钠潴留和排钾作用。

h. 蛋白质同化激素：如甲睾酮、达那唑、苯丙酸诺龙、丙酸睾酮等，蛋白质同化激素与糖皮质激素合用，可增加水肿的发生率，诱发或加重痤疮。

此外，糖皮质激素能使灭活疫苗抗体减少，免疫效价降低，故在接种前 2 周内应禁止使用糖皮质激素类药物。还有些药物与糖皮质激素合用会发生药物间的相互作用，如单胺氧化酶抑制剂与糖皮质激素联用可能发生高血压危象；与抗凝剂联用，可降低抗凝作用等。所以，在使用糖皮质激素类药物时，要注意药物间的相互作用。

3）患者依从性（顺应性）评估：为了保证患者的依从性，消除患者用药疑虑，对患者的用药教育包括如下内容。

A. 患者教育

a. 服药方法：糖皮质激素的服用时间应模仿生理性激素分泌的昼夜节律，在上午 8:00 左右服用全日量的 2/3，下午 3 时左右服用全日量的 1/3；宜在进食后服用，避免胃肠道刺激。盐皮质激素可在上午 8:00 左右服用。服用药物后，可能导致皮质功能亢进综合征，出现满月脸、水牛背、高血压、多毛、尿糖、皮肤变薄等，诱发精神病和癫痫，诱发或加重感染，诱发或加重溃疡病，导致骨质疏松和自发性骨折等；但临床上会密切监测不良反应，即使出现不良反应，也有相对应的处理办法。

b. 服药不依从的后果：为了进一步增加患者的依从性，应告知患者不规律服药的后果。叮嘱患者若间断服用糖皮质激素时，不能保证治疗效果。

B. 患者关心的常见问题

a. 皮质功能亢进综合征：满月脸、水牛背、高血压、多毛、尿糖、皮肤变薄等，为 GCs 使代谢紊乱所致。因此，要了解自身激素分泌的生理曲线特征（半夜 0:00−2:00 是激素水平的低谷，早上 8:00 是激素水平的高峰），根据临床需要选择恰当的药物、适合的剂型，病症合适的给药时机给药。如泼尼松治疗肾病综合征时应在早晨 8:00 顿服，即激素生理曲线的峰值时间顿服中效激素。

b. 诱发或加重溃疡病：多数情况下，小剂量激素对胃肠黏膜影响不大。中等剂量以上者需要注意胃肠黏膜病变。因此，在临床使用中等剂量以上激素时要排除患者有严重的消化道溃疡。同时，使用的时候加用能对抗消化道溃疡的药物，如质子泵抑制剂等预防激素所致的消化道溃疡或出血。

c. 诱发精神病和癫痫：对有精神病和癫痫病史的患者在需要使用激素治疗时，特别是中、大剂量时，要尽量使用小剂量，同时行镇静、抗精神病治疗。

d. 诱发或加重感染：在使用激素之前排除或治疗感染特别是结核感染。

（3）治疗后的药学评估：患者的激素替代治疗进行一段时间后，再次评估患者治疗的有效性和安全性。

（4）药物治疗问题的确认：在评估患者药物相关需求过程中，应确定是否存在以下药物治疗问题，并及时解决。

1）不必要的药物治疗：对患者正在服用的没有明确临床适应证的药物，或没有使患者获益的药物，应停止使用。

2）需要增加的药物治疗：例如当患者在进行激素替代治疗时，保证充足的钙和维生素 D 摄入，但骨密度仍未得到有效改善时，可考虑与降钙素或双膦酸盐类短期联合使用。

3）无效药物：当患者所使用药物没有显示应有的治疗效果时，应及时换药。

4）剂量过低或过高：需根据患者用药后具体情况调整剂量，如患者表现为乏力、皮肤色素沉着，表示 GCs 剂量不足，可考虑增加糖皮质激素的剂量。

5）药物不良反应：根据如下原则对药物不良反应进行判断。①有明确的用药史；②用药前无类似阳性体征；③符合该药已知的不良反应类型；④停用该药症状减轻或消失；⑤不能用原患疾病解释病情变化；⑥既往有同类药物不良反应史；⑦家族中有同类药物不良反应史；⑧辅助检查结果符合病理变化诊断指标；⑨再次使用同种药品体征可再现或病情加重。

一旦明确是药物不良反应，要立即采取措施，停用可疑药物，对患者及时进行对因对症治疗。妥善封存导致药物不良反应的可疑药品，在最短时间内向药品不良反应监测中心报告药物不良反应。

6）患者不依从：当发现患者未按医嘱服药时，应详细了解患者不依从的原因，并针对原因采取相应措施。例如患者不依从的原因为对糖皮质激素的骨折风险存在误解，则应为患者详细解释，打消其用药疑虑。

2. 拟定和执行患者监护计划

（1）肾上腺皮质功能减退症合并骨质疏松的治疗目标

1）减轻或消除症状或体征：激素替代治疗可减轻或消除虚弱和疲乏、畏食、恶心、腹泻、肌肉痛、关节痛、腹痛、直立性眩晕、色素沉着等。

2）预防肾上腺危象：肾上腺皮质功能减退症早期诊断后，应及时给予合理的治疗，防止肾上腺危象的发生。

（2）患者监护计划：在与医师协商确定患者药物治疗方案后，制定患者疗效随访时间表（表5-19），并填写药学监护表。

表 5-19　患者疗效随访时间表

随访时间	随访内容	预期目标	干预
用药 1 个月	症状是否减轻 有无不良反应 有无按时服药	症状减轻 无不良反应 按时服药	若患者症状未明显缓解,嘱患者继续用药观察 若患者出现不良反应,应调整药物剂量或更改治疗方案 若患者未按时服药,应确定原因,再次进行详细用药教育
用药 3 个月	症状或体征是否减轻或消失 有无不良反应 有无按时服药	症状或体征减轻或消失 无不良反应 按时服药	若患者症状、体征未明显缓解,或患者出现不良反应,应调整药物剂量或更改治疗方案。 若患者未按时服药,应确定原因,再次进行详细用药教育
用药 1 年及之后的每一年	重复启动治疗的所有检查 重新评估禁忌证的慎用情况,评估风险和收益情况;评估GCs 的治疗并发症 确定次年的用药方案	症状或体征消失 无不良反应 无并发症出现 按时服药	只要评估患者激素替代治疗获益 > 风险,鼓励患者坚持长期治疗

3. 用药疗效的随访评估

（1）评估药物治疗的有效性

1）患者症状和体征的改善：虚弱和疲乏、畏食、恶心、腹泻、肌肉痛、关节痛、腹痛、直立性眩晕、色素沉着等。

2）患者化验参数的改善：骨密度测量是否提示骨质疏松、骨量降低的情况得到改善。

（2）评估药物治疗的安全性：告知患者药物不良反应的监测与处理方法。（详见前章节肾上腺皮质功能减退症）

（3）阶段性评估药物治疗结局状态：根据患者监护计划及药学监护表（表 5-20），阶段性评估药物治疗目标是否达成，并根据评估结果，判断是否需要调整药物治疗方案和剂量。

可将治疗结局定为①稳定：药物治疗已经完成。相同药物治疗不用更改，继续进行。②改善：此时治疗进展良好。相同药物治疗方案不用更改，继续进行。③部分改善：可以预见接近理想治疗目标的进展情况，但需要调整药物治疗以更好达到治疗目标。通常需要调整剂量或增加药物即联合用药治疗。④未改善：此时尚未达到或仅稍微接近治疗目标，仍需更多时间来评估药物方案的整体效果。此时继续进行相同的药物治疗方案。⑤恶化：在接受现有药物治疗后，患者的健康状况出现了下滑。需要对药物治疗方案（产品和／或剂量）进行调整。⑥失败：尽管应用了足够的剂量和疗程，但治疗目标尚未达到。需要终止目前的药物治疗并重新开始其他的药物治疗。

表 5-20　肾上腺皮质功能减退症患者药学监护表

姓名		年龄		性别		身高		体重	
民族		职业		文化程度		联系方式		婚姻状况	
治疗监护记录									
当前药物治疗方案	药名	剂量	用法	疗程		不良反应		治疗方案评价 1. 选药适宜性 □品种选择 □剂量选择 □禁忌证	
目前联用其他药物	药名	剂量	用法		备注			2. 配伍	
								3. 相互作用	
								建议：	
患者认知情况	对肾上腺皮质功能减退症的认识	□完全　□部分　□不认识 □未被告知						用药依从性评价 □好	
	对骨质疏松症治疗的认识	□完全　□部分　□不认识 □未被告知						□较好 □一般 □较差 □不理解	
	药物用法用量	□好　□较好　□一般　□较差 □不理解							
	药物不良反应	□好　□较好　□一般　□较差 □不理解							
	治疗注意事项	□好　□较好　□一般　□较差 □不理解							

治疗效果评价			
IOF 骨质疏松症风险—分钟测试题			
	编号	问题	回答
不可控因素	1	父母是否曾被诊断有骨质疏松症或曾在轻摔后骨折?	是□否□
	2	是否父母中一人有驼背?	是□否□
	3	实际年龄是否超过 40 岁?	是□否□
	4	是否成年后因为轻摔发生骨折?	是□否□
	5	是否经常摔倒(去年超过一次),或因为身体较虚弱而担心摔倒?	是□否□
	6	40 岁后的身高是否减少超过 3cm 以上?	是□否□
	7	是否体重过轻,BMI 值少于 19kg/m^2?	是□否□
	8	是否曾服用类固醇激素(例如可的松,泼尼松)连续超过 3 个月(可的松通常用于治疗哮喘、类风湿关节炎和某些炎性疾病)?	是□否□
	9	是否患有类风湿关节炎?	是□否□
	10	是否被诊断出有甲状腺功能亢进症或是甲状旁腺功能亢进症、1 型糖尿病、克罗恩病或乳糜泻等胃肠疾病或营养不良?	是□否□
	11	女士回答:是否在 45 岁或以前就停经?	是□否□
	12	女士回答:除了怀孕、绝经或子宫切除外,是否曾停经超过 12 个月?	是□否□
	13	女士回答:是否在 50 岁前切除卵巢又没有服用雌/孕激素补充剂?	是□否□
	14	男士回答:是否出现过阳痿、性欲减退或其他雄激素过低的相关症状?	是□否□
生活方式(可控因素)	15	是否经常大量饮酒(每天饮用超过两单位的乙醇,相当于啤酒 500g、葡萄酒 150g 或烈性酒 50g)?	是□否□
	16	是否目前习惯吸烟,或曾经吸烟?	是□否□
	17	每天运动量是否少于 30 分钟(包括做家务、走路和跑步等)?	是□否□
	18	是否不能食用乳制品,又没有服用钙片?	是□否□
	19	每天从事户外活动时间是否少于 10 分钟,又没有服用维生素 D?	是□否□

结果判断	上述问题，只要其中有一题回答结果为"是"，即为阳性，提示存在骨质疏松症的风险，并建议进行骨密度检查或FRAX®风险评估	
OSTA 指数评价骨质疏松症风险级别		
风险级别	OSTA 指数	结果判断
低	>-1	
中	-1~-4	
高	<-4	
前次激素替代治疗：	治疗效果评价：□稳定　□改善　□部分改善 □未改善　□恶化　□失败	
肾上腺皮质功能不全症状，持续时间 □无　□色素沉着　□精神、神经症状 □生殖系统症状　□胃肠道症状 □心血管系统症状　□低血糖症状	治疗效果评价：□稳定　□改善　□部分改善 □未改善　□恶化　□失败	
辅助检查：		
备注		
记录药师签名		记录日期/时间	

六、高催乳素血症

（一）概述

高催乳素血症（hyperprolactinemia，HPRL），是指各种原因引起的外周血催乳素（prolactin，PRL）水平持续增高的状态。正常育龄期妇女血清 PRL 水平一般低于 1.36nmol/L（即 30ng/ml，另 1ng/ml=21.2mU/L）。各实验室应根据本实验室的数据界定血清 PRL 水平的正常范围。有报道，25~34 岁妇女中 HPRL

的年发病率为 23.9/10^4, 高于男性。继发性闭经及闭经泌乳患者中 HPRL 各占 10%~25% 及 70%~80%。高催乳素血症中异常泌乳约占 90%。

1. HPRL 是一种下丘脑 - 垂体功能紊乱性疾病。任何一种破坏催乳素生理平衡的因素均有可能引发 HPRL。病因可分为生理性、药理性、病理性及特发性。

（1）生理性原因：月经周期中期血 PRL 水平可有高峰，黄体期保持较高水平。妊娠期血 PRL 水平升高约 10 倍, 可高于 9.1nmol/L（即 200ng/ml）。自然临产时血 PRL 水平下降, 于分娩前 2 小时左右达低谷, 产后 2 小时内又升至高峰。不哺乳者, 产后 3~4 周恢复正常；哺乳者, 因乳头吸吮刺激促使 PRL 分泌, 血 PRL 水平在产后 6~12 个月恢复正常, 延长哺乳时间则高 PRL 状态相应延长。入睡后 60~90 分钟血 PRL 水平开始上升, 早晨醒前达峰值, 醒后 1 小时内迅速下降, 上午 9：00—11：00 时进入低谷。睡眠时间改变时 PRL 分泌节律也随之改变。进餐 30 分钟内 PRL 分泌增加 50%~100%, 尤其是进食高蛋白高脂饮食。应激状态如情绪紧张、寒冷、麻醉、手术、低血糖、性生活、运动时 PRL 分泌有即时短暂性升高。乳房及胸壁刺激通过神经反射使 PRL 分泌增加。

（2）药理性原因：药物性 HPRL 多数血清 PRL<100ng/ml, 可有典型症状；服吩噻嗪类、利培酮者血 PRL 可达 200ng/ml。12%~30% 服用含较高雌激素的口服避孕药者血 PRL 水平略升高。通过拮抗下丘脑多巴胺或增强 PRL 释放因子（PRFs）刺激而引起 HPRL 的药物有多种。见表 5-21。

表 5-21　影响血 PRL 水平的常用药物

种类	药物名称
多巴胺受体拮抗剂	吩噻嗪类、丁酰苯类（氟哌啶醇）、甲氧氯普胺、多潘立酮、舒必利等
多巴胺耗竭剂	甲基多巴、利血平
多巴胺转化抑制剂	阿片肽、吗啡、可卡因等麻醉药
多巴胺重吸收阻断剂	诺米芬辛
二苯氮类衍生物	苯妥因、地西泮等
组胺和组胺 H$_2$ 受体拮抗剂	西咪替丁等
单胺氧化酶抑制剂	苯乙肼等
激素	雌激素、口服避孕药、抗雄激素类药物、TRH
其他	异烟肼等

注：PRL. 催乳素；TRH. 促甲状腺激素释放激素。

（3）病理性原因：①下丘脑或邻近部位疾病；②垂体疾病，包括垂体腺瘤、空泡蝶鞍症；③原发性甲状腺功能降低；④慢性肾功能不全；⑤肝硬化、肝性脑病；⑥异位 PRL 分泌；⑦胸壁疾病或乳腺慢性刺激；⑧多发性内分泌瘤Ⅰ型；⑨其他，多囊卵巢综合征患者中 6%~20% 可出现泌乳及轻度 HPRL。

（4）特发性原因：指血 PRL 水平轻度增高并伴有症状，但未发现任何使血 PRL 水平升高的原因，可能为 PRL 分泌细胞弥漫性增生所致。有报道，本症随诊 6 年后 20% 自然痊愈，10%~15% 发展为微腺瘤，发展为大腺瘤者罕见。

2. HPRL 对骨代谢有不良影响，与正常妇女相比，骨密度降低 10%~20%。HPRL 发生骨质疏松的可能机制如下。

（1）雌激素水平下降：过高的 PRL 反馈抑制下丘脑，引起促性腺激素分泌不足性性腺功能减退，雌激素水平下降。而雌激素在女性一生中均参与协调全身各器官组织的生理活动，同时也参与骨骼系统的正常发育。骨骼的正常生理结构与功能需要适量的雌激素。雌激素缺乏导致 1, 25-(OH)$_2$D 生成减少，抑制肠钙吸收，使骨基质生成减少；同时降钙素浓度也下降，破骨细胞活跃，致骨吸收增加。另外，雌激素不足亦可增强甲状旁腺激素的促进骨吸收作用。研究发现成骨细胞上存在雌激素受体，故雌激素可直接作用于成骨细胞，增加成骨细胞的功能。雌激素低下时，成骨减少，破骨增加，导致骨量丢失加速，最终发生骨质疏松。雌激素缺乏是 HPRL 导致骨质疏松的主要原因。

（2）高 PRL 对骨代谢的直接作用：过高的 PRL 可直接作用于成骨细胞，影响成骨细胞的功能。高 PRL 还可使血清骨钙素水平降低，并能抑制生长激素的分泌，使骨形成减少。

（3）雄激素不足：HPRL 患者引起的促性腺激素分泌不足性性腺功能减退，使得其睾酮水平明显低于正常。雄激素缺乏导致成骨细胞和破骨细胞活性的平衡失调，使骨形成减少，吸收增加，从而导致骨质疏松。雄激素对骨代谢的影响包括：①可使 1, 25-(OH)$_2$D 水平增加，对骨形成和骨矿化有促进作用；②直接促进人成骨细胞增生；③影响降钙素的分泌和储备；④睾酮通过转化为雌激素后影响骨代谢。

（二）药学监护相关的症状、体征与检查指标

1. 典型的症状

（1）月经紊乱及不孕：HPRL 患者 90% 有月经紊乱，以继发性闭经多见，也可为月经量少、稀发或无排卵月经；原发性闭经、月经频多及不规则出血较少见。卵巢功能改变以无排卵最多见，也可为黄体功能不足引起不孕或流产。

（2）异常泌乳：指非妊娠或产后停止哺乳 >6 个月仍有乳汁分泌。发生率约 90%。因有大分子 PRL、乳腺 PRL 受体数目或对 PRL 敏感性的差异，血 PRL 水平与泌乳量不成正比。

（3）性腺功能减退及其继发症状：低雌激素状态引起生殖器官萎缩、性欲降低、性生活困难。男性患者主要表现为性欲减退、勃起功能障碍、射精量及精子数目减少及不育等。男性患者症状较隐匿且特异性较低，因此常因被忽视而延后就诊时间。

（4）肿瘤压迫症状：①其他垂体激素分泌降低，如 GH 分泌降低引起儿童期生长迟缓，Gn 分泌降低引起闭经、青春期延迟，抗利尿激素分泌降低引起尿崩症，促甲状腺激素（TSH）或促肾上腺皮质激素（ACTH）分泌降低继发甲状腺或肾上腺皮质功能降低。②神经压迫症状，如头痛、双颞侧视野缺损、嗜睡、食欲异常和颅神经压迫症状。15%~20% 的患者腺瘤内可自发出血，少数患者可发生急性垂体卒中，表现为突发剧烈头痛、呕吐、视力下降、动眼神经麻痹等。

（5）其他：如为混合性腺瘤可有其他垂体激素分泌亢进的临床表现。20%~30% 的 HPRL 患者伴有多毛、痤疮，少数患者尚可有肥胖。

2. 体征　90% 的 HPRL 患者有异常泌乳；还可出现生殖器官萎缩、多毛、痤疮等体征，少数患者可有肥胖。不同病因可导致不同受累器官的病变，出现相应的伴随体征。

3. 辅助检查

（1）育龄期妇女出现月经紊乱时应常规行血清 LH、FSH、PRL、雌二醇、睾酮、孕酮测定。HPRL 患者血 LH、FSH 水平正常或偏低，血雌二醇水平相当或低于早卵泡期水平，睾酮水平不高。

（2）血清 PRL 的测定：采血时间最好在上午 9：00—11：00 时，安静状态下进行。PRL 大于 25μg/L，为 HPRL；若 PRL 大于 50μg/L，垂体微腺瘤发生率约 25%；当 PRL 大于 250μg/L 时，垂体大腺瘤的可能性大。

（3）影像学检查：通过增强的磁共振成像及增强的计算机体层扫描可以发现垂体微小腺瘤。

（4）疑为大腺瘤或有压迫症状的患者应常规筛查视野，对确定垂体瘤扩展部位有意义。

（5）其他垂体激素基础水平的测定有助于了解疾病累及范围及治疗前后的对照。必要时需行血 hCG、甲状腺功能、肝肾功能、盆腔 B 超等检查进行鉴别诊断。

4. 疾病的主要诊断依据

（1）病史：重点了解月经史、婚育史、闭经和溢乳出现的始因与诱因、全身疾病及引起 HPRL 相关药物治疗史。

（2）查体：挤压乳房了解泌乳情况，全身检查要注意视力、视野改变，有无多毛、肥胖、高血压、胸壁病变等。妇科检查了解性器官和性征有无萎缩和器质性病变。注意有无肢端肥大、黏液性水肿等征象。

（3）实验室检查：静息状态下血清催乳素测定超过25μg/L。对HPRL患者的病因诊断，应区分功能性和器质性肿瘤。应通过仔细的病史采集、体格检查和激素水平测定与影像学检查，排除生理性、药物性因素，明确高催乳素水平的来源和是否存在病理性原因并给予相应的治疗。

（三）药物治疗方案和药物选择

HPRL的药物治疗主要包括麦角碱衍生物，最常用的是多巴胺受体激动剂，以及辅助的促排卵药物（欲生育患者）、骨健康基本补充剂和抗骨质疏松药。

1. 多巴胺受体激动剂　多巴胺受体激动剂主要有溴隐亭（bromocriptine）、α-二氢麦角隐亭（dihydroergocryptine）、卡麦角林（cabergoline）。

（1）溴隐亭：是第1个临床应用的多巴胺D_1、D_2受体激动剂，可抑制垂体PRL分泌和PRL瘤细胞增殖从而缩小瘤体。40余年来，临床报道溴隐亭治疗可使60%~80%的患者血PRL水平降至正常、异常泌乳消失或减少，80%~90%的患者恢复排卵月经，70%的患者生育。大腺瘤患者80%~90%视野改善，60%瘤体缩小50%以上，缩小所需时间长短不一，与血PRL水平下降情况也不平行。溴隐亭的疗效与个体敏感性有关，不一定与剂量正相关。

剂量：为减轻不良反应一般从小剂量开始，初始剂量为1.25mg/d，餐中服用；根据患者反应，每3~7天增加1.25mg/d，直至常用有效剂量5.0~7.5mg/d，一般不需大于此量。如加量出现不耐受可减量维持。持续服药1个月后复查血PRL水平，以指导剂量的调整。10%~18%的患者对溴隐亭不敏感或不耐受，可更换其他药物或手术治疗。

不良反应：不良反应主要是头痛、困倦、头晕、胃肠道反应（恶心、呕吐、便秘）和直立性低血压（头晕、头痛）。

（2）α-二氢麦角隐亭：是高选择性多巴胺D_2受体激动剂及α肾上腺素能拮抗剂。有报道，5mg α-二氢麦角隐亭与2.5mg溴隐亭的药效学曲线相同，血PRL水平均于服药后5小时达低谷，至少可维持12小时。

剂量：初始治疗患者从5mg，每天2次开始，餐中服用；1~2周后加量，并根据患者血PRL水平变化，逐步调整至最佳剂量维持，一般为20~40mg/d。

不良反应：主要为恶心、呕吐、胃部烧灼感、消化不良、便秘、眩晕、血压降低、直立性低血压、乏力、嗜睡、焦虑、头痛和心动过速。不适症状一般出现在服药早期，为一过性，随即消失；偶有发生皮疹，建议先停止治疗并向医生咨询；α-二氢麦角隐亭的不良反应较溴隐亭轻。

（3）卡麦角林：卡麦角林是一种新型的长效麦角碱衍生物类多巴胺受体激动剂，是具有高度选择性的多巴胺 D_2 受体激动剂，抑制 PRL 的作用更强大而不良反应相对减少，且作用时间更长。对溴隐亭抵抗（指每天使用 15mg 溴隐亭效果不满意）或不耐受溴隐亭治疗的 PRL 瘤患者改用此新型多巴胺受体激动剂仍有 50% 以上有效。卡麦角林与其他多巴胺受体激动剂的差别在于半衰期非常长，为 65 小时，只需每周给药 1~2 次，常用剂量为 0.5~2.0mg。作用时间的延长是由于从垂体组织中的清除缓慢，与垂体多巴胺受体的亲和力高，广泛的肝肠再循环。口服后，3 小时内就可以检测到 PRL 水平降低，然后逐渐下降，在 48~120 小时之间效应达到平台期；坚持每周给药，PRL 水平持续下降。副作用少，很少出现恶心、呕吐等，患者依从性较溴隐亭好。

（4）药物治疗时的随诊：在多巴胺受体激动剂治疗的长期用药过程中随诊十分重要，应包括①治疗 1 个月起定期测定血 PRL 及雌二醇水平，观察 PRL 下降及卵泡发育改善的进度，指导剂量调整。②每 1~2 年重复鞍区 MRI 检查，大腺瘤患者每 3 个月检查 1 次。如多巴胺受体激动剂治疗后血 PRL 水平不降反升、出现新症状也应行 MRI 检查。PRL 大腺瘤在多巴胺受体激动剂治疗后血 PRL 水平正常而瘤体不缩小，应重新核对诊断，是否为其他类型腺瘤或混合性垂体瘤，是否需改用其他治疗。③有视野缺损、大腺瘤患者在初始治疗时可每周复查 2 次视野。如疗效满意常在 2 周内显效。如无改善或不满意应在治疗后 1~3 周内复查 MRI，决定是否需手术治疗减压。④其他：其他垂体激素测定、骨密度等。

（5）药物减量及维持：PRL 微腺瘤患者在药物治疗过程中若血 PRL 水平已正常、症状好转或消失，可考虑开始将药物减量。大腺瘤患者应先复查 MRI，确认瘤体已明显缩小、PRL 水平正常后才可开始减量。减量应缓慢分次进行，通常每 1~2 个月减少溴隐亭 1.25mg/d，同时复查血 PRL 水平，以确保仍然正常，直至最小有效剂量作为维持量，可为每日或隔日 1.25mg，长期使用。长期维持治疗期间，一旦再出现月经紊乱或 PRL 水平升高，应查找原因，必要时复查 MRI 决定是否再加量。

2. 高 PRL 血症无排卵不孕患者的促生育治疗　有报道，高 PRL 血症妇女，不论有无垂体 PRL 瘤，单独服溴隐亭后 2 个月内约 70% 的患者血 PRL 水平正常、异常泌乳停止、闭经者月经恢复。服药 4 个月内 90% 的患者排卵恢复，70% 的患者妊娠。少数 PRL 水平下降但未达正常者中也有 25% 排卵恢复，14% 妊娠。以上说明，血 PRL 水平升高是抑制卵巢功能的主要原因。但其余约 25% 的患者在血 PRL 水平正常后 4~6 个月，月经仍不恢复或虽恢复但基础体温显示无排卵，推测这些患者下丘脑多巴胺功能紊乱同时累及 PRL 分泌及卵巢轴。此时，联合促进垂体 FSH、LH 分泌的药物可获得良好效果。对卵巢轴有一定功能的患者,枸橼酸氯米芬可有效促排卵及促生育。应从较小的剂量(50mg/d,5天)开始治疗,只有在患者对头1个疗程无反应时才增加剂量。枸橼酸氯米芬促排卵无效或垂体手术、放疗后促性腺激素(Gn)储备功能降低的患者应用外源性Gn制剂如人绝经期促性腺激素(hMG)和人绒毛膜促性腺激素(hCG)促排卵。也应注意避免PRL过度抑制导致黄体功能不足而影响受孕。

(四)药学监护要点

1. 药物治疗评估

(1)治疗前的药学评估(表5-22)

1)异常泌乳症状评估:在排除可能的生理、药物因素后,结合血清PRL测定水平,进行异常泌乳相关症状评估,判断多巴胺受体激动剂的适应证。

表5-22 多巴胺受体激动剂的适应证、禁忌证和慎用情况

适应证	禁忌证	慎用情况
(1)内分泌系统疾病:催乳素依赖性月经周期紊乱和不育症(伴随高或正常催乳素血症)、闭经(伴有或不伴有溢乳)、月经过少、黄体功能不足和药物诱导的高催乳素血症(抗精神病药物和高血压治疗药物) (2)非催乳素依赖性不孕症:多囊卵巢综合征,与抗雌激素联合运用(如:克罗米芬)治疗无排卵症 (3)高催乳素瘤:垂体泌乳激素分泌腺瘤的保守治疗,在手术治疗前抑制肿瘤生长或减小肿瘤面积,使切除容易进行;术后可用于降低仍然较高的催乳素水平 (4)肢端肥大症:单独应用或联合放疗、手术等可降低生长激素的血浆水平 (5)抑制生理性泌乳:分娩或流产后通过抑制泌乳来抑制乳腺充血、肿胀,从而可预防产后乳腺炎 (6)良性乳腺疾病:缓和或减轻经前综合征及乳腺结节(或囊性)乳腺疾病相关性乳腺疼痛 (7)神经系统疾病:用于各期自发性和脑炎所致帕金森病的单独治疗,或与其他抗帕金森病药物联合使用	已知对本品任何成分或其他麦角碱过敏者 控制不满意的高血压,妊娠期(包括子痫、子痫前期及妊娠高血压),分娩后及产褥期高血压状态。冠心病及其他严重的心血管疾病 有严重精神障碍的症状和/或病史的患者 有脑血管意外、动脉阻塞性疾病、雷诺现象及尼古丁成瘾病史者 严重肝功能障碍和脓毒症 接受甲基麦角新碱或其他麦角碱治疗者 已有瓣膜病的患者	慎用情况并非禁忌证,是可以应用多巴胺受体激动剂的,但是在应用之前和应用过程中,应该咨询相应专业的医师,共同确定多巴胺受体激动剂的用法用量,同时采取比常规随诊更为严密的措施,监测病情的进展。慎用情况包括胃肠道出血病史、精神病史、严重心血管病史以及正在使用抗精神病药物、多巴胺拮抗剂等药物的患者 分娩后和产褥期应慎用

2）月经紊乱症状评估：结合血清 PRL 测定水平，进行月经紊乱相关症状及泌尿生殖道相关症状评估，判断多巴胺受体激动剂的适应证。

3）骨质疏松症风险评估：参见第一章。

4）基本情况评估：包括患者年龄、现病史、既往病史、家族史、个人婚育史、用药史等信息，主要为风险评估。评估患者多巴胺受体激动剂禁忌证及慎用情况。同时应详细了解患者生活方式，如饮食、运动情况等，重点关注患者既往用药史，掌握患者用药经验及依从性，以便有针对性地进行药学监护及宣教。

（2）治疗过程的药学评估：多巴胺受体激动剂治疗过程中，应对患者药物治疗的有效性、安全性、依从性进行评估，并根据评估结果调整用药或者停止用药。

1）药物治疗方案的有效性评估：①治疗1个月起定期测定血 PRL 及雌二醇水平，观察 PRL 下降及卵泡发育改善的进度，是否恢复正常月经及排卵或受孕，异常泌乳是否停止或乳汁分泌是否减少以及视觉障碍是否减轻等。根据患者具体情况及实验室检查结果调整用药及剂量。若血 PRL 水平已正常、症状好转或消失，可考虑开始将药物减量。减量应缓慢分次进行，直至最小有效剂量，并将最小有效剂量作为维持量，长期使用。同时鼓励患者长期坚持药物治疗，获得长远生命获益。②每1~2年重复鞍区 MRI 检查，大腺瘤患者每3个月检查1次。如多巴胺受体激动剂治疗后血 PRL 水平不降反升、出现新症状也应行 MRI 检查。PRL 大腺瘤在多巴胺受体激动剂治疗后血 PRL 水平正常而瘤体不缩小，应重新核定诊断，是否为其他类型腺瘤或混合型垂体瘤、是否需改用其他治疗。有视野缺损、大腺瘤患者在初始治疗时可每周复查2次视野。如疗效满意常在2周内显效。如无改善或不满意应在治疗后1~3周内复查 MRI，决定是否需手术治疗减压。如有必要，应进行其他垂体激素测定及骨密度检测。虽然抗骨质疏松药的长期抗骨折效力是否取决于其增加和维持骨密度的能力仍存有争议，但目前连续检测骨密度已成为临床实践中监测疗效的重要手段。美国国家骨质疏松基金会（National Osteoporosis Foundation，NOF）和国际临床骨密度测量学会（International Society for Clinical Densitometry，ISCD）均推荐骨密度测量为治疗的常规监测指标。NOF 建议应每两年进行一次重复测量骨密度，而 ISCD 提倡首次随访测定应在启动治疗或改变治疗后1年进行。中华医学会骨质疏松和骨矿盐疾病分会指南推荐在药物首次治疗或改变治疗后每年、效果稳定后每1~2年重复骨密度测量来监测疗效。

根据所有检查结果，重新评估该患者多巴胺受体激动剂的禁忌证和慎用情况，评估其个人在多巴胺受体激动剂中的风险与获益。

2）药物治疗方案的安全性评估

A. 不良反应的监测与处理：服用溴隐亭后头几天可能会发生恶心、呕吐、头痛、眩晕或疲劳，但不需要停药。在服用溴隐亭之前1小时加服某些止吐药如茶苯海明、硫乙拉嗪、甲氧氯普胺等可抑制恶心、头晕。极少数病例中，患者服用溴隐亭后发生直立性低血压，因此建议对能够走动的患者应测量站位血压。在大剂量治疗时，可能会发生幻觉、意识精神错乱、视觉障碍、运动障碍、口干、便秘、腿痉挛等。但这些副作用均为剂量依赖性，减量就能够使症状得到控制。在长期治疗中，特别对有雷诺现象病史者，可能偶发可逆性低温诱发指趾苍白。国外已有患者使用多巴胺受体激动剂类药品治疗帕金森病后出现性欲增高和性欲亢进的病例报告，尤其在高剂量时，在降低治疗剂量或停药后一般可逆转，应注意监测。α- 二氢麦角隐亭心血管副作用少于溴隐亭，不易出现直立性低血压；卡麦角林副作用少，很少出现恶心、呕吐等，患者依从性较溴隐亭好。

B. 慎用情况的监护：多巴胺受体激动剂的慎用情况是 HPRL 患者有多巴胺受体激动剂的适应证，同时又合并某些其他疾病影响药物的安全使用，是否可以启用多巴胺受体激动剂，应当根据其具体病情来判定。慎用情况并不是禁忌证，目前尚无充足的循证医学证据证实可用或禁用，在进一步观察和研究后或可获得充足证据，可能转化为多巴胺受体激动剂的非禁忌证或禁忌证。

a. 胃肠道出血病史：已有使用多巴胺受体激动剂出现胃肠道出血和胃溃疡的报道。在多巴胺受体激动剂治疗期间发生类似反应时，应停药。对有活动性溃疡病或溃疡病史的患者，接受多巴胺受体激动剂治疗过程中，应严密监测。

b. 分娩后和产褥期使用：已有报道，少数分娩后妇女接受多巴胺受体激动剂抑制泌乳治疗时出现严重不良事件，包括高血压、心肌梗死、癫痫发作、卒中及精神障碍。其中一些患者在严重头痛或短暂视觉障碍后发生癫痫或卒中，尽管尚无因果关系的结论性证据，但必须对这些患者或接受多巴胺受体激动剂治疗其他适应证的患者定期进行血压监测。一旦出现高血压，严重的、持续的或逐渐加重的头痛（伴或不伴视觉障碍）或中枢神经系统毒性表现，治疗应立即终止，并即刻对患者病情进行判定。对近期或正在服用可影响血压的药物，例如血管收缩药（如拟交感神经药）或麦角碱类（包括麦角新碱或甲基麦角新碱）的患者，使用多巴胺受体激动剂时应特别小心。尽管多巴胺受体激动剂与这些药物间的相互作用没有证据，但不推荐分娩后和产褥期的妇女合并使用。

c. 精神病史：少数患者使用多巴胺受体激动剂后偶有精神紊乱、精神运动性兴奋、幻觉、运动障碍等精神症状的出现。并且曾有报道，长期治疗期间少数患者出现感觉障碍，周围动脉障碍(如肢体末梢缺血)以及由寒冷引起的手指，脚趾可逆性苍白，特别是患雷诺病的患者。因此，有精神病史的患者使用多巴胺受体激动剂可能使精神症状复发或加重。

d. 严重的心血管病史：多巴胺受体激动剂可引起直立性低血压，个别患者会出现虚脱，因此，患者特别是在治疗的最初几天应监测血压。如发生此类症状可对症治疗。已有使用多巴胺受体激动剂后出现心绞痛加重、心动过缓及短暂的心律失常(束支传导阻滞)、心瓣膜纤维增厚的报道。

C. 可能的药物相互作用：溴隐亭经细胞色素 P-450(CYP3A)酶系统代谢，与大环内酯类抗生素(如红霉素、克拉霉素、醋竹桃霉素、螺旋霉素、交沙霉素)、唑类抗真菌药(如伊曲康唑)或细胞色素 P-450 酶抑制剂(如西咪替丁)合用，可因提高溴隐亭的血药浓度而导致不良反应的发生。已有报道发现，与奥曲肽合用可提高溴隐亭的血药浓度，从而增加不良反应发生的危险性。因此，应避免溴隐亭与奥曲肽合用。溴隐亭与多巴胺拮抗剂(如苯丙甲酮和吩噻嗪)合用可能降低多巴胺受体激动剂的效应，与甲基麦角新碱或其他麦角碱合用可能会增加不良反应发生的危险性，因此应避免合用。酒精可降低溴隐亭的耐受性。

不能排除 α- 二氢麦角隐亭与精神药物或降压药之间发生相互作用的可能性。如使用其他麦角碱类药物或降血压药物的患者使用此药，应特别小心，因有可能发生副作用，可考虑降低降压药物的剂量。

3) 患者依从性(顺应性)评估：为了保证患者的依从性，消除患者用药疑虑，对患者的用药教育包括如下内容。

A. 患者教育

a. 服药方法：溴隐亭应在就餐时口服，建议每天规律就餐，以保证用药的依从性。漏服 1 次药物不应立即补服，应在下次就餐时服用 1 次剂量的药物，后继续规律服用。告知患者服药后前几天可能会发生恶心、呕吐、头痛、眩晕或疲劳，但不需要停药。在服用甲磺酸溴隐亭片之前 1 小时服某些止吐药如茶苯海明、硫乙拉嗪、甲氧氯普胺等可抑制恶心、头晕。极少数病例中患者服用本品后发生直立性低血压，因此建议对能够走动的患者应测量站位血压。在大剂量治疗时，可能会发生幻觉、意识精神错乱、视觉障碍、运动障碍、口干、便秘、腿痉挛等。但这些副作用均为剂量依赖性，减量就能够使症状得到控制。在长期治疗中，特别对有雷诺现象病史者，可能偶发可逆性低温诱发指趾苍白，应注意观察。溴隐亭治疗后，生育能力可能恢复，因此应建议无怀孕计划的育龄妇女采取可靠的(非激素)避孕措施。而有怀孕计划的育龄妇女在已证实怀孕后则应即刻终止溴隐亭治疗，停药后流产发生率未见提高，溴隐亭对早期妊娠（8 周之内）无副作用。垂体腺瘤患者停服溴隐亭后怀孕时，整个妊娠期间都应密切监测，并且有必要定期进行视野检查。有胃肠道出血病史、精神病史或严重心血管病史的患者服用溴隐亭时，需要格外地小心谨慎，嘱患者应及时告知医生出现的可能的任何不良反应。

b. 服药不依从的后果：为了进一步增加患者的依从性，应告知患者不规律服药的后果。对有生育需求的患者，叮嘱患者规律服药 80% 以上可以恢复正常排卵。不规律服药可能导致无排卵及不孕。

B. 患者关心的常见问题

a. 妊娠：HPRL 患者发现妊娠后应尽快停用多巴胺受体激动剂；但在有些正在使用多巴胺受体激动剂治疗的大腺瘤患者，之前未做手术或放射治疗，如果发现妊娠，可以在接下来的妊娠期间，仍然谨慎地使用多巴胺受体激动剂（应选择溴隐亭。由于 α- 二氢麦角隐亭及卡麦角林妊娠期的数据较少，不建议妊娠期使用）。除非患者的垂体瘤是浸润性或位置靠近视交叉。

溴隐亭可通过胎盘，原则上，妊娠期胎儿接触药物的时间应尽量缩短。有报道显示，溴隐亭治疗后的 6 000 余例患者确定妊娠后立即停药，其结局是流产、异位妊娠、葡萄胎、早产、多胎、胎儿畸形等的发生率与正常人群无差异。随诊 64 例此类儿童至 0.5~9 岁均无不良后果。也有文献报道孕早期继续使用溴隐亭未发现明显的致畸作用。目前报告整个妊娠期使用溴隐亭的患者分娩的后代仅 100 余例，其中发现 1 例睾丸未降、1 例足畸形，因资料尚少不推荐整个妊娠期服用溴隐亭，除非是未经治疗的大腺瘤伴有视交叉压迫症状的患者服用溴隐亭后妊娠才考虑整个妊娠期使用溴隐亭。但若发现患者有妊娠期服用溴隐亭的历史，也不推荐终止妊娠。

研究显示，PRL 微腺瘤或鞍内大腺瘤的患者溴隐亭治疗后妊娠，其停药后的最初 6~10 周血 PRL 水平升高，此后的血 PRL 水平并不能准确反映肿瘤生长情况。因此，不推荐妊娠期测定血 PRL 水平，也不必进行常规 MRI 检查。妊娠期除常规产前检查外，应注意，如出现头痛、视力障碍等表现，应检查视野、MRI 平扫（不用增强）以确定病变范围。患者可再用溴隐亭治疗以缩小增大的瘤体，若控制不满意或视野缺损严重，可手术减压，但不必终止妊娠。

b. 无排卵不孕患者的促生育治疗：HPRL 妇女，不论有无垂体 PRL 瘤，单独服溴隐亭后 2 个月内约 70% 的患者血 PRL 水平正常、异常泌乳停止、闭经者月经恢复。服药 4 个月内 90% 的患者排卵恢复，70% 的患者妊娠。少数 PRL 水平下降但未达正常的患者中也有 25% 排卵恢复，14% 妊娠。但其余约 25% 的患者在血 PRL 水平正常后 4~6 个月，月经仍不恢复或虽恢复但基础体温显示无排卵，推测这些患者下丘脑多巴胺功能紊乱同时累及 PRL 分泌及卵巢轴。此时，联合使用促进垂体 FSH、LH 分泌的药物可获得良好效果。卵巢轴有一定功能的患者使用枸橼酸氯米芬可有效促排卵及促生育。枸橼酸氯米芬促排卵无效或垂体手术、放疗后促性腺激素（Gn）储备功能降低的患者应用外源性 Gn 制剂如人绝经期促性腺激素（hMG）和人绒毛膜促性腺激素（hCG）促排卵，也应注意避免 PRL 过度抑制导致黄体功能不足而影响受孕。

c. 无生育要求的高 PRL 血症患者治疗：经足量溴隐亭治疗后血 PRL 水平已正常或接近正常但仍闭经，如何处理？是否继续增加溴隐亭剂量？能否应用雌、孕激素补充治疗？

应详细询问有无垂体手术或放疗史，因其可能损害垂体 Gn 细胞储备导致卵巢功能不恢复。复查血 6 项激素有助于判断垂体 Gn 及卵巢功能情况。如血 PRL 水平基本正常、雌二醇水平低于早卵泡期水平则应全面权衡收益和风险后，谨慎使用雌、孕激素补充治疗，已恢复月经，预防低雌激素引起的并发症。用药过程中监测血 PRL 变化，如升高需再重新评估利弊。如血雌二醇水平高于早卵泡期水平则选用后半周期孕激素治疗，以预防子宫内膜增生。

d. 药物抵抗：多巴胺激动剂抵抗指采用最大可耐受药物剂量仍不能使血催乳素恢复正常且垂体瘤体积缩小未达到 50%，不能恢复生育功能。部分患者临床症状的恢复出现不一致性，如只出现垂体瘤体积缩小，或只是血催乳素水平下降。另有部分患者可表现为部分抵抗，需要较大药物剂量来获得症状控制。多巴胺激动剂抵抗不同于药物不耐受，后者是指药物不良反应严重而妨碍了其使用。对有症状的患者，如果常规剂量多巴胺激动剂未能使其催乳素恢复正常或垂体瘤体积明显缩小（药物抵抗的催乳素瘤），建议先逐步增加药物剂量至可耐受的最大量，再考虑手术治疗。药物剂量应根据催乳素水平来调整，逐步增加。对需要大剂量、长期使用药物的患者，应作心脏超声监测其瓣膜病变。对溴隐亭抵抗的患者可改用卡麦角林（对溴隐亭抵抗的患者约为 25%，这些患者中的 80% 使用卡麦角林可有效降低血催乳素）。对不能耐受大剂量卡麦角林或对多巴胺激动剂治疗无效的催乳素瘤患者，建议采用经蝶手术。对口服溴隐亭不能耐受的患者，可以尝试阴道给药。对手术失败、浸润性或恶性催乳素瘤患者，建议采用放射治疗。

e. 多巴胺受体激动剂的停药时机：溴隐亭只抑制 PRL 瘤细胞增殖，短期用药停药后腺瘤会再生长导致复发。Pereira 报道了 743 例高 PRL 血症患者停药后至少随诊 6 个月的结果，总血 PRL 水平保持正常者仅占 21%，其中特发性高 PRL 血症为 32%，微腺瘤 21%，大腺瘤 16%；服药长于 2 年者 34%，短于 2 年者 16% 保持正常。绝经有利于停药后血 PRL 水平保持正常。推荐停药时机为小剂量溴隐亭维持 PRL 水平正常、MRI 检查肿瘤消失或呈空泡蝶鞍，疗程达 2 年以后。停药初期每月复查血 PRL 水平，3 个月后可每半年查 1 次；或者，前 1 年每 3 个月复查 1 次血 PRL 水平，以后每年查 1 次；如 PRL 水平升高,同时复查MRI;若又升高仍需长期以最小有效剂量维持。

(3)治疗后的药学评估:多巴胺受体激动剂治疗可使60%~80%的患者血PRL水平降至正常、异常泌乳减少或消失,80%~90%的患者恢复排卵月经,70%的患者生育。大腺瘤患者80%~90%视野改善,60%瘤体缩小50%以上,时间长短不一,与血PRL水平下降情况也不平行。患者治疗告一段落后,再次评估患者多巴胺激动剂治疗的有效性和安全性。推荐的多巴胺激动剂治疗持续时间至少为2年。

(4)药物治疗问题的确认:在评估患者药物相关需求过程中,应确定是否存在以下药物治疗问题,并及时解决。

1)不必要的药物治疗:对患者正在服用的没有明确临床适应证的药物,或没有使患者获益的药物,应停止使用。

2)需要增加的药物治疗:例如,当患者在保证充足的钙和维生素D摄入并使用多巴胺激动剂的基础上,骨密度仍未得到有效改善,可考虑与降钙素或双膦酸盐类短期联合使用。

3)无效药物:当患者所使用药物没有显示应有的治疗效果时,应及时换药。

4)剂量过低或过高:需根据患者用药后具体情况调整剂量,如根据血清PRL水平及治疗耐受性调整药物剂量。

5)药物不良反应:根据如下原则对药物不良反应进行判断。①有明确的用药史;②用药前无类似阳性体征;③符合该药已知的不良反应类型;④停用该药症状减轻或消失;⑤不能用原患疾病解释病情变化;⑥既往有同类药物不良反应史;⑦家族中有同类药物不良反应史;⑧辅助检查结果符合病理变化诊断指标;⑨再次使用同种药品体征可再现或病情加重。

一旦明确是药物不良反应,要立即采取措施,停用或者调整可疑药物,对患者及时进行对因对症治疗。妥善封存导致药物不良反应的可疑药品,在最短时间内向药品不良反应监测中心报告药物不良反应。

6)患者不依从:当发现患者未按医嘱服药时,应详细了解患者不依从的原因,并针对原因采取相应措施。

2. 拟定和执行患者监护计划

(1)HPRL合并骨质疏松的治疗目标

1)抑制催乳素分泌,恢复正常月经及排卵或受孕:高PRL血症患者90%有月经紊乱,以继发性闭经多见,也可为月经量少、稀发或无排卵月经;卵巢功能改变以无排卵最多见,也可为黄体功能不足引起不孕或流产。因此,HPRL的首要目标是使患者恢复正常月经及排卵。

2)减轻或消除症状或体征:HPRL患者因高PRL水平,可有异常泌乳(指非妊娠或产后停止哺乳 >6 个月仍有乳汁分泌,发生率约 90%)、其他垂体激素分泌降低引起的症状(如抗利尿激素分泌降低引起尿崩症,TSH 或 ACTH 分泌降低继发甲状腺或肾上腺皮质功能降低症状)、神经压迫症状(如头痛、双颞侧视野缺损、肥胖、嗜睡、食欲异常等)、低雌激素水平症状(腰背疼痛或骨痛、生殖器官萎缩、性欲降低、性生活困难等)等,同时可伴有视力或视野改变、多毛、肥胖、高血压、胸壁病变等体征。多巴胺激动剂可减轻或消除上述情况。

　　3)预防疾病:HPRL 患者发生骨质疏松性骨折的风险增加,而多巴胺受体激动剂治疗可改善卵巢功能,恢复雌激素水平,增加骨质疏松症患者腰椎和髋部骨密度,降低骨质疏松性椎体、非椎体及髋部骨折的风险。

　　(2)患者监护计划:在与医师协商确定患者药物治疗方案后,制定患者疗效随访时间表(表 5-23),并填写药学监护表。

表 5-23　患者疗效随访时间表

随访时间	随访内容	预期目标	干预
用药 1 个月	异常泌乳是否减轻或停止 血清 PRL 是否降低 症状是否减轻 有无不良反应 有无按时服药	异常泌乳停止 血清 PRL 降低 症状减轻 无不良反应 按时服药	若患者症状未明显缓解,嘱患者继续用药观察 若患者出现不良反应,应调整药物剂量或更改治疗方案 若患者未按时服药,应确定原因,再次进行详细用药教育
用药 3 个月	异常泌乳是否停止 血清 PRL 是否正常 月经是否规律 症状或体征是否减轻或消失 有无不良反应 有无按时服药	异常泌乳停止 血清 PRL 正常 月经规律 症状或体征减轻或消失 无不良反应 按时服药	若患者症状、体征未明显缓解,或患者出现不良反应,应调整药物剂量或更改治疗方案 若患者未按时服药,应确定原因,再次进行详细用药教育
用药半年(可选)	异常泌乳是否停止 血清 PRL 是否正常 月经是否规律 是否恢复排卵 症状或体征是否减轻或消失 有无不良反应 有无按时服药	异常泌乳停止 血清 PRL 正常 月经规律 排卵恢复 症状或体征减轻或消失 无不良反应 按时服药	若患者症状、体征未明显缓解,或患者出现不良反应,应调整药物剂量或更改治疗方案 若患者未按时服药,应确定原因,再次进行详细用药教育

续表

随访时间	随访内容	预期目标	干预
用药1年及之后的每一年	定期行相关检查重新评估禁忌证和慎用情况，评估风险与受益情况确定次年的用药方案	血清PRL正常月经规律排卵恢复症状或体征消失无不良反应按时服药	只要评估患者多巴胺激动剂治疗获益＞风险，鼓励患者坚持长期治疗；至少使用2年再考虑停药的可能性

3. 用药疗效的随访评估

（1）评估药物治疗的有效性

1）患者异常泌乳、月经恢复情况：通过问诊，了解患者用药后异常泌乳是否停止，月经是否恢复正常。

2）有生育需求的患者排卵恢复情况：通过问诊，了解患者受孕情况，必要时监测体温，了解患者是否有排卵。

3）患者症状和体征的改善：通过问诊和查体，了解患者其他垂体激素分泌降低引起的症状（如抗利尿激素分泌降低引起尿崩症，TSH或ACTH分泌降低继发甲状腺或肾上腺皮质功能降低症状）、神经压迫症状（如头痛、双颞侧视野缺损、肥胖、嗜睡、食欲异常等）、低雌激素水平症状（腰背疼痛或骨痛、生殖器官萎缩、性欲降低、性生活困难等）等症状是否有缓解或消失。

4）患者化验参数的改善：血催乳素是否恢复正常，激素6项是否恢复正常，骨密度测量是否提示骨质疏松、骨量降低的情况得到改善；其他相关检查（如视野检查及垂体其他激素等）是否正常。

（2）评估药物治疗的安全性：告知患者药物不良反应的监测与处理。多巴胺受体激动剂相关不良反应主要包括以下几个方面，多数在短期内消失。①胃肠道反应：许多患者服药后头几天可能会发生恶心、呕吐、便秘等，但不需要停药。在服用溴隐亭之前1小时加服某些止吐药如茶苯海明、硫乙拉嗪、甲氧氯普胺等可抑制恶心头晕。②直立性低血压：表现为头晕、头痛、眩晕或疲劳等，因此建议对能够走动的患者应测量站位血压，定期检测。③其他反应：在大剂量治疗时，可能会发生幻觉、意识精神错乱、视觉障碍、运动障碍、口干、腿痉挛等。这些副作用均为剂量依赖性，减量就能够使症状得到控制。

（3）阶段性评估药物治疗结局状态：根据患者监护计划及药学监护表，阶段性评估药物治疗目标是否达成，并根据评估结果，判断是否需要调整药物治疗方案和剂量。

　　可将治疗结局定为①稳定：药物治疗已经完成。相同药物治疗不用更改，继续进行。②改善：此时治疗进展良好。相同药物治疗方案不用更改，继续进行。③部分改善：可以预见接近理想治疗目标的进展情况，但需要调整药物治疗以更好达到治疗目标。通常需要调整剂量或增加药物即联合用药治疗。④未改善：此时尚未达到或仅稍微接近治疗目标，仍需更多时间来评估药物方案的整体效果。此时继续进行相同的药物治疗方案。⑤恶化：在接受现有药物治疗后，患者的健康状况出现了下滑。需要对药物治疗方案（产品和／或剂量）进行调整。⑥失败：尽管应用了足够的剂量和疗程，但治疗目标尚未达到。需要终止目前的药物治疗并重新开始其他的药物治疗。

　　疗效随访评估的内容将记录于药学监护表（表5-24）。

表 5-24　HPRL 患者药学监护表

姓名		年龄		性别		身高		体重	
民族		职业		文化程度		联系方式		婚姻状况	
治疗监护记录									
当前药物 治疗方案	药名	剂量	用法	疗程		不良反应		治疗方案评价 1. 选药适宜性 □品种选择 □剂量选择 □禁忌证	
目前联用 其他药物	药名	剂量	用法	备注				2. 配伍 3. 相互作用 建议：	
患者认知 情况	对多巴胺受体激 动剂的认识	□完全　□部分　□不认识 □未被告知						用药依从性评价 □好 □较好 □一般 □较差 □不理解	
	对骨质疏松症 治疗的认识	□完全　□部分　□不认识 □未被告知							
	药物用法用量	□好　□较好　□一般　□较差 □不理解							
	药物不良反应	□好　□较好　□一般　□较差 □不理解							
	治疗注意事项	□好　□较好　□一般　□较差 □不理解							

续表

治疗效果评价		
①异常泌乳停止	□是	□否
②血催乳素水平正常	□是	□否
③月经恢复正常	□是	□否
④排卵恢复	□是	□否
⑤低雌激素水平相关症状改善	□是	□否
⑥骨质疏松症状改善	□是	□否
⑦无明显不良反应	□是	□否
治疗效果评价：□稳定　□改善　□部分改善　□未改善　□恶化　□失败		
辅助检查：		
备注		
记录药师签名		记录日期/时间

七、甲状腺功能减退症

（一）概述

甲状腺功能减退症（hypothyroidism）简称甲减，是由多种原因引起的甲状腺激素合成或分泌减少，或组织利用不足导致全身代谢降低的综合征。临床甲状腺功能减退症的患病率为 1% 左右，女性较男性多见，随年龄增加患病率上升。根据甲状腺功能降低的程度分为临床甲状腺功能减退症和亚临床甲状腺功能减退症。根据病变部位分为原发性甲状腺功能减退症、中枢性甲状腺功能减退症、甲状腺激素抵抗综合征。

本病发病较隐匿，病程较长，不少患者缺乏特异性症状和体征。症状主要表现为代谢率降低和交感神经兴奋性下降为主，病情轻的早期患者没有特异症状，典型患者有畏寒、乏力、手足肿胀感、嗜睡、记忆力减退、少汗、关节疼痛、体重增加、便秘、女性月经紊乱、不孕等。

对甲状腺疾病继发的骨质疏松症当前的研究多注重于甲状腺功能亢进症与骨质疏松的相关性,鲜有对甲状腺功能减退症与骨质疏松的相关性进行明确分析。但甲状腺功能减退症与骨质疏松的相关性可能与以下几种机制相关。

1. 甲状腺激素对成骨细胞、破骨细胞的调节作用　甲状腺激素对骨代谢的调节可分为对成骨细胞的直接作用,和对破骨细胞的间接作用。其中直接作用主要表现在甲状腺激素对成骨细胞的刺激方面,甲状腺激素可以通过生长激素 / 胰岛素样生长因子 -1(GH/IGF-1)、成纤维细胞生长因子(FGF)、甲状旁腺激素相关肽(PTHrP)反馈回路等多条信号通路抑制细胞增殖、促进细胞分化,从而促进骨的纵向生长。对成骨细胞,甲状腺激素通过与其核受体、膜受体结合发挥细胞效应。其中 T_3 通过成纤维细胞生长因子受体 -1(FGFR-1)的活化来促进成骨细胞的增殖与分化。破骨细胞由骨原细胞在破骨细胞分化因子(ODF)介导下发育成熟。甲状腺细胞产生的白细胞介素 -6(IL-6)与成骨细胞膜上的受体结合,激活 NF-IL-6 等多种转录因子,诱导 ODF 表达。此外,IL-6 不仅能诱导破骨细胞形成,亦能与多种骨吸收因子共同促进骨吸收。

2. 甲状腺功能减退症常协调体内低浓度降钙素水平　降钙素(calcitonin,CT)含量下降促使骨代谢速率减慢。一方面,降钙素能抑制肾小管对钙磷的重吸收,减缓骨矿化速率,使得骨量下降;另一方面,降钙素能促进成骨作用,抑制功能性破骨细胞数目及活性而抑制骨吸收。因此,降钙素水平下降,使得全身骨质表现为低转换型骨质疏松症。

3. 甲状腺功能减退症常协同体内高浓度催乳素(prolactin,PRL)水平　甲状腺素水平降低可通过负反馈调节机制刺激下丘脑,促进 TSH、PRL 的释放,进而引起高浓度催乳素水平。催乳素可作用于成骨样细胞,使某些成骨细胞介导的溶骨因子表达上调,导致骨量丢失。一方面,高浓度的 PRL 能抑制成骨细胞中的 PRL 受体,使得成骨细胞活性下降,减缓骨的形成与矿化过程;另一方面,PRL 可以通过负反馈机制,使下丘脑促性腺激素释放激素(gonadotropin-releasing hormone,GnRH)的分泌失调,进而导致促性腺激素及性腺激素(雌激素、雄激素)的缺乏。

4. 甲状腺激素的相对或绝对低效应,使得促成骨类激素(如生长激素、性激素等)分泌紊乱,影响骨代谢。甲状腺激素缺乏,对 GF 刺激减弱,使得 GF 夜间分泌减少,骨骼发育减慢。此外,胰岛素样生长因子 -1(IGF-1)的缺乏,以及机体对胰岛素样生长因子 -1(IGF-1)的应答下降,导致骨祖细胞生成减少,骨细胞的分化与增殖障碍。

(二)药学监护相关症状、体征和检查指标

1. 典型症状、体征　典型症状可有表情呆滞、反应迟钝、声音嘶哑、听力障碍、面色苍白、颜面和 / 或眼睑水肿、唇厚舌大（常有齿痕）、皮肤干燥、粗糙、脱皮屑、皮肤温度低、水肿、手脚掌皮肤姜黄色、毛发稀疏干燥、跟腱反射时间延长、脉率缓慢。少数病例出现胫前黏液性水肿。本病累及心脏可以出现心包积液和心力衰竭。重症患者可以发生黏液性水肿昏迷。

2. 辅助检查

（1）血清 TT_4、TT_3：正常成人血清 TT_4 水平为 64~154nmol/L（5~12μg/dl），TT_3 为 1.2~2.9nmol/L（80~190ng/dl），诊断轻型甲状腺功能减退症和亚临床甲状腺功能减退症时，TT_4 较 TT_3 敏感，TT_4 降低而 TT_3 正常是早期甲状腺功能减退症诊断的指标之一。较重者 TT_4 和 TT_3 均下降。但两者受甲状腺结合球蛋白（TBG）的影响，结果可出现偏差。

（2）血清 FT_4、FT_3：正常成人血清 FT_4 为 9~25pmol/L（0.7~1.9ng/dl），FT_3 为 2.1~5.4pmol/L（0.14~0.35ng/dl）。测定血清中 FT_4 的浓度可以消除甲状腺结合蛋白浓度改变带来的影响，能准确反映甲状腺素的功能和状态。甲状腺功能减退症患者一般 FT_4 和 FT_3 均下降，轻型甲状腺功能减退症或甲状腺功能减退症初期以 FT_4 下降为主。

（3）血清 TSH：正常人血清 TSH 值为 0.3~4.8mIU/L，血清 TSH 的检测是诊断甲状腺功能减退症最主要的指标。TSH 的分泌对血清中 FT_4 微小变化十分敏感，在发生甲状腺功能减退症早期，FT_4 还未检测到异常时，TSH 已经发生改变。原发性甲状腺功能减退症，TSH 可升高；垂体和下丘脑性甲状腺功能减退症常降低，并伴有其他腺垂体激素分泌低下。

（4）甲状腺自身抗体的测定：甲状腺过氧化物酶抗体（TPOAb）正常参考值是 0~5.61IU/ml，通过细胞介导和抗体依赖的细胞毒作用使甲状腺素分泌不足，造成自身免疫相关的甲状腺疾病；甲状腺球蛋白抗体（TGAb）正常参考值是 0~4.11IU/ml，与甲状腺球蛋白的复合物沉淀激活杀伤淋巴细胞，对甲状腺滤泡上皮细胞产生破坏作用。TPOAb 是确定原发性甲状腺功能减退症病因的重要指标和诊断自身免疫甲状腺炎（包括桥本甲状腺炎、萎缩性甲状腺炎等）的主要指标。

（5）生化检查：甲状腺功能减退症患者可有轻、中度贫血，血清总胆固醇、心肌酶谱升高，部分病例血清催乳素升高、蝶鞍增大，需要与垂体催乳素瘤鉴别。

（6）心功能检查：心电图示低电压、窦性心动过缓。

（7）影像学检查：成骨中心出现和生长迟缓（骨龄延迟），成骨中心呈现不均匀的斑点状，骨骺与骨干的愈合延迟。心影常为弥漫性双侧增大。

3. 疾病的主要诊断依据

（1）甲状腺功能减退症的诊断：一般根据病史（如甲状腺手术、甲状腺功

能亢进症 ^{131}I 治疗；Graves 病、桥本甲状腺炎病史和家族史等）、临床表现和体格检查再配合实验室检查来确诊。血清 TSH 和游离 T_4（FT_4）、总 T_4（TT_4）是诊断原发性甲状腺功能减退症的第一线指标。

（2）原发性甲状腺功能减退症血清 TSH 增高，TT_4 和 FT_4 均降低；继发性甲状腺功能减退症 TSH 降低或正常，TT_4、FT_4 均降低。

（3）亚临床甲状腺功能减退症仅有 TSH 增高，TT_4 和 FT_4 正常。

（4）妊娠期甲状腺功能减退症：妊娠期甲状腺激素代谢改变势必带来血清甲状腺指标参考值的变化，所以需要建立妊娠期特异的血清甲状腺指标参考范围（简称妊娠期参考值）。2011 年 ATA 指南首次提出妊娠三期特异的 TSH 参考值，即 T_1 期 0.1~2.5mIU/L、T_2 期 0.2~3.0mIU/L、T_3 期 0.3~3.0mIU/L，详见表 5-25。

表 5-25　中国妊娠期妇女血清 TSH、FT_4 参考值

试剂公司	TSH/(mIU/L)			FT_4/(pmol/L)			方法
	T_1	T_2	T_3	T_1	T_2	T_3	
1	0.13~3.93	0.26~3.50	0.42~3.85	12.00~23.34	11.20~21.46	9.80~18.20	化学发光免疫分析法
2	0.03~3.60	0.27~3.80	0.28~5.07	11.49~18.84	9.74~17.15	9.63~18.33	化学发光免疫分析法
3	0.05~5.17	0.39~5.22	0.60~6.84	12.91~22.35	9.81~17.26	9.12~15.71	电化学发光免疫分析测定法
4	0.03~4.51	0.05~4.50	0.47~4.54	11.80~21.00	10.6~17.60	9.20~16.70	化学发光免疫分析法

注：数据由上海交通大学医学院附属国际和平妇幼保健院范建霞课题组提供。

妊娠期临床甲状腺功能减退症诊断标准是：TSH> 妊娠期参考值上限，且 FT_4< 妊娠期参考值下限。妊娠亚临床甲状腺功能减退症诊断标准是：TSH> 妊娠期参考值上限，且 FT_4 在正常范围。

（三）药物治疗方案和药物选择

药物治疗主要包括甲状腺激素的替代治疗，骨健康基本补充剂和抗骨质疏松药治疗。

1. 甲状腺激素的替代治疗

（1）左甲状腺素（L-T_4）：是治疗甲状腺功能减退症的主要治疗药物。长期应用具有疗效可靠、不良反应小、依从性好、肠道吸收好、半衰期长、治疗成

本低等优点。

（2）三碘甲腺原氨酸($L-T_3$)的治疗优势在于不必经历 T_4 向 T_3 转化的过程，直接使有活性的激素发挥作用，但其缺陷在于单独使用 $L-T_3$ 的治疗缺少了底物 T_4，循环和组织中 T_3 的水平完全依赖于外源激素的替代。目前没有足够的证据证明 $L-T_3$ 的治疗优于 $L-T_4$ 的治疗。不推荐单独使用 $L-T_3$ 作为甲状腺功能减退症的替代治疗药物。

（3）干甲状腺素片：干甲状腺素片是动物甲状腺干制剂，因其甲状腺激素含量不稳定并含 T_3 量较大，目前不推荐作为甲状腺功能减退症的首选替代药物。

（4）$L-T_4$ 和 $L-T_3$ 联合应用：目前还没有充分的证据证明两者联合疗法比单一药物疗法具有优越性。因此，不推荐常规使用 $L-T_4/L-T_3$ 联合用药治疗甲状腺功能减退症。

2. 亚临床甲状腺功能减退症　将本病划为两种情况。第一种是 $TSH \geqslant 10mIU/L$，主张给予左甲状腺素替代治疗，治疗的目标与方法与临床甲状腺功能减退症一致，要定期检测 TSH 浓度，因为甲状腺激素过量也会导致心房颤动和骨质疏松；第二种是 $4mIU/L<TSH<10mIU/L$，不主张给予左甲状腺素治疗，应定期检测甲状腺激素的变化，因为这些患者容易发展为临床甲状腺功能减退症。

3. 妊娠期甲状腺功能减退症　$L-T_4$ 是治疗妊娠期甲状腺功能减退症的首选药物。干甲状腺片和 $L-T_4/L-T_3$ 混合制剂会引起血清 T_4 降低，因此不适用于妊娠期妇女。服用上述药物的患者，在计划妊娠或发现妊娠应尽快改为 $L-T_4$ 治疗；既往患有甲状腺功能减退症或亚临床甲状腺功能减退症的育龄妇女如果计划妊娠，且正在服用 $L-T_4$ 治疗，应调整 $L-T_4$ 剂量，使 TSH 在正常范围（最好 $TSH<2.5mIU/L$）时再妊娠；既往患有甲状腺功能减退症的妇女一旦怀孕，应立即就诊检测甲状腺功能和自身抗体，根据 TSH 水平调整 $L-T_4$ 剂量。如果不能就诊，可以自行增加原有 $L-T_4$ 剂量的 25%~30%，以使妊娠早期 TSH 在 $0.1~2.5mIU/L$、妊娠中期 TSH 在 $0.2~3.0mIU/L$、妊娠晚期 TSH 在 $0.3~3.0mIU/L$ 及血清 FT_4/TT_4 处于妊娠特异正常范围。妊娠期诊断的亚临床甲状腺功能减退症，TSH> 正常参考范围上限，不考虑 TPOAb 是否阳性，应开始使用 $L-T_4$ 治疗。

4. 黏液性水肿昏迷

（1）去除或治疗诱因：感染诱因占 35%。

（2）开始应当给予静脉注射甲状腺激素替代治疗。先静脉注射 $L-T_4$ 200~400μg 作为负荷剂量，继之每天静脉注射 $L-T_4$ 1.6μg/kg，直至患者的临床表现改善，改为口服给药。如果没有 $L-T_4$ 注射剂，可将 $L-T_4$ 片剂磨碎后胃管鼻饲。鉴于黏液性水肿昏迷患者甲状腺素转换为三碘甲腺原氨酸可能会减少,所以除了给予 L-T$_4$ 之外,有条件时还要静脉注射 L-T$_3$。但避免 L-T$_3$ 剂量过高,因为治疗中高 T$_3$ 血症与致死性相关。可以予 L-T$_3$ 5~20μg 负荷剂量静脉注射,随后维持剂量为每 8 小时静脉注射 2.5~10μg,对年幼或老年患者以及有冠脉疾病或心律失常病史的患者则采用较低的剂量。治疗可以持续到患者明显恢复(例如,患者恢复意识和临床指标改善)。

(3)保温:避免使用电热毯,因其可以导致血管扩张,血容量不足。

(4)补充糖皮质激素:静脉滴注氢化可的松每天 200~400mg。

(5)对症治疗:伴发呼吸衰竭、低血压和贫血采取相应的抢救治疗措施。

(6)其他支持疗法。

5. 新生儿甲状腺功能减退症　本病是引起儿童智力及体格发育落后的常见内分泌疾病,在新生儿期可无特异性症状或症状轻微,儿童期可表现为身材矮小、智力落后以及特殊面容,一旦确诊应立即治疗。治疗药物应首选左甲状腺素,新生儿期先天性甲状腺功能减退症初始治疗剂量 10~15μg/(kg·d),每日一次口服。

6. 甲状腺激素抵抗综合征(RTH)　RTH 为遗传性疾病,目前尚无根治方法。多数 RTH 患者可通过升高的 TSH 和甲状腺激素来代偿 TR 基因突变所导致的受体缺陷,以达到新的动态平衡。因此无甲状腺功能异常的临床表现者一般不需要治疗。

对那些伴有甲状腺功能减退症状或由于甲状腺肿大而误行甲状腺切除术,或伴甲状腺功能亢进症使用抗甲状腺药物、放射性碘治疗以及伴有自身免疫性甲状腺疾病而导致甲状腺功能减退的 RTH 患者需予以甲状腺激素治疗时,应从小剂量开始,逐渐递增。有效剂量因人而异,使 TSH 控制在正常范围并使机体尽可能达到正常的代谢状态。甲状腺激素治疗首选 L-T$_3$,其可维持稳定的血药浓度。若是婴幼儿起病,对伴有生长发育障碍、智力低下和骨骼愈合延迟的患儿,需及早诊断并使用较大剂量甲状腺激素治疗,以维持正常的智力和生长发育。

(四)药学监护要点

1. 药物治疗评估

(1)治疗前的药学评估(表 5-26)

1)用药指征:诊断为临床甲状腺功能减退症或 TPOAb 阳性的亚临床甲状腺功能减退症,或 TPOAb 阴性而 TSH 大于 10.0mU/L 的妊娠期妇女,需要左甲状腺素钠片治疗。而对 TPOAb 阳性、TSH 小于妊娠期特异参考范围上限但 >2.5mU/L 或 TPOAb 阴性、TSH 大于妊娠期特异参考范围上限但 <10.0mU/L 的妊娠期妇女可结合患者情况及意愿决定是否用药。

2)骨质疏松症风险评估:参见第一章。

表 5-26　L-T$_4$ 的适应证、禁忌证和慎用情况

适应证	禁忌证	慎用情况
1. 治疗非毒性的甲状腺肿（甲状腺功能正常） 2. 甲状腺肿切除术后，预防复发 3. 甲状腺功能减退症的替代治疗 4. 甲状腺功能亢进症药物治疗的辅助治疗 5. 甲状腺癌术后的抑制治疗 6. 甲状腺抑制试验	未经治疗的肾上腺功能不足、垂体功能不足和甲状腺毒症；急性心肌梗死期、急性心肌炎和急性全心炎；妊娠期间不用于与抗甲状腺药物联合治疗甲状腺功能亢进	慎用情况并非禁忌证，是可以应用 L-T$_4$ 的，但是在应用之前和应用过程中，应该咨询相应专业的医师，共同确定应用 HRT 的时机和方式，同时采取比常规随诊更为严密的措施，监测病情的进展。如合并冠心病，心功能不全，或者心动过速性心律不齐，糖尿病，高血压

3）基本情况评估：基本情况评估包括患者年龄、现病史、既往病史、家族史、月经及个人婚育史、用药史等信息，主要为风险评估。评估患者 L-T$_4$ 禁忌证及慎用情况。同时应详细了解患者生活方式，如饮食、运动情况等，重点关注患者既往用药史，掌握患者用药经验及依从性，以便有针对性地进行药学监护及宣教。

（2）治疗过程的药学评估：甲状腺激素治疗过程中，应对患者药物治疗的有效性、安全性、依从性进行评估，并根据评估结果调整用药或者停止用药。

1）药物治疗方案的有效性评估

A. 临床甲状腺功能减退症以症状和体征消失，将 TSH、TT$_4$、FT$_4$ 维持在正常范围为治疗目标。左甲状腺素（L-T$_4$）是本病的主要替代治疗药物，一般需要终生替代；但也有桥本甲状腺炎所致甲状腺功能减退症自发缓解的报道。继发于下丘脑和垂体的甲状腺功能减退症，不能把 TSH 作为治疗指标，而是把血清 TT$_4$、FT$_4$ 达到正常范围作为治疗目标。

B. 妊娠期甲状腺功能减退症以使血清 TSH 尽快达到妊娠期特异性正常范围为治疗目标，国外部分学者提出这个范围应当是 0.3~2.5mIU/L。

C. 新生儿甲状腺功能减退症以使 FT$_4$、TSH 恢复正常为治疗目标，FT$_4$ 最好在治疗 2 周内、TSH 最好在治疗 4 周内达到正常水平。对伴有严重先天性心脏病的患儿，初始治疗剂量应减少，治疗后 2 周抽血复查，根据血 FT$_4$、TSH 浓度调整治疗剂量。

2）药物治疗方案的安全性评估

A. 不良反应的监测与处理：甲状腺激素剂量适当时一般不会出现不良反应。若剂量超过个体的耐受剂量或者过量服用，特别是治疗开始时剂量

增加过快,可能出现以下甲状腺功能亢进症的临床症状,包括:心动过速、心悸、心绞痛、头痛、肌肉无力和痉挛、潮红发热、呕吐、月经紊乱、颅内压增高、震颤、静坐不能、失眠、多汗、体重下降和腹泻。在上述情况下应减少患者的每日剂量或停药几天。一旦上述症状消失,患者应小心重新开始药物治疗。

B. 慎用情况的监护

a. 动脉硬化、心功能不全、高血压:甲状腺激素会引起代谢率的增快,交感神经兴奋易产生心动过速、焦虑、激动等,在心功能不全、高血压患者中应小剂量开始使用,缓慢增量,警惕药物过量诱发加重心脏病、高血压。

b. 糖尿病:左甲状腺素片可能降低抗糖尿病药物的降血糖效应。因此,开始甲状腺激素治疗时,应经常监测患者血糖。如需要,应该调整降糖药物剂量。

c. 对病情长、病情重的甲状腺功能减退症和黏液性水肿的患者应警惕使用甲状腺素片,开始小剂量,缓慢增加至生理替代量。避免过快给药导致的甲状腺功能亢进症相关性不良反应。

d. 对伴有垂体功能减退或肾上腺皮质功能不全的患者,应先服用糖皮质类固醇激素,待肾上腺皮质功能恢复后再用左甲状腺素。

e. 妊娠期间不宜将左甲状腺素与抗甲状腺药物联合应用,因为加用左甲状腺素会增加抗甲状腺药物的剂量。

f. 罕见的患有遗传性半乳糖不耐受症、Lapp 乳糖酶缺乏或葡萄糖-半乳糖吸收障碍的患者不能使用左甲状腺素。

g. 对患有甲状腺功能减退症和骨质疏松症风险增加的绝经后妇女,应避免超生理剂量的左甲状腺素引起的骨质疏松,应密切监测其甲状腺功能。

C. 可能的药物相互作用

a. 苯巴比妥、苯妥英钠、卡马西平、利福平、异烟肼、胺碘酮、舍曲林、洛伐他汀、氯喹等药物可以加速左甲状腺素的清除。甲状腺功能减退症患者同时服用这些药物时,需要增加甲状腺素用量。

b. 左甲状腺素片可能降低抗糖尿病药物的降血糖效应。

c. 甲状腺素与抗凝药物如双香豆素合用时,取代抗凝药与血浆蛋白的结合,从而增强其作用,应根据凝血指标调整抗凝药物剂量。

d. 左甲状腺素与三环类抗抑郁药合用时,两类药物的作用和不良反应均增加,应根据患者情况调整剂量。

e. 服用雌激素或避孕药者因血液中甲状腺结合球蛋白水平升高,合用甲状腺素时剂量应调整。

f. 考来烯胺或考来替泊可以抑制左甲状腺素的吸收,两类药物配伍时应间隔4~5天服用。

g. 铁、铝和碳酸钙可能降低左甲状腺素作用，应间隔2小时服用。

h. 丙基硫氧嘧啶、糖皮质激素、β受体拮抗剂、含碘造影剂可抑制外周 T_4 向 T_3 转化，合用时应注意。

3）患者依从性（顺应性）评估：为了保证患者的依从性，消除患者用药疑虑，对患者的用药教育包括如下内容。

A. 患者教育

a. 服药方法：理想的服药方法是饭前服用，与其他药物间隔4小时以上服用，因为有的食物和药物会影响 T_4 的吸收和代谢。如肠道吸收不良及氢氧化铝、碳酸钙、考来烯胺、硫糖铝、硫酸亚铁、食物纤维、添加剂等均可影响小肠对左甲状腺素的吸收。

b. 服药剂量：起始剂量和达到安全替代剂量的时间需要根据患者的年龄、体重、心脏状态确定。<50岁、既往无心脏病史患者可尽快达到完全替代计量；≥50岁患者服用左甲状腺素前要常规检查心脏状态，一般从 25~50μg/d 开始，每日一次口服。每1~2周增加25μg，直至达到治疗目标。患缺血性心脏病患者起始剂量宜小，调整速度宜慢。

c. 监测指标：补充甲状腺素，重新建立下丘脑 - 垂体 - 甲状腺轴的平衡一般需要4~6周时间，所以治疗初期每间隔4~6周时间到医院测定相关激素指标，然后根据检测结果调整左甲状腺素的剂量，直至达到治疗目标。中间不能擅自停药。

d. 预防：碘摄入量与甲状腺功能减退症的发生和发展显著相关。碘超足量即尿碘中位数 200~299μg/L 和碘过量（碘中位数≥300μg/L）可以导致自身免疫性甲状腺炎和亚临床甲状腺功能减退症患病率和发生率显著增加，促进亚临床甲状腺功能减退症发展为临床甲状腺功能减退症。所以维持碘摄入量在尿碘 100~199μg/L 安全范围是防治甲状腺功能减退症的基础措施。

e. 饮食原则：甲状腺功能减退症患者甲状腺功能低下，应供以足够的蛋白质和热量，以改善甲状腺功能。甲状腺功能减退症的患者饮食必须注意以下几点。

Ⅰ. 补充碘盐：国内一般采用碘含量不低于 35mg/kg 的碘盐用以防治甲状腺肿大，适用于地方性甲状腺肿流行病。此外对生育妇女更要注意碘盐的补充，防止母体缺碘导致子代患有呆小症。

Ⅱ. 忌食易致甲状腺肿食物：如卷心菜、白菜、油菜、木薯、核桃等。甲状腺功能减退症患者多为虚寒体质，故不宜食生冷食物，应适当地节制饮食。

Ⅲ. 供给足够的蛋白质：每人每天蛋白质量至少超过 20g 才能维持人体

蛋白质平衡。甲状腺功能减退症时小肠黏膜更新速度减慢,消化液腺体分泌受影响,酶活力降低,白蛋白下降,故需要补充必需氨基酸,供给足量蛋白质,改善病情。

Ⅳ. 限制脂肪和富含胆固醇的饮食:甲状腺功能减退症患者往往患有高血脂,这在原发性甲状腺功能减退症患者中更明显,故应限制脂肪饮食。

B. 患者关心的常见问题:性冷淡。甲状腺功能减退症是很有可能引起性冷淡发生的,但是患者在有性冷淡发生后心态要端正,不要过度紧张。首先要去医院检查看看自己是否有缺碘的情况,如果有就要适当补充碘剂。另外就是要积极地对甲状腺功能减退症进行治疗,在医生的指导下进行甲状腺激素的替代。尽快改善甲状腺功能减退症情况。最后在生活方面,要注意适当锻炼身体,平时不要贪凉,特别是夏天不要一直在温度很低的屋内,尽量少吃生冷食物。经过一段时间的药物治疗和生活干预,性冷淡的症状可能会好转。

(3)治疗后的药学评估:患者的左甲状腺素治疗告一段落后,再次评估患者甲状腺激素治疗的有效性和安全性。

(4)药物治疗问题的确认:在评估患者药物相关需求过程中,应确定是否存在以下药物治疗问题,并及时解决。

1)不必要的药物治疗:对患者正在服用的没有明确临床适应证的药物,或没有使患者获益的药物,应停止使用。

2)需要增加的药物治疗:例如当患者在保证充足的钙和维生素 D 摄入并进行 HRT,但骨密度仍未得到有效改善时,可考虑与降钙素或双膦酸盐类短期联合使用。

3)无效药物:当患者所使用药物没有显示应有的治疗效果时,应及时换药。

4)剂量过低或过高:需根据患者用药后具体情况调整剂量。

5)药物不良反应:根据如下原则对药物不良反应进行判断。①有明确的用药史;②用药前无类似阳性体征;③符合该药已知的不良反应类型;④停用该药症状减轻或消失;⑤不能用原患疾病解释病情变化;⑥既往有同类药物不良反应史;⑦家族中有同类药物不良反应史;⑧辅助检查结果符合病理变化诊断指标;⑨再次使用同种药品体征可再现或病情加重。

一旦明确是药物不良反应,要立即采取措施,停用可疑药物,对患者及时进行对因对症治疗。妥善封存导致药物不良反应的可疑药品,在最短时间内向药品不良反应监测中心报告药物不良反应。

6)患者不依从:当发现患者未按医嘱服药时,应详细了解患者不依从的原因,并针对原因采取相应措施。

2. 拟定和执行患者监护计划

（1）甲状腺功能减退症合并骨质疏松的治疗目标

1）症状和体征消失：甲状腺功能减退症患者因为甲状腺激素的缺乏会有畏寒乏力、手足肿胀感、嗜睡、记忆力减退、体重增加、表情呆滞、反应迟钝、皮肤干燥、毛发稀疏和干燥、颜面和眼睑水肿、面色苍白、脉率缓慢等症状。经过甲状腺素治疗以后以上症状得到改善。

2）相关实验室指标维持在正常范围内：临床甲状腺功能减退症 TSH 维持在 0.3~4.8mIU/L，血清 TT_4 维持在 64~154mmol/L，FT_4 维持在 9~25pmol/L；继发于下丘脑的甲状腺功能减退症不把 TSH 作为治疗目标，只需血清 TT_4、FT_4 达到正常范围。

（2）患者监护计划：在与医师协商确定患者药物治疗方案后，制定患者疗效随访时间表（表 5-27），并填写药学监护表（表 5-28）。

表 5-27　患者疗效随访时间表

随访时间	随访内容	预期目标	干预
用药 1 个月	实验室监测指标是否有改善 症状是否减轻 有无不良反应 有无按时服药	实验室监测指标有所改善 症状减轻 无不良反应 按时服药	若患者症状未明显缓解，嘱患者继续用药观察 若患者出现不良反应，应调整药物剂量或更改治疗方案 若患者未按时服药，应确定原因，再次进行详细用药教育
用药 3 个月	实验室指标是否达到正常范围 症状或体征是否减轻或消失 有无不良反应 有无按时服药	实验室指标达到正常范围 症状或体征减轻或消失 无不良反应 按时服药	若患者症状、体征未明显缓解，或患者出现不良反应，应调整药物剂量或更改治疗方案 若患者未按时服药，应确定原因，再次进行详细用药教育
用药半年	实验室指标是否一直维持在正常范围 症状或体征是否减轻或消失 有无不良反应 有无按时服药	实验室指标维持在正常范围 症状或体征减轻或消失 无不良反应 按时服药	若患者症状、体征未明显缓解，或患者出现不良反应，应调整药物剂量或更改治疗方案 若患者未按时服药，应确定原因，再次进行详细用药教育

随访时间	随访内容	预期目标	干预
用药半年及之后的每半年	重复启动治疗的所有检查 重新评估禁忌证的慎用情况，评估风险和收益情况 确定次年的用药方案	实验室指标正常 症状或体征消失 无不良反应 按时服药	只要评估患者甲状腺激素治疗获益＞风险，鼓励患者坚持长期治疗 有桥本甲状腺炎自发缓解的个别患者经过评估后可逐渐停药

表5-28　甲状腺功能减退症患者药学监护表

姓名		年龄		性别		身高		体重	
民族		职业		文化程度		联系方式		婚姻状况	

治疗监护记录

当前药物治疗方案	药名	剂量	用法	疗程	不良反应	治疗方案评价 1. 选药适宜性 　□品种选择 　□剂量选择 　□禁忌证

目前联用其他药物	药名	剂量	用法	备注	2. 配伍 3. 相互作用 建议:

患者认知情况	对甲状腺激素替代治疗的认识	□完全　□部分　□不认识　□未被告知	用药依从性评价 □好 □较好 □一般 □较差 □不理解
	对骨质疏松症治疗的认识	□完全　□部分　□不认识　□未被告知	
	药物用法用量	□好　□较好　□一般　□较差 □不理解	
	药物不良反应	□好　□较好　□一般　□较差 □不理解	
	治疗注意事项	□好　□较好　□一般　□较差 □不理解	

治疗效果评价				
实验室指标评价：□改善　　□部分改善　　□未改善　　□恶化　　□失败				
症状和体征评价：□改善　　□部分改善　　□未改善　　□恶化　　□失败				
辅助检查：				
备注				
记录药师签名			记录日期/时间	

3. 用药疗效的随访评估

（1）评估药物治疗的有效性

1）患者实验室指标恢复情况：通过随访的实验室检查，了解患者用药后实验室指标是否恢复到正常范围。

2）患者症状和体征的改善：了解患者症状和体征的消失或减轻的情况。

3）患者化验参数的改善：骨密度测量是否提示骨质疏松、骨量降低的情况得到改善。

（2）评估药物治疗的安全性：告知患者药物不良反应的监测与处理。T_3水平的升高是判断药物过量的一个有效手段，比 T_4 或 FT_4 水平的升高更为可靠。根据药物过量的程度建议停药并进行相关检查。甲状腺激素过量会出现代谢率急剧升高的症状，包括心动过速、焦虑、激动易怒和无意识运动。使用 β受体拮抗剂可以缓解这些症状。极度药物过量的情况下可以使用血浆除去法。

（3）阶段性评估药物治疗结局状态：根据患者监护计划及药学监护表，阶段性评估药物治疗目标是否达成，并根据评估结果，判断是否需要调整药物治疗方案和剂量。

可将治疗结局定为①稳定：药物治疗已经完成。相同药物治疗不用更改，继续进行。②改善：此时治疗进展良好。相同药物治疗方案不用更改，继续进行。③部分改善：可以预见接近理想治疗目标的进展情况，但需要调整药物治疗以更好达到治疗目标。通常需要调整剂量或增加药物即联合用药治疗。④未改善：此时尚未达到或仅稍微接近治疗目标，仍需更多时间来评估药物方案的整体效果。此时继续进行相同的药物治疗方案。⑤恶化：在接受现有药物治疗后，患者的健康状况出现了下滑。需要对药物治疗方案（产品和/或剂量）进行调整。⑥失败：尽管应用了足够的剂量和疗程，但治疗目标尚未达到。需要终止目前的药物治疗并重新开始其他的药物治疗。

第二节 胃肠道疾病

一、炎症性肠病

（一）概述

炎症性肠病（inflammatory bowel disease，IBD）目前病因尚不完全清楚，是一种以反复发作的慢性肠道炎性反应为特点的一组疾病，包括溃疡性结肠炎（ulcerative colitis，UC）和克罗恩病（Crohn's desease，CD）。IBD是北美和欧洲的常见病，近30年来在日本发病率呈逐步增高趋势。我国虽尚无普通人群的流行病学资料，但近十多年来就诊人数呈逐步增加的趋势。

UC最常发生于青壮年期，在我国发病高峰年龄为20~49岁，男女性别差异不大（男∶女为1~1.3∶1）。临床表现为持续或反复发作的腹泻、黏液脓血便伴腹痛、里急后重和不同程度的全身症状。可有皮肤、黏膜、关节、眼和肝胆等的肠外表现。其中黏液脓血便是UC的最常见症状。

CD最常发生于青年期，在我国发病高峰年龄为18~35岁，男性略多于女性（男∶女约为1.5∶1）。临床表现多样化，包括消化道表现、全身性表现、肠外表现及并发症。消化道主要表现有腹泻、腹痛、血便；全身表现可有体重减轻、发热、食欲缺乏、疲劳、贫血等，青少年患者可见生长发育迟缓；同时有皮肤、黏膜、关节、眼和肝胆等的肠外表现。腹泻、腹痛、体重减轻是CD的常见症状，如有这些症状出现，特别是年轻患者，要考虑CD的可能，如同时有肠外表现和/或肛周病变则高度怀疑为克罗恩病。

IBD的治疗目标为诱导并维持临床缓解及黏膜愈合，防治并发症，改善患者生存质量。根据患者疾病的严重程度、病变部位、疾病的活跃程度选择不同药物和不同剂型。炎症性肠病的治疗药物包括：①5-氨基水杨酸，包括柳氮磺吡啶（SASP）和其他5-ASA制剂，如巴柳氮、奥沙拉嗪、美沙拉嗪；②糖皮质激素，如泼尼松、氢化可的松；③硫唑嘌呤类，如硫唑嘌呤（AZA）和6-巯基嘌呤（6-MP）；④生物制剂，如英夫利西单抗；⑤其他免疫抑制剂，如环孢素、甲氨蝶呤。

（二）引起骨质疏松的机制及发病风险

骨质疏松（OP）是一种以骨量下降和骨的细微结构破坏为特征的系统性骨病。骨质疏松是IBD不容忽视的常见并发症之一。IBD诱发骨量减少、骨质疏松症的发病率分别达22%~77%、17%~41%。研究表明，IBD患者骨密度降低和骨质疏松症的发病率均高于正常人，IBD患者比普通人群骨折的风险增加了40%。

1. 炎性因子与 IBD 相关骨质疏松　研究表明 IBD 患者循环中的多种炎性因子是增加的，循环中长期高水平的炎性因子可通过多种途径使骨流失增加，导致骨质疏松的发生。

（1）RANK-RANKL-OPG 轴：NF-κB 受体激活蛋白配体（receptor activator of NF-κB ligand, RANKL）是 TNF 超家族成员，NF-κB 受体激活蛋白（receptor activator of NF-κB, RANK）、护骨因子（osteoprotegerin, OPG）是 TNF 受体超家族成员。在成骨细胞、基质细胞及活化的 T 细胞表面表达的 RANKL，可与破骨前体细胞表面的 RANK（RANKL 的受体）结合，激活下游 NF-κB 等信号通路，使破骨细胞分化、成熟，导致骨丢失增加。护骨因子（OPG）是由成骨细胞分泌的 RANKL 受体，通过竞争性抑制 RANK 与 RANKL 的相互作用，减少骨丢失。TNF-α 是 IBD 诱发骨丢失最重要的原因之一，通过诱导 RANKL 表达促进破骨细胞的分化，还可通过与 RANKL 无关的其他途径激活破骨细胞。TNF-α 也可抑制成骨细胞 OPG 的表达。有研究显示，抗 TNF-α 单抗——英夫利西单抗能够增加儿童、成人 IBD 患者的骨密度及升高血清骨碱性磷酸酶、Ⅰ型胶原氨基端延长肽、Ⅰ型胶原 C 端肽等骨形成标志物的浓度。IL-1β 是炎症介导骨丢失的关键因子之一。在 IBD 患者中，IL-1β 浓度明显增高，IL-1β 通过诱导基质细胞 RANKL 的表达，促进破骨细胞生成，并协同 RANKL 刺激破骨细胞的晚期分化。IBD 患者 IL-6 水平增加，使 NF-κB 活化的作用减弱，骨吸收增加。

（2）胰岛素样生长因子 -1（IGF-1）：胰岛素是由肝脏在生长激素（GH）作用下分泌的多肽物质，可刺激软骨细胞分化和克隆增殖，促进骨骼生长。研究显示 IGF-1 的减少或抵抗参与了 IBD 诱发骨质疏松。如在一项 37 例 IBD 患者的研究中，36% 的 CD 患者及 41% 的 UC 患者 IGF-1 减少。另有研究表明，IGF-1 水平减少会导致成骨细胞数量减少和骨丢失。Eivindson 等的研究显示，与健康儿童对比，CD 儿童患者 IL-6、TNF-α 水平显著增高，而 IGF-1 减少。有动物实验显示，炎性因子 TNF-α、IL-6 可通过不同机制引起 GH 抵抗，使循环中 IGF-1 水平降低。Seck 等发现老年妇女中，血清 IGF-1 水平降低与股骨丢失相关。骨质疏松性骨折的队列研究对 9 704 名妇女的血清 IGF-1 浓度和骨折的关系进行调查发现，IGF-1 水平处于下四分位数区间的妇女发生髋骨和椎骨骨折的危险性较其他妇女增加 60%。

（3）Phex 轴：Phex 基因编码一种锌结合的中性肽链内切酶。Phex 蛋白主要在成骨细胞中表达，具有调节磷酸盐、维生素 D 及骨矿物代谢的生物学功能。Phex 基因突变或敲除可出现骨矿化障碍。在 IBD 患者中，TNF-α 能下调 Phex 表达，进而导致骨密度下降。抗 TNF-α 治疗能恢复 Phex 的表达。Phex 表达减少是 IBD 患者骨密度下降或并发 OP 的原因之一。

2. 糖皮质激素与 IBD 相关骨质疏松　糖皮质激素（GC）是治疗中重度 IBD 患者的主要药物，但同时也被认为是 IBD 诱发骨质疏松的主要因素之一。对 IBD 患者研究发现，未用过激素的 CD 患者，股骨颈与 Wards 三角的骨密度远高于有激素应用史者。一项 Meta 分析研究显示，IBD 患者服用 GC 后骨折风险增加，尤其是每天使用泼尼松或其等效剂量大于 5mg 的患者，骨丢失量在治疗最初的 3~6 个月中达到最大；停止应用 GC 后，骨折风险显著降低。GC 可通过多种途径影响骨形成和骨吸收。GC 抑制成骨细胞的分化与成熟，导致成骨细胞数量减少和功能障碍，从而抑制骨形成，同时还抑制 Ⅰ 型骨胶原合成，影响骨矿化；GC 促进破骨细胞的分化、减少成熟破骨细胞凋亡，使骨吸收增加。GC 还可间接影响骨代谢：例如 GC 通过抑制 IGF-1 的转录，使骨形成和 Ⅰ 型骨胶原的合成减少，使骨胶原的分解和成骨细胞凋亡增加，进一步促使骨质疏松的发生。GC 还可使十二指肠特殊钙通道的表达减少，抑制胃肠道对钙的吸收；GC 抑制肾小管重吸收钙，增加钙的排出，使钙磷代谢紊乱，进而继发性甲状旁腺功能亢进症，导致骨吸收增加。

3. 维生素 D、钙、维生素 K 与 IBD 相关骨质疏松

（1）骨骼是人体钙的储存库，低钙血症时不仅小肠对钙的吸收增加，还会增加骨吸收，使钙释放进入血液，促使发生骨质疏松。IBD 患者饮食中会减少或避免牛奶等的摄入，机体不能摄入足够的钙和维生素 D 等营养物质。IBD 患者由于病变对肠黏膜破坏或病变肠段的手术切除，使具有完整功能的肠黏膜减少，也会引起钙、维生素 D 等吸收不良。血清维生素 D 结合蛋白合成减少以及维生素 D 吸收依赖的胆盐丢失，均会加重维生素 D 的缺乏，进一步影响小肠对钙的吸收。有研究表明，维生素 D 缺乏可激活 T 细胞介导的免疫反应，导致小肠黏膜屏障的破坏，从而加重吸收不良。另外，维生素 D 缺乏和钙吸收不良共同参与引发继发性甲状旁腺功能亢进症，从而增加骨丢失。

（2）维生素 K 缺乏也参与了 IBD 诱发的骨质疏松症。研究发现，长期患 IBD 的患者较正常人维生素 K 水平降低。原因包括肠道吸收不良，使用的药物如单克隆抗体治疗 IBD 时，破坏肠道中产维生素 K 的细菌，使维生素 K 生成减少等。维生素 K 是骨钙素羧化的辅因子，骨钙素经过羧化后与羟磷灰石结合，完成骨矿化。维生素 K 缺乏会阻碍骨矿化，促进骨质疏松的发生。

4. 性激素与 IBD 相关骨质疏松　性激素对调节人体骨转换、保持骨质量有重要作用。有研究发现，男性 CD 患者因继发性腺功能减退使雄性激素水平降低，且总的睾酮水平与骨形成指标（骨钙素）水平相关。另有研究显示，性激素替代治疗可以预防已绝经女性 IBD 患者的骨丢失（$n=47$），提示性激素

缺乏可能是 IBD 并发骨质疏松症的危险因素。但目前尚无大样本、系统性研究确定性激素与骨质疏松的关系。

5. BMI 与 IBD 相关骨质疏松 老年人中较高的 BMI 是骨密度的保护因素,肥胖使妇女患骨质疏松的危险性降低。研究表明,低 BMI 是 IBD 患者和普通人群骨密度降低的共同危险因素。回顾以往文献发现,有证据支持低 BMI 是 IBD 患者并发骨质疏松的独立危险因素。研究显示,不符合 DXA 筛查标准但经 DXA 检测后诊断骨质疏松的大多数 IBD 患者(83.3%)都有低 BMI,且统计分析显示低 BMI 是 IBD 患者骨质疏松相关性最强的危险因素。然而,小样本研究发现在 CD 患者,肌肉的质量和活力是影响骨质量和骨力量的重要因素,而非患者体重。青少年 IBD 患者的骨病更可能继发于肌肉萎缩。总之,低 BMI 增加 IBD 患者骨质疏松的风险,可能是由低 BMI 患者肌肉的质量和活力下降所致。

6. 吸烟与 IBD 相关骨质疏松 吸烟不仅可引起早期闭经和体重减少,还可使成骨细胞功能低下。长期或重度吸烟者骨质疏松症的发病率明显高于不吸烟者。吸烟使 IBD 患者骨密度降低,是 IBD 患者并发骨质疏松症的危险因素。

(三)药学监护要点(表 5-29)

表 5-29 炎症性肠病患者药学监护表

姓名		年龄		性别		身高		体重	
民族		职业		文化程度		联系方式		婚姻状况	
溃疡性结肠炎病情评估									
病变范围的蒙特利尔分类		排便次数			便血情况				
血红蛋白		ESR			内镜发现				
肠外表现		并发症			评估 UC 活动性的 Mayo 评分				
克罗恩病病情评估									
确诊年龄		病变部位			内镜发现				
腹痛		腹部包块			腹泻				
肠外表现		并发症			CDAI 评分				
治疗监护记录									

续表

当前药物 治疗方案	药名	剂量	用法	疗程	不良反应	治疗方案评价 1. 选药适宜性 　□品种选择 　□剂量选择 　□禁忌证 2. 配伍 3. 相互作用 建议：
目前联用 其他药物	**药名**	**剂量**	**用法**	**备注**		

患者认知 情况	对炎症性肠病药 物治疗的认识	□完全　□部分　□不认识 □未被告知	用药依从性评价 □好 □较好 □一般 □较差 □不理解
	对骨质疏松症治 疗的认识	□完全　□部分　□不认识 □未被告知	
	药物用法用量	□好　□较好　□一般　□较差 □不理解	
	药物不良反应	□好　□较好　□一般　□较差 □不理解	
	治疗注意事项	□好　□较好　□一般　□较差 □不理解	

治疗效果评价
实验室指标评价：□改善　□部分改善　□未改善　□恶化　□失败
症状和体征评价：□改善　□部分改善　□未改善　□恶化　□失败
辅助检查：
备注

记录药师签名		记录日期/时间	

1. 基本情况评估

（1）现病史：围绕患者炎症性肠病的发病情况和治疗经过，记录患者骨质疏松或骨折的发生、发展及其变化的经过和诊疗情况。

（2）个人史：记录吸烟、饮酒、饮食、接受阳光照射情况，还有日常体力活动程度、家族史、月经史、营养状况等。

（3）既往史：除了常规的既往外科手术史、预防注射史之外，还需要关注患者的消化道疾病史、肝肾功能状况、感染病史（特别是结核病史）、骨折史、甲状腺疾病史、性腺疾病史。

（4）明确诊断：与其他继发性骨质疏松相同，见本章第一节。

2. 一般药学评估

（1）基础疾病：患者炎症性肠病的严重程度、病变部位、疾病的活跃程度。患者是否合并有结核感染。

（2）既往用药史：患者使用氨基水杨酸制剂、糖皮质激素、免疫抑制剂的剂量和疗程。是否使用过抗癫痫药、抗凝药、质子泵抑制剂、含铝抗酸剂、噻唑烷二酮类药物、甲状腺激素、促性腺激素释放激素类似物、芳香化酶抑制剂、利尿药及具体用法用量。

（3）当前用药情况：患者目前使用的所有药物的剂量、频次、途径。

3. 专科药学评估

（1）激素治疗评估：见第四章第一节有关糖皮质激素引起骨质疏松的介绍。

（2）初始治疗药物选择及药物调整

1）溃疡性结肠炎（UC）的治疗药物

A. 轻度 UC

a. 5-氨基水杨酸是治疗轻度 UC 的主要药物，包括柳氮磺吡啶（SASP）和其他 5-ASA 制剂，如巴柳氮、奥沙拉嗪、美沙拉嗪。

b. 激素可用于 5-ASA 治疗无效时。

B. 中度 UC

a. 5-氨基水杨酸仍是治疗的主要药物。

b. 激素可用于足量 5-ASA 治疗无效的（2~4 周）或病变严重的患者，按泼尼松 0.75~1mg/（kg·d）（其他激素等量换算）。

c. 硫唑嘌呤类，如硫唑嘌呤（AZA）和 6-巯基嘌呤（6-MP），可用于对激素无效或依赖者。

d. 英夫利西单抗可用于当激素及免疫抑制剂治疗无效或激素依赖或不能耐受以上药物时。

C. 重度 UC

a. 静脉用激素为首选治疗，一般使用甲泼尼龙 40~60mg/d，或氢化可的松 300~400mg/d。

b. 转换治疗药物包括：环孢素，静脉滴注 2~4mg/（kg·d），症状缓解后改为口服环孢素治疗一段时间（不超过 6 个月），逐渐过渡到硫唑嘌呤。英夫利西单抗，可用于静脉用激素足量治疗 5 天仍然无效时。

D. 局部用药物：美沙拉嗪栓、美沙拉嗪灌肠剂、氢化可的松琥珀酸盐、布地奈德泡沫剂适用于远段 UC 患者。

E. 维持治疗药物：①氨基水杨酸制剂可作为氨基水杨酸或激素诱导缓解的维持治疗药物；②硫唑嘌呤类可作为激素依赖，氨基水杨酸制剂不耐受的患者的维持治疗药物；③英夫利西单抗可作为英夫利西单抗诱导缓解的维持治疗药物。

2）克罗恩病（CD）的治疗药物

A. 轻度活动性 CD

a. 氨基水杨酸制剂适用于结肠型，回肠型和回结肠型。

b. 布地奈德可用于病变局限在回肠末端、回盲部或升结肠，疗效优于美沙拉嗪。如上述治疗无效的轻度活动性 CD，按中度活动性 CD 处理。

B. 中度活动性 CD

a. 激素是治疗的首选药物，一般使用全身用激素。病变局限在回盲部者，为减少全身激素不良反应可使用布地奈德。

b. 激素联合硫唑嘌呤类或甲氨蝶呤。激素无效或激素依赖时可加用硫唑嘌呤或甲氨蝶呤，他们与激素有协同作用。硫唑嘌呤起效慢，用药 12~16 周才能达最大疗效，主要用于激素诱导缓解后，继续维持撤离激素。

c. 生物制剂：英夫利西单抗用于激素及上述免疫抑制剂治疗无效或激素依赖者，或不能耐受上述药物治疗者。

C. 重度活动性 CD

a. 全身作用激素，口服或静脉给药，剂量相当于泼尼松 0.75~1mg/（kg·d）。

b. 英夫利西单抗（IFX），可在激素无效时应用，也可一开始就应用。

c. 激素联合免疫抑制剂（硫唑嘌呤类药物或 MTX）或 IFX 与硫唑嘌呤联用。

D. 维持治疗药物

a. 氨基水杨酸制剂：主要用于氨基水杨酸制剂诱导缓解后的维持治疗。

b. 硫唑嘌呤类或甲氨蝶呤：主要用于激素诱导缓解后的维持治疗。

c. IFX：主要用于 IFX 诱导缓解后的维持治疗。

4. 具体监护要点

（1）临床症状的变化监护：监护患者的腹痛、腹泻次数、血便等症状的变化情况。监护患者是否有体重减轻、发热、食欲缺乏、疲劳、贫血等全身表现及变化。青少年患者是否生长发育迟缓。此外是否有皮肤、黏膜、关节、眼和肝胆等的肠外表现。骨质疏松症患者并无骨病相关症状，如果出现症状，都为骨折相关症状。最常见的骨折为椎骨骨折，2/3 的患者无症状，一般是在胸部或腹部 X 线检查时被偶然发现。对部分患者，椎骨骨折可能导致身高下降、驼背或急性背痛。观察患者是否有以上骨折表现。

（2）临床检验指标的变化监护：监护患者的脉搏、体温、血红蛋白、血沉，结合患者的腹泻次数、血便情况，判断患者炎症性肠病的严重程度和治疗前后病情是否改善。监护患者的血清 25- 羟基维生素 D（25-OHD）、钙（Ca）、磷（P）、血清碱性磷酸酶（ALP）、Ⅰ 型前胶原氨基端前肽（PINP）、β- Ⅰ 型胶原羧基端肽（β-CTX），检测患者骨密度。

5. 特殊人群的监护　妊娠期妇女在 IBD 治疗药物选择时应注意避免使用甲氨蝶呤。肝肾功能不全的患者使用硫唑嘌呤时不良反应发生风险更大，应注意血常规、肝肾功能等指标的监测。因炎症性肠病行肠切除术的患者由于吸收营养物质更少，发生骨质疏松症风险更高，需加强骨质疏松的监测和预防。

二、慢性胰腺炎

（一）概述

慢性胰腺炎（chronic pancreatitis，CP）是指各种病因引起的胰腺组织和功能不可逆的慢性炎症性疾病，其病理特征为胰腺腺泡萎缩、破坏和间质纤维化。临床以反复发作的上腹部疼痛和 / 或胰腺外、内分泌功能不全为主要表现，可伴有胰腺实质钙化、胰管扩张、胰管结石和胰腺假性囊肿形成等。

慢性胰腺炎在美国的发病率为 $8.1/10^4$，法国为 $26/10^4$，日本为 $33/10^4$，印度患病率最高，为（$114{\sim}200$）$/10^4$。我国 1994—2004 年的慢性胰腺炎流行病学调查显示，患病率约为 $13/10^4$，且有逐年增多的趋势。

慢性胰腺炎的致病因素有多种，酗酒是其中主要的因素之一，西方国家占 60% 以上，我国约占 35%。其他致病因素有高脂血症、高钙血症、胰腺先天性异常、胰腺外伤或手术、自身免疫性疾病、基因突变或缺失等。20%~30% 的患者致病因素不明确。

慢性胰腺炎临床表现可分为 4 种类型，见表 5-30。

表 5-30　慢性胰腺炎的临床表现分型

分型	主要表现
Ⅰ型（急性发作型）	急性上腹痛，伴血淀粉酶升高和影像学急性炎症变化
Ⅱ型（慢性腹痛型）	间歇性或持续性上腹疼痛
Ⅲ型（局部并发症型）	假性囊肿、消化道梗阻、左侧门脉高压、腹水、胰瘘等
Ⅳ型（外、内分泌功能不全型）	吸收、消化不良，脂肪泻，糖尿病和体重减轻等症状

腹痛虽然是慢性胰腺炎（CP）的主要症状，但也有 3%~20% 的患者无明显腹痛。

CP 的治疗原则为去除病因、控制症状、改善胰腺功能、治疗并发症和提高生存质量等。

慢性胰腺炎的常用治疗药物：①维生素，包括脂溶性维生素及维生素 B_{12}、叶酸；②胰酶制剂；③糖皮质激素；④质子泵抑制剂、H_2 受体拮抗剂等抑酸药物；⑤止痛药；⑥生长抑素及其类似物。

（二）引起骨质疏松的机制及发病风险

很多研究表明，慢性胰腺炎患者骨质疏松症的发病率较高。对因腹腔疾病及炎症性肠病导致吸收功能不良的患者，有必要进行常规的骨密度（bone mass density，BMI）检测以及钙、维生素 D 的补充。在一项研究中发现 39% 的慢性胰腺炎患者患有包括骨量减少、骨质疏松症及骨软化等骨病，其中 5% 出现骨质疏松。Duggan 等发现，慢性胰腺炎患者中骨质疏松症的发病率是对照组的 3 倍。同时慢性胰腺炎患者骨折发生率也很高，在一项大型回顾性队列研究中检查 3 192 名慢性胰腺炎患者的骨折发生率，结果表明慢性胰腺炎患者骨折发生率高达 4.8%，而对照组发生率为 1.1%。

1. 慢性胰腺炎外分泌功能障碍与骨质疏松　慢性胰腺炎可导致胰腺外分泌功能障碍，表现为胰酶的分泌不足。多项研究报道了骨密度的降低与排泄物中弹性蛋白酶 -1 的降低或排泄物中脂肪含量的升高存在正相关。胰腺的外分泌功能障碍可导致骨密度的下降。原因包括：胰酶分泌不足导致营养物质消化及吸收过程受阻，而营养物质的缺乏不利于骨形成的发生。脂肪吸收不良将导致包括维生素 D 在内的脂溶性维生素缺乏。维生素 D 的缺乏可导致钙、磷吸收不良从而导致骨质疏松的发生。临床研究表明，慢性胰腺炎患者血浆中维生素 D 的含量低于对照组，也说明维生素 D 的缺乏可能是慢性胰腺炎后骨质疏松发生的重要因素。

2. 慢性胰腺炎内分泌功能障碍与骨质疏松　慢性胰腺炎可由于近端肠段的营养物质消化过程受阻出现肠促胰岛素分泌不足，导致胰岛素的分泌受损。同时，慢性胰腺炎可使胰腺钙化，使具有内分泌功能的胰岛数目减少,而胰岛受损结果是出现胰岛 β、α 及 PP 细胞的破坏。3 种细胞的破坏使血糖极度波动而难以控制。慢性胰腺炎所致的糖尿病被称为胰源性糖尿病。因内分泌功能障碍可导致糖尿病的发生,而糖尿病又常常继发骨质疏松。

3. 吸烟与慢性胰腺炎后骨质疏松　慢性胰腺炎患者中,重度吸烟的人群与骨密度下降存在明显联系。可能因素有:烟草对骨细胞的直接毒性作用,可破坏成骨细胞的增殖、分化及其功能;吸烟可影响钙离子的代谢进而影响骨代谢;吸烟影响雌激素的合成、转运并加速雌激素的分解代谢,雌激素的缺乏可导致破骨细胞的骨吸收大于成骨细胞的骨形成;吸烟可引起骨代谢相关细胞因子的改变;吸烟可导致骨骼、肌肉的广泛损伤,而肌力的下降可影响骨量的增加;吸烟可引起诸多疾病如慢性气管炎、慢性阻塞性肺疾病、肺气肿等而间接引起骨量的减少。

4. 酒精与慢性胰腺炎后骨质疏松　在西方国家 70%~80% 的慢性胰腺炎与长期嗜酒有关,而我国不同地区多家医院的回顾性研究荟萃分析表明,35.9% 的慢性胰腺炎患者与饮酒有关。长期过量的酒精摄入可通过多种途径影响骨形成与骨吸收的平衡,使得成骨减少。酒精可直接毒害骨细胞,改变骨形成。酒精可导致多种内分泌激素如睾酮、皮质醇及甲状旁腺激素等分泌紊乱。酒精可引起钙、镁、锌、蛋白质等营养失调而加重骨丢失。

5. 胆道系统疾病与慢性胰腺炎后骨质疏松　胆道系统疾病可导致患者营养物质的消化吸收出现障碍,特别是在缺乏胆汁的乳化作用下,脂肪吸收不良将导致维生素 D 的缺乏,是慢性胰腺炎后骨质疏松的重要发病机制。

6. 患病时间与慢性胰腺炎后骨质疏松　一项来自印度学者的研究发现,慢性胰腺炎患者的患病时间与骨密度的下降存在统计学意义上的相关性,患病时间越长,骨密度下降程度越厉害。同时另一项研究报道了相似的结果。这可解释为患病时间越长,慢性胰腺炎所致的内外分泌功能障碍对骨代谢的影响越久,可能导致骨密度下降得越厉害。但另外的临床试验并未发现明显的相关性。

7. BMI 与慢性胰腺炎后骨质疏松　Joshi 等在一项研究中纳入的慢性胰腺炎患者的 BMI 显著低于正常值,研究发现骨质疏松的发生率很高且骨密度随着 BMI 的减少而减少。同时对 BMI 处在正常范围的慢性胰腺炎患者来说,骨密度同样随着 BMI 的减少而减少。原因可能是较低的 BMI 能反映出患者的营养不良状况,营养物质的缺乏对骨形成不利。

8. 年龄与慢性胰腺炎后骨质疏松　在 4 项临床研究中,慢性胰腺炎后骨质疏松的发生率均超过 29%,而患者的平均年龄均较小。而另 5 项研究中,慢性胰腺炎后骨质疏松的发生率较前 4 项研究低,但患者的平均年龄均较大。有研究发现慢性胰腺炎患者中年龄较小的人群可能更易发生骨质疏松。

9. 性别对男、女骨密度的影响结论尚不一致。

（三）药学监护要点（表 5-31）

表 5-31 慢性胰腺炎患者药学监护表

姓名		年龄		性别		身高		体重	
民族		职业		文化程度		联系方式		婚姻状况	
慢性胰腺炎病情和骨质疏松症风险评估									
淀粉酶水平			脂肪酶水平			有无糖尿病			
体重指数			吸烟			饮酒			

治疗监护记录

当前药物治疗方案	药名	剂量	用法	疗程	不良反应	治疗方案评价 1. 选药适宜性 □品种选择 □剂量选择 □禁忌证
目前联用其他药物	药名	剂量	用法	备注		2. 配伍 3. 相互作用 建议：
患者认知情况	对慢性胰腺炎药物治疗的认识	□完全 □部分 □不认识 □未被告知				用药依从性评价 □好 □较好 □一般 □较差 □不理解
	对骨质疏松症治疗的认识	□完全 □部分 □不认识 □未被告知				
	药物用法用量	□好 □较好 □一般 □较差 □不理解				
	药物不良反应	□好 □较好 □一般 □较差 □不理解				
	治疗注意事项	□好 □较好 □一般 □较差 □不理解				

续表

治疗效果评价				
实验室指标评价:□改善　□部分改善　□未改善　□恶化　□失败				
症状和体征评价:□改善　□部分改善　□未改善　□恶化　□失败				
辅助检查:				
备注				
记录药师签名		记录日期/时间		

1. 基本情况评估

（1）现病史:围绕患者慢性胰腺炎的发病情况和治疗经过,记录患者的骨质疏松或骨折的发生、发展及其变化的经过和诊疗情况。

（2）个人史:记录吸烟、饮酒、饮食、接受阳光照射情况,还有日常体力活动程度、家族史、月经史、营养状况等。

（3）既往史:除了常规的既往外科手术史、预防注射史之外,还需要关注患者的消化道疾病史、肝肾功能状况、感染病史、免疫疾病病史（如干燥综合征）、骨折史、甲状腺疾病史、性腺疾病病史、糖尿病史。

（4）明确诊断:与其他继发性骨质疏松相同,见本章第一节。

2. 一般药学评估

（1）基础疾病:慢性胰腺炎患者疾病的严重程度,患者患胰腺炎的时间,慢性胰腺炎的致病因素。

（2）既往用药史:胰酶制剂、糖皮质激素、质子泵抑制剂、H_2受体拮抗剂、生长抑素、维生素、止痛药等的使用剂量、疗程。是否使用过抗癫痫药、抗凝药、质子泵抑制剂、含铝抗酸剂、噻唑烷二酮类药物、甲状腺激素、促性腺激素释放激素类似物、芳香化酶抑制剂、利尿药及具体用法用量。

（3）当前用药情况:患者目前使用的所有药物的剂量、频次、途径。

3. 专科药学评估

（1）激素治疗评估:见第四章第一节有关糖皮质激素引起骨质疏松的介绍。

（2）初始治疗药物选择及药物调整

1）一般治疗:维生素,包括脂溶性维生素及维生素B_{12}、叶酸。

2）胰腺外分泌功能不全的治疗:①胰酶制剂,对缓解胰源性疼痛具有一定作用。首选含高活性脂肪酶的超微粒胰酶胶囊,并建议餐中服用。②质子泵抑制剂、H_2受体拮抗剂等抑酸药物,疗效不佳时可加服。

3）糖尿病的治疗：胰岛素，采用强化的常规胰岛素治疗方案，维持 CP 患者最佳的代谢状态。

4）疼痛治疗：①止痛药；②胰酶制剂；③生长抑素及其类似物。

5）自身免疫性胰腺炎：糖皮质激素。

4. 具体监护要点

（1）临床症状的变化监护：监护患者疼痛、消化不良症状、大便情况、体重等的变化。

骨质疏松症患者并无骨病相关症状，如果出现症状，都为骨折相关症状。最常见的骨折为椎骨骨折，2/3 的患者无症状，一般是在胸部或腹部 X 线检查时被偶然发现。对部分患者，椎骨骨折可能导致身高下降、驼背或急性背痛。观察患者是否有以上骨折表现。

（2）临床检验指标的变化监护：监护患者的 25- 羟基维生素 D、血钙，维生素 A、维生素 D、维生素 K 等的水平。观察患者抗骨质疏松症治疗后，血清 25- 羟基维生素 D、血钙是否有提高。

5. 特殊人群的监护　对合并糖尿病、胆道疾病的患者出现胰腺炎继发骨质疏松的风险更大，年龄小的胰腺炎患者比年龄大的胰腺炎患者更容易出现骨质疏松。对这些胰腺炎患者需密切关注患者的骨密度情况。

三、原发性胆汁性肝硬化

（一）概述

原发性胆汁性肝硬化（primary biliary cirrhosis，PBC），又名原发性胆汁性胆管炎，是一种慢性肝内胆汁淤积性疾病。其发病机制尚不完全清楚，可能与遗传背景及环境等因素相互作用所导致的异常自身免疫反应有关。常见的临床表现为乏力和皮肤瘙痒，其病理特点为进行性、非化脓性、破坏性肝内小胆管炎，最终可发展至肝硬化。

PBC 呈全球性分布，可发生于所有的种族和民族。文献报道本病的年发病率为 $0.33/10^4$~$5.8/10^4$，患病率为 $1.91/10^4$~$40.2/10^4$，其中北美和北欧国家发病率最高。以往认为我国 PBC 发病率低，但 2003 年上海学者报道，在 5 011 例体检人群中，8 例 AMA-M_2 阳性（0.16%），最终 3 例患者确诊为 PBC。2010 年广州学者报道，在健康体检人群中 PBC 的患病率为 $49.2/10^4$，其中 40 岁以上女性患病率为 $155.8/10^4$。

PBC 早期患者，大多数无明显临床症状。有研究表明约 1/3 的患者可长期无任何临床症状，但是大多数无症状患者会在 5 年内出现症状。我国文献总结显示乏力和皮肤瘙痒是最常见的临床症状。此外，随着疾病的进展以及合并其他自身免疫性疾病，可出现胆汁淤积症相关的临床表现和自身免疫性疾病相关的临床表现。

1. PBC 患者的临床表现

（1）常见临床表现

1）乏力：乏力是 PBC 最常见的症状，可见于 40%~80% 的患者。乏力可发生在 PBC 的任何阶段，与组织学分期及肝功能损伤程度无相关性。患者可表现为嗜睡、倦怠、社会活动兴趣缺乏和注意力不集中等。

2）瘙痒：瘙痒可见于 20%~70% 的 PBC 患者，约 75% 的患者在诊断前即存在皮肤瘙痒。可表现为局部或全身瘙痒，通常于晚间卧床后较重，或因接触羊毛、其他纤维制品或怀孕而加重。

3）门静脉高压：疾病后期，可发生肝硬化和门静脉高压的一系列并发症，如腹水、食管胃底静脉曲张破裂出血以及肝性脑病等。门静脉高压也可见于疾病早期，甚至在肝硬化发生之前就可出现门静脉高压症。

（2）其他临床表现

1）骨病：PBC 患者骨代谢异常可导致骨软化症和骨质疏松。文献报道 PBC 患者骨质疏松的发生率为 14%~52%，骨量减少发生率为 30%~50%。

2）脂溶性维生素缺乏：PBC 患者胆酸分泌减少可能会导致脂类吸收不良。维生素 A、维生素 D、维生素 E 和维生素 K 水平的降低，可导致夜盲、骨量减少、神经系统损害和凝血酶原活力降低等。

3）高脂血症：PBC 患者常伴有高脂血症，胆固醇和甘油三酯均可升高，但典型表现为高密度脂蛋白胆固醇升高。通常并不需要降脂治疗，但当患者存在其他心血管危险因素时，在适当的监测下也可应用他汀类及贝特类药物。

4）合并其他自身免疫性疾病的表现：PBC 可合并多种自身免疫性疾病，其中以干燥综合征最常见。此外，还包括自身免疫性甲状腺疾病、类风湿关节炎、系统性硬化等。

2. PBC 的治疗药物

（1）基础治疗：熊去氧胆酸。熊去氧胆酸（UDCA）是目前唯一被国际指南均推荐用于治疗 PBC 的药物。

（2）PBC 应答欠佳的治疗：①布地奈德；②贝特类降脂药，如非诺贝特、苯扎贝特；③6-乙基鹅去氧胆酸即奥贝胆酸（obeticholicacid，OCA）。

（3）并发症治疗

1）瘙痒：①考来烯胺；②利福平，如果患者不能耐受考来烯胺的不良反应或治疗无效时，利福平可作为胆汁淤积性肝病所致瘙痒的二线用药。

2）乏力：莫达非尼。

3）骨质疏松：①钙剂和维生素 D；②双膦酸盐。

（二）引起骨质疏松的机制及发病风险

骨质疏松是原发性胆汁性肝硬化（PBC）的常见并发症，20%~52%的患者受累。PBC患者骨质疏松症发病率和骨折风险分别是普通人群的3倍和2倍。随着疾病进展，骨质疏松症发病率增加，只有约20%的晚期PBC患者骨密度正常。

一般人群中，骨质疏松症的危险因素包括老年、女性、吸烟、过量饮酒、低体重、早绝经（45岁前）、类固醇激素治疗、低体力活动、维生素D和钙摄入减少以及合并某些疾病，如糖尿病、库欣综合征、甲状旁腺功能亢进症等。

PBC继发骨质疏松是由多种病理机制导致骨量减少、骨骼脆性增加而引起的，其中严重的骨吸收和缓慢的骨形成发挥了主要作用。当骨吸收与骨形成失去平衡时，破骨细胞骨吸收活动强于成骨，那么就导致骨量减少。

1. **破骨细胞活动增强** TNF受体超家族成员护骨因子（osteoprotegerin，OPG），能够作为游离性受体结合NF-κB受体激活蛋白配体（RANKL），阻止RANKL结合RANK，抑制破骨细胞活动。骨质疏松症患者通常有高水平的OPG，这可能与OPG代偿性拮抗RANKL相关。研究发现，PBC患者OPG水平升高，RANKL水平降低，说明在激活破骨细胞时消耗RANKL，而过量的OPG则发挥拮抗作用，试图阻止骨量丢失。此外，PBC患者体内升高的IL-1、IL-6、TNF-α等因子可直接通过激活RANKL/RANK系统促进破骨细胞形成和活化。

2. **成骨细胞功能障碍** PBC患者成骨细胞的功能受损，可能是因为肝硬化引起的某些生长因子尤其是胰岛素样生长因子-1的减少，或癌胚纤维连接蛋白合成增多。此外，游离胆红素和石胆酸对成骨细胞及其前体具有直接毒性作用。严重的胆汁淤积引起石胆酸的聚集，石胆酸作为维生素D类似物，与维生素D受体结合，但是无维生素D促进成骨细胞的作用。

3. **遗传和基因因素** 目前，还没有发现PBC并发骨质疏松的单一遗传标记，而基因多态性在慢性胆汁淤积性肝病引起的骨质疏松中起到了一定作用。既往研究发现胰岛素样生长因子-1基因、维生素D受体基因与PBC和骨质疏松都有联系。全基因组关联研究发现CLDN14的一个常见突变在PBC和OP中都发挥作用。但总体来说，基因因素在PBC的骨质疏松中的作用尚不确定，可能只发挥较小的作用。

4. **性腺功能减退** 慢性肝病中，性腺功能减退是常见的并发症。性腺功能减退可增加破骨细胞的活性，加速骨量丢失。如雌激素可通过促进OPG表达和诱导破骨细胞凋亡来抑制破骨细胞，PBC女性患者雌激素水平下降，使对破骨细胞的抑制作用减弱，男性患者雄激素下降也与骨量减少相关。

5. **脂溶性维生素缺乏** PBC相关的肠道吸收不良、肝肠循环的改变和胆汁排泄受阻等因素导致脂溶性维生素缺乏,尤其是维生素 D 和维生素 K,这两种维生素在骨代谢方面发挥了重要作用。钙和维生素 D 的缺乏可导致继发性甲状旁腺功能亢进症,加重骨吸收。骨组织中存在 3 种维生素 K 依赖性蛋白,即骨钙素、基质 γ 羧基谷氨酸蛋白和骨膜蛋白,其中骨钙素最为重要,经维生素 K 介导的 γ 羧化的骨钙素可与钙及羟基磷灰石结合,促进骨组织矿化。维生素 K 还可通过不依赖 γ 羧化的机制促进成骨细胞相关的基因表达并增加 OPG 的表达,促进矿化。此外,维生素 K 还可抑制 RANKL 的表达,从而抑制破骨细胞分化成熟及其介导的骨吸收。维生素 K 缺乏时,γ 羧化作用减弱,骨钙素合成减少,且对破骨细胞的抑制作用减弱。

6. **高脂血症**　高脂血症是 PBC 的常见并发症,也是骨质疏松和脆性骨折的危险因素,其对骨的影响主要有以下几个方面。

（1）骨髓干细胞可分化为脂肪细胞和成骨细胞,在过氧化物酶体增殖物激活受体 γ 的介导下,骨髓干细胞向脂肪细胞分化,而氧化 LDL 是过氧化物酶体增殖物激活受体 γ 的天然配体,促进骨髓干细胞向脂肪细胞分化增多,而向成骨细胞分化减少。

（2）研究发现,氧化脂质能诱导 T 细胞表达 RANKL,在高脂血症诱导骨量减少的小鼠中,骨髓和脾脏 T 细胞表达 RANKL 增加,说明脂质过氧化物沉积在骨骼,可通过影响 OPG/RANKL/RANK 系统,抑制成骨细胞的分化,并激活破骨细胞。

（三）药学监护要点（表 5-32）

表 5-32　原发性胆汁性肝硬化患者药学监护表

姓名		年龄		性别		身高		体重	
民族		职业		文化程度		联系方式		婚姻状况	
原发性胆汁性肝硬化的病情评估									
ALP			PBC 分期			有无胆汁淤积			
有无其他免疫性疾病			有无高脂血症			有无骨折史			
治疗监护记录									
当前药物治疗方案	药名	剂量	用法	疗程		不良反应		治疗方案评价 1. 选药适宜性 □品种选择 □剂量选择 □禁忌证	

续表

目前联用其他药物	药名	剂量	用法	备注	2. 配伍
					3. 相互作用
					建议：

患者认知情况	对原发性胆汁性肝硬化药物治疗的认识	□完全　□部分　□不认识 □未被告知	用药依从性评价 □好 □较好
	对骨质疏松症治疗的认识	□完全　□部分　□不认识 □未被告知	□一般 □较差
	药物用法用量	□好　□较好　□一般　□较差 □不理解	□不理解
	药物不良反应	□好　□较好　□一般　□较差 □不理解	
	治疗注意事项	□好　□较好　□一般　□较差 □不理解	

治疗效果评价
实验室指标评价：□改善　□部分改善　□未改善　□恶化　□失败
症状和体征评价：□改善　□部分改善　□未改善　□恶化　□失败
辅助检查：
备注

记录药师签名		记录日期/时间	

1. 基本情况评估

（1）现病史：围绕患者原发性胆汁性肝硬化（PBC）的发病情况和治疗经过，记录患者的骨质疏松或骨折的发生、发展及其变化的经过和诊疗情况。

（2）个人史：记录吸烟、饮酒、饮食、接受阳光照射情况，还有日常体力活动程度、家族史、月经史、营养状况等。

（3）既往史：除了常规的既往外科手术史、预防注射史之外，还需要关注患者的消化道疾病史、肝肾功能状况、感染病史、免疫疾病病史（如干燥综合征）、骨折史、甲状腺疾病史、性腺疾病病史、心血管病史。

（4）明确诊断：与其他继发性骨质疏松相同，见本章第一节。

2. 一般药学评估

（1）基础疾病：患者原发性胆汁性肝硬化的分期，是否出现肝硬化，是否进行肝移植，患者的临床表现和合并症的出现情况。患者是否合并有干燥综合征、甲状腺疾病。

（2）既往用药史：熊去氧胆酸的使用剂量、疗程，是否使用过钙剂和维生素D预防治疗。是否使用过抗癫痫药、抗凝药、质子泵抑制剂、含铝抗酸剂、噻唑烷二酮类药物、甲状腺激素、促性腺激素释放激素类似物、芳香化酶抑制剂、利尿药及具体用法用量。

（3）当前用药情况：患者目前使用的所有药物的剂量、频次、途径。

3. 专科药学评估

（1）激素治疗评估：见第四章第一节有关糖皮质激素引起骨质疏松的介绍。

（2）初始治疗药物选择及药物调整

1）初始治疗药物：熊去氧胆酸（UDCA）是目前唯一被国际指南均推荐用于治疗PBC的药物。其主要作用机制为促进胆汁分泌、抑制疏水性胆酸的细胞毒作用及其所诱导的细胞凋亡，而保护胆管细胞和肝细胞。推荐剂量为13~15mg/（kg·d），分次或1次顿服。如果同时应用考来烯胺，二者应间隔4小时以上。UDCA可改善PBC患者的生物化学指标，有效降低血清胆红素、ALP、GGT、GPT、GOT及胆固醇水平，同时减缓PBC患者的疾病进展。

2）对UDCA生物化学应答欠佳的治疗：目前尚无统一治疗方案，布地奈德、贝特类降脂药及新药6-乙基鹅去氧胆酸即奥贝胆酸（obeticholicacid，OCA）在临床研究中显示出一定疗效。布地奈德是第二代皮质类固醇激素，口服后90%的药物于肝内首关代谢。在肝脏内被清除前可以高浓度作用于致病淋巴细胞，而避免了全身不良反应。一项多中心前瞻性随机试验显示，对组织学分期Ⅰ~Ⅱ期的PBC患者，给予布地奈德6mg/d+UDCA 15mg/（kg·d）或+UDCA 15mg/（kg·d），结果显示加用布地奈德组在生物化学及组织学改善方面更具优势。另一项前瞻性随机对照研究也发现布地奈德（9mg/d）联合UDCA比安慰剂联合UDCA，能更好地改善肝脏生物化学指标、血清IgG、IgM水平及组织学表现。但不推荐用于有肝硬化或门静脉高压的患者，可能导致门静脉血栓。日本、美国、欧洲以及我国的学者先后报道了非诺贝特在生物化学应答欠佳的PBC患者中的应用。一项荟萃分析显示，UDCA联合非诺贝特较UDCA单药治疗能改善患者ALP、GGT、IgM及甘油三酯的水平，但对皮肤瘙痒及GPT水平的改善差异无统计学意义。联合用药与单药相比在不良反应的发生上无统计学差异。此外,一项纳入了 9 项研究 269 例患者的荟萃分析显示,加用苯扎贝特可改善 ALP、GGT、GPT、IgM 甘油三酯及总胆固醇,但是对病死率和皮肤瘙痒无改善。奥贝胆酸(OCA)是法尼酯 X 受体(farnesoid X receptor,FXR)激动剂。一项多中心随机对照临床试验显示,对 UDCA 应答欠佳的 PBC 患者,加用 OCA 治疗组 ALP、GGT、GPT 下降水平较加用安慰剂组有显著差异。由于 PBC 的发病机制可能与自身免疫有关,故有多项临床试验探索了免疫抑制剂的疗效,如肾上腺皮质激素(泼尼松、泼尼松龙)、硫唑嘌呤、甲氨蝶呤、环孢素,但研究结果显示,免疫抑制剂对 PBC 的疗效并不确定,且可能存在药物不良反应。

3)并发症治疗:考来烯胺是治疗胆汁淤积性疾病所致皮肤瘙痒的首选药物,其推荐剂量为 4~16g/d。如果患者不能耐受考来烯胺的不良反应或治疗无效时,利福平可作为胆汁淤积性肝病所致瘙痒的二线用药。推荐剂量为 150mg,每天两次,对治疗无效的患者可逐渐增加剂量至 600mg/d。2009 年的一项样本量更大的研究也表明了莫达非尼可改善 PBC 患者的乏力。

PBC 患者骨折发生率比普通人群高大约 2 倍。因此,对每位 PBC 患者均需考虑骨质疏松的预防及治疗。建议患者补充钙及维生素 D 预防骨质疏松。国外推荐补充钙及维生素 D 预防骨质疏松。成人每日元素钙摄入量 800mg;绝经后妇女和老年人每日元素钙摄入量为 1 000mg。维生素 D 的成年人推荐剂量 200 U/d;老年人推荐剂量为 400~800 U/d。推荐存在骨质疏松、脆性骨折或需要长期使用糖皮质激素的患者进行药物治疗,通常使用双膦酸盐。此类患者的治疗与其他存在骨质疏松或需要长期使用糖皮质激素的患者相似。

4. 具体监护要点

(1)临床症状的变化监护:监护患者瘙痒、乏力等症状的变化情况。

骨质疏松症患者并无骨病相关症状。如果出现症状,都为骨折相关症状。最常见的骨折为椎骨骨折,2/3 的患者无症状,一般是在胸部或腹部 X 线检查时被偶然发现。对部分患者,椎骨骨折可能导致身高下降、驼背或急性背痛。观察是否有以上骨折表现。

(2)临床检验指标的变化监护:监测患者 ALP、GGT、血清胆红素、GPT、GOT、白蛋白、血小板及胆固醇的水平。观察患者经 UDCA 治疗 1 年后,是否达到 ALP ≤3ULN、GOT ≤2ULN、胆红素 ≤17.1μmol/L 的标准。

监测血清钙和 25- 羟基维生素 D(25-OHD,骨化二醇)及甲状旁腺激素的水平。PBC 患者发生骨质疏松时一般维生素 D 的代谢产物及钙离子的血浆浓度通常是正常的。但仍需要给予钙和维生素 D 预防骨质疏松。25-OHD 浓度较低(即 <20ng/ml)通常会导致继发性甲状旁腺功能亢进症,此类患者可能具有发生骨软化症的风险,应使用大剂量维生素 D 和钙进行治疗。治疗

目标是使 25-OHD 血浆浓度恢复正常,以及缓解骨软化症的体征与症状。通常需要每天给予数千单位的维生素 D,或者一周 1 次或 2 次的 50 000U 维生素 D。

对肝硬化以及老年男性患者,每 6 个月行肝脏超声及甲胎蛋白检查,以筛查原发性肝细胞癌。每年筛查甲状腺功能。对黄疸患者,如有条件可每年筛查脂溶性维生素水平。对肝硬化患者应行胃镜检查,明确有无食管胃底静脉曲张,并根据胃镜结果及患者肝功能情况,每 1~3 年再行胃镜检查。根据患者基线骨密度及胆汁淤积的严重程度,每 2~4 年评估骨密度。

5. 特殊人群的监护　对发生脆性骨折、肝移植前和肝硬化患者,以及接受糖皮质激素治疗超过 3 个月的患者,都建议进行骨密度的测定。这类患者需要特别监护骨质疏松的发生。部分 PBC 患者处于育龄期,但是关于妊娠期 PBC 病程的研究较少。大多数 PBC 患者在妊娠期间病情稳定,但是产后常有生物化学指标恶化。UDCA 在妊娠期及哺乳期都有较好的安全性。

PBC 患者接受肝移植后,骨质疏松通常有所改善。肝移植会使 PBC 患者的骨密度增加,但移植后前 3~6 个月骨丢失会加速(图 5-1)。肝移植后补充钙尤为重要,因为这些患者对钙的需求较高。

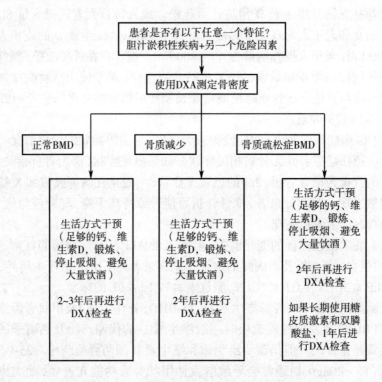

图 5-1　肝病患者发生骨质疏松的监护流程

第三节　血液系统疾病

一、白　血　病

（一）概述

白血病（leukemia）是一组异质性恶性克隆性疾病，系早期造血前体细胞突变导致的造血系统恶性肿瘤。白血病的主要病理生理特征为异常血细胞在骨髓及其他造血组织中大量增生，浸润各种组织，而正常造血功能受到抑制，正常血细胞生成减少，并产生相应临床表现。

白血病是一种常见恶性肿瘤，占癌症总发病例的 3%~5%。西方国家统计，白血病总年发病率 8~10/10 万，全世界每年有新病例 20 万 ~25 万，在同一时期的病例数可达 50 万以上。

白血病按细胞分化程度分为急性白血病（acute leukemia）和慢性白血病（chronic leukemia）。按细胞的形态学和细胞化学特征将急性白血病分成急性淋巴细胞白血病（acute lymphoblastic leukemia, ALL）和急性非淋巴细胞白血病（acute non-lymphocytic leukemia, ANLL）两类。慢性白血病分为慢性淋巴细胞白血病（chronic lymphoblastic leukemia）、慢性粒细胞白血病（chronic myelogenous leukemia, CML）、慢性粒 - 单核细胞白血病（chronic myelomonocytic leukemia, CMML）、慢性中性粒细胞白血病（chronic neutrophilic leukemia, CNL）、毛细胞白血病（hairy cell leukemia, HCL）和幼淋巴细胞白血病（prolymphocytic leukemia, PLL）。本节主要讨论急性白血病和骨质疏松的关系。

各类急性白血病的共同表现大多与正常造血细胞生成受抑制和白血病细胞增殖浸润相关。正常造血细胞生成受抑制可引起感染、发热、出血和贫血。白血病细胞增殖浸润可导致肝、脾、淋巴结肿大及其他器官病变。

急性白血病化疗分成诱导缓解和缓解后继续治疗两大阶段，常用的方案有：①DA 方案，柔红霉素 + 阿糖胞苷；②HA 方案，三尖杉碱 + 阿糖胞苷；③IA 方案，去甲氧柔红霉素 + 阿糖胞苷；④VP 方案，长春新碱 + 泼尼龙；⑤VDLP 方案，长春新碱 + 柔红霉素 + 泼尼松 + 门冬酰胺酶；⑥VDCPL 方案，长春新碱 + 柔红霉素 + 环磷酰胺 + 泼尼松 + 门冬酰胺酶；⑦Hyper-CVAD A 方案，环磷酰胺 + 长春新碱 + 多柔比星 + 地塞米松；⑧Hyper-CVAD B 方案，甲氨蝶呤 + 阿糖胞苷等。对 APL 患者可使用：全反式维 A 酸 ATRA、亚砷酸类。对 Ph+ALL 患者还可使用分子靶向药物：如伊马替尼、达沙替尼等。

（二）引起骨质疏松的机制及发病风险

白血病是全身骨髓增生性疾病。白血病可伴有多种骨骼受累表现，如骨痛、功能障碍、跛行、关节脱位等，ALL 患者骨骼影像异常可表现为骨质疏松、溶骨性破坏、干骺端透亮带、硬化性病变、骨膜反应及病理性骨折等，少数可发生无菌性坏死。

儿童恶性肿瘤中白血病患病率高达 34%，ALL 是最常见的白血病类型，占儿童白血病的 78%，占儿童恶性肿瘤的 26%。肿瘤可引起骨质破坏及矿化缺陷，导致多种骨骼异常，包括骨质疏松、骨膜反应、反应性骨硬化症、骨破坏及脆性骨折等。ALL 儿童发生骨质疏松的风险增加，可导致椎体压缩骨折和身高变矮。对 328 例平均 7.2 岁 ALL（279 例）和 ANLL（49 例）患儿的回顾性分析发现，255 例患儿中 55 例（75.3%）X 线显示骨骼异常，其中 22 例骨质疏松。Gunes 等的研究证实，白血病治疗过程中骨折发生率高达 39%，骨折时间平均为治疗后 15 个月，大多数骨折在接受治疗的两年内发生。患儿年龄偏大、青春期、男性及地塞米松的应用是引起骨折及骨矿化度降低的独立危险因素。

1. 白血病对骨质疏松的影响　　ALL 可通过多种机制造成骨骼病变。对骨代谢的研究发现，诊断 ALL 时，患者体内的骨形成标志物如 Ⅰ 型原胶原 C 端原肽（PICP）和骨碱性磷酸酶（AKP）显著低于正常。骨胶原降解肽如 Ⅰ 型胶原羧基端肽（ICTP）也处于低水平。提示 ALL 发病过程伴有较低的骨转换状态。此外部分患者在诊断时也可能出现获得性生长激素（GH）不敏感，表现为血清胰岛素样生长因子 -1（IGF-1）和胰岛素样生长因子结合蛋白 3（IGFBP-3）水平降低伴 GH 分泌增多及骨代谢降低。白血病细胞分泌的细胞因子如成骨细胞抑制因子和甲状旁腺激素相关肽对骨代谢亦有损伤作用。此外，白血病细胞在髓内增生，髓腔压力增高，致使骨内膜受损及蛋白质、矿物质代谢障碍。肿瘤细胞释放活性因子刺激破骨细胞通过一系列生化反应致骨溶解、吸收，而骨形成无相应增加，从而造成骨质疏松甚至溶骨灶等病变。

2. 白血病使用糖皮质激素对骨质疏松的影响　　对初治 ALL 患儿使用诱导治疗量的泼尼松治疗前及治疗 4 周后骨合成状况进行比较，泼尼松治疗后 ALL 患儿血清 PICP、BGP、AKP 与治疗前比较均有显著差异，说明治疗量的糖皮质激素可抑制 ALL 患儿的骨合成功能。并且骨丢失的速度与糖皮质激素的剂量有关，小梁骨较密质骨的丢失更为明显。当接受较高累积剂量的糖皮质激素（泼尼松 $7\sim22g/m^2$）或用地塞米松代替泼尼松治疗时，ALL 生存者的骨折发生率可达 28%，显著高于健康儿童的 1%~2%，Hogler 等对 122 例 ALL 患儿的随访也证实诊断后 5 年间骨骼并发症发生率达 32.7%。

糖皮质激素所致的骨质疏松主要是通过以下机制发挥作用的：①GC 对破

骨细胞(osteoclast,OC)的作用主要是刺激OC合成增加,从而导致骨的吸收增加;②GC能抑制OB的增殖和分化;③GC能减少胃肠道对钙的吸收,尤其在十二指肠,GC抑制钙离子的跨膜转运,降低钙结合蛋白的合成和分泌,囊泡摄取减少,进而使肠道内的钙离子吸收减少;另外,GC可直接作用于肾小管上皮细胞,使其减少对钙的重吸收,进一步降低血钙水平,引起继发性甲状旁腺功能亢进症,导致骨吸收增加;④GC对内分泌系统的影响是通过甲状旁腺激素和抑制脑垂体分泌促肾上腺皮质激素导致骨质疏松的发生。

3. 白血病其他因素对骨质疏松的影响　对70例化疗后完全缓解的ALL患儿进行随访,发现患儿活动量明显下降,80% 患儿日均摄取钙元素少于推荐剂量,其IGFI和25-OHD水平均明显降低,化疗结束后2年内所有患儿骨密度及 Z 值均下降,8例患儿化疗后2年内出现骨折。另外,有研究显示高剂量甲氨蝶呤方案(如用于治疗急性淋巴细胞白血病的方案)可增加骨质吸收和抑制骨形成,从而导致骨质疏松和骨折。除化疗药物对白血病患者骨质疏松有影响外,其他可能影响的因素还包括放疗、低体重指数等。

(三)药学监护要点

1. 基本情况评估

(1)现病史:围绕患者急性白血病的发病情况和治疗经过,记录患者的骨质疏松或骨折的发生、发展及其变化的经过和诊疗情况。

(2)个人史:记录吸烟、饮酒、饮食、接受阳光照射情况,还有日常体力活动程度、家族史、月经史、营养状况等。

(3)既往史:除了常规的既往外科手术史、预防注射史之外,还需要关注患者的消化道疾病史、肝肾功能状况、感染病史、免疫疾病病史(如干燥综合征)、骨折史、甲状腺疾病史、性腺疾病史、心血管疾病史。

(4)明确诊断:与其他继发性骨质疏松相同,见本章第一节。

2. 一般药学评估　基础疾病:患者急性白血病的类型,是初治还是复治,患者的临床表现和合并症的出现情况。

(1)既往用药史:化疗药物的使用剂量、疗程。是否使用过抗癫痫药、抗凝药、质子泵抑制剂、含铝抗酸剂、噻唑烷二酮类药物、甲状腺激素、促性腺激素释放激素类似物、芳香化酶抑制剂、利尿药及具体用法用量。

(2)当前用药情况:患者目前使用的所有药物的剂量、频次、途径。

3. 专科药学评估

(1)激素治疗评估:见第四章第一节有关糖皮质激素引起骨质疏松的介绍。

(2)初始治疗药物选择及药物调整:急性白血病的治疗目标是彻底清除体内的白血病细胞,同时使正常造血功能得以恢复。由于化疗药物都有抑制造血功能的不良反应，且对心、肝、肾、胃肠道也有毒副作用，因此急性白血病的治疗应遵循个体化原则。根据白血病类型、病情程度以及肝、肾、心脏功能情况选择治疗方案。急性白血病化疗分成诱导缓解和缓解后继续治疗两大阶段。

1）ANLL 的治疗

诱导缓解治疗：①DA 方案，柔红霉素 + 阿糖胞苷；②HA 方案，三尖杉碱 + 阿糖胞苷。

缓解后治疗：HD-Ara-C。

巩固治疗：可选择阿糖胞苷 + 蒽环类药物（去甲柔红霉素、柔红霉素或米托恩醌），含 ID-Ara-C 的方案。

2）APL 的治疗

诱导治疗：①全反式维 A 酸 ATRA+ 柔红霉素 + 阿糖胞苷；②ATRA+ 去甲氧柔红霉素 + 亚砷酸；③ATRA+ 去甲氧柔红霉素；④ATRA+ 亚砷酸。

维持治疗：ATRA+ 阿糖胞苷 + 亚砷酸。

3）ALL 的治疗

诱导治疗：①VP 方案，长春新碱 + 泼尼龙；②VDLP 方案，长春新碱 + 柔红霉素 + 泼尼松 + 门冬酰胺酶；③VDCPL 方案，长春新碱 + 柔红霉素 + 环磷酰胺 + 泼尼松 + 门冬酰胺酶；④Hyper-CVAD A 方案，环磷酰胺 + 长春新碱 + 多柔比星 + 地塞米松；⑤Hyper-CVAD B 方案，甲氨蝶呤 + 阿糖胞苷等；对 Ph+ ALL 阳性的患者可用伊马替尼或达沙替尼联合 hyper CVAD 方案或伊马替尼联合 VDCP 方案。

缓解期的治疗：巩固治疗方案可选择 VDLP、VDCP-L、hyper-CVAD 方案。

4）难治性 AML 的治疗

FLAG 方案：氟达拉滨、阿糖胞苷联合 G-CSF；CLAG 方案：克拉屈滨 + 阿糖胞苷 +G-CSF；CLAM 方案：克拉屈滨 + 阿糖胞苷 + 米托蒽醌 +G-CSF；含氯法拉滨的方案：氯法拉滨 + 阿糖胞苷 +G-CSF；氯法拉滨 + 去甲柔红霉素 + 阿糖胞苷 +G-CSF。

5）难治性 ALL 的治疗：检测是否有 ABL 基因突变。如伊马替尼耐药可选择达沙替尼。增大剂量的 hyper-CVAD 方案可使用。

6）中枢神经系统白血病的预防和治疗：鞘内注射抗白血病药物，如甲氨蝶呤、阿糖胞苷。

7）白血病继发骨质疏松的治疗

A. 钙剂和维生素 D：中华医学会推荐，对白血病引起的骨质疏松需适当补充钙剂和维生素 D 作为基础治疗。日常钙摄入量减少是低骨密度最重要的危险因素，因此需补充足够的钙和维生素 D，以改善生存质量。钙和维生素 D 是糖皮质激素诱导性骨病的基础用药,对应用糖皮质激素的患者,单纯服用钙剂不足以防止骨量丢失,应将钙剂与维生素 D 制剂联合应用。研究证实,这种联合用药对长期摄入泼尼松每天 15mg 以下的患者可以保持骨量。但治疗初期维生素 D 的活性制剂有可能引起高钙血症和高钙尿症,应密切监测血钙的变化情况,必要时减少维生素 D 的剂量,对急性淋巴细胞白血病儿童患者,推荐剂量是每天 30~40mg/(d·kg)元素钙及每天 800U 的维生素 D。

B. 甲状旁腺激素:甲状旁腺激素(PTH)通过促进肠道和肾小管的钙、磷吸收,并通过刺激骨转运而达到刺激骨形成的作用,从而增加骨质。此外,PTH 也具有促进骨折愈合,使卧床患者减少骨质丢失的作用。但有研究表明,连续给予 PTH 时,破骨细胞吸收和成骨细胞合成都增加,最终导致骨质丢失。相反,间歇给予 PTH,骨质和骨密度都有所增加,椎骨骨折发生率也有所下降。

C. 氟化物:一种骨形成刺激剂,可以增加成骨细胞的活性,促进骨的形成,促进成骨细胞株的有丝分裂及成骨细胞的增生。同时,氟化物可取代羟基磷灰石晶体中的羟基基团而形成氟磷灰石晶体,减少骨盐结晶的溶解性及反应性,减少骨吸收。目前,常用的氟化物主要有氟化钠、缓释氟化钠、一氟磷酸谷氨酰胺等。Campbell 等发现对 GIOP,氟化钠与羟乙二磷酸盐合用比羟乙二磷酸盐单用优越。

D. 双膦酸盐:骨重建中与羟基磷灰石相结合的焦磷酸盐类似物,能刺激成骨细胞生长及减少成骨细胞、成骨母细胞的凋亡;同时抑制破骨细胞增生和刺激破骨细胞分裂。此外,它还能通过减少介质和溶酶体酶的释放直接抑制成熟破骨细胞对骨的再吸收。下列情况应在钙剂和维生素 D 的基础上,合用双膦酸盐:GC 治疗早期预防快速骨量丢失;长期 GC 治疗者,出现骨质疏松或骨折;长期 GC 治疗者,在激素替代治疗期间出现骨折或不能耐受激素替代治疗。

E. 降钙素:一般认为降钙素可作为 GIOP 治疗的二线药物,降钙素的作用机制是直接作用于破骨细胞,抑制骨的再吸收。这种影响与剂量相关,并且在给予降钙素 30 分钟内即可起效。另外,降钙素的另一作用是中枢性止痛作用,对急性椎骨骨折及骨质疏松性骨痛有治疗作用。

4. 具体监护要点

(1)临床症状的变化监护:监护患者骨痛等症状是否好转。监护患者是否有发热、贫血等表现。

(2)临床检验指标的变化监护:监测患者的血常规、骨髓象评估治疗效果;监测患者的肝功能、肾功能、心脏功能,评估化疗药物的不良反应;监测患者的骨密度、血钙、维生素 D 水平以及骨代谢标志物的水平,如血清 PICP、BGP、AKP 水平,评估患者骨质疏松情况。

5. 特殊人群的监护　急性淋巴细胞白血病儿童发生骨质疏松的风险增加,可导致椎体压缩骨折和身高变矮,因而对儿童患者需重点监护是否有骨质疏松,及时给予相应治疗。老年患者(年龄≥60 岁)使用某些化疗药物需要调整剂量。

白血病患者药学监护见表 5-33。

表 5-33　白血病患者药学监护表

姓名		年龄		性别		身高		体重	
民族		职业		文化程度		联系方式		婚姻状况	
白血病的病情评估									
白血病类型			初治或复治			是否放疗			
治疗监护记录									
当前药物 治疗方案	药名	剂量	用法	疗程		不良反应	治疗方案评价 1. 选药适宜性 　□品种选择 　□剂量选择 　□禁忌证		
目前联用 其他药物	药名	剂量	用法		备注		2. 配伍 3. 相互作用 建议:		
患者认知 情况	对白血病药物 治疗的认识	□完全　□部分　□不认识 □未被告知					用药依从性评价 □好 □较好 □一般 □较差 □不理解		
	对骨质疏松症 治疗的认识	□完全　□部分　□不认识 □未被告知							
	药物用法用量	□好　□较好　□一般　□较差 □不理解							
	药物不良反应	□好　□较好　□一般　□较差 □不理解							
	治疗注意事项	□好　□较好　□一般　□较差 □不理解							

续表

治疗效果评价		
实验室指标评价：□改善　□部分改善　□未改善　□恶化　□失败		
症状和体征评价：□改善　□部分改善　□未改善　□恶化　□失败		
辅助检查：		
备注		
记录药师签名		记录日期/时间

二、多发性骨髓瘤

（一）概述

多发性骨髓瘤（multiple myeloma，MM）是一种克隆性浆细胞异常增殖的恶性疾病。MM 占全部恶性肿瘤的 1%，是淋巴造血系统发病率第二位的肿瘤。目前美国及欧洲 MM 的发病率约为每年（4~6）/10^4；男女发病率之比约为 2：1。MM 主要见于老年人，诊断的中位年龄在 65 岁，75% 的患者诊断时超过 55 岁。中国尚缺乏确切的 MM 的流行病学资料，学者估计中国 MM 发病率为每年（1~2.5）/10^4。在很多国家是血液系统第 2 位常见恶性肿瘤，多发于老年。

多发性骨髓瘤常见的临床表现有骨骼损害，贫血，肾功能损害，高钙血症及淀粉样变性等靶器官损害等。多发性骨髓瘤患者最突出的临床症状就是骨痛，约 2/3 的患者就诊时有骨痛症状。骨痛发生的部位主要是背部和肋骨，四肢骨痛相对少见。约 75% 的 MM 患者在诊断时有贫血表现。近 50% 的患者在就诊时肌酐升高。

多发性骨髓瘤的治疗包括初始治疗、复发治疗、原发耐药的 MM 的治疗以及相关并发症的治疗等。主要治疗药物有硼替佐米、来那度胺、沙利度胺，常与在功能上具有相加或协同作用的药物（如蒽环类、烷化剂、糖皮质激素）联合使用。并发症及治疗药物包括以下：①骨病：如双膦酸盐（包括氯屈膦酸、帕米膦酸二钠和唑来膦酸）；②高钙血症：如降钙素、双膦酸盐等；③贫血：如促红细胞生成素、铁剂、叶酸、维生素 B_{12} 等造血原料；④感染：可能会静脉使用免疫球蛋白、预防肺孢子菌肺炎和真菌感染的药物，预防性使用抗病毒药物，HBV 携带者应预防性使用抑制病毒复制的药物。

（二）引起骨质疏松的机制及发病风险

约 60% 的骨髓瘤患者在诊断时存在导致骨痛的骨骼溶骨性病变，并且高达 20% 的患者可能有骨质减少。

骨髓瘤患者中对溶骨病的发生可能起重要作用的关键因素包括白细胞介素 -6（interleukin-6，IL-6）、RANKL、巨噬细胞炎症蛋白 1a（macrophage inflammatory protein-1a，MIP-1a）、白细胞介素 -3（interleukin-3，IL-3）和成骨细胞功能障碍。

1. 白细胞介素 -6 多条证据提示 IL-6 是促成骨髓瘤患者骨病的因素之一。骨髓瘤细胞黏附于骨髓基质细胞会引起 IL-6 产生增加，IL-6 进而可以通过刺激骨髓瘤细胞的增殖或抑制其细胞凋亡而增加其数量。IL-6 可能对破骨细胞有直接刺激作用。

2. RANKL RANKL 与 OPG 骨髓瘤细胞会产生 RANKL，它是破骨细胞的形成和激活途径中的一个关键因素。此外，骨髓瘤患者骨中的 OPG 产生会减少。在骨髓瘤的动物模型中，通过增加 OPG 或采用可溶性 RANK 受体可以抑制骨质破坏，这两者都可阻断 RANKL 与其靶受体的交互作用。

3. 巨噬细胞炎症蛋白 1a（MIP-1a） MIP-1a 似乎是骨髓瘤中溶骨过程的一个关键调节因素。MIP-1a 是体外破骨细胞形成的一个有力的诱导因素。虽然 MIP-1a 可以独立于 RANKL 的作用诱导破骨细胞，但它也可增强 IL-6 和 RANKL 的作用。MIP-1a 也可通过上调骨髓瘤细胞上 b1 整合素的表达，增强骨髓瘤细胞和基质细胞之间的黏附交互作用。骨髓间质细胞与骨髓瘤细胞的黏附交互作用可增加 IL-6、RANKL 和 MIP-1a 的产生，从而进一步增加骨质破坏。大约 70% 的患者中，骨髓瘤细胞可产生 MIP-1a，而这种蛋白的水平与溶骨性病变的存在密切相关。而且，骨髓瘤细胞的 DNA 微量分析已表明，MIP-1a 基因的表达显著增加，并且与骨病有关，与生存期可能有关。

4. 白细胞介素 -3 在骨髓瘤患者中，IL-3 可能通过刺激破骨细胞和抑制成骨细胞形成而促成骨病的发生，刺激破骨细胞和抑制成骨细胞形成由骨髓微环境中巨噬细胞产生的一种因子实现。在一项研究中，40% 的患者外周血 IL-3 水平增加。

5. 成骨细胞功能障碍 对大约一半的骨髓瘤患者，即使存在严重的溶骨性骨质破坏，其骨扫描也是正常的。最可能的原因是成骨细胞活性降低。Wnt 信号通路似乎在成骨细胞的分化中非常重要。一项研究发现，骨髓瘤细胞表达 Dickkopf-1（DKK-1），其为一种 Wnt/β- 连环蛋白信号拮抗剂；存在高水平的 DKK-1 与局灶性骨病变有关。骨髓瘤中 DKK-1 抑制成骨细胞分化可能是 RANKL（由不成熟的成骨细胞表达）表达增加和 OPG（因为 OPG 通常由成熟的成骨细胞表达)水平低的原因。

6. 其他因子　IL-7、可溶性 frizzled 蛋白 -2、活化素 A 和硬化蛋白也可能促成骨髓瘤患者发生骨病。IL-7 由骨髓瘤细胞产生并抑制成骨细胞的分化,在一些骨髓瘤患者的骨髓中存在高水平的 IL-7,针对 IL-7 的中和抗体阻断了骨髓瘤患者骨髓血浆引起的成骨细胞分化的抑制作用。可溶性卷曲蛋白 -2 由骨髓瘤细胞产生,能阻断成骨细胞的分化。可溶性 frizzled 蛋白 -2 是一种 Wnt 信号抑制剂,通过与 DKK-1 相似的作用机制阻断成骨细胞分化。活化素 A 由骨髓中的破骨细胞、骨髓基质细胞和 CD14+ 巨噬细胞产生,并且其在骨髓瘤患者的骨髓中水平升高,活化素 A 阻断成骨细胞分化。

(三)药学监护要点(表 5-34)

表 5-34　多发性骨髓瘤患者药学监护表

姓名		年龄		性别		身高		体重	
民族		职业		文化程度		联系方式		婚姻状况	
多发性骨髓瘤患者的病情评估									
发病情况 (初治、复 治、耐药)			血钙				肌酐		
血红蛋白			其他累及 器官				是否合并感染		
治疗监护记录									
当前药物 治疗方案	药名		剂量	用法		疗程	不良反应	治疗方案评价 1. 选药适宜性 □品种选择 □剂量选择 □禁忌证 2. 配伍	
目前联用 其他药物	药名		剂量	用法		备注		3. 相互作用	
								建议:	

续表

患者认知情况	对多发性骨髓瘤患者药物治疗的认识	□完全　□部分　□不认识 □未被告知	用药依从性评价 □好 □较好 □一般 □较差 □不理解
	对骨质疏松症治疗的认识	□完全　□部分　□不认识 □未被告知	
	药物用法用量	□好　□较好　□一般　□较差 □不理解	
	药物不良反应	□好　□较好　□一般　□较差 □不理解	
	治疗注意事项	□好　□较好　□一般　□较差 □不理解	

治疗效果评价
实验室指标评价:□改善　□部分改善　□未改善　□恶化　□失败
症状和体征评价:□改善　□部分改善　□未改善　□恶化　□失败
辅助检查:
备注

记录药师签名		记录日期/时间	

1. 基本情况评估

（1）现病史:围绕患者多发性骨髓瘤的发病情况和治疗经过,记录患者的骨质疏松或骨折的发生、发展及其变化的经过和诊疗情况。

（2）个人史:记录吸烟、饮酒、饮食、接受阳光照射情况,还有日常体力活动程度、家族史、月经史、精神状况等。

（3）既往史:除了常规的既往外科手术史、预防注射史之外,还需要关注患者的消化道疾病史、肾功能状况、感染病史、免疫炎症病史、骨折史、甲状腺疾病史。

（4）明确诊断:与其他继发性骨质疏松相同,见本章第一节。

2. 一般药学评估

（1）基础疾病:多发性骨髓瘤的发病情况(初治、复治还是原发耐药),其他器官的受累情况如肾脏、骨、血液系统、肝脏、脾脏等。

（2）既往用药史：硼替佐米、来那度胺、沙利度胺、糖皮质激素、蒽环类、烷化剂等的使用剂量、疗程，是否使用过抗癫痫药、抗凝药、质子泵抑制剂、含铝抗酸剂、噻唑烷二酮类药物、甲状腺激素、促性腺激素释放激素类似物、芳香化酶抑制剂、利尿药及具体用法用量。

（3）当前用药情况：患者目前使用的所有药物的剂量、频次、途径。

3. 专科药学评估

（1）激素治疗评估：见第四章第一节有关糖皮质激素引起骨质疏松的介绍。

（2）初始药物治疗选择及药物调整

1）有症状多发性骨髓瘤的初始治疗

A. 诱导治疗：患者的年龄（原则上≤65岁）、体能及伴随疾病状况决定其造血干细胞移植条件的适合性。移植候选患者应注意尽量不选用损伤造血干细胞并影响其动员采集的方案，硼替佐米皮下使用可减少周围神经病变发生率。

a. 适于移植患者的诱导治疗可选下述方案：硼替佐米/地塞米松（VD）；来那度胺/地塞米松（RD）；来那度胺/硼替佐米/地塞米松（RVD）；硼替佐米/阿霉素/地塞米松（PAD）；硼替佐米/环磷酰胺/地塞米松（VCD）；硼替佐米/沙利度胺/地塞米松（VTD）；沙利度胺/阿霉素/地塞米松（TAD）；沙利度胺/地塞米松（TD）；沙利度胺/环磷酰胺/地塞米松（TCD）；长春新碱/阿霉素/地塞米松（VAD）。

b. 不适合移植患者的初始诱导治疗，除以上方案外尚可选用以下方案：左旋苯丙氨酸氮芥/醋酸泼尼松/硼替佐米（VMP）；左旋苯丙氨酸氮芥/醋酸泼尼松/沙利度胺（MPT）；左旋苯丙氨酸氮芥/醋酸泼尼松/来那度胺（MPR）；左旋苯丙氨酸氮芥/醋酸泼尼松（MP）。

B. 巩固治疗：为进一步提高疗效，以强化疾病控制，对自体造血干细胞移植（ASCT）后未获得CR以上疗效者，可采用原诱导方案短期巩固治疗2~4个疗程。

C. 维持治疗：维持治疗可延长疗效持续时间以及无进展生存时间。可选用来那度胺、硼替佐米或沙利度胺单药，或联合糖皮质激素。

2）复发多发性骨髓瘤的治疗：对6个月以内复发的患者，可换用其他作用机制的药物联合方案；对6~12个月复发的患者，首选换用其他作用机制的药物联合方案，也可使用原药物再治疗；对12个月以上复发的患者，可使用原方案再诱导治疗，也可换用其他作用机制的药物方案。如果从未使用过某一类（种）新型作用机制的药物，首选包含这类（种）药物的方案。对复发的MM患者，应尽可能延长患者的治疗时间，治疗方案如下。

A. 首先推荐进入适合的临床试验。

B. 伊沙佐米/来那度胺/地塞米松（IRD）。

C. 硼替佐米、来那度胺、沙利度胺是治疗复发 MM 的关键药物，常与在功能上具有相加或协同作用的药物（如蒽环类、烷化剂、糖皮质激素）联合使用，具体参见初治方案。

D. 对硼替佐米、来那度胺双耐药的患者，可以考虑 DCEP±V、DT-PACE±V 方案（其中沙利度胺可用来那度胺代替）。

3）原发耐药多发性骨髓瘤的治疗：换用未用过的新方案，如能获得部分缓解（partial response, PR）及以上疗效，条件合适者应尽快行 ASCT；符合临床试验者进入临床试验。除以上方案外，有以下方案可供选择。

A. 地塞米松/环磷酰胺/依托泊苷/顺铂 ± 硼替佐米（DCEP±V）

B. 地塞米松/沙利度胺/顺铂/阿霉素/环磷酰胺/依托泊 ± 硼替佐米（DT-PACE±V）

C. 大剂量环磷酰胺（HD-CTX）

D. 低剂量环磷酰胺/醋酸泼尼松（CP）

4）支持治疗

A. 骨病的治疗：口服或静脉使用双膦酸盐（包括氯屈膦酸、帕米膦酸二钠和唑来膦酸）。双膦酸盐适用于所有需要治疗的有症状 MM 患者。无症状骨髓瘤不建议使用双膦酸盐，除非进行临床试验。静脉制剂使用时应严格掌握输注速度。静脉使用双膦酸盐建议在 MM 诊断后前 2 年每月 1 次、2 年之后每 3 个月 1 次持续使用。口服双膦酸盐可以长期使用。若出现了新的骨相关事件，则重新开始至少 2 年的治疗。使用前后注意监测肾功能，并根据肾功能调整药物剂量。

B. 高钙血症：水化、碱化，如尿量正常，则日补液 2 000~3 000ml；补液同时合理使用利尿药以保持尿量 >1 500ml/d；药物治疗包括大剂量糖皮质激素、降钙素以及双膦酸盐；应用作用较快的针对原发病治疗的方案如含硼替佐米的方案可快速纠正高钙血症；合并肾功能不全时可行血液或腹膜透析。

C. 肾功能不全：水化、碱化、利尿，以避免肾功能不全；有肾功能衰竭者，应积极透析。

D. 贫血：可考虑促红细胞生成素治疗；在用促红细胞生成素的同时，酌情补充铁剂、叶酸、维生素 B_{12} 等造血原料。

E. 感染：如反复发生感染或出现威胁生命的感染，可考虑静脉使用免疫球蛋白；若使用大剂量地塞米松方案，应考虑预防肺孢子菌肺炎和真菌感染；使用硼替佐米和接受造血干细胞移植（包括自体和异基因造血干细胞移植）的患者应该预防性使用抗病毒药物；HBV 携带者应预防性使用抑制病毒复制的药物,并注意监测病毒载量。

F. 凝血/血栓:对接受以沙利度胺或来那度胺为基础的方案的患者,建议预防性抗凝治疗。

4. 具体监护要点

(1)临床症状的变化监护:监护患者贫血、骨痛、乏力、感觉异常等症状有无变化。监护患者是否有身高减少、驼背等骨质疏松表现。

(2)临床检验指标的变化监护:急性骨骼 X 线摄影,如果有 1 处或多处病变的患者以及骨质减少的患者,应予以双膦酸盐治疗。监测患者的血常规,特别是血红蛋白水平,平均血细胞比容。3% 的 MM 患者在被诊断时有正细胞正色素性贫血(血红蛋白≤12g/dl),97% 的 MM 患者在病程中的某个时点有正细胞正色素性贫血,9% 有大红细胞症。监测患者的肾功能,近半数患者在诊断时存在血清肌酐浓度升高。监测患者的游离轻链(free light chain, FLC)水平。监测患者的血钙水平,8% 的患者在诊断时有高钙血症,13% 的患者血清钙≥2.75mmol/L(11mg/dl)并可能需要紧急治疗。

生理剂量的维生素 D_3 可以促进成骨细胞的增殖,而高浓度的维生素 D_3 则是一种很强的骨吸收刺激因子。活化的破骨细胞可以分泌抗酒石酸酸性磷酸酶(tartrate resistant acid phosphatase, TRACP),而骨形成的过程中可以释放 I 型前胶原氨基端延长肽(collagen type I amino terminal extension of the peptide, PINP)。监测治疗前后血清维生素 D_3、PINP 浓度、TRACP-5b 浓度,评价治疗有效性。

5. 特殊人群的监护　肾功能不全患者:静脉注射双膦酸盐治疗中出现急性肾损伤的大多数病例为多发骨髓瘤患者。对既往已存在肾功能损害的患者(CrCl 在 30ml/min 和 60ml/min 之间),较低的唑来膦酸初始剂量(3~3.5mg)可能是合适的。如果在原发病治疗有效的基础上出现肾功能恶化,应停用双膦酸盐,直至肌酐清除率恢复到基线值 ±10%。对接受帕米膦酸二钠或唑来膦酸治疗的多发性骨髓瘤患者,按美国临床肿瘤学会(ASCO)指南的推荐,即每 3~6 个月评估有无蛋白尿。只要出现蛋白尿(定义为每 24 小时的尿白蛋白量 >500mg),建议停药直到肾脏问题解决。对有潜在肾脏功能障碍或者要求同时使用其他肾毒性药物治疗的实体瘤患者,骨改良药物首选地舒单抗。

三、镰状细胞贫血

(一)概述

镰状细胞贫血又称镰状细胞病(sickle cell disease, SCD),是一种常染色体显性遗传血红蛋白(Hb)病,因 β- 肽链第 6 位氨基酸即谷氨酸被缬氨酸所代替,构成镰状血红蛋白(HbS),取代了正常 Hb(HbA),临床表现为慢性溶血性贫血。

　　本病多见于非洲、美洲,其次见于希腊、土耳其、印度等地,世界范围内以热带非洲黑色人种发病率最高,可达 40%。我国罕见,1987 年我国首次报道该病,其亲代系非洲黑色人种。

　　血管阻塞现象和溶血是镰状细胞贫血的常见临床特征。急性疼痛发作(以前称为镰状细胞危象)是血管阻塞事件最常见的类型。在超过 25% 的患者中,急性疼痛为疾病的首发症状。疼痛发作可累及身体的任何区域,背、胸、四肢和腹部最常受累,疼痛的严重程度可从轻微到剧烈不等。大约 1/2 的疼痛发作伴随客观的临床体征,如发热、肿胀、压痛、呼吸过速、高血压、恶心和呕吐。SCD 患者严重疼痛发作期可能会出现潜在致死性急性多器官衰竭综合征。25% 的镰状细胞贫血患者会出现神经系统并发症,包括短暂性脑缺血发作、梗死性脑卒中、颅内出血、脊髓梗死或压迫、前庭功能障碍和感音性听力损失(如脑卒中)。SCD 患儿发生生长障碍和青春期延迟较为常见。大多数患儿到 2 岁时都可检测到生长发育迟滞,患者到成人期通常可达到正常身高,但体重仍低于正常对照,神经发育和骨骼成熟也延迟,男孩和女孩性成熟迟缓,月经初潮出现延迟。感染是 SCD 患者发生并发症和死亡的主要原因。SCD 患者的骨关节并发症包括骨坏死、骨梗死、骨小梁和骨皮质变薄及骨质疏松等。腿部溃疡也是 SCD 的一个常见并发症,通常发生于 10 岁以后,可导致严重的身体残疾以及负面的心理和社会影响。

　　SCD 的治疗药物包括:①羟基脲;②疫苗,所有 SCD 患者应接受适龄的疫苗接种,包括抗肺炎链球菌、季节性流行性感冒、脑膜炎奈瑟菌、B 型流感嗜血杆菌以及乙型肝炎病毒的疫苗;③抗感染药物,如青霉素,可对所有患者进行免疫接种和对所有年幼儿童(年龄 <5 岁)预防性使用青霉素;④营养治疗,如叶酸、维生素等;⑤止痛药,口服或静脉的阿片类药物可用于 SCD 的急性疼痛患者。

(二)引起骨质疏松的机制及发病风险

　　由于造血加快和 / 或骨梗死,SCD 中骨骼系统常受到影响。股骨头或肱骨头的骨质坏死也称 AVN(Avascular Necrosis,股骨头缺血性坏死),是一种常见的 SCD 并发症。在被纳入 SCD 合作研究、平均随访 5.6 年的 2 590 例患者中,10% 的患者在入组时有 AVN。HbSS 合并 α- 地中海贫血的患者发生股骨头坏死的风险最高[4.5 例 /(100 人·年)],而未合并 α- 地中海贫血的 HbSS 患者中为 2.4 例 /(100 人·年),HbSC 患者中为 1.9 例 /(100 人·年)。由于血管内皮组织的损害和大量不正常红细胞破坏后堆积于血管内,引起血管的栓塞,发生于骨内小血管产生骨梗死;发生于股骨头供血血管可导致股骨头缺血、缺氧,引起骨质变性、坏死吸收,进而关节软骨下骨小梁骨折,关节面塌陷。

而 Green 等认为镰状细胞可渐进损伤微血管系统从而引起骨质坏死。当栓塞发生于骨内小血管产生骨梗死,降低了宿主对病原菌的抵抗力,继而发生骨髓炎。急性骨髓炎 X 线表现为长骨骨质疏松或斑点,小片状骨质破坏及少量葱皮样骨膜增生,骨髓腔模糊,周围软组织肿胀,脂肪线模糊;慢性骨髓炎 X 线表现为骨膜增生硬化,皮质增厚、粗糙,表面凹凸不平,骨髓腔密度增高、狭窄或消失,可伴有死骨形成。

骨质疏松主要发生于胸、腰椎,表现为椎间隙增宽,垂直骨小梁粗糙。有研究显示大部分 9~19 岁的有严重症状的镰状细胞贫血患者有显著的骨密度下降。在年幼患者中骨密度低的高发生率表明骨矿化的缺少在幼儿中即出现。有观察性研究表明,大部分 SCD 儿童存在维生素 D 缺乏和钙摄入不足。这些缺乏可能导致 SCD 患者骨质疏少和骨质疏松,比例多达 80%。此外有研究发现镰状细胞贫血患者腰椎、股骨颈、跟骨的骨密度下降。镰状细胞贫血儿童的 IGF-1 水平降低,骨特异性碱性磷酸酶,Ⅰ型胶原氨基端肽减少。

与镰状细胞贫血儿童的骨密度减少相关的因素包括生长延迟,发育成熟延迟,营养不良,低维生素 D 水平,锻炼减少,炎症性因子增加。慢性溶血引起的造血骨髓扩展可导致慢性尖颅、前额隆起和椎骨的鱼嘴样畸形。这些效应可引起骨髓腔扩大、骨小梁和骨皮质变薄及骨质疏松。镰状细胞贫血患者的维生素 D 缺乏和骨质疏松的发生率较高,这可能会加重骨的病理学症状。

(三)药学监护要点(表 5-35)

表 5-35 镰状细胞贫血患者药学监护表

姓名		年龄		性别		身高		体重	
民族		职业		文化程度		联系方式		婚姻状况	
镰状细胞贫血患者的病情评估									
镰状细胞贫血亚型			疾病严重程度			是否合并骨并发症			
治疗监护记录									
当前药物治疗方案	药名	剂量	用法	疗程		不良反应		治疗方案评价 1. 选药适宜性 □品种选择 □剂量选择 □禁忌证 2. 配伍	

续表

目前联用其他药物	药名	剂量	用法	备注	3. 相互作用
					建议：

患者认知情况	对镰状细胞贫血药物治疗的认识	□完全 □部分 □不认识 □未被告知	用药依从性评价 □好 □较好 □一般 □较差 □不理解
	对骨质疏松症治疗的认识	□完全 □部分 □不认识 □未被告知	
	药物用法用量	□好 □较好 □一般 □较差 □不理解	
	药物不良反应	□好 □较好 □一般 □较差 □不理解	
	治疗注意事项	□好 □较好 □一般 □较差 □不理解	

治疗效果评价

实验室指标评价：□改善 □部分改善 □未改善 □恶化 □失败

症状和体征评价：□改善 □部分改善 □未改善 □恶化 □失败

辅助检查：

备注

记录药师签名		记录日期/时间	

1. 基本情况评估

（1）现病史：围绕镰状细胞贫血的发病情况和治疗经过，记录患者的骨质疏松或骨折的发生、发展及其变化的经过和诊疗情况。

（2）个人史：记录吸烟、饮酒、饮食、接受阳光照射情况，还有日常体力活动程度、家族史、月经史、精神状况、营养状况、体重等。

（3）既往史：除了常规的既往外科手术史、预防注射史（疫苗接种）之外，还需要关注患者的消化道疾病史、肝肾功能状况、感染病史、免疫炎症病史、骨折史、甲状腺疾病史、心脑血管病史、肺部疾病史、眼部疾病史、神经系统病史等。

（4）明确诊断：与其他继发性骨质疏松相同，见本章第一节。

2. 一般药学评估

（1）基础疾病：患者的镰状细胞亚型，疾病严重程度，急性疼痛症状，骨并发症（骨坏死、骨梗死），生长发育情况，脾功能减退或缺失情况，是否并发感染，脑血管病并发症（短暂性脑缺血发作、梗死性脑卒中、颅内出血等），心脏并发症（心排血量减少、心肌梗死），神经系统并发症（脊髓梗死或压迫、前庭功能障碍和感音神经性听力损失、癫痫等），肝功能损害情况，肾脏并发症（如肾绞痛、肾梗死、无痛性血尿等），皮肤并发症（如皮肤溃疡），视网膜病变等。

（2）既往用药史：是否使用过疫苗、抗感染药、止痛药、营养治疗药等以及使用的剂量、疗程，是否使用过抗癫痫药、抗凝药、质子泵抑制剂、含铝抗酸剂、噻唑烷二酮类药物、甲状腺激素、促性腺激素释放激素类似物、芳香化酶抑制剂、利尿药及具体用法用量。

（3）当前用药情况：患者目前使用的所有药物的剂量、频次、途径。

3. 专科药学评估　初始治疗药物选择及药物调整：SCD 的治疗有多个方面，包括 SCD 并发症的预防和治疗等。并发症的初始预防包括：新生儿期开始使用青霉素预防，恰当的免疫接种，以及对有脑卒中风险的患者输血。并发症的治疗针对血管阻塞事件的止痛药物治疗和针对感染的抗生素治疗。SCD 的终生治愈方法仅有造血干细胞移植这一种，但仅能用于 16 岁以下患者。

SCD 患者预防感染的措施主要有 2 种，即对所有患者进行免疫接种和对所有年幼儿童（如年龄 <5 岁）预防性使用青霉素。SCD 患儿应接种所有常规推荐的儿童期疫苗，包括抗肺炎链球菌（streptococcus pneumoniae）、季节性流行性感冒、脑膜炎奈瑟菌（neisseria meningitidis）、B 型流感嗜血杆菌（haemophilus influenzae）以及乙型肝炎病毒的疫苗。所有 SCD 患者都应预防性使用青霉素至少至 5 岁。3 月龄至 3 岁儿童的剂量为青霉素 V 口服，一次 125mg，一日 2 次；从 3 岁起，剂量应增加至一次 250mg，一日 2 次，直至患者 5 岁。青霉素过敏患者应预防性使用红霉素，一日 2 次。

羟基脲是 FDA 批准的唯一预防镰状细胞贫血患者疼痛发作的治疗药物，适用于以下患者：频繁的疼痛性发作，有急性胸部综合征的病史，有其他严重血管阻塞事件的病史，严重的症状性贫血。此外，羟基脲被推荐用于非常年幼的患儿（如 9~24 月龄），即使他们无症状，也建议对小于 9 月龄的有症状患儿应用羟基脲。相反，对成人和远大于 24 月龄的患儿，如果在未应用羟基脲治疗的情况下一直无症状或仅有轻微症状，则建议不开始羟基脲治疗。

对所有可能有血管阻塞疼痛发作而表现出急性疼痛的 SCD 患者，应接受充分的口服补液，当存在低血容量时进行静脉补液，同时控制疼痛。临床建议使用快速起效的口服或静脉用阿片类药物作为初始治疗，而不是非阿片类镇痛药。低血容量患者的补液使用生理盐水[0.9%(*w/v*)NaCl水溶液]，对血容量正常且正在接受补液的患者使用0.25%盐水或0.45%盐水，加或不加葡萄糖。

对因急症住院的SCD成人患者，若无禁忌证，应给予血栓预防。SCD患者在基线时似乎处于高凝状态，并且他们常存在可进一步增加VTE风险的其他因素（如留置导管、制动、感染）。对所有因急症住院的成年（>18岁）SCD患者，临床推荐使用以下方法之一进行血栓预防：预防剂量的某一种低分子量肝素（如依诺肝素）；低剂量的普通肝素（一次5 000U，一日3次，皮下注射）；磺达肝癸钠（皮下注射，2.5mg/d）。

建议所有SCD患者接受叶酸补充。建议所有患者使用不含铁的多种维生素，且根据需要补充常常会缺乏的维生素D和钙。

4. 具体监护要点

（1）临床症状的变化监护：监护患者的疼痛发作、贫血、认知/神经功能障碍征象（如头痛、表现让家人担忧）、肺部并发症（如发热、胸痛和咳嗽）、心脏并发症（如运动能力下降、心肌梗死）、皮肤并发症（如腿部等出现溃疡）、男性阴茎异常勃起、肾脏并发症（如无痛性血尿、尿崩症、肾绞痛）是否出现及是否有变化。观察患者的骨痛是否好转，是否有骨折发生等。

（2）临床检验指标的变化监护：SCD可伴有轻到中度贫血、网织红细胞增多症（3%~15%）、非结合性高胆红素血症、血清乳酸脱氢酶（LDH）升高和血清结合珠蛋白降低。因而，建议监护患者的血常规、肝功能、外周血涂片、肾功能、血清铁浓度、维生素D、血钙水平等。评估患者治疗后检验指标的改善。

5. 特殊人群的监护　由于SCD可对妊娠期妇女及其胎儿造成风险，应该进行受孕前评估和咨询，如评估患者基线状态，对患者伴侣进行血红蛋白病的检测，以确定后代发生遗传性疾病的类型及风险并进行遗传咨询。停用妊娠期禁用的药物[如羟基脲、铁螯合剂、血管紧张素转换酶（ACE）抑制药和血管紧张素Ⅱ受体阻滞剂（ARB）]和更新免疫接种。严重贫血以及血管闭塞性危象或疼痛危象更常见于妊娠中。与非妊娠期妇女一样，妊娠期妇女应该使用阿片类药物治疗严重疼痛。SCD女性产前保健内容修改包括：增加叶酸补充剂的剂量（5mg/d）、检查铁蛋白水平并且只对存在铁缺乏的患者给予铁补充剂或产前含铁维生素、增加无症状性细菌尿的筛查频率、超声筛查胎儿生长受限以及妊娠晚期对胎儿进行评估。对有同种抗体的妇女，应该评估胎儿及新生儿发生溶血性疾病的风险，并进行相应处理。除了妊娠30周后通常避免使用非甾体抗炎药（NSAIDs）（这些药物会增加胎儿动脉导管早闭或早发狭窄的风险）外，疼痛性血管闭塞发作的处理与非妊娠期妇女的处理方法相同。阿片类药物是妊娠期及非妊娠期妇女的主要治疗药物。对行剖宫产的妇女，临床建议在产后使用低分子量肝素进行预防性抗凝治疗。

小至 5 岁的镰状细胞贫血患儿都可能出现股骨头 AVN。髋关节 AVN 的自然病程显示疾病从儿童期进展到成年期。一项研究纳入了 52 例在儿童期诊断为髋关节 AVN 的患者(95 个受累髋关节)，这些患者在 AVN 发作后平均 19 年时进行了关节检查，结果发现，80% 的受累髋关节有疼痛并显示出了永久性损伤(如活动度下降、步态异常和肢体长度不一致)。疼痛这一初始症状的平均发作年龄为 12 岁(范围 7~15 岁)，95 个受累髋关节中有 15 个在 AVN 发作后平均 30 年(范围 18~32 年)时需要外科手术。

SCD 患者极易感染细菌和病毒，很大程度上是由于发生于儿童期早期的功能性无脾，因而对儿童患者需注意加强感染的预防，如接种疫苗和预防性使用青霉素。大部分 SCD 儿童存在维生素 D 缺乏和钙摄入不足，因而需要补充钙和维生素 D。此外，SCD 儿童可能会表现出生长发育迟缓，如果儿童患者出现此种情况，可评估作为潜在促成因素的营养和环境因素。纠正营养缺乏可能是有益的，如与身高和体重增加改善相关的锌。输血治疗或使用羟基脲可降低代谢率并改善生长情况。监测身高和体重的变化可能会发现生长激素紊乱而可补充生长激素。

第四节　风湿免疫性疾病

一、类风湿关节炎

（一）概述

类风湿关节炎(RA)是一种以侵蚀性关节炎为主要临床表现的自身免疫病，可发生于任何年龄。发病机制目前尚不明确，基本病理表现为滑膜炎、血管翳形成，并逐渐出现关节软骨和骨破坏，最终导致关节畸形和功能丧失，可并发肺部疾病、心血管疾病、恶性肿瘤及抑郁症等。

60%~70% 的类风湿关节炎患者缓慢起病，在数周或数月内逐渐出现掌指关节、腕关节等四肢小关节疼痛、僵硬，发病时常伴乏力、食欲减退、体重减轻等全身不适，有些患者可伴有低热。除关节表现外，还可见循环系统、神经系统等内脏受累和眼部受累等表现。

流行病学调查显示，RA 的全球发病率为 0.5%~1%，中国大陆地区发病率为 0.42%，总患病人数约 500 万，男女患病比率约为 1∶4。我国 RA 患者在病程 1~5 年、5~10 年、10~15 年及 >15 年的致残率分别为 18.6%、43.5%、48.1%、61.3%。随着病程的延长，残疾及功能受限发生率升高。RA 不仅造成患者身体功能、生存质量和社会参与度下降,也给患者家庭和社会带来巨大的经济负担。

RA 的治疗原则为早期、规范治疗,定期检测与随访。RA 的治疗目标是达到疾病缓解或降低疾病活动度,最终目的为控制病情、减少致残率,改善患者的生存质量。

类风湿关节炎的常见治疗药物主要包括:①改善病情的抗风湿药(desease-modifying arthritis drugs, DMARDs),如传统的 DMARDs 主要包括羟氯喹、柳氮磺吡啶、甲氨蝶呤和来氟米特,生物制剂 DMARDs 包括 TNF-拮抗剂(如英夫利西单抗、阿达木单抗、依那西普)、IL-6 受体拮抗剂(如托珠单抗),靶向 DMARDs 目前主要为 JAK 抑制剂(如托法替布),中药类包括雷公藤、白芍总苷等;②糖皮质激素,如口服的泼尼松,或关节腔注射用曲安奈德;③非甾体抗炎药(NSAIDs 类),如吲哚美辛、布洛芬、洛索洛芬、双氯芬酸、吡罗昔康、美洛昔康、塞来昔布、尼美舒利等。

(二)引起骨质疏松的机制及发病风险

类风湿关节炎是骨质疏松的独立危险因素,成年 RA 患者常见髋关节或腰椎骨质疏松。一项纳入 287 例挪威患者的研究将骨质疏松定义为:1 个或 2 个部位的骨密度比健康年轻人的平均骨密度低 2.5 个标准差以上,结果显示患者的骨质疏松患病率为 22%。类风湿关节炎(RA)患者的大样本调查报道结果显示,RA 患者中骨质疏松症(osteoporosis, OP)的发病率是正常人群的 2 倍。OP 是以骨矿物质和骨基质等比例地减少,骨小梁结构破坏、变细和断裂为特征,致使骨的脆性增加以及易发生骨折的全身性疾病。OP 根据病因可分为 3 种类型,分别是原发性 OP、继发性 OP 和特发性 OP。继发性 OP 中 RA 患者占较大比重。目前关于 RA 合并 OP 的发生机制并不十分明确。目前认为多种因素会影响 RA 患者的骨代谢异常,主要包括破骨细胞抑制因子(osteoclastogenesis inhibitory factor, OPG)、破骨细胞核因子-κB 受体活化因子(receptor activator of nuclear factor kappa-B, RANK)、核因子-κB 受体激活蛋白配体(receptor activator of nuclear factor kappa-B ligand, RANKL)组成的信号转导通路系统 OPG/RANK/RANKL、炎症因子及治疗 RA 的药物如糖皮质激素等。

正常成人的破骨细胞(OC)与成骨细胞(OB)存在于人体骨骼中,不断使骨组织更新,处于一种动态平衡,从而保持正常的骨重塑;一旦这种平衡被打破,OC 大于 OB,体内骨量降低,将难以维持骨骼的强度和弹性,就会导致 OP。RANKL/RANK/OPG 系统是调节骨代谢,维持机体骨破坏与骨生成动态平衡的重要系统。RANKL 属于肿瘤坏死因子(TNF)家族,有两种受体,一种是 RANK 受体,其主要与 OC 表面上的受体 RANKL 结合,促进 OC 的成熟和分化,且抑制 OB 的凋亡;另一种是 OPG 受体,因为它与 RANKL 结合能力比 RANK 受体强,所以可与 RANK 受体相竞争,干扰 RANK 受体与 RANKL 结合,从而达到抑制 OC 形成的目的。目前的研究提示，OP 发病过程中，体内炎症因子水平异常高，诸多炎症因子如 IL-1、IL-6、IL-17 均可使 RANKL 大量释放，通过影响 OB 及 OC，打破骨转换平衡，最终参与 OP 的发生。对 RA 患者，炎症因子作为炎性介质一方面导致 RA 原发病的发生，另一方面会破坏机体正常的骨代谢平衡，影响骨丢失。RA 中的细胞因子主要通过以下几个环节参与破坏骨代谢平衡：①募集前体细胞，诱导 OC 激活及成熟；②增强 OC 加强骨流失的能力；③诱导 OB 凋亡。其中最引人注目的是 IL-1、IL-4、IL-6、IL-17，这 4 种细胞因子是关节炎病理过程中促进软骨基质降解和关节软骨破坏最重要的炎症因子。

1. IL-1β 与 RA 合并 OP 的关系 IL-1 有两种不同的分子形式，即 IL-1α 和 IL-1β。IL-1β 是 IL-1 家族中起主要作用的分子形式，在介导 RA 患者骨和软骨破坏以及加剧其损害过程中发挥重要作用。其不仅促进 OC 的增殖、激活，而且能刺激并增强 OC 骨吸收能力，诱导滑膜细胞增殖，促进骨吸收。研究显示，RA 患者外周血清 IL-1β 水平较健康人明显升高，在合并 OP 情况下 IL-1β 水平升高更明显，提示 IL-1β 不仅参与了 RA 的发生与发展，也参与了 RA 病变过程中局部的骨侵蚀和全身骨量水平的降低。研究结果显示，RA 合并 OP 患者 IL-1β、C- 反应蛋白（CRP）水平明显高于未合并 OP 患者，表明 IL-1β、CRP 不仅参与 RA 的发生、发展，同时也参与了 RA 病变过程中局部和全身的骨丢失，因此增加了患 OP 的风险。

2. IL-17 与 RA 合并 OP 的关系 IL-17 主要由辅助性 T 细胞 17（Th17）分泌，是 T 细胞的一个特殊亚群，RA 患者中检测出 IL-17。目前，已知的 IL-17 参与 OP 的机制包括：①IL-17 能增加 RANKL 及 RANK 的数量，并且破坏 RANKL-RANK 与 OPG 之间的动态平衡，加重骨破坏程度。②Th17 细胞不仅可以刺激 IL-17 的分泌，而且还诱导 RANKL 的表达，促使 OC 分化。③IL-17 还可与其他细胞因子，如 IL-1β、TNF-α 等协同作用从而放大其炎症效应。④OP 患者外周血 Th 中 Th17 比例升高，血清 IL-6、IL-17、IL-23、RANKL 水平升高，推测可能 Th17 通过升高 IL-6、IL-17、IL-23、RANKL 参与 OP 的骨代谢失衡过程。

3. IL-6 与 RA 合并 OP 的关系 IL-6 可作用于 OC 的早期阶段，刺激 OC 前体细胞分裂增殖，影响 OB 活性，使 OB 通过细胞间接触，产生前列腺素、IL-1、集落刺激因子（c-SFM）等，为 OC 发挥作用提供合适的微环境。有研究指出，IL-6 可以导致机体骨形成发生障碍，并加强骨吸收活动，在 OP 形成过程中发挥重要作用。对 126 例绝经后的 RA 妇女调查研究发现，促使 RANKL 水平在体内的高表达，与 IL-6Ra/IL-6R13 比值密切相关，表明阻断 IL-6 的信号转导途径，可能阻止骨破坏。

4. IL-4 与 RA 合并 OP 的关系 IL-4 由抗原刺激 CD4⁺T 细胞产生，是很多造血祖细胞来源的骨祖细胞的生成、分化因子。最近研究发现，IL-4 有重要的调节骨代谢作用。IL-4 是一种骨吸收抑制剂,这一作用通过阻碍 OC 前体转化为 OC 来实现。

5. 糖皮质激素与 RA 合并 OP 的关系 糖皮质激素(GC)是在 RA 治疗过程中广泛使用的药物之一。虽然大剂量的 GC 可以引起患者骨质疏松这一现象已经达成了广泛的共识,但是低剂量 GC 治疗时是否会加重骨质疏松仍存在分歧。糖皮质激素通过多方面的途径导致骨量丢失,增加成骨细胞分化,抑制成骨细胞增长,是引起 OP 的众多作用中的关键,而有研究则表明,局部炎症是导致邻近骨量丢失增加的直接原因,糖皮质激素可以抑制局部炎症,从而减少 RA 患者骨量减少。一项随机、双盲、安慰剂对照的临床试验显示,早期 RA 患者每天服用 10mg 甲泼尼龙,影像学上关节受累程度明显小于对照组,但长期服用时,即使每天仅 2.5~7.5mg,仍然可增加骨质疏松的发生率,认为小剂量的 GC 对骨代谢的影响取决于疗程长短。另有研究显示,如其他条件均相同,每日使用小剂量泼尼松的 RA 患者,其净骨丢失很有可能会超过不用糖皮质激素治疗的患者。然而,也有可能出现另一种情况,即在每日使用 5~7.5mg 泼尼松的情况下,那些运动量较大和运动耐量较高的患者,其治疗所致的骨丢失增加可能会被肌肉收缩和负重均增加相关的新生骨质形成所抵消。一项多变量分析研究了 925 例女性 RA 患者脊椎压缩性骨折的多个危险因素,结果表明,残疾评分增加 1 分(根据健康评估问卷来评定)比泼尼松累积剂量 1g 的骨折风险更高。

总体来说,非小剂量使用糖皮质激素是导致 RA 患者继发骨质疏松的一个重要影响因素,但小剂量糖皮质激素对 RA 患者骨质疏松的影响还存在争议,有研究认为长期使用小剂量的糖皮质激素仍有增加 RA 患者骨质疏松的风险。

6. 其他影响 除了疾病本身和糖皮质激素治疗以外,可能还有与骨质疏松症风险增加相关的其他因素。这些因素包括:女性、绝经后状态、骨质疏松既往史、骨质疏松家族史、残疾、年龄增加、体力活动不足、疾病持续时间、握力受损、低体重、肤色白、吸烟等。

(三)药学监护要点(表5-36)

1. 基本情况评估

(1)现病史:围绕患者类风湿关节炎的发病情况和治疗经过,记录患者的骨质疏松或骨折的发生、发展及其变化的经过和诊疗情况。类风湿关节炎被认为是骨质疏松性骨折的一个独立危险因素,应进行骨折风险评估以帮助指导治疗选择。

(2)个人史:记录吸烟、饮酒、饮食、接受阳光照射情况,还有日常体力活动程度、家族史、月经史、精神状况、体重等。

(3)既往史:除了常规的既往外科手术史、预防注射史之外,还需要关注患者的消化道疾病史、肝肾功能状况、感染病史、免疫炎症病史、骨折史、甲状腺疾病史。

表 5-36 类风湿关节炎患者药学监护表

姓名		年龄		性别		身高		体重	
民族		职业		文化程度		联系方式		婚姻状况	

DAS 评分		CDAI 评分		SDAI 评分	
ESR		CRP		RF	

治疗监护记录

当前药物治疗方案	药名	剂量	用法	疗程	不良反应	治疗方案评价
						1. 选药适宜性 □品种选择 □剂量选择 □禁忌证 2. 配伍 3. 相互作用
						建议:

目前联用其他药物	药名	剂量	用法	备注	

患者认知情况	对类风湿关节炎药物治疗的认识	□完全 □部分 □不认识 □未被告知	用药依从性评价 □好 □较好 □一般 □较差 □不理解
	对骨质疏松症治疗的认识	□完全 □部分 □不认识 □未被告知	
	药物用法用量	□好 □较好 □一般 □较差 □不理解	
	药物不良反应	□好 □较好 □一般 □较差 □不理解	
	治疗注意事项	□好 □较好 □一般 □较差 □不理解	

续表

治疗效果评价				
实验室指标评价：□改善　□部分改善　□未改善　□恶化　□失败				
症状和体征评价：□改善　□部分改善　□未改善　□恶化　□失败				
辅助检查：				
备注				
记录药师签名		记录日期/时间		

（4）明确诊断：与其他继发性骨质疏松相同，见本章第一节。

2. 一般药学评估

（1）基础疾病：类风湿关节炎的活动度、肌肉骨骼系统（如骨骼和肌肉）和非肌肉骨骼系统的器官和系统（如皮肤、眼、肺、心脏、肾脏、血管、唾液腺、中枢与周围神经系统以及骨髓）的受累情况，实验室评估（全血细胞计数、肾功能、肝功能），预防接种以及乙型肝炎、丙型肝炎和潜伏性结核感染的筛查。

（2）既往用药史：DMARDs 药物、糖皮质激素和非甾体抗炎药的使用剂量、疗程，是否使用过抗癫痫药、抗凝药、质子泵抑制剂、含铝抗酸剂、噻唑烷二酮类药物、甲状腺激素、促性腺激素释放激素类似物、芳香化酶抑制剂、利尿药及具体用法用量。

（3）当前用药情况：患者目前使用的所有药物的剂量、频次、途径。

3. 专科药学评估

（1）激素治疗评估：见第四章第一节有关糖皮质激素引起骨质疏松的介绍。

（2）初始治疗药物选择及药物调整：尽管 RA 无法根治，但通过达标治疗（treat to target）可有效缓解症状和控制病情。达标治疗指治疗达到临床缓解，即 28 个关节疾病活动度（DAS28）≤2.6，或临床疾病活动指数（CDAI）≤2.8，或简化疾病活动指数（SDAI）≤3.3。在无法达到以上标准时，可以以低疾病活动度作为治疗目标，即 DAS28 ≤3.2 或 CDAI ≤10 或 SDAI ≤11。

1）对治疗方案的选择应综合考虑关节疼痛、肿胀数量。ESR、CRP、RF 及抗环瓜氨酸蛋白抗体（ACPA）的数值等实验室指标（1B）。同时要考虑关节外受累情况。此外，还应注意监测 RA 的常见合并症，如心血管疾病、骨质疏松症、恶性肿瘤等。

2）RA 患者一经确诊，应尽早开始传统合成 DMARDs 治疗。推荐首选甲氨蝶呤单用（1A）。存在甲氨蝶呤禁忌时，考虑单用来氟米特或柳氮磺吡啶（1B）。单一传统合成 DMARDs 治疗未达标时，建议联合另一种或两种传统合成 DMARDs 进行治疗（2B）；或一种传统合成 DMARDs 联合一种生物制剂 DMARDs 进行治疗（2B）；或一种传统合成 DMARDs 联合一种靶向合成 DMARDs 进行治疗（2B）。经甲氨蝶呤、来氟米特或柳氮磺吡啶等单药规范治疗仍未达标者，建议联合用药。有研究报道，对早期疾病活动度高的 RA 患者，传统合成 DMARDs 联合治疗可改善临床症状和关节损害。对甲氨蝶呤反应不足的 RA 患者，Meta 分析显示，联合 3 种传统合成 DMARDs（甲氨蝶呤 + 柳氮磺吡啶 + 羟氯喹）能较好地控制疾病的活动度，其效果不低于甲氨蝶呤联合一种生物制剂 DMARDs（如阿达木单抗、托珠单抗等）或联合靶向合成 DMARDs（托伐替布）。植物药用于治疗 RA 的包括雷公藤、白芍总苷等。对无生育要求的 RA 患者，雷公藤单用或与甲氨蝶呤联用，均具有一定的疗效，且不良反应发生率与单用甲氨蝶呤无显著差异，但在使用过程中需密切监测与评估其毒副作用。白芍总苷、青藤碱等植物制剂，为 RA 治疗带来新的可能性，但尚需开展高质量临床试验来进一步研究其有效性和安全性。

3）中 / 高疾病活动度的 RA 患者建议传统合成 DMARDs 联合糖皮质激素治疗以快速控制症状（2B）。治疗过程中应密切监测不良反应。不推荐单用或长期大剂量使用糖皮质激素（1A）。对中 / 高疾病活动度的 RA 患者，在使用传统合成 DMARDs 的基础上联合小剂量糖皮质激素（泼尼松 10mg/d 或等效的其他药物）可快速控制症状，协助传统合成 DMARDs 发挥作用。

4）RA 患者在使用生物制剂 DMARDs 或靶向合成 DMARDs 治疗达标后，可考虑对其逐渐减量，减量过程中需严密监测，谨防复发（2C）。在减量过程中，如 RA 患者处于持续临床缓解状态 1 年以上，临床医师和患者可根据实际情况讨论是否停用（2C）。

4. 具体监护要点

（1）临床症状的变化监护：对 RA 患者应定期进行体格检查，间隔时间随疾病活动度和严重程度的不同而各异。例如，对重度活动性疾病患者可能每 4 周检查 1 次，而对轻度活动性或病情控制良好的患者可每 2~4 个月检查 1 次。

在复诊进行检查时，应评估先前已受累关节的变化或先前未受累关节是否出现炎症，评估这些关节是否存在肿胀、压痛、活动不能和畸形的情况。除了关节检查之外，还应定期进行全身性体格检查以检测是否存在全身性或关节外受累，应尤其注意皮肤是否出现类风湿结节或 RA 的其他皮肤临床表现，以及注意肺部是否存在胸膜性或间质性病变的体征。类风湿关节炎出现骨质疏松的患者，由于容易出现身高缩减、症状性脊椎压缩骨折，以及距骨或腿部长骨的应力性骨折。需监测患者是否有骨折相关的骨痛。

（2）临床检验指标的变化监护

1）类风湿关节炎病情相关检验指标的监护：监测 CRP 或 ESR，有助于评估疾病活动度。此外，血红蛋白（结果降低可能反映慢性炎症性贫血）和血清白蛋白（随着疾病活动度增加，结果可能降低）、血小板也可反映疾病炎症情况。

2）RA 继发骨质疏松的监护：对有危险因素的患者，应考虑在病变充分显现和开始糖皮质激素治疗之前进行基线骨密度测定。双能 X 射线吸收法（dual energy X-ray absorptiometry，DXA）是一种广泛应用的、精确且可靠的骨密度测量法。也有研究显示测定 RA 患者血清 25- 羟维生素 D 水平，有利于判断患者病情、骨质疏松情况以及类风湿情况。另外，骨代谢标志物 I 型前胶原 N- 末端前肽（N-terminal propeptide of type Ⅰ collagen，PINP）、I 型胶原 C- 末端交联顶端肽（type Ⅰ collagen cross-linked C telopeptide，CTX）水平可用于了解 RA 患者的早期骨破坏程度。

5. 特殊人群的监护

（1）有研究显示 RA 患者中，老年患者特别是绝经后妇女发生骨质疏松的风险更高，因而对老年患者、绝经后妇女更需密切进行骨密度等相关检查，具有中等至高骨折风险的绝经后女性和 50 岁以上男性，应接受抗骨质疏松的药物治疗。

（2）对计划妊娠的 RA 患者，则需对患者进行 RA 治疗药物选择的监护。如 NSAIDs 应在受孕周期停用，并在妊娠早期少量使用。糖皮质激素应该保持可能的最低剂量。甲氨蝶呤应在受孕前 1~3 个月停用。使用来氟米特的患者应避孕，直到证实其血清浓度不可检出（<0.02mg/L）。对轻度疾病患者，可考虑受孕前停药。对中度或活动性疾病，患者可维持柳氮磺吡啶和 / 或羟氯喹治疗。TNF-α 受体拮抗剂可用于需要这些药物维持活动性炎性疾病控制的患者。对疾病在妊娠期变为活动性的 RA 患者，NSAIDs 可在妊娠中期到妊娠30 周期间使用。对不能使用 NSAIDs 或作用不充分的患者，临床上使用控制疾病所需的最低剂量的泼尼松。应将泼尼松用量限制在不超过 10mg/d 的范围内。羟氯喹和柳氮磺吡啶可用于 NSAIDs 或泼尼松疗效不充分的患者。糖皮质激素剂量高于 10mg/d 可用于治疗疾病发作或其他药物不能充分控制的持续中度至重度活动性疾病。应告知患者在妊娠 14 周前使用糖皮质激素可增加腭裂形成的风险，并可促进之后妊娠期发生妊娠诱导的高血压以及妊娠糖尿病。对常规治疗难治的患者或尽管在妊娠期使用了糖皮质激素但仍持续发作的患者，在评估已知的获益和风险并考虑患者的意愿后，可能有必要开始或重新开始使用 TNF 拮抗剂进行治疗，尤其是患者疾病较严重时。

（3）对哺乳期 RA 患者可以使用 NSAIDs，但应避免使用阿司匹林。患者可以小剂量应用泼尼松，如果患者的使用剂量≥20mg/d，推荐用药后 4 小时再哺乳。但患者应避免使用硫唑嘌呤、环孢素、环磷酰胺、甲氨蝶呤和苯丁酸氮芥。

（4）RA 很少累及肾脏，但如果合并有肾脏疾病，会导致死亡风险增加。除了 NSAIDs 之外，在治疗 RA 患者时偶尔或曾经使用的部分药物可能对肾功能造成不良影响，对肾功能显著降低的患者，应避免使用或特别慎用某些非生物性 DMARDs，尤其是甲氨蝶呤和环孢素。

二、系统性红斑狼疮

（一）概述

系统性红斑狼疮（systemic lupus erythematosus，SLE）是一种原因不明的自身免疫性疾病，好发于生育年龄女性，多见于 15~45 岁年龄段，女：男为（7~9）：1。其临床表现和血清学表现多样，可累及任何器官。不同患者的 SLE 临床病程存在很大差异，其特征可能为缓解期与慢性或急性复发期交替出现，可能从轻度至重度不等。SLE 患者的临床表现存在很大差异，最常见的表现为累及皮肤、肌肉骨骼和血液系统的全身症状的混合，也有部分患者主要为血液系统、肾脏或中枢神经系统（CNS）受累。

2017 年 11 月，发表在 *Rheumatology* 的一项流行病学研究显示，SLE 发病率和流行率的最大估算值为北美[分别为每年 $23.2/10^5$（95% CI：23.4~24.0）和每年 $241/10^5$（95% CI：130~352）]。非洲和乌克兰的 SLE 报告发病率最低（每年 $0.3/10^5$），澳大利亚北部地区（847 人的样本中 0 例）流行率最低。每个年龄段和种族组的女性比男性更频繁受到影响。中年人的发病率达到峰值，男性的发病顶峰较晚。黑色人种的 SLE 发病率和流行率最高，而白色人种的发病率和流行率最低。SLE 似乎有随着时间的推移而增加的趋势。中国系统性红斑狼疮研究协作组（Chinese SLE Treatment and Research group，CSTAR）关于 SLE 在线注册登记平台的 2015 年数据显示，中国 SLE 患者有一百多万，患病率居世界第二。Meta 分析数据显示，中国 SLE 患者 5 年生存率为 94%，10 年生存率为 89%。

SLE 患者的治疗目标是保证长期生存，实现尽可能低的疾病活动度，预防器官损伤，最大程度地减少药物毒性，提高生存质量。SLE 的治疗选择高度个性化，取决于主要症状、器官受累情况、患者对以前治疗的反应，以及疾病活动度和严重程度。在确定治疗方案时，还必须考虑每种治疗药物的不良反应和患者偏好。

SLE 的治疗药物包括以下几类：①改善关节和皮肤症状药，包括非甾体抗炎药（NSAIDs）、抗疟药（氯喹、羟氯喹）、沙利度胺（对抗疟药不敏感的顽固性皮损）、皮肤外用激素。②糖皮质激素，包括泼尼松、泼尼松龙、甲泼尼龙。③免疫抑制剂，包括硫唑嘌呤、甲氨蝶呤、环磷酰胺、霉酚酸酯、环孢素、他克莫司。④生物制剂，如利妥昔单抗。

（二）引起骨质疏松的机制及发病风险

大量临床研究表明 SLE 患者易发生骨质疏松，SLE 合并骨质疏松的发生率为 1.4%~68%。按生理期统计，绝经前 SLE 合并骨质疏松的发生率约为 4%~31.9%，而绝经后发生率约达 48%~60.5%。以发病年龄来看，幼年起病的患者发生骨质疏松的可能性更高,这可能和患者较早使用激素,导致未达到成年人正常骨量相关。而依据不同部位统计,骨质疏松的发生率也有明显差异,有研究发现,SLE 患者腰椎骨量减少约为 46%,骨质疏松约为 15%,而在股骨头分别为 38.5% 和 23%。

SLE 患者发生骨质疏松的机制可能包括以下方面:

1. 疾病自身因素

(1)炎症因素:SLE 是以血管炎为主要特点的疾病,它引起的微循环失调,会导致破骨细胞的活性高于成骨细胞,骨矿物质丢失,骨小梁变细,最后发展为骨萎缩。很多炎性细胞因子,例如 IL-1、IL-6、TNF-α 等在 SLE 患者中明显高表达。

(2)免疫介导因素:SLE 存在的细胞免疫和体液免疫异常,免疫功能紊乱是导致 SLE 患者多组织、多器官的炎症反应和损伤的重要原因之一。免疫功能的异常可能与 SLE 并发骨质疏松有一定联系。抗 dsDNA 抗体阳性率及滴度的升高、C3 水平的降低是影响 SLE 患者并发骨质疏松的重要因素。抗 dsDNA 抗体可诱导人体单核细胞产生 TNF-α、IFN-γ、白细胞介素等促炎因子,从而加重骨质破坏。抗心磷脂抗体 -IgG 型阳性和有抗心磷脂综合征的 SLE 患者更易发生骨质疏松。SLE 患者血清可溶性 RANKL/OPG 比例升高,并且与抗 Sm 抗体的水平相关联。

(3)感染因素:SLE 患者在疾病的发生、发展及治疗过程中,合并感染风险较高,可能会对骨代谢的异常产生直接影响。感染会破坏并激活机体的免疫系统,导致炎症因子的释放,通过调节 RANKL 途径,刺激破骨细胞的活性,使其数量增多,从而参与骨质疏松的发生。

(4)骨形成蛋白水平:研究显示,SLE 患者骨形成蛋白水平的下降,可以活化 NF-κB,下调 Smad 信号系统,以及抑制 BMP-2 的诱导作用,最终实现抑制成骨细胞的分化,影响骨代谢,产生骨质疏松。

(5)精神因素:SLE 合并精神障碍的患者,在惊厥、抽搐时,往往因冲动、个人不慎等因素,在骨质疏松的基础上,有明显增加的骨折风险。

2. 药物影响因素

(1)糖皮质激素:糖皮质激素作为治疗和控制 SLE 的首选药物,临床应用十分广泛。目前研究表明,糖皮质激素对 SLE 患者骨代谢有明显影响,易造成骨量的流失,更严重者甚至会出现肋骨、脊椎骨折等。长期应用糖皮质激素可使 SLE 患者发生骨折的概率增加 5%~21.4%。泼尼松服用剂量 >30mg/d,应用时间 >3 年,大约有 10% 的 SLE 患者会出现脊椎骨折或肋骨骨折。

(2)其他药物:很多药物的使用也会导致药源性骨质疏松,如抗癫痫药、抗凝药、质子泵抑制剂、含铝抗酸剂、噻唑烷二酮类药物、甲状腺激素、促性腺激素释放激素类似物、芳香化酶抑制剂、利尿药等,具体见本书第四章。而SLE 患者由于并发症或合并症的原因也可能使用这些药物。另外,骨质疏松也是 SLE 患者常用的免疫抑制剂环孢素和他克莫司的常见不良反应,多发生在脊柱部位,作用机制可能与其增加骨吸收有关。

3. 代谢因素

(1)维生素 D:维生素 D 在骨代谢中发挥着重要作用。而 SLE 患者中维生素 D 缺乏的患病率很高,原因可能有以下几点①SLE 患者多有光敏现象,光照减少致维生素 D 合成不足;②SLE 病变易累及肾脏,25-OHD 活化为 $1,25-(OH)_2D$ 所必需的酶是由肾脏合成的,在肾功能不全或肾脏衰竭时这一过程可能会受到抑制;③炎症水平、疾病活动性与维生素 D 缺乏相关性,低水平的维生素 D 通过影响细胞特异性调节基因,来调节 SLE 炎症反应的过程。

(2)甲状腺素水平:在 SLE 疾病的发展过程中,甲状腺作为免疫损害的靶器官之一,可能受到累及。临床中,SLE 并发低 T_3 综合征较为多见。有研究表明,SLE 患者存在导致低甲状腺素水平的自身抗体,常伴有甲状腺功能减退,而甲状腺功能减退也可引起骨质疏松,具体见本章第一节。

4. 肾损害因素　SLE 患者经常会累及到肾脏,导致肾损害的发生,影响肾小球的滤过功能及体内的血磷水平。而肾脏产生的 1-α 羟化酶是活化 25-OHD 所必需的酶,这一生物转化过程在严重的肾损害时会受到抑制,影响机体代谢维生素 D 的过程,导致骨质疏松的发生。

5. 性激素因素　SLE 患者的骨质疏松与性激素水平也密切相关。雄激素可以抑制破骨细胞的生成、骨吸收的过程,促进成骨细胞的生成,还可以抑制骨组织内 PGE_2 的合成和 IL-1 的表达。雌激素可以抑制破骨细胞的分化,促进其凋亡,有强大的抑制骨吸收的作用,还可以抑制成骨细胞中 NF-κB 的活性和氧化应激,增强成骨细胞的活性,延长其存活时间。

6. 其他危险因素　除上述因素外,不健康的生活习惯也会加大 SLE 并发骨质疏松的风险,例如:吸烟、饮酒、高钠及高磷饮食、未能接受阳光照射等。过度劳累、体力活动较少、低体重、疾病家族史等因素同样会导致钙质的流失。高龄也是独立危险因素之一,老年人骨质疏松发生的风险更高。有关性别因素,多数研究报告均显示女性发生骨质疏松的风险高于男性。目前,关于种族因素的影响尚不明确,有待于进一步的探索。

(三)药学监护要点(表5-37)

1. 基本情况评估

(1)现病史:围绕患者 SLE 的发病情况和治疗经过,记录患者的骨质疏松或骨折的发生、发展及其变化的经过和诊疗情况。

表 5-37　系统性红斑狼疮患者药学监护表

姓名		年龄		性别		身高		体重	
民族		职业		文化程度		联系方式		婚育状况	
病情评估									
累及 器官				SLEDAI 评分		病理学 分型		初治 / 复治	

治疗监护记录						
当前药物 治疗方案	药名	剂量	用法	疗程	不良反应	治疗方案评价 1. 选药适宜性 　□品种选择 　□剂量选择 　□禁忌证 2. 配伍 3. 相互作用
目前联用 其他药物	药名	剂量	用法	备注		
						建议：
患者认知 情况	对系统性红斑 狼疮药物治疗 的认识	□完全　□部分　□不认识 □未被告知				用药依从性评价 □好 □较好 □一般 □较差 □不理解
	对骨质疏松症 治疗的认识	□完全　□部分　□不认识 □未被告知				
	药物用法用量	□好　□较好　□一般　□较差 □不理解				
	药物不良反应	□好　□较好　□一般　□较差 □不理解				
	治疗注意事项	□好　□较好　□一般　□较差 □不理解				

治疗效果评价
实验室指标评价：□改善　　□部分改善　　□未改善　　□恶化　　□失败
症状和体征评价：□改善　　□部分改善　　□未改善　　□恶化　　□失败
辅助检查：
备注

记录药师签名		记录日期 / 时间	

（2）个人史：记录吸烟、饮酒、饮食、接受阳光照射情况，还有日常体力活动程度、家族史、月经史、精神状况等。

（3）既往史：除了常规的既往外科手术史、预防注射史之外，还需要关注患者的消化道疾病史、肾功能状况、感染病史、免疫炎症病史、骨折史、甲状腺疾病史。

（4）明确诊断：与其他继发性骨质疏松相同，见本章第一节。

2. 一般药学评估

（1）基础疾病：狼疮样疾病的活动度、肾脏受累情况、甲状腺功能、其他器官损伤情况。

（2）既往用药史：糖皮质激素和其他免疫抑制剂的使用剂量、疗程，是否使用过抗癫痫药、抗凝药、质子泵抑制剂、含铝抗酸剂、噻唑烷二酮类药物、甲状腺激素、促性腺激素释放激素类似物、芳香化酶抑制剂、利尿药及具体用法用量。

（3）当前用药情况：患者目前使用的所有药物的剂量、频次、途径。

3. 专科药学评估

（1）激素治疗评估：见第四章第一节有关糖皮质激素引起骨质疏松的介绍。

（2）初始药物治疗选择及药物调整

1）初始药物治疗选择应考虑全面，要有效控制 SLE 的疾病活动度，同时减少骨质疏松的风险。①羟氯喹是 SLE 的基础用药，且有证据表明羟氯喹可预防骨质疏松。因此，除有禁忌证外，任何疾病活动程度和类型的 SLE 患者均应使用羟氯喹治疗。②在确定初始治疗方案时，需慎重考虑糖皮质激素的使用方案，尽量避免大剂量、长期使用糖皮质激素，如必须使用，应密切监测患者骨密度的情况。③轻度狼疮表现患者可联合或不联合非甾体抗炎药和/或短期使用低剂量糖皮质激素；中度狼疮受累的患者通常需联合泼尼松每日 5~15mg（或等效的其他糖皮质激素）短期治疗，一旦见效，通常逐渐减量泼尼松，并使用可减少糖皮质激素用量的免疫抑制剂（如硫唑嘌呤或甲氨蝶呤）控制症状；继发于重要器官受累（如肾和中枢神经系统）的严重或危及生命表现的患者，通常需要初始阶段的强化免疫抑制治疗来控制疾病并阻止组织损伤。对严重患者，通常单独使用大剂量的全身性糖皮质激素短期治疗，如连用 3 日 0.5~1g/d 甲泼尼龙静脉"冲击"疗法；序贯甲泼尼龙 1~2mg/（kg·d）与免疫抑制剂联合使用。供选择的免疫抑制剂包括霉酚酸酯、硫唑嘌呤、环磷酰胺或利妥昔单抗。

2）初始治疗使疾病控制后，应给予更长期的低强度且最好毒性较少的维持治疗，从而巩固缓解并预防加重。在这一治疗阶段，糖皮质激素逐渐减量至稳定病情的最小剂量,同时监测疾病活动的临床和实验室指标。目前,关于糖皮质激素减量方案没有权威的循证医学证据,因此,在实际应用过程中,应综合考虑多方面因素,包括疾病的活动度、糖皮质激素的起始剂量、使用疗程、治疗效果等。

3)为了尽可能地减少骨质疏松的发生,SLE 患者应遵循以下原则:糖皮质激素的剂量和疗程应尽可能地减少和缩短。应鼓励患者进行负重锻炼,预防骨丢失和肌萎缩。患者应避免吸烟及过量饮酒。患者应采取措施预防跌倒。参照美国风湿病学会(American College of Rheumatology, ACR)工作组的骨质疏松指南,所有接受糖皮质激素(任意剂量,且预期疗程≥3 个月)治疗的 SLE 患者,应通过膳食和 / 或补充剂维持 1 000~1 200mg/d 的总钙摄入量及 600~800U/d 的维生素 D 摄入量。

ACR 推荐长期服用糖皮质激素超过 5mg,臀部或腰椎有一处骨密度低于正常值的男性患者,以及绝经后的女性患者均需使用双膦酸盐。其他干预措施对特定患者可能也恰当,例如激素治疗和使用特立帕肽(甲状旁腺激素)。有静脉血栓栓塞性疾病等其他危险因素的女性,尤其是存在抗磷脂综合征(antiphospholipid syndrome, APS)的女性,雌激素和雷洛昔芬均不得使用。与使用雌激素类似,使用雷洛昔芬可增加静脉血栓栓塞的风险。对具有心血管疾病等其他危险因素(例如高血压、高脂血症、吸烟、糖尿病等)的 SLE 患者,建议使用双膦酸盐,而非雷洛昔芬。

4. 具体监护要点

(1)临床症状的变化监护:通常没有症状,除非发生骨折。考虑到 SLE 并发甲状腺功能减退症也与骨质疏松相关,监护患者的甲状腺功能减退症相关症状,有助于提示骨质疏松的风险。

(2)临床检验指标的变化监护:骨小梁密度降低是 SLE 患者的一个显著问题,松质骨(如肋骨、椎骨)比长骨密质骨更易受累,因此,可监测这些部位的骨密度。SLE 患者中通常存在血清 25- 羟基维生素 D 水平降低,其水平与骨密度呈正相关。在临床上通常通过对血清钙、血清磷的检测来了解骨代谢情况。此外,骨吸收标志物主要包括Ⅰ型胶原交联 C- 末端肽(CTX)、尿吡啶啉(PYD)、尿脱氧吡啶啉(DPD)等,其中 CTX 是目前评价骨吸收的最佳检测指标之一,也是国际公认的骨吸收指标。骨形成标志物主要包括骨钙素(OC)、骨碱性磷酸酶(ALP)、Ⅰ型原胶原分子 N 端前肽(PINP)和 C 端前肽(PICP)等。其中,PINP 是目前认为较敏感的骨形成标志物之一,受饮食、环境等外在因素干扰性小,因此,国际骨质疏松研讨会将其作为特异且敏感的骨形成指标,其对早期诊断骨质疏松症起到关键作用。所以,可以监测 SLE 患者的以上指标来评估骨质疏松症。

（3）特殊人群的监护：国内外大量关于性别因素对 SLE 合并骨质疏松的影响的研究中，均提示女性明显高于男性，这与 SLE 患者性激素水平下降有关。雌激素对骨形成具有一定的促进作用，绝经后女性雌激素水平下降时，可导致骨形成和骨吸收的失衡，从而造成骨质疏松。在绝经后最初几年，由于雌激素降低引起骨转换率升高可导致血清中 PINP、OC、ICTP 水平增加。因此，对绝经期 SLE 患者，应更密切监护她们的骨质疏松状况。此外，SLE 多发于育龄期女性，生育也是这类患者需要面对的问题。因此，对妊娠期 SLE 患者，也应加强骨质疏松的监护。具体见本书第三章。

三、强直性脊柱炎

（一）概述

强直性脊柱炎（ankylosing spondylitis，AS）是一种慢性炎症性疾病，表现为背部疼痛和进展性脊柱强直。其发病 90% 受遗传因素影响，10% 受环境因素影响。尽管该疾病通常被视为一种脊柱疾病，但高达 50% 的患者发生外周关节的短暂性急性关节炎。此外，眼、肺、心脏和肾脏等其他器官也可受累。强直性脊柱炎的症状早期多表现为关节肿痛、腰背疼痛，往往与类风湿关节炎、腰肌劳损、骨质增生等其他疾病相混淆。根据 2008 年的流行病学调查，我国 AS 患者从首次出现症状到第一个医生确诊平均延误 6 年，随着对这种疾病的认识的普及，近 5 年来这一时间缩短到了 4 年多。AS 早期治疗与中晚期治疗的效果几乎是天壤之别，然而目前超过 50% 的 AS 患者确诊之后都已经是中晚期。AS 患者如没能得到及时治疗或治疗不当，三年致残率约为 45.5%，五年致残率高达 70% 以上。

2016 年的数据显示我国 AS 患者 500 万至 1 000 万，且正以每年数十万人的速度增长。AS 发病年龄通常在 13~31 岁，其中大部分为 20~30 岁年轻人，严重影响了患者的工作和生活。过去认为，强直性脊柱炎的发病男女比例是9：1，近十年国际上认为的男女发病比率为 4：1 至 5：1，而最近根据在国内深入到家族谱中的研究显示，男女发病没有大的差别，基本为 1：1。但因为女性普遍发病晚且病情轻，因此少到医院就诊。此外，有家族史的患者约占 20%~30%，70% 是散发患者，但深入调查发现，散发患者的父母中至少有一个存在 AS 的发病基因。

AS 属于慢性病，需要长期药物治疗与控制。AS 患者治疗的主要目标是最大限度地提高与健康相关的长期生存质量，包括：①缓解症状，消除诸如疼痛、强直、乏力等症状，或将其降至尽可能低的水平；②维持功能，维持最大可能的功能能力；③预防脊柱疾病并发症，防止出现屈曲挛缩，尤其是背侧脊柱后凸；④最小化脊柱外和关节外的表现和共病，最大程度地减少葡萄膜炎和主动脉瓣关闭不全等 AS 相关疾病的影响。

AS 的药物治疗包括以下一种或多种药物：非甾体抗炎药（nonsteroidal anti-inflammatory drug, NSAIDs）、镇痛药、柳氮磺胺吡啶（sulfasalazine, SSZ）以及抗 TNF 制剂。糖皮质激素全身用药的作用有限，但其关节内注射可能对部分患者有益。此外在 AS 的治疗中，患者教育、锻炼和药物治疗也是非常重要的。

（二）引起骨质疏松的机制及发病风险

AS 普遍存在骨量减少和骨质疏松，以全身性骨病、骨各种成分等比例减少而导致骨脆性增加、易发生骨折为特征，其发生率为 50%~92%，并且有 35% 的 AS 患者可发生因骨质疏松而导致椎体压缩性骨折。AS 患者在确诊后 10 年之内骨质疏松症的发病率在 13%~16%，AS 患者脊柱和股骨更易出现骨质疏松，脊柱和股骨颈骨质疏松发生率分别为 28.75% 和 11.54%。

AS 患者继发骨质疏松可能涉及以下机制：

1. **物理因素**　AS 继发骨质疏松的病因及发病机制至今尚未完全阐明，既往认为其原因主要与附着端的疼痛、脊柱的僵硬导致活动受限等废用性因素有关。然而，研究表明，早期脊柱关节活动正常的 AS 患者同样存在高发生率的骨质疏松，亦有报道骨量减少及骨质疏松发生率在早期患者（病程 <10 年）为 78.26%，晚期患者（病程 ≥10 年）为 63.33%，提示废用并不全是 AS 继发骨质疏松的原因。

2. **免疫炎症**　继发骨质疏松的 AS 患者 ESR、CRP 等明显高于不伴有骨质疏松的患者。AS 患者中 ESR 与腰椎、股骨近端骨密度呈负相关，CRP 与腰椎、股骨颈、三角区骨密度呈负相关，疾病活动指数与股骨近端骨密度呈负相关。免疫炎症反应是 AS 患者骨量减少的一个重要原因。

3. **激素水平**　目前研究较多的是雌激素、睾酮、甲状旁腺激素、维生素 D 活性代谢产物[1, 25-$(OH)_2$D]以及降钙素等。AS 患者的股骨颈骨密度分别与男性患者的游离睾酮水平、女性患者的游离雌二醇水平有明显的相关性，合并骨质疏松的男性 AS 患者雄激素水平、女性 AS 患者雌激素水平较无骨质疏松的 AS 患者显著降低。有研究发现，AS 继发骨质疏松症患者的甲状旁腺激素水平升高，且与骶髂关节 CT 分级呈正相关，认为 AS 患者降低的 PTH 水平使 1, 25-$(OH)_2$D 的合成降低，因而降低了成骨细胞的活性，加速了骨丢失，导致了骨量减少或骨质疏松的发生，提示 AS 继发骨质疏松的发生与性激素、钙调激素水平可能有关。

（三）药学监护要点（表 5-38）

1. **基本情况评估**

（1）现病史：围绕患者 AS 的疾病活动度、功能残疾和健康相关状态，记录患者的骨质疏松或骨折的发生、发展及其变化的经过和诊疗情况。

表 5-38　强直性脊柱炎患者药学监护表

姓名		年龄		性别		身高		体重	
民族		职业		文化程度		联系方式		婚育状况	

病情评估

ASDAS 评分			ESR		CRP	
乙型肝炎 定性			乙型肝炎 定量		γ- 干扰素实 验结果	

治疗监护记录						
当前药物 治疗方案	药名	剂量	用法	疗程	不良反应	治疗方案评价 1. 选药适宜性 　□品种选择 　□剂量选择 　□禁忌证 2. 配伍 3. 相互作用 建议：
目前联用 其他药物	药名	剂量	用法	备注		
患者认知 情况	对强直性脊柱炎 药物治疗的认识	□完全　□部分　□不认识 □未被告知				用药依从性评价 □好 □较好 □一般 □较差 □不理解
	对骨质疏松症 治疗的认识	□完全　□部分　□不认识 □未被告知				
	药物用法用量	□好　□较好　□一般　□较差 □不理解				
	药物不良反应	□好　□较好　□一般　□较差 □不理解				
	治疗注意事项	□好　□较好　□一般　□较差 □不理解				

治疗效果评价

实验室指标评价：□改善　□部分改善　□未改善　□恶化　□失败
症状和体征评价：□改善　□部分改善　□未改善　□恶化　□失败

辅助检查：

备注

记录药师签名		记录日期/时间	

（2）个人史：记录吸烟、饮酒、饮食、接受阳光照射情况，还有日常体力活动程度、家族史、月经史等。

（3）既往史：除了常规的既往外科手术史、预防注射史之外，还需要关注患者的消化道疾病史、免疫炎症病史、骨折史、活动受限情况。

（4）明确诊断：与其他继发性骨质疏松相同，见本章第一节。

2. 一般药学评估

（1）基础疾病：AS发病年龄、持续时间和疾病活动指数评估，包括Bath强直性脊柱炎疾病活动性指数（Bath ankylosing spondylitis disease activity index，BASDAI）疾病活动度调查问卷和/或AS疾病活动性得分（ankylosing spondylitis disease activity score，ASDAS）。

（2）既往用药史：糖皮质激素和其他免疫抑制剂的使用剂量、疗程，是否使用抗癫痫药、抗凝药、质子泵抑制剂、含铝抗酸剂、噻唑烷二酮类药物、甲状腺激素、促性腺激素释放激素类似物、芳香化酶抑制剂、利尿药及具体用法用量。

（3）当前用药情况：患者目前使用的所有药物的剂量、频次、途径。

3. 专科药学评估

（1）激素治疗评估：糖皮质激素全身用药的作用有限，且AS患者确诊时通常已有显著的骨密度流失，而糖皮质激素疗法会加剧骨密度的流失，因此不建议对AS患者进行长期的糖皮质激素全身用药治疗。对持续性外周关节受累，除跟腱外其他部位的附着点炎以及骶髂关节炎疼痛的患者，建议采用关节内注射糖皮质激素的疗法，但关节内注射可能仅对部分患者有益。但不推荐对跟腱区进行局部注射，因为糖皮质激素在此部位浸润后可能会导致肌腱断裂。对主诉骶髂关节明显疼痛且对全身性药物治疗无反应的患者，向骶髂关节内注射入长效糖皮质激素可能是有益的。长效糖皮质激素注射的益处已经在部分研究（并非所有研究）中得以证实。在一项双盲研究中，超过80%接受过注射的患者骶髂关节的症状缓解水平超过70%。注射后，症状缓解持续长达6个月或以上，且未见并发症发生。

具体见第四章第一节有关糖皮质激素引起骨质疏松的介绍。

（2）初始药物治疗选择及药物调整

1）非甾体抗炎药：对所有症状性AS患者，除非具有禁忌证，否则都应将NSAIDs作为初始治疗的一线药物。对许多患者而言，NSAIDs是唯一需要的药物。大约70%~80%使用NSAIDs的AS患者报告包括背部疼痛和强直等症状的大幅缓解。该比例明显高于在机械性腰痛中观察到的缓解比例（15%）。使用NSAIDs也能减轻外周关节疼痛。通常NSAIDs定期给药4周可使其达到最大疗效。如果病情有一定改善，但改善的程度并不令人满意，则可能在进行其他干预治疗的同时无限期地继续使用该 NSAIDs。AS 活动期，单独使用镇痛剂或阿片类药物很少有效。但在有疼痛后遗症或当患者禁忌用 NSAIDs 时，可以考虑此类药物。

2）肿瘤坏死因子拮抗剂：对 NSAIDs 治疗无效的中轴性疾病患者，推荐给予一种抗肿瘤坏死因子（TNF）药物。在启动 TNF 拮抗剂治疗前，应排除活动性感染和潜伏性结核病。用于治疗 AS 的 TNF 拮抗剂有英夫利西单抗、依那西普、阿达木单抗、赛妥珠单抗和戈利木单抗。使用这些药物治疗的患者明显更有可能在 ASAS 综合评定指标上获得优于基线至少 40% 的改善。且 TNF 拮抗剂能使 AS 患者腰椎和髋部骨密度显著增加，并且保持股骨颈骨密度不变长达 2 年。但是因为费用的考虑和缺乏长期的安全性数据，所以不鼓励不加区别地使用 TNF 拮抗剂。若一种 TNF 拮抗剂治疗失败，则改用另一种 TNF 拮抗剂可能有效。一般而言，对前一种 TNF 拮抗剂失去治疗效果的患者，改用另一种 TNF 拮抗剂疗效更好。在停用 TNF 拮抗剂后，大多数患者会很快复发。一些数据表明，使用 TNF 拮抗剂生物制剂可能改善骨密度。

3）柳氮磺吡啶：柳氮磺吡啶（sulfasalazine，SSZ）是唯一被认为可能对 AS 有用的传统 DMARDs。对以外周关节炎为主，NSAIDs 治疗效果不充分并且没有肿瘤坏死因子（TNF）拮抗剂可用或存在禁忌的患者，推荐给予柳氮磺吡啶（SSZ），除非存在该药物的禁忌证，可以将甲氨蝶呤（MTX）作为替代药物使用。有研究表明，甲氨蝶呤对某些 AS 患者可能有效。但对中轴性疾病患者而言，传统非生物性改变病情的抗风湿药（DMARDs）是无效的，例如柳氮磺吡啶（SSZ）、甲氨蝶呤（MTX）、来氟米特或青霉胺。有限的数据表明，对 AS 患者而言，来氟米特的益处较少或者没有益处。

AS 继发骨质疏松的处理：教育患者正确认识本病，使其了解本病的治疗原则，及药物的用法和不良反应等，积极配合治疗；嘱患者防止外伤，避免骨折，宜多进食富含钙质的食物（如牛奶、鸡蛋、精瘦肉、绿色蔬菜等）；谨慎而不间断地进行体育锻炼，以维持脊柱关节的最好位置，增强椎旁肌肉和增加肺活量，站立时应尽量保持挺胸、收腹和双眼平视前方的姿势，坐位也应保持胸部直立，睡硬板床、多取仰卧位，避免促进屈曲畸形的体位；减少或避免引起持续性疼痛的体力活动，定期测量身高并记录以防止不易发现的早期脊柱弯曲；戒烟酒，注意饮食调节和卫生，保持良好的生活习惯等。

治疗可参考现有的骨质疏松症治疗指南。在疾病早期即可开始采取措施，包括调整生活方式，以及口服维生素 D 和钙剂。而对已经出现骨质疏松的患者，需要进行药物干预，常用药物有双膦酸盐、选择性雌激素受体调节剂、降钙素注射液和鼻喷剂等。抗骨质疏松的药物被认为能提高骨密度，增加骨量,从而达到降低骨折危险性的目的。

4. 具体监护要点

（1）临床症状的变化监护：AS 继发骨质疏松的患者通常无明显症状,但一旦遇到小的外伤,如滑倒,即可能导致脊柱骨折和脱臼,造成脊髓损伤,轻者失去感觉,重者完全瘫痪。AS 患者骨质疏松性骨折的发生率曾被报道为 1.25%~16.7%,发生部位为脊柱、髋部、腕部等。AS 脊柱骨折的原因以往被认为多与机械因素作用于僵硬的脊柱有关。而近年发现,压缩性骨折在 AS 的脊柱骨折中占主要部分,发生率约为 21%,远远大于以往的认识,且发生隐匿,其症状易与患者腰背疼痛症状混杂而难以区分,影响了早期诊断。许多患者往往在发生了多处骨折之后（通常是 3~4 个椎体）才发现压缩性骨折。

（2）临床检验指标的变化监护

1）AS 患者的骨质疏松多出现于中轴骨,外周关节较少累及。拍摄 AS 患者的颈、胸、腰椎 X 线片,通过观察骨透光度的增强和骨结构的变化可以进行诊断。后者又包括骨微结构的变化及后期骨大体结构的变形和骨折等。常规 X 线只有在骨量丢失超过 30%~50% 时,才能用肉眼观察到骨质疏松的征象,而且其准确性和重复检查的稳定性受许多因素的影响,所以对 AS 继发骨质疏松的早期诊断帮助不大,但在发现临床症状不典型的椎体骨折方面有较大优势。

2）骨密度检测：目前,临床上常用的骨密度的检查方法有 DXA、定量计算机断层扫描法（quantitative computed tomography, QCT）、超声波测量法（quantitative ultrasound, QUS）。对 AS 患者,DXA 及 QCT 均为诊断骨质疏松的适宜方法。但对晚期 AS 患者,脊柱韧带骨化可能会影响到前后位 DXA 测定脊柱骨密度,推荐使用 QCT 或侧位 DXA 来测量脊柱骨密度;AS 继发骨质疏松的检测及治疗尚未得到足够重视,应及早对 AS 患者进行骨密度检测,早期干预,防止骨质疏松的发生。

AS 的疾病活动度与骨质疏松相关,因此监测急性期血沉（ESR）、超敏 C 反应蛋白（hs-CRP）对监护骨质疏松也有重要意义。

（3）特殊人群的监护：AS 似乎对妊娠无不良影响。一项对美国、加拿大和 10 个欧洲国家患者的问卷调查评估了 AS 活动性与妊娠之间的关系,在这些患者中未发现 AS 对生育力、妊娠结局或新生儿有不良影响。疾病活动性改善、保持不变或加重的患者数量相同。大约 60% 的患者经历了产后发作,尤其是发生在周围关节。因此,AS 患者妊娠期应积极调整生活方式,补充维生素 D 和钙剂,产后应更密切监护她们的疾病活动度和骨质疏松状况,并给予相应处理。

第五节　神经肌肉疾病

一、癫　痫

（一）概述

癫痫是一种以持久的癫痫发作倾向为特征的脑部异质性疾病，存在多种可能的癫痫发作类型及癫痫综合征，病因不同且预后各异。据 WHO 2015 年数据，全球大约有五千万癫痫患者。国内流行病学资料显示，我国活动性癫痫患病率为 4.6‰，年发病率在 $30/10^4$ 左右。据此估算，我国约有 600 万左右的活动性癫痫患者，同时每年有 40 万左右新发癫痫患者。癫痫患者是神经内科最常见的疾病之一，其死亡危险性为一般人群的 2~3 倍。

癫痫发作有两大类型：局灶性和全面性。局灶性癫痫发作仅累及一部分脑，通常为一侧大脑半球 1 个脑叶的部分结构。局灶性癫痫发作可伴有意识障碍（既往称为复杂部分性癫痫发作），或者没有意识障碍（既往称为单纯部分性癫痫发作）。局灶性癫痫发作可在数秒内演变为强直 - 阵挛性惊厥，也称为继发性全面性癫痫发作。全面性癫痫发作是指癫痫发作开始时首发临床和脑电图改变，表明双侧大脑半球的大部分都受累。

癫痫患者的处理集中于 3 个主要目的：控制癫痫发作、避免治疗副作用以及维持或恢复生存质量。对反复癫痫发作风险较高的患者，如远期症状性癫痫发作（remote symptomatic seizures）患者，应开始抗癫痫药治疗。通常在 2 次或以上无诱因性癫痫发作后开始抗癫痫药治疗。

目前已有 20 多种 AED 获准用于治疗成人和 / 或儿童的癫痫发作（见表 5-39），没有明确哪种 AED 单药治疗最有效或耐受最好。60%~70% 的癫痫患者在经过抗癫痫药治疗后可以实现无发作。通常情况下，癫痫患者如果持续 2~4 年的无癫痫发作，可以考虑停用抗癫痫药。但决定停药时必须权衡癫痫复发的风险与停药的可能益处。另外如何减停，还需要综合考虑患者的癫痫类型、既往治疗反应及患者个人情况，具体分析。

表 5-39　目前临床使用的 AED

传统 AED	新型 AED
卡马西平（carbamazepine，CBZ）	氯巴占（clobazam，CLB）
氯硝西泮（clonazepam，CZP）	非尔氨酯（felbamate，FBM）
乙琥胺（ethosuximide，ESM）	加巴喷丁（gabapentin，GBP）
苯巴比妥（phenobarbitone，PB）	拉莫三嗪（lamotrigine，LTG）

续表

传统 AED	新型 AED
苯妥英钠（phenytoin，PHT）	拉科沙胺（lacosamide，LCS）
扑痫酮（primidone，PRM）	左乙拉西坦（levetiracetam，LEV）
丙戊酸（valproate，VPA）	奥卡西平（oxcarbazepine，OXC）
普瑞巴林（pregabalin，PG）	卢非酰胺（rufinamide，RUF）
噻加宾（tiagabine，TGB）	
托吡酯（topiramate，TPM）	
氨己烯酸（vigabatrin，VGB）	
唑尼沙胺（zonisamide，ZNS）	

（二）引起骨质疏松的机制及发病风险

文献报道，癫痫患者骨折概率是正常人群的 2~6 倍，骨折可能与癫痫发作本身、外伤或 AED 的不良反应（骨质疏松）等有关。癫痫患者的营养因素、内分泌因素、机械负荷及体育锻炼乃至于某些遗传因素等均参与了骨质疏松的发生与发展，特别是长期服用抗癫痫药的患者引发骨量减少、骨质疏松的发生更为显著，具体包括以下几方面。

1. 内分泌因素 许多癫痫患者存在着癫痫共患病。女性癫痫患者较正常女性更易出现激素水平异常及生育功能障碍（包括丘脑源性停经、高催乳素血症、促性腺激素释放激素异常、性功能障碍、多囊卵巢综合征、多囊卵巢、卵巢早衰等）。与全身性癫痫发作相比，颞叶癫痫更易引起女性癫痫患者生殖内分泌异常，卵巢内分泌功能受腺垂体分泌的黄体生成素（luteinizing hormone，LH）和卵泡刺激素（follicule stimulating hormone，FSH）调控，下丘脑分泌的促性腺激素释放激素（gonadotropin-releasing hormone，GnRH）能促进腺垂体 LH 和 FSH 分泌，同时下丘脑 GnRH 和腺垂体 LH 和 FSH 的分泌又都受卵巢分泌激素负反馈调节。下丘脑、腺垂体和卵巢激素之间的相互关系构成下丘脑 - 腺垂体 - 卵巢轴，任何影响三者关系的因素都可影响雌、孕激素水平。癫痫病导致癫痫患者内分泌异常主要是癫痫发作及癫痫波作用。癫痫发作主要影响下丘脑和肾上腺皮质激素，此作用短暂；癫痫发作间歇期癫痫波发放，通过下丘脑 - 垂体系统长时间影响性激素释放。AED 也可导致癫痫患者内分泌异常。

癫痫共患病、癫痫病及 AED 导致内分泌异常诱发骨质疏松的机制可能有以下两种。

（1）癫痫发作后激素水平即刻改变，促黄体生成素（LH）、催乳素（PRL）及促肾上腺皮质激素（adrenocorticotrophic hormone，ACTH）升高，由于 ACTH

促进肾上腺皮质分泌皮质醇,皮质醇可加速成骨细胞凋亡,减少骨质沉积,降低骨密度,从而促进骨质疏松发生。

（2）癫痫发作间歇期癫痫波发放,长时间影响下丘脑-垂体系统性激素释放,血皮质醇浓度升高,降低骨密度。

2. 行为异常　①户外有氧运动可以减少骨量流失。部分癫痫患者由于活动受限从而影响骨矿物质密度。如癫痫患者合并严重身心疾病等生活不能自理者,导致运动量减少,继而诱发相关骨量减少。②癫痫患者多伴有抑郁症,负面情绪易导致不合理饮食及嗜好,长期营养缺乏易导致低钙,不利于骨形成,从而影响骨密度。③中量吸烟易导致全身骨密度值显著较低。④饮酒对骨质疏松的影响尚未定论,研究报道酒精对成骨过程有抑制作用,同时可加速钙排出。⑤咖啡因可以使尿钙排泄增多,过多咖啡因类饮料可致体内负钙平衡。

3. 年龄及其他　年龄与骨质疏松密切相关。随着年龄增长和女性更年期到来,增加骨量丢失、并发骨质疏松的可能性随之增加。低体重指数是癫痫患者骨质疏松症的危险因素,但体重指数与骨折危险之间不呈线性关系。遗传及家族聚集性因素,基础疾病如糖尿病、甲状旁腺及甲状腺疾病等,女性患者初潮年龄、妊娠次数、哺乳时间、绝经年龄及卵巢切除等报道均可影响骨质疏松。

4. 抗癫痫药　具体见第四章第二节。

（三）药学监护要点（表5-40）

1. 基本情况评估

（1）现病史:围绕患者癫痫的发病情况、具体类型和治疗经过,记录患者的骨质疏松或骨折的发生、发展及其变化的经过和诊疗情况。

（2）个人史:记录吸烟、饮酒、饮食、接受阳光照射情况,还有日常体力活动程度、家族史、月经史等。

（3）既往史:除了常规的既往外科手术史、预防注射史之外,还需要关注患者的消化道疾病史、骨折史、妇科内分泌病史、生育史。

（4）明确诊断:与其他继发性骨质疏松相同,见本章第一节。

2. 一般药学评估

（1）基础疾病:癫痫的发作情况、是否存在生殖内分泌激素水平异常或生育功能障碍(包括丘脑源性停经、高催乳素血症、促性腺激素释放激素异常、性功能障碍、多囊卵巢综合征、卵巢早衰等),尤其是患颞叶癫痫的女性患者。

（2）既往用药史:抗癫痫药的使用剂量、疗程,是否使用过糖皮质激素、抗凝药、质子泵抑制剂、含铝抗酸剂、噻唑烷二酮类药物、甲状腺激素、促性腺激素释放激素类似物、芳香化酶抑制剂、利尿药及具体用法用量。

表 5-40 癫痫患者药学监护表

姓名		年龄		性别		身高		体重	
民族		职业		文化程度		联系方式		婚育状况	

既往史和家族史

癫痫病情评估							
STESS 评分		EMSE 评分		mSTESS 评分		END-IT 评分	

治疗监护记录

当前药物 治疗方案	药名	剂量	用法	疗程	不良反应	治疗方案评价
						1. 选药适宜性
						□品种选择
						□剂量选择
						□禁忌证
目前联用 其他药物	药名	剂量	用法	备注		
						2. 配伍
						3. 相互作用
						建议：
患者认知 情况	对癫痫药物治 疗的认识	□完全 □部分 □不认识 □未被告知				用药依从性评价 □好
	对骨质疏松症 治疗的认识	□完全 □部分 □不认识 □未被告知				□较好
	药物用法用量	□好 □较好 □一般 □较差 □不理解				□一般
	药物不良反应	□好 □较好 □一般 □较差 □不理解				□较差 □不理解
	治疗注意事项	□好 □较好 □一般 □较差 □不理解				

治疗效果评价
实验室指标评价：□改善 □部分改善 □未改善 □恶化 □失败
症状和体征评价：□改善 □部分改善 □未改善 □恶化 □失败
辅助检查：
备注

记录药师签名		记录日期/时间	

（3）当前用药情况：患者目前使用的所有药物的剂量、频次、途径。

3. 专科药学评估

（1）抗癫痫药治疗评估：见第四章第二节抗癫痫药引起骨质疏松的相关介绍。

（2）初始药物治疗选择及药物调整

1）初始药物治疗选择应考虑全面，要有效控制癫痫的疾病活动度，同时减少骨质疏松的风险。为降低癫痫患者发生骨质疏松症的概率，选用 AED 时，加强个体化防治，注意癫痫本身或者 AED 对癫痫患者青春期生长及骨密度影响，尽早控制癫痫发作。在初始治疗时，临床医生必须权衡每种药物的相对疗效及出现不良反应的可能性。然而，比较疗效和耐受性的数据目前有限，已开展的试验显示，多种药物在疗效方面并无具有统计学意义的差异。因此，临床医生必须根据药物、癫痫发作和患者特异性因素综合性制定治疗计划。

2）与药物相关的考虑事项：与药物选择相关的 AED 治疗方面的内容包括疗效、药动学、不良反应和成本。目前没有明确哪种 AED 单药治疗最有效或耐受最好，目前有 20 多种 AED 获准用于治疗成人和 / 或儿童的癫痫发作。各种 AED 的半衰期相差很大，对许多个体而言，用药必须采取的频率是依从性和 / 或癫痫发作控制的一个重要因素。大多数 AED 的处方为每日两剂。常需要更频繁给药的 AED 包括速释型卡马西平、噻加宾、常规丙戊酸盐和缓释型丙戊酸盐、加巴喷丁和普瑞巴林。可一日 1 次给药的有苯巴比妥、苯妥英、缓释型丙戊酸盐、唑尼沙胺、艾司利卡西平、吡仑帕奈，以及左乙拉西坦和拉莫三嗪这两者的缓释制剂。

3）药物相互作用：在选择一种 AED 时，应考虑其与其他处方药物可能发生的相互作用。通常，具有肝药酶诱导或抑制特性的 AED 发生相互作用的可能性最大。除了丙戊酸盐和乙琥胺，酶诱导可发生于所有较早的 AED（苯妥英、苯巴比妥和卡马西平）。酶诱导也可发生于几种较近期批准的 AED，例如非尔氨酯、托吡酯和奥卡西平。与此相反，丙戊酸盐是一种肝药酶抑制剂，并可能导致在肝脏内代谢的药物的血清浓度显著增加。其他药物相互作用与蛋白质结合相关。添加一种与蛋白质高度结合的药物将会置换出另一种与蛋白质结合的药物，增加其游离部分。在血清白蛋白降低的情况下，此效应会被放大。含雌激素的激素避孕药可以降低拉莫三嗪的浓度。

4）目前仍不明确 AED 类型与骨折风险的关联。然而，最常涉及骨矿代谢影响的 AED 是诱导肝脏细胞色素 P-450 酶系统的药物，例如苯妥英、苯巴比妥、扑米酮和卡马西平。最常涉及的发病机制是加速维生素 D 分解代谢。此外，越来越多的证据提示，细胞色素 P-450 酶抑制剂丙戊酸也能影响骨矿代谢。迄今为止,拉莫三嗪等新型 AED 对骨骼的影响相关数据有限。所以,如果患者诊断癫痫时已有骨质疏松相关因素或已存在骨质疏松,建议在保证疗效的情况下优选对骨矿代谢影响小的新型 AED。

5)如果选用的第一种抗癫痫药因为不良反应或仍有发作而治疗失败,应试用另一种药物,并加量至足够剂量后,将第一种用药缓慢地减量。如果第二种药仍无效,在开始另一个药物前,应根据相对疗效、不良反应和药物耐受性将第一或第二个药物缓慢撤药。仅在单药治疗没有达到无发作时才推荐联合治疗。

6)凡是长期应用抗癫痫药的患者,应自用药 3~4 个月后开始口服补充维生素 D 和钙剂。

4. 具体监护要点

(1)临床症状的变化监护:骨质疏松是指以骨强度下降导致骨折风险增加为特征的骨骼疾病。骨强度是一种综合指标,包括现存骨量(骨骼重量或密度)和骨质量。骨质疏松最重要的表现是骨折。数项研究报道,癫痫患者的骨折率高于对照人群,而且在癫痫患者中,骨折更常见于绝经后女性和较年长男性。

(2)临床检验指标的变化监护:虽然骨折是骨质疏松仅有的临床症状,但在骨折发生之前,可通过放射影像学测量骨密度来诊断骨质疏松。另外定期检测骨转换标志物(bone turnover markers,BTM)、性激素水平及血脂等各项指标对骨质疏松的监护也有重要意义。BTM 作为新兴指标在骨质疏松症防治中的作用日渐重要。国际骨质疏松基金会推荐 I 型原胶原氨基端前肽和 I 型胶原羧基端肽 β 特殊序列为敏感性较好的两个用于骨质疏松症疗效检测的指标。积极探讨 BTM 和维生素 D 等有效便捷的检测方法,优化癫痫患者骨质疏松症患者的早期诊断,对进一步提升骨质疏松症的防治水平具有重要价值。

(3)特殊人群的监护:骨质疏松(无论表现为骨密度低还是骨折)最常见于绝经后女性和较年长男性,这些人群因老化的影响(雌激素和睾酮缺乏),骨骼丢失的速度快于其修复速度。这又造成骨微结构退化及相关的骨强度下降。因此对这些患者,选择 AED 应更谨慎,治疗过程中应更密切地监护他们的骨质疏松状况。

二、脑 卒 中

(一)概述

脑卒中又称"中风""脑血管意外"(cerebral vascular accident,CVA),是一种急性脑血管疾病,是由于脑部血管突然破裂或因血管阻塞导致血液不能流入大脑而引起脑组织损伤的一组疾病,包括缺血性和出血性卒中。约 80%的脑卒中是由缺血性脑梗死所致,20% 由脑出血所致。全球范围内,缺血所致脑卒中的发病率为 68%,而出血性脑卒中(包括 ICH 和 SAH)的发病率为 32%,这反映了在低收入和中等收入国家中出血性脑卒中的发病率较高。在美国,由缺血、ICH 和 SAH 所致的所有脑卒中占比分别为 87%、10% 和 3%。

脑卒中是世界第二常见的死亡原因,也是世界第三常见的残疾原因。《中国脑卒中防治报告 2018》中指出,脑卒中已成为我国成年人群致死、致残的首位病因,具有发病率高、致残率高、死亡率高和复发率高的特点,给家庭及社会造成沉重的负担。过去 30 年里,我国脑卒中疾病负担有爆发式增长的态势,并呈现出低收入群体中快速增长、性别和地域差异明显以及年轻化趋势。

对其特异性的治疗包括溶栓、抗血小板治疗、早期抗凝和神经保护等,非特异性的治疗包括降压治疗、血糖处理、脑水肿和颅内高压的管理等。溶栓治疗是目前公认的脑卒中最有效的救治方法,但有严格的时间窗要求(静脉溶栓限定在 4.5 小时内,动脉溶栓可以适当延长)。

对已有脑卒中合并高血压患者,在脑卒中急性期血压的控制应按照脑卒中的指南进行,对慢性或陈旧性脑卒中其血压治疗的目标一般应达到<140/90mmHg;高血脂、糖尿病患者,其降压目标应达到 <130/80mmHg。对脑卒中的降压治疗原则是平稳、持久、有效控制 24 小时血压,尤其是清晨血压。常用的 5 种降压药物均可通过降压而发挥预防脑卒中或短暂性缺血作用,其中钙通道阻滞药(CCB)在降低脑卒中风险方面具有明确的临床证据。降压药应从小剂量开始,密切观察血压水平与不良反应,尽可能将血压控制在安全范围(160/100mmHg 以内)。患者在降压治疗时应从小剂量开始,切忌降压太快,以防脑供血不足。对急性缺血性脑卒中发病 24 小时内血压升高的患者应谨慎处理。

已有高血压、糖尿病、高血脂等情况的患者有必要采取以下药物治疗:阿司匹林、β 受体拮抗剂、血管紧张素转换酶抑制药、他汀类药物。

(二)引起骨质疏松的机制及发病风险

骨质疏松和骨折风险增高作为卒中后的并发症也已得到公认。研究显示,校正年龄、性别等因素后,缺血性卒中患者发生骨折的风险较正常对照组增高 7 倍。脑卒中后骨折的 80% 以上是由跌倒引起的,最常见于髋部,且偏瘫侧与健侧骨折概率无明显差异。约 5% 的卒中后患者在出院随访期间发生了髋部骨折,其髋部骨折的风险较性别及年龄匹配人群相比高 1.5 倍以上,且出院时间越长,患者年龄越大,髋部骨折风险越高,女性髋部骨折率明显高于男性。回顾性研究结果表明,卒中后 3~5 年因跌倒而再入院的患者达到峰值,在这类患者中有 60% 会发生骨折。因此，卒中后骨质疏松及骨折的发生已成为不可忽视的临床问题，值得广泛关注。

卒中促进骨质疏松发生的机制与体力活动、光照、膳食及用药情况与卒中后患者的骨骼健康密切相关。

1. 体力活动　卒中后患者常常伴有肢体活动障碍，由此带来两个问题：一方面，制动引起骨形成与骨破坏失衡，骨破坏大于骨形成，加速骨密度的流失；另一方面，体力活动不足导致肌力下降，进一步加重功能障碍。因此，保持一定的活动量不仅对卒中患者肢体功能恢复有利，还对卒中患者的骨骼健康十分重要。

2. 膳食　合理饮食是维持卒中后患者骨骼健康的基础。卒中患者因年龄、运动功能障碍、吞咽困难、认知损害、社交障碍等原因与健康者相比发生营养不良的风险也更大。目前研究显示，卒中后患者的总脂肪、碳水化合物、钙、镁、铁、锌、纤维、叶酸、维生素 B_1、维生素 B_2、维生素 B_3、维生素 B_6、维生素 C 和维生素 K 的摄入量明显低于每日推荐摄入量。膳食中的维生素 D、维生素 K、镁离子、钙离子含量都可以影响卒中后的骨骼健康，其中维生素 K 影响骨钙素的羧化作用，骨钙素是骨形成的关键蛋白，因此，维生素 K 缺乏也容易导致骨质疏松。

3. 日照　日晒促进人体合成的维生素 D 占维生素 D 来源总量的至少80%，由于卒中患者行动不便，大部分患者缺乏户外活动和阳光照射，因此维生素 D 的缺乏比较多见。同时，维生素 D 作为一种神经甾体，可诱导神经生长因子的表达，对维持神经功能稳定及修复其损伤有积极作用，故骨折后患者应当尽量创造条件，保证每周一定的户外活动时间以及充足的光照。若没有条件接受充足光照，建议患者每日补充维生素 D 400~800U/d 较为合适。

4. 用药　脑卒中患者常用药物如抗抑郁药、抗癫痫药、稳定斑块类药物都可能影响骨骼健康。加拿大一项多中心的前瞻性随机对照研究结果表明，骨折事件和使用抗抑郁药物之间存在关联。抗抑郁药，特别是选择性 5-羟色胺再摄取抑制剂可增加卒中后的骨质疏松和骨折风险。抗癫痫药对成骨细胞有直接抑制作用，除此之外，其抑制肝细胞 CYP-450 系统，促使维生素 D 加速分解为缺乏活性的产物，最终影响骨骼的钙、磷代谢。与之相反的是，他汀类药物和双膦酸盐类药物对骨骼可以起到保护作用，其机制为二者通过抑制甲羟戊酸途径减少骨吸收、调节骨代谢。

综上所述，脑卒中后的骨质疏松、骨折风险不容小觑。卒中患者的饮食、制动、缺乏阳光以及药物的使用等都对其骨骼健康产生了一定的影响。正确认识卒中后的骨骼健康问题，及时干预和有效的康复训练都能有效缓解病情，促进患者的全面康复。

（三）药学监护要点（表5-41）

表5-41 脑卒中患者药学监护表

姓名		年龄		性别		身高		体重	
民族		职业		文化程度		联系方式		婚姻状况	
家族史和既往史									

脑卒中病情评估

ABCD 评分	ABCD2 评分	ABCD3-Ⅰ 评分	Essen 评分	SPI-Ⅱ 评分

治疗监护记录

当前药物治疗方案	药名	剂量	用法	疗程	不良反应	治疗方案评价
						1. 选药适宜性 □品种选择 □剂量选择 □禁忌证
目前联用其他药物	药名	剂量	用法	备注		2. 配伍
						3. 相互作用
						建议:
患者认知情况	对脑卒中药物治疗的认识	□完全 □部分 □不认识 □未被告知				用药依从性评价 □好 □较好 □一般 □较差 □不理解
	对骨质疏松症治疗的认识	□完全 □部分 □不认识 □未被告知				
	药物用法用量	□好 □较好 □一般 □较差 □不理解				
	药物不良反应	□好 □较好 □一般 □较差 □不理解				
	治疗注意事项	□好 □较好 □一般 □较差 □不理解				

治疗效果评价
实验室指标评价:□改善 □部分改善 □未改善 □恶化 □失败
症状和体征评价:□改善 □部分改善 □未改善 □恶化 □失败
辅助检查:
备注

记录药师签名		记录日期/时间	

1. 基本情况评估

（1）现病史：围绕患者脑卒中的发病情况和治疗经过，记录患者的骨质疏松或骨折的发生、发展及其变化的经过和诊疗情况。

（2）个人史：记录吸烟、饮酒、饮食、接受阳光照射情况，还有日常体力活动程度、家族史、营养状况等，以及是否存在认知损害、社交障碍等。

（3）既往史：除了常规的既往外科手术史、预防注射史之外，还需要关注患者的消化道疾病史、肾功能状况、感染病史、免疫炎症病史、骨折史、制动情况。

（4）明确诊断：与其他继发性骨质疏松相同，见本章第一节。

2. 一般药学评估

（1）基础疾病：卒中的严重程度，是否有偏瘫、运动功能障碍、吞咽困难情况等。

（2）既往用药史：抗凝药的使用情况，脑卒中患者常用药物如抗抑郁药、抗癫痫药、稳定斑块类药物都可能影响骨骼健康，是否使用过糖皮质激素、质子泵抑制剂、含铝抗酸剂、噻唑烷二酮类药物、甲状腺激素、促性腺激素释放激素类似物、芳香化酶抑制剂、利尿药及具体用法用量。

（3）当前用药情况：患者目前使用的所有药物的剂量、频次、途径。

3. 专科药学评估

（1）抗凝治疗评估：见第四章第三节有关抗凝药物引起骨质疏松的相关介绍。

（2）初始药物治疗选择及药物调整：脑卒中处理的优先方法是确定事件发生的病理生理学机制并给予相应的治疗。为了降低多因素风险，大动脉疾病引起的 TIA 或缺血性脑卒中的二级预防方案包括血运重建（主要用于症状性颈内动脉狭窄）和强化内科治疗（即抗血小板、抗高血压和调脂类药物治疗）。有近期症状性颈内动脉狭窄 50%~99% 且预期寿命至少为 5 年的特定患者一般行颈动脉内膜切除术治疗。对行颈动脉内膜切除术的 TIA 或缺血性脑卒中患者，推荐其术前开始服用阿司匹林，每日 81~325mg。对小血管疾病引起的 TIA 或脑卒中患者，药物治疗（即抗血小板、抗高血压和调脂类药物治疗）是脑卒中二级预防的基础。对动脉粥样硬化血栓形成性、腔隙性（小血管闭塞）或隐源性 TIA 或缺血性脑卒中的患者，推荐其使用抗血小板药物治疗。对大多数心房颤动和近期发生缺血性脑卒中或 TIA 的患者，推荐口服抗凝药治疗。对心房颤动伴心源性脑卒中且有抗凝治疗禁忌证的患者，临床推荐给予阿司匹林。

4. 具体监护要点

（1）临床症状的变化监护

1）卒中后骨质的丢失速度是不均匀的。研究发现，在卒中后的 3 个月左右骨质丢失速度达到最大，且卒中时间越长，骨质流失越严重，应注意监护评估；卒中后 1~2 年，胫骨远端骨骺骨量丢失非常显著，导致骨强度下降，随之影响膝关节肌肉强度和腿部活动的恢复。因此，应注意监护患者的肌肉强度和肢体功能。

2）卒中后人群的跌倒风险为同龄健康人群的 2 倍。既往研究结果显示，卒中后跌倒事件有 2/3 发生在住院期间，其余有 3/4 的跌倒事件发生在出院后 6 个月内。跌倒后即使不出现骨折，也会导致患者康复信心下降及自主活动意愿减少，最终影响下肢功能、平衡功能及认知功能的恢复。故评估跌倒风险的综合指标对预测卒中后骨折的可能性至关重要。目前研究得最多的跌倒风险筛查工具为圣·托马斯的风险评估工具（STRATIFY），其被用于对老年人群的跌倒风险评估，证明具有 91% 的敏感性和 60% 的特异性，但由于未考虑卒中后患者的具体功能障碍等因素，故当其用于评估此类患者时缺乏敏感性。新近研究认为，认知功能障碍及精神心理方面的问题也会增加卒中后跌倒的风险。总体而言，卒中后患者跌倒的原因复杂，其机制涉及平衡功能、步态、肌力、认知功能、心理等方面，所以需使用多维评估来计算卒中患者的跌倒风险，综合考量，以提高预测精度。

（2）临床检验指标的变化监护：除了评估跌倒风险之外，及早发现卒中后骨质疏松并干预，能有效降低卒中后骨折的发生率。美国预防医学工作组建议年龄 >65 岁的女性及年龄 >70 岁的男性都应当进行双能 X 射线吸收法（DXA）扫描以确定骨质疏松。血清生物标志物，如骨钙素（OC），以及骨碱性磷酸酶、可溶性 CD14、SHBG、BTM 可以反映骨转换的活跃程度，这些指标联合骨密度可以更加准确地反映卒中后患者骨质流失的程度，对早期评估骨质疏松有益。

（3）特殊人群的监护：卒中和骨质疏松都是老年人群中的常见病。由于预防和治疗意识的缺失，二者共存的状态十分常见，极大地威胁着老年人群的健康状况。若不及时干预，骨质疏松会与缺血性卒中形成恶性循环，严重影响卒中患者的预后。因此，卒中患者骨质疏松的预防和治疗应引起高度重视。因此，对老年患者，应更注重卒中的预防和骨质疏松状况的监护。

三、帕 金 森 病

（一）概述

帕金森病（Parkinson disease，PD）又称"震颤麻痹"，是一种常见于中老年人，以中脑黑质多巴胺神经元进行性退变为主、多系统受累的缓慢进展的神经系统变性疾病，多发于 60 岁后。该病主要临床表现包括运动迟缓、静止性震颤、肌肉僵硬和姿势步态障碍等运动症状，以及认知情绪障碍、睡眠障碍、二便异常、疼痛和疲劳等非运动症状。我国 65 岁以上人群总体患病率为

1 700/10^4，并随年龄增长而升高，帕金森病给家庭和社会都带来了沉重的负担。PD 的症状复杂多样，常导致多种不同程度的功能障碍，严重影响患者的日常生活和活动能力，造成生存质量下降和工作能力丧失。

PD 的治疗方法和手段包括药物治疗、手术治疗、运动疗法、心理疏导及照料护理等。药物治疗为首选，且是整个治疗过程中的主要治疗手段。PD 的药物治疗主要包括以下几类：①多巴胺前体药，如左旋多巴。②左旋多巴的增效剂，包括外周多巴脱羧酶抑制剂如卡比多巴，和选择性单胺氧化酶抑制剂如司来吉兰、硝替卡朋。③DA 受体激动药，如溴隐亭。④促多巴胺释放药，如金刚烷胺。⑤抗胆碱药，如苯海索。

PD 的治疗没有绝对的固定模式，因为不同患者之间的症状可能会存在区别，对治疗的敏感度也存在一定差异。不同患者对治疗的需求存在不同，同一患者在不同病情阶段对治疗的需求也不尽相同。因此，在临床实际应用时，需注意详细了解患者的病情（疾病严重程度、症状类型等）、治疗反应情况（是否有效、起效时间、作用维持时间、"开期"延长和"关期"缩短时间、有无副作用或并发症）等，以期达到更为理想的治疗效果。

（二）引起骨质疏松的机制及发病风险

研究认为，骨质改变及骨钙代谢异常在 PD 患者中普遍存在，它同疾病的病程、疾病的严重程度、体重指数等具有一定的相关性。PD 患者普遍存在骨质疏松，其原因可能有以下几点。

1. **肢体的制动**　在 PD 患者中，肢体活动的减少引起骨骼的转化速度增加，这导致了血钙水平的升高，血钙的升高抑制了甲状旁腺激素（parathyroid hormone，PTH）分泌，从而减少了 1,25-$(OH)_2D$ 的产生，一系列的反应最终引起了骨密度的降低，导致了骨质疏松的发生，即 PD 患者肢体活动的减少与骨密度的降低具有相关性。患者的室外活动减少导致其接受日光照射不足，而日光照射不足将引起钙的代谢紊乱。因此，PD 患者应适当锻炼，并保证有足够的"日光浴"时间，从而延缓骨质疏松的进展，防止骨折的发生，提高生存质量。

2. **营养不良**　PD 患者常常存在轻至中度的营养不良，这与疾病所导致的吞咽困难及胃排空紊乱有关系，营养的缺乏致使患者的 BMI 降低，以及维生素 D 和钙的摄入量不足。骨密度的降低与 BMI 具有相关性，BMI 越低，骨折的发生率越高。维生素 D 在骨代谢中的重要作用不言而喻，维生素 D 的缺乏本身就是骨折的高危因素，而维生素 D 的缺乏在 PD 患者中又极其常见。有研究证实，PD 患者 55% 存在维生素 D 的缺乏，同时 PD 患者钙的摄入量也远远不够，对预防骨折，国际骨质疏松机构建议应每天至少摄入 1 200mg 钙及 800U 维生素 D。但是因为 PD 患者存在吞咽功能紊乱及便秘问题，对长期服用钙及维生素 D 的依从性又极差。

（三）药学监护要点（表5-42）

表5-42　帕金森病患者药学监护表

姓名		年龄		性别		身高		体重	
民族		职业		文化程度		联系方式		婚姻状况	

帕金森病评估									
制动情况				霍亚分级			UPDRS评分		

治疗监护记录									
当前药物 治疗方案	药名	剂量	用法	疗程	不良反应		治疗方案评价 1. 选药适宜性 　□品种选择 　□剂量选择 　□禁忌证		
目前联用 其他药物	药名	剂量	用法	备注			2. 配伍		
							3. 相互作用		
							建议：		
患者认知 情况	对帕金森病药 物治疗的认识	□完全　□部分　□不认识 □未被告知					用药依从性评价 □好		
	对骨质疏松症 治疗的认识	□完全　□部分　□不认识 □未被告知					□较好 □一般		
	药物用法用量	□好　□较好　□一般　□较差 □不理解					□较差 □不理解		
	药物不良反应	□好　□较好　□一般　□较差 □不理解							
	治疗注意事项	□好　□较好　□一般　□较差 □不理解							

治疗效果评价	
实验室指标评价：□改善　□部分改善　□未改善　□恶化　□失败	
症状和体征评价：□改善　□部分改善　□未改善　□恶化　□失败	
辅助检查：	
备注	
记录药师签名		记录日期/时间	

1. 基本情况评估

（1）现病史：围绕患者 PD 的发病情况和治疗经过，记录患者的骨质疏松或骨折的发生、发展及其变化的经过和诊疗情况。

（2）个人史：记录吸烟、饮酒、饮食、接受阳光照射情况，还有日常体力活动程度、家族史、营养状况等。

（3）既往史：除了常规的既往外科手术史、预防注射史之外，还需要关注患者的消化道疾病史、骨折史、制动情况。

（4）明确诊断：与其他继发性骨质疏松相同，见本章第一节。

2. 一般药学评估

（1）基础疾病：PD 的运动症状和非运动症状、系统受累情况、肢体的制动情况、吞咽功能。

（2）既往用药史：左旋多巴的使用剂量、疗程，是否使用过糖皮质激素、抗癫痫药、抗凝药、质子泵抑制剂、含铝抗酸剂、噻唑烷二酮类药物、甲状腺激素、促性腺激素释放激素类似物、芳香化酶抑制剂、利尿药及具体用法用量。

（3）当前用药情况：患者目前使用的所有药物的剂量、频次、途径。

3. 专科药学评估

（1）左旋多巴治疗评估：已知大剂量服用左旋多巴会引起患者高同型半胱氨酸血症，高同型半胱氨酸血症同骨密度的降低又具有相关性。因此，需要监测同型半胱氨酸（HCY）水平。

（2）初始药物治疗选择及药物调整：药物治疗为首选，且是整个治疗过程中的主要治疗手段。应坚持"剂量滴定"以避免产生药物的急性副作用，力求实现"尽可能以小剂量达到满意临床效果"的用药原则，避免或降低运动并发症尤其是异动症的发生率。治疗应遵循循证医学的证据，也应强调个体化特点，不同患者的用药选择需要综合考虑患者的疾病特点（是以震颤为主，还是以强直少动为主）和疾病严重程度、有无认知障碍、发病年龄、就业状况、有无共病、药物可能的副作用、患者的意愿、经济承受能力等因素，尽可能避免、推迟或减少药物的副作用和运动并发症的发生。进行抗 PD 药物治疗时，特别是使用左旋多巴时不能突然停药，以免发生撤药恶性综合征。

治疗过程中需鼓励患者适当锻炼，更多地从事户外活动以此增加"日光浴"的时间，并要注意改善患者的营养状况，补充足够的钙剂及维生素 D。同时，患者家属应认真护理，把患者因摔倒而造成骨折的风险降到最低。因此，要预防 PD 患者的骨质疏松，必须解决患者的营养不良问题，改善患者的吞咽功能，同时补充足够的维生素 D 和钙至关重要。

4. 具体监护要点

（1）临床症状的变化监护：骨质疏松常表现为骨骼力量的下降和骨折发生率的增加，对患者的生存质量产生极其消极的影响。尽管骨折与患者的姿势平衡障碍有密切关系，需要评估患者的姿势平衡障碍情况。PD骨密度的降低与PD的H-Y（Hoehn-Yahr）分级有关，其分级越高，骨密度的降低越明显，并同疾病严重程度相关。因此，评估疾病相关表现，进行H-Y分级，有助于监护骨质疏松。

（2）临床检验指标的变化监护

1）PD患者骨密度的降低与骨折有高度相关性，是PD患者发生股骨颈骨折的重要的独立危险因素，并与疾病的H-Y分级、病程有相关性。一旦确诊患者患有PD，应常规监测骨密度，尤其是股骨颈，从而对患者的骨质疏松情况有全面的了解，评估患者将来发生骨折的风险。

2）维生素D的缺乏在PD中极其常见，因此，25-OHD的监测对PD患者骨质疏松防治较为重要。血清钙、血清磷也是临床常用检测骨代谢情况的指标，此外，骨吸收标志物：CTX、PYD、DPD和骨形成标志物：OC、ALP、PINP和PICP等，也可用于评估PD患者的骨质疏松。

3）患者在左旋多巴的治疗过程中，应常规监测HCY水平。

（3）特殊人群的监护：PD多发于60岁后，且老年人本身是骨质疏松症的高危人群，因此，PD合并骨质疏松极大地威胁着老年人群的健康状况，老年PD患者应更注重骨质疏松状况的监护。

四、多发性硬化症

（一）概述

多发性硬化症（multiple sclerosis，MS）是以炎症、脱髓鞘、变性为特征的复杂的中枢神经系统疾病，迄今没有治愈MS的措施。现有治疗策略主要针对降低复发风险和延缓可能的残疾进展。

MS在女性中更多见；据估计，女性和男性MS发病率比值约为2:1，且部分数据提示这一比值甚至更高。MS起病的中位年龄和平均年龄分别为23.5岁和30岁。女性起病高峰年龄比男性早5年左右。MS很少在晚至60岁以上起病。

遗传因素可能促进MS的风险，尤其是涉及HLA-DRB1位点的变化。尽管很多病毒，尤其是EB病毒，被认为与MS相关，但没有具体证据表明病毒与MS发病直接相关。MS的发病率和患病率存在地理差异。日光暴露、紫外线照射或血清维生素D水平与MS的风险或患病率呈负相关。疫苗接种与MS风险并无相关性。

目前没有治疗多发性硬化症的特效药，主要针对病程的不同阶段采用不同的治疗策略。急性期以减轻症状、改善残疾程度为主；缓解期以减少复发、减少颅内病灶及提高生存质量为主。与此同时应给予对症治疗，减轻病痛，同时应关注心理上的支持治疗，让患者有参与社会生活的愉快感。总之，治疗多发性硬化症应该及早诊断、及早治疗。遗憾的是目前为止有循证医学证据支持的药物相当有限。

自 1993 年第 1 个用于 MS 的干扰素上市以来，迄今已有 11 种 MS 疾病修饰药物（disease-modifying drug，DMD）获得欧洲药品管理局（European Medicine Agency，EMA）的批准（截至 2017 年 10 月 10 日）。一些免疫调节剂，包括干扰素 β（interferon beta，IFN-β）制剂、醋酸格拉替雷、那他珠单抗、阿仑单抗、奥瑞珠单抗、富马酸二甲酯、特立氟胺和芬戈莫德，对复发缓解型多发性硬化症（relapsing-remitting multiple sclerosis，RRMS）患者有重要益处。

（二）引起骨质疏松的机制及发病风险

MS 存在诸多因素导致骨质疏松，其中主要因素是运动障碍。MS 运动障碍的严重程度可以通过扩展的残疾状态评分（expanded disability status scale，EDSS）来评估，EDSS 评分越高，运动受限越严重。研究表明，EDSS 评分和股骨颈骨密度呈负相关。MS 患者的 EDSS 水平和股骨颈、腰椎及全髋部的骨密度值呈负相关，此现象的形成是由于 MS 患者活动能力的下降（例如瘫痪）促进了骨质流失的加速。研究表明，骨密度值与运动强度呈正相关，适当的运动量可以维持骨骼正常结构。其可能的机制如下：运动时，肌肉活动加大，骨的间接应力相应的产生，促进了机体骨的形成。而肌拉力同时增加了破骨细胞的吸收活性及成骨细胞的生成活性，使成骨过程及破骨过程趋向于平衡，使骨的结构更加合理。运动亦通过对内分泌系统的调节来间接提高骨密度水平。运动通过改变体内影响骨更新及钙代谢的三大激素的水平促进了骨矿物质的增加，即抑制了甲状旁腺激素的过量分泌，从而降低了破骨细胞的活性，使得近端肾小管加大了对钙的重吸收作用，促进了体内维生素 D 的合成，减少了骨钙的降解，提高了机体对外源性钙（CT）的敏感性，减少了骨胶原的降解。并且运动能够增强机体的消化和吸收功能，满足了机体对骨合成基本原料的需求。

有研究显示具有免疫调节功能的维生素 D 不足和 MS 的发生和严重程度相关，维生素 D 不足也是骨质疏松症的危险因素。MS 治疗时长程的糖皮质激素及甲氨蝶呤、环孢素 A 的使用可导致药源性骨质疏松。此外，骨桥蛋白（osteopontin，OPN）不仅参与 MS 的免疫失衡，还可募集破骨细胞，促进骨吸收。

（三）药学监护要点（表 5-43）

表 5-43　多发性硬化症患者药学监护表

姓名		年龄		性别		身高		体重	
民族		职业		文化程度		联系方式		婚姻状况	

多发性硬化症病情评估

MS 类型		疾病活动性		疾病进展性	

治疗监护记录

当前药物 治疗方案	药名	剂量	用法	疗程	不良反应	治疗方案评价
						1. 选药适宜性
						□品种选择
						□剂量选择
						□禁忌证
目前联用 其他药物	药名	剂量	用法	备注		
						2. 配伍
						3. 相互作用
						建议：
患者认知 情况	对多发性硬化症 药物治疗的认识	□完全　　□部分　　□不认识 □未被告知				用药依从性评价 □好 □较好
	对骨质疏松症 治疗的认识	□完全　　□部分　　□不认识 □未被告知				□一般 □较差
	药物用法用量	□好　□较好　□一般　□较差 □不理解				□不理解
	药物不良反应	□好　□较好　□一般　□较差 □不理解				
	治疗注意事项	□好　□较好　□一般　□较差 □不理解				

治疗效果评价

实验室指标评价：□改善　　□部分改善　　□未改善　　□恶化　　□失败

症状和体征评价：□改善　　□部分改善　　□未改善　　□恶化　　□失败

辅助检查：

备注

记录药师签名		记录日期 / 时间	

1. 基本情况评估

（1）现病史：围绕患者 MS 的发病情况和治疗经过，记录患者的骨质疏松或骨折的发生、发展及其变化的经过和诊疗情况。

（2）个人史：记录吸烟、饮酒、饮食、接受阳光照射情况，还有日常体力活动程度、家族史、营养状况等。

（3）既往史：除了常规的既往外科手术史、预防注射史之外，还需要关注患者的消化道疾病史、骨折史、便秘史、神经系统疾病史、运动障碍情况。

（4）明确诊断：与其他继发性骨质疏松相同，见本章第一节。

2. 一般药学评估

（1）基础疾病：MS 的运动障碍、中枢神经系统受损程度。

（2）既往用药史：糖皮质激素和免疫抑制剂的使用剂量、疗程，是否使用过抗癫痫药、抗凝药、质子泵抑制剂、含铝抗酸剂、噻唑烷二酮类药物、甲状腺激素、促性腺激素释放激素类似物、芳香化酶抑制剂、利尿药及具体用法用量。

（3）当前用药情况：患者目前使用的所有药物的剂量、频次、途径。

3. 专科药学评估

（1）糖皮质激素治疗评估：见第四章第一节有关糖皮质激素引起骨质疏松的介绍。

（2）初始药物治疗选择及药物调整：对不满足 MS 诊断标准，但磁共振成像（magnetic resonance imaging，MRI）检查结果提示 MS 的 CIS 患者，予以干扰素或醋酸格拉替雷治疗。对活动性复发缓解型 MS 患者，包括满足目前 MS 诊断标准的 CIS 患者，应早期予以 DMD 治疗。对活动性 RRMS 患者，在一系列中效至高效的药物中进行选择时，需要考虑到以下因素：患者特征、共病情况、疾病严重度/活动性、药物安全性以及可获得性；并需要与患者讨论后作出选择。

对活动性继发进展型 MS 患者，考虑应用干扰素 β-1a（皮下）或干扰素 β-1b 治疗时，需要与患者讨论药物疗效的不确定性、安全性和耐受性（弱推荐）。对继发进展型 MS（secondary progressive multiple sclerosis，SPMS）患者，考虑应用米托蒽醌治疗时，需要与患者讨论药物的疗效，尤其要强调药物的安全性和耐受性。可考虑将奥瑞珠单抗用于原发进展型 MS 患者的治疗。

4. 具体监护要点

（1）临床症状的变化监护：MS 患者需要积极评估骨骼健康。MS 由于免疫介导的中枢神经系统损害，最终都可表现为感觉运动障碍。因平衡能力下降、视力障碍、共济失调、肌力下降等，MS 患者容易跌倒而发生骨折。MS 运动障碍的严重程度可以通过扩展的残疾状态评分（expanded disability status scale，EDSS）来评估，EDSS 评分越高，运动受限越严重。

（2）临床检验指标的变化监护：MS 患者运动能力下降及使用大量糖皮质激素，使得 MS 患者的 BMD 水平下降显著。所以除常规监测血清钙、血清磷外，骨密度也是反映 MS 患者骨质疏松情况的重要指标。常见的骨吸收标志物（CTX、PYD、DPD）和骨形成标志物（OC、ALP、PINP、PICP）等也可用于评估 MS 患者的骨质疏松。

（3）特殊人群的监护：在临床上，通常对疾病复发、损伤严重的 MS 患者，使用大剂量糖皮质激素脉冲式治疗。激素用药量较大，而部分 MS 患者对糖皮质激素不敏感，使得用药时间相应延长，以致不良反应的发作率亦随之增加，如骨质疏松。因此，对这部分患者应注意特别监护。

第六节　其他疾病或状态

一、慢性肾脏病

（一）概述

慢性肾脏病（chronic kidney disease，CKD）是一组异质性疾病，以肾脏结构和功能的改变为特征，表现因疾病的基础病因（1 种或多种）和严重程度而异。各种原因引起的肾损伤或肾功能减退至少 3 个月即可称为慢性肾脏病。早期 CKD 通常无症状。症状出现于较晚期且伴有并发症。除了常见的激素和代谢并发症（如贫血和甲状旁腺功能亢进症）以外，CKD 的并发症还包括出现以下情况的风险升高：全身药物毒性、心血管疾病、感染、认知损害等。

CKD 具有患病率高、知晓率低、预后差和医疗费用高等特点，是继心脑血管疾病、糖尿病和恶性肿瘤之后，又一严重危害人类健康的疾病。近年来 CKD 患病率逐年上升，全球一般人群患病率已高达 14.3%，我国横断面流行病学研究显示，18 岁以上人群 CKD 患病率为 10.8%。随着我国人口老龄化越发明显，糖尿病和高血压等疾病的发病率逐年增高，CKD 发病率也呈现不断上升之势。

CKD 的处理包括防治肾病进展及治疗相关并发症。慢性肾脏病进展防治包括：调整生活方式、营养治疗、控制蛋白尿、控制高血压、控制高血糖、控制血脂、治疗高尿酸血症。通常需要使用 ACEI/ARB 及其他降压药、降糖药、降脂药、降尿酸药。CKD 的并发症包括：贫血、心血管疾病、慢性肾脏病 - 矿物质 - 骨代谢异常、酸中毒、感染、高同型半胱氨酸血症；也需要对症给予相应治疗。此外，如果患者进入终末期肾脏病阶段，也需要考虑替代治疗，包括透析（血液透析和腹膜透析）和肾移植。由于肾脏供体缺乏，目前大多数终末肾脏病患者需要透析以维持生命。

（二）引起骨质疏松的机制及发病风险

研究显示，美国 CKD 3 期女性骨质疏松症的患病率达 18%，CKD 4 期为 53%。随着 CKD 患者骨质疏松患病率的增加，其骨折风险也大大增加。1 项大型回顾性分析显示，10 年中 1 272 名 CKD 5D 期患者髋关节骨折的每年发病率达 $13.9/10^3$，即使在矫正年龄、性别、种族因素后，其发病率仍高于普通人群的 17 倍。骨折风险的增高并不仅限于 CKD5 期患者，美国第 3 次健康与营养调查结果显示：在 6 270 例 CKD 患者（eGFR<60ml/min）中，其髋关节骨折的风险约为 eGFR>60ml/min 者的 2 倍。另 1 项研究则进一步表明，骨折风险随肾功能下降而逐步升高。但值得注意的是，CKD 患者及普通人群之间骨折患病率的差异，在不同部位（即椎体和非椎体）各不相同。研究显示，在 CKD3~5 期患者中非椎体性骨折的发生率是一般人的 2~6 倍，尤其是超过 50 岁的患者。与之相反，椎体性骨折的发生率在两者间并无太大差异。分析其原因，可能与不同部位骨组织对 PTH 反应不同，血管及软组织钙化对检测的干扰，以及检测手段在不同部位灵敏度的差异等有关。我国目前尚无 CKD 合并骨质疏松症的流行病学数据。

需要引起警惕的是，CKD 患者合并骨密度下降能增加患者不良预后和死亡风险。研究发现，终末期肾脏病患者椎骨骨密度下降和冠状动脉粥样硬化有关，而且骨密度下降可预示患者预后不佳。有研究提示，在 CKD5 期合并骨密度下降患者死亡率增加 3.3 倍。故 2017 年 CKD-MBD 指南指出，应重视对 CKD，特别是 CKD3~5 期患者的骨密度检查，预测其发生骨折的风险，并及时进行干预和管理。

CKD 引起骨质疏松的具体原因复杂，其确切机制至今仍不十分清楚，目前主要认为与以下因素有关。

1. 钙磷代谢异常　众所周知，肾脏能通过对钙磷的重吸收调节机体钙磷代谢，当肾功能进行性减退时，钙磷平衡打乱。而钙磷的平衡对维持骨骼形态和功能具有重要作用。钙能通过调节钙敏感受体刺激成骨细胞形成，抑制破骨细胞生成，促进骨形成。持续低血钙能刺激甲状旁腺功能亢进，引起骨钙动员，骨吸收增加。

2. 维生素 D 缺乏　维生素 D 对骨的形成和矿化具有重要作用。随着肾功能减退，血磷、甲状旁腺激素、尿毒症毒素和成纤维细胞生长因子均能抑制维生素 D 羟化，减少维生素 D 生成。研究发现，血清 25-OHD<50nmol/L 时，骨转化增加，骨质流失，骨矿化减少；终末期肾脏病（end stage renal disease, ESRD）患者中，当 25-OHD<15nmol/L 时，骨形成率和骨小梁矿化表面积均减少。

3. 成纤维细胞生长因子 23（fibroblast growth factor23，FGF23）升高 FGF23 又叫降磷素，是由骨细胞和骨成纤维细胞分泌的内源性激素。随着肾功能减退，FGF23 进行性升高。研究认为，FGF23 主要起维持血磷和维生素 D 代谢平衡的作用。FGF23 与骨密度下降是否存在联系目前仍有一定争议。

4. PTH 升高 随着肾脏功能减退，血磷升高，血钙降低，刺激甲状旁腺分泌 PTH 增多。PTH 具有降低血磷，促进骨钙动员，升高血钙的作用。PTH 还能调节 FGF23 分泌，降低血磷，促进骨钙动员。PTH 对骨代谢具有双向调节作用。间断、低剂量的 PTH 可促进骨合成；超生理剂量、持续 PTH 刺激可引起骨吸收增加，骨折发生。PTH 对密质骨和骨小梁具有不同的作用，即促进密质骨分解和骨小梁合成。PTH 还能促进肾脏远端肾小管重吸收钙，近端肾小管排泄尿磷，增加肠道钙磷吸收。临床研究证实，CKD 甲状旁腺功能亢进症患者经手术切除甲状旁腺后，在血清 PTH 水平下降的同时伴随骨密度逐渐升高。上述研究提示，PTH 在 CKD 骨密度下降中发挥了关键作用。

5. 运动缺乏 CKD 患者普遍缺乏运动，特别是维持性血液透析患者，这可能导致骨量减少，骨密度下降，骨折发生风险增加。研究发现，运动可促进骨生长，减少骨质流失。运动能分泌一些激素，如肌肉因子、脂肪因子、神经递质等，调节骨重建过程。一项以 ESRD 患者为研究对象的报道指出，运动较多的患者骨密度显著增加。因此，CKD 患者适当进行身体锻炼能起到预防骨密度下降的作用。

6. 脂肪细胞异常堆积 越来越多的证据显示，骨髓中脂肪细胞异常堆积在骨密度下降中扮演了重要角色。研究发现，CKD 伴骨密度下降的患者骨髓中存在大量脂肪细胞，而且骨髓脂肪细胞增加与患者骨密度下降密切相关。一方面，骨髓脂肪组织作为内分泌器官，能通过分泌一些细胞因子，如 RANKL 等，影响成骨细胞和破骨细胞的功能；另一方面，骨髓脂肪组织的饱和脂肪酸可引起成骨细胞功能障碍。综上所述，成骨细胞生成减少，脂肪细胞异常增多可导致成骨-成脂分化失稳态，导致骨密度下降及骨质疏松。

7. 炎症 CKD 机体处于微炎症状态，很多研究均证实炎症能引起 CKD 患者骨折发生增加。其中，白细胞介素 -1β，肿瘤坏死因子 -α 等在骨重建中发挥了重要作用，它们能通过增加 RANKL 蛋白表达，刺激破骨细胞形成。

8. 其他 此外，研究还发现对透析患者使用普通肝素能降低患者骨密度，这可能与肝素结合 OPG 蛋白从而增加破骨细胞的骨吸收作用有关。而且，也有研究认为营养不良、雌激素水平减退、类固醇类药物使用等也能降低骨密度，具体机制还在研究中。

（三）药学监护要点（表 5-44）

表 5-44 慢性肾脏病患者药学监护表

姓名		年龄		性别		身高		体重	
民族		职业		文化程度		联系方式		婚姻状况	

慢性肾脏病评估								
eGFR		CKD 分期		是否替代治疗			替代治疗方式	
Ca		P		iPTH			25-OHD	

治疗监护记录							
当前药物治疗方案	药名	剂量	用法	疗程	不良反应		治疗方案评价
							1. 选药适宜性
							□品种选择
							□剂量选择
目前联用其他药物	药名	剂量	用法	备注			□禁忌证
							2. 配伍
							3. 相互作用
							建议：
患者认知情况	对慢性肾脏病药物治疗的认识	□完全 □部分 □不认识 □未被告知					用药依从性评价 □好
	对骨质疏松症治疗的认识	□完全 □部分 □不认识 □未被告知					□较好 □一般
	药物用法用量	□好 □较好 □一般 □较差 □不理解					□较差 □不理解
	药物不良反应	□好 □较好 □一般 □较差 □不理解					
	治疗注意事项	□好 □较好 □一般 □较差 □不理解					

治疗效果评价
实验室指标评价：□改善 □部分改善 □未改善 □恶化 □失败
症状和体征评价：□改善 □部分改善 □未改善 □恶化 □失败
辅助检查：
备注

记录药师签名		记录日期 / 时间	

1. 基本情况评估

（1）现病史：围绕患者 CKD 的发病情况和治疗经过，记录患者的骨质疏松或骨折的发生、发展及其变化的经过和诊疗情况。

（2）个人史：记录吸烟、饮酒、饮食、接受阳光照射情况，还有日常体力活动程度、家族史、营养状况等。

（3）既往史：除了常规的既往外科手术史、预防注射史之外，还需要关注患者的消化道疾病史、骨折史、便秘史、炎症史。

（4）明确诊断：与其他继发性骨质疏松相同，见本章第一节。

2. 一般药学评估

（1）基础疾病：患者肾功能受损程度，是否合并继发性甲状旁腺功能亢进症。

（2）既往用药史：利尿药、降糖药、抗凝药的使用剂量、疗程，是否使用过糖皮质激素、抗癫痫药、质子泵抑制剂、含铝抗酸剂、噻唑烷二酮类药物、甲状腺激素、促性腺激素释放激素类似物、芳香化酶抑制剂及具体用法用量。

（3）当前用药情况：患者目前使用的所有药物的剂量、频次、途径。

3. 专科药学评估

（1）治疗用药评估：肾病进展及治疗相关并发症涉及多种药物，见第四章相关章节。

（2）初始药物治疗选择及药物调整：CKD 的处理包括防治肾病进展及治疗相关并发症。

慢性肾脏病进展防治包括：调整生活方式、营养治疗、控制蛋白尿、控制高血压、控制高血糖、控制血脂、治疗高尿酸血症。通常需要使用 ACEI/ARB 及其他降压药、降糖药、降脂药、降尿酸药。CKD 的并发症包括：贫血、心血管疾病、慢性肾脏病 - 矿物质 - 骨代谢异常、酸中毒、感染、高同型半胱氨酸血症；也需要对症给予相应治疗。此外，如果患者进入终末期肾脏病阶段，也需要考虑替代治疗，包括透析（血液透析和腹膜透析）和肾移植。由于肾脏供体缺乏，目前大多数终末期肾脏病患者需要透析以维持生命。

CKD 患者骨质疏松症治疗时机具备以下情况之一者，需考虑药物治疗：①确诊骨质疏松症者（骨密度：T 值 $\leqslant -2.5$），无论是否有过骨折。②骨量低下患者（骨密度：$-2.5 < T$ 值 $\leqslant -1.0$），并且存在一项以上骨质疏松症的危险因素，无论是否有过骨折。③无骨密度测定条件时，具备以下情况之一者，也需考虑药物治疗：已发生过脆性骨折；OSTA 筛查为高风险；FRAX® 工具计算出髋部骨折概率 $\geqslant 3\%$，或任何重要部位的骨质疏松性骨折发生概率 $>20\%$。

（3）基础治疗：①均衡膳食，②合理运动，③慎用药物，④加强自身及环境的保护措施。

（4）药物治疗

1）双膦酸盐：CKD 患者双膦酸盐使用指征包括①CKD 1~2 期患者，如果出现骨质疏松和／或高骨折风险，建议按照普通人群治疗方案使用双膦酸盐；②CKD 3 期患者，如果 iPTH 水平在正常范围且出现骨质疏松和／或高骨折风险，建议按照通人群的治疗方案使用双膦酸盐；③CKD 3 期患者，如果出现 CKD-MBD 的生化检查异常及低骨密度和／或脆性骨折，则建议根据生化指标改变的幅度和可逆性以及 CKD 的进展情况使用双膦酸盐，同时考虑进行骨活检；④CKD 4~5D 期患者，如果出现了 CKD-MBD 特异性的生化指标异常、低骨密度和／或脆性骨折，则建议在使用双膦酸盐前进行骨活检。

2）活性维生素 D 及其类似物：CKD 患者如果合并骨质疏松和／或高骨折风险，可予活性维生素 D 及其类似物和钙剂治疗。

A. CKD 1~2 期患者，合并骨质疏松和／或高骨折风险，参照普通人群的治疗方案，在补充钙剂的基础上，补充活性维生素 D 及其类似物。

B. CKD 3~5 期且未接受透析合并低骨密度和／或高骨折风险的患者，如果 iPTH 水平在正常范围，可补充活性维生素 D 及其类似物。

C. CKD 3~5 期且未接受透析合并低骨密度和／或高骨折风险的患者，如果 iPTH 进行性升高并且在纠正了可调节因素后仍持续高于正常值上限，建议使用活性维生素 D 及其类似物治疗。

D. CKD 5D 期伴低骨密度和／或高骨折风险患者，如果 iPTH 在目标值范围内有明显上升趋势，建议开始使用小剂量活性维生素 D 及其类似物；如果 iPTH 水平超过目标值，建议可间断使用较大剂量的活性维生素 D 及其类似物治疗。

3）降钙素：对高转化型骨质疏松症、老年骨质疏松症、绝经妇女骨质疏松症、皮质类固醇药物引起的骨质疏松症造成骨折、骨质疏松、肿瘤转移等引起的骨痛，建议在补充钙剂和维生素 D 的同时使用降钙素。CKD 患者伴有严重的高钙血症，建议使用降钙素。

4）其他药物：重组人甲状旁腺激素，雌激素类药物，雌激素受体调节剂。

4. 具体监护要点

（1）临床症状的变化监护：建议对 CKD 1~3 期的患者进行骨质疏松性骨折风险预测。较常用的预测方法是亚洲人骨质疏松症自我筛查工具（OSTA）和 WHO 骨折风险预测简易工具（FRAX®）。

（2）临床检验指标的变化监护：生化指标的建议监测频率如下。

1）每隔 6~12 个月检查血清钙、磷、ALP 水平。

2）根据 iPTH 基线水平和 CKD 进展情况决定 iPTH 的检查间隔时间。

3）有条件的情况下建议检测 25-OHD 的水平，并根据基线水平和治疗干预措施决定重复检测的频率。

骨密度测量建议：对 CKD 1~2 期的患者应同时测定腰椎及髋关节骨密度，并定期复查。其他骨测量方法包括定量超声骨显像、X 线摄片法、磁共振、测量骨标志物、骨活检。

（3）特殊人群的监护：应重视对 CKD，特别是 CKD3~5 期患者的骨密度检查，预测其发生骨折的风险，并及时进行干预和管理。

二、器官移植后

（一）概述

器官移植是指通过手术的方式，用各项功能完好的器官来替换人体内原有的已受到损伤、病态或是衰竭的无法正常工作的器官。目前，器官移植已成为终末期肾脏病、心脏病、肺病和肝病以及几种血液病的确定性治疗。从广义上说，器官移植除了内脏器官的移植外，还包括细胞移植和组织移植。从狭义上说，器官移植一般仅是指肾、心、肝、肺等内脏器官的移植。我国的《人体器官移植技术临床应用管理暂行规定》中指的就是狭义的器官移植，而没有将皮肤、骨髓、角膜等组织纳入其中。

20 世纪以来，由于器官移植技术、移植免疫基础研究以及各种免疫抑制剂的进展，器官移植已成为临床治疗器官功能衰竭的有效治疗手段。

器官移植后需常规使用抗免疫排斥药，包括：①糖皮质激素，如泼尼松、泼尼松龙、甲泼尼龙；②免疫抑制剂，如霉酚酸酯、环孢素、他克莫司；③淋巴细胞增殖药物，如西罗莫司。同时，需对症使用降压、抗感染等药物。

（二）引起骨质疏松的机制及发病风险

目前，移植受者生存率的提高使移植后并发症（如骨质疏松）成为日益突出的问题。器官移植后骨病的临床特征表现为骨密度降低、骨痛和易发骨折，骨折最常见的部位在椎骨、肋骨和髋骨。器官移植后骨质疏松和骨质疏松性骨折极为常见。

1. 肾移植　终末期肾脏病患者因钙、磷等矿物质和维生素 D 代谢障碍及继发性甲状旁腺功能亢进症等因素的存在，普遍存在肾性骨营养不良。肾移植术后上述情况会有所改善，但仍然难以恢复到正常水平。研究表明，肾移植术后的骨质疏松既与术前持续存在的骨病和继发性甲状旁腺功能亢进症等有关，也与术后使用的免疫抑制剂密不可分。

2. 心脏移植　文献报道，慢性心力衰竭患者的骨质疏松发生率为 8%~23%，心脏移植后骨量丢失通常发生在术后第 1 年，其中腰椎的骨密度下降 3%~10%，股骨颈下降 6%~11%，骨折的发生率为 22%~44%。激素和环孢素是心脏移植患者骨量丢失的主要危险因素。此外，维生素 D 和男性睾酮分泌不足也是重要的危险因素。在心脏移植患者中,骨折与骨密度的相关性并不显著,许多发生骨折的患者骨密度检查却是正常的。

3. 肝移植 各种原因导致的慢性肝病如病毒性、酒精性以及胆汁淤积性肝病患者均可发生肝性骨营养不良,主要表现为骨质疏松、严重者骨折,部分患者表现为骨软化症。肝移植术后 3~6 个月常伴随骨量的快速丢失,导致骨折发生率明显增加。骨活检显示,从术后第 6 个月开始患者停止骨质流失,之后缓慢增加,至术后 2 年时骨质丢失基本恢复。肝移植术后骨病除与术前即存在的肝性骨营养不良有关外,术后免疫抑制剂的大量应用、性腺功能减退、营养不良及缺乏运动也是重要的影响因素。肝移植患者术后骨折的发生率为10%~43%,常发生于术后前 2 年,好发部位为中轴骨(脊柱)。骨折的高危因素包括术前的骨密度降低、骨折史、老年患者及肝病的种类等。

4. 肺移植 骨质疏松在等待肺移植患者中非常普遍,特别是原发病为慢性阻塞性肺疾病的患者。吸烟、长期吸入激素和长期缺氧是慢性阻塞性肺疾病患者并发骨质疏松的主要危险因素。早期的研究中,肺移植术后第 1 年骨密度下降 4%~12%,骨折的发生率高达 15%~50%。最新的一项回顾性研究发现,肺移植术后骨折的发生率下降至 8%,发生第 1 次骨折的平均时间为移植术后第 12 个月,骨折发生率明显降低的原因考虑与患者常规采用抗骨质吸收药物预防有关。

器官移植受者发生骨病的危险因素包括移植前血液透析时间、移植时间、男性低睾酮、应用糖皮质激素史、女性(尤其是妇女绝经后)、移植前骨密度较低、维生素 D 摄入不足、糖尿病、移植前骨折史及年龄超过 45 岁等。文献报道,器官移植受者骨折发生率在 5%~65% 不等,差异较大。究其原因,器官移植前的健康状况、骨折发生率的评估方法、免疫抑制剂的使用方案等诸多因素均会影响研究结果。目前,随着糖皮质激素使用剂量的减少,器官移植受者骨折发生率有所下降,但仍显著高于一般人群。但其机制目前还不完全清楚,可能是多因素引起的。大多数受者移植前往往存在各种类型的骨病,可能会延续到移植后。而高龄、营养不良、缺乏运动、性腺功能障碍、恶病质及不良生活方式等均可引起骨营养不良。此外,肝、心、肺和肾功能衰竭均可导致骨质疏松。

术后应用免疫抑制剂对骨代谢的影响也较大,主要是糖皮质激素和钙调磷酸酶抑制剂(CNI)。糖皮质激素对骨骼的主要影响是减少骨的形成。糖皮质激素也可通过增加破骨细胞生成来增加骨质的吸收。此外,糖皮质激素可减少雄激素和雌激素的分泌,具体见第四章第一节。某些证据表明环孢素可能增加人体的骨转换。然而,目前还不太清楚环孢素对人体骨代谢的影响,这是因为同时存在影响骨骼的其他疾病或药物(尤其是糖皮质激素)。他克莫司对骨骼导致的不良反应似乎比环孢素少。

（三）药学监护要点（表5-45）

表5-45 器官移植患者药学监护表

姓名		年龄		性别		身高		体重	
民族		职业		文化程度		联系方式		婚姻状况	

移植病情评估					
移植类型		移植供者功能		移植受者功能	

治疗监护记录

当前药物治疗方案	药名	剂量	用法	疗程	不良反应	治疗方案评价
						1. 选药适宜性
						□品种选择
						□剂量选择
						□禁忌证
目前联用其他药物	药名	剂量	用法	备注		
						2. 配伍
						3. 相互作用
						建议：
患者认知情况	对器官移植药物治疗的认识	□完全　□部分　□不认识 □未被告知				用药依从性评价 □好
	对骨质疏松症治疗的认识	□完全　□部分　□不认识 □未被告知				□较好 □一般
	药物用法用量	□好　□较好　□一般　□较差 □不理解				□较差 □不理解
	药物不良反应	□好　□较好　□一般　□较差 □不理解				
	治疗注意事项	□好　□较好　□一般　□较差 □不理解				

治疗效果评价
实验室指标评价：□改善　□部分改善　□未改善　□恶化　□失败
症状和体征评价：□改善　□部分改善　□未改善　□恶化　□失败
辅助检查：
备注

记录药师签名		记录日期/时间	

1. 基本情况评估

（1）现病史：围绕患者的器官移植病史，记录患者的骨质疏松或骨折的发生、发展及其变化的经过和诊疗情况。

（2）个人史：记录吸烟、饮酒、饮食、接受阳光照射情况，还有日常体力活动程度、家族史、营养状况、月经史等。

（3）既往史：除了常规的既往外科手术史、预防注射史之外，还需要关注患者的移植前血液透析时间、移植时间、消化道疾病史、移植前骨病史、便秘史、炎症史。

（4）明确诊断：与其他继发性骨质疏松相同，见本章第一节。

2. 一般药学评估

（1）基础疾病：患者移植器官功能及其他各器官功能，是否存在免疫排斥，是否合并感染。

（2）既往用药史：糖皮质激素和其他免疫抑制剂的使用剂量、疗程，是否使用过抗癫痫药、抗凝药、质子泵抑制剂、含铝抗酸剂、噻唑烷二酮类药物、甲状腺激素、促性腺激素释放激素类似物、芳香化酶抑制剂、利尿药及具体用法用量。

（3）当前用药情况：患者目前使用的所有药物的剂量、频次、途径。

3. 专科药学评估

（1）激素治疗评估：见第四章第一节有关糖皮质激素引起骨质疏松的介绍。

（2）初始药物治疗选择及药物调整

1）移植前预防措施：①等待器官移植的患者应在移植前进行骨密度、甲状腺功能、血清钙、维生素 D、甲状旁腺激素及男性激素等检查，并摄脊柱 X 线片；②加强营养支持，促进钙的摄入和吸收，养成良好的生活习惯，参加适当的体育活动；③摄入足够的钙和维生素 D，建议每天至少摄入膳食钙1 000mg 和维生素 D 400~800U。但目前对照临床试验没有发现移植前补充钙和维生素 D 可以降低移植后骨折的发生。

2）器官移植后早期预防和晚期治疗骨质疏松：骨密度减少最严重的时期在肾移植后 3~6 个月，移植后 6~12 个月时骨质丢失率稳定。肾移植后的 8 年中骨质以每年 1% 的速率丢失，而在肝移植后 7 年骨密度可增加。因此，器官移植后第 1 年进行预防性治疗是必须的。

3）开始治疗前应作骨密度测量，评估和比较治疗药物的利弊。首先，严格控制免疫抑制剂的用量，及时减少糖皮质激素的用量。免疫抑制剂和糖皮质激素应该调整到最小有效剂量，以减少骨质丢失和骨坏死发生。其次，应尽快在移植术后制定出预防和治疗骨质疏松症的方案。由于目前临床无法预测受者是否将会出现骨质疏松，因此，应对所有准备移植的患者均予以预防性治疗。

4）尽管移植后立即进行抗骨吸收治疗可使受者明显获益，但较多受者由于种种原因错过了治疗时机，对这些受者可选择：①钙和维生素 D 的应用；②维生素 D 衍生物的应用；③双膦酸盐的应用；④降钙素的应用；⑤性激素替代治疗；⑥甲状旁腺激素的应用；⑦选择不含糖皮质激素和 CNI 的抗排斥反应方案。糖皮质激素的不良反应之一是可引起移植后骨质疏松，撤除糖皮质激素可加速肝或肾移植受者的骨量恢复。然而，Meta 分析显示撤除糖皮质激素会增加急性排斥反应和移植失败的发生率。新型免疫抑制剂的引入往往可替代应用糖皮质激素，减少 CNI 的使用量，从而降低急性或慢性肾毒性的发生率。

4. 具体监护要点

（1）临床症状的变化监护：器官移植后骨病的临床特征表现为骨密度降低、骨痛和易发骨折，骨折最常见的部位在椎骨、肋骨和髋骨。

（2）临床检验指标的变化监护：连续随访应该采用非侵袭性的操作，如反映骨代谢生化指标的检测、X 线摄片和骨密度测量。

1）骨密度：目前主要采用 DXA 测定受者骨密度。"肾脏病预后质量倡议组织"（Kidney Disease Outcomes Quality Initiative，KDOQI）建议，肾移植受者应定期监控骨量变化，可在移植时、移植后 1 年和 2 年时，采用 DXA 扫描进行骨密度测量，如果确定为骨质疏松（T 值 $\leqslant -2.5$），应予以治疗。对长期透析者，在慢性持续高水平甲状旁腺激素影响下，骨皮质不断丢失，却被骨膜增生部分抵偿。此时，DXA 测量值可高可低，也可能正常，既不能测出骨质容量的改变，也无法区分骨皮质和骨小梁。

2）骨组织质量：骨骼的生物力学性能不仅与骨骼的组成材料有关，还和骨骼的几何构型密切相关。骨密度仅能反映骨骼的部分力学性能，而反映骨组织质量的骨微结构及其构成材料特性对骨骼的力学性能起主导作用。从理论上讲，反映骨组织质量的相关检测指标可能优于骨密度，能更准确地预测器官移植后骨折发生风险。

3）生化标记物检测：反映骨吸收的生化指标有护骨因子、抗酒石酸酸性磷酸酶 5b 和 I 型胶原羧基端肽（ICTP）。反映骨形成的生化指标有骨特异性碱性磷酸酶和 I 型胶原分子 C 端前肽（PICP）。较多受者在肾移植后发展成低转运性骨病，生化指标不能准确地区分肾性骨营养不良的类型。因此，为避免潜在的骨病进一步恶化，尤其是在移植后晚期才开始治疗的受者，应在治疗前进行骨组织活检。

4）骨组织活检和骨组织计量学：双四环素标记的骨组织活检是确定骨转

化状态异常的最有价值的诊断方法,是其他所有生化指标和无创检查手段都不能替代的金标准。骨组织活检部位首选髂前上嵴,因这里容易取材,且局部应力对骨重塑的影响最小。但骨组织活检是有创检查,不易操作,且分析费时,临床应用受限。骨组织计量学是新近发展起来的一种骨组织定量研究方法,它将骨组织切片中二维图像展示的骨组织形态转化为数据资料,可以从组织和细胞水平上了解骨结构的变化情况。对肝移植受者的骨组织计量学研究较多,肝移植后3个月内骨吸收增加,骨形成增加更显著。

（3）特殊人群的监护:器官移植患者均为特殊人群,应根据移植类型的不同具体监护。

（编写:张　敏　杜　姗　刘心霞　审阅:闫峻峰　包明晶　夏　伟）